Das stille Kind ist das vergessene Kind

Das stille Kind ist das vergessene Kind

Franziska Florineth-Baatsch, Nitza Katz-Bernstein, Andrea Muchenberger-Gebauer

Programmbereich Gesundheitsberufe

Franziska Florineth-Baatsch
Nitza Katz-Bernstein
Andrea Muchenberger-Gebauer

Das stille Kind ist das vergessene Kind

Selektiven Mutismus interdisziplinär überwinden

Unter Mitarbeit von

Babette Bürgi Wirth
Danielle Cadruvi (Pseudonym)
Thomas Duttwiler
Nina Frunz
Ben Furman
Florin Heisenberg und Eltern
Imelda Jeker
Katharina Keller
Esther Marnelaki-Weber
Siebke Melfsen
Ali Samadi (Pseudonym)
Susanne Walitza
Salome Wyss

hogrefe

Franziska Florineth-Baatsch, eidg. anerkannte Psychotherapeutin, Coach, Supervisorin
Nitza Katz-Bernstein, Prof. Dr., Klinische Psychologin, Kinder- und Jugendpsychotherapeutin (ASP, CH), Dipl. Logopädin
Andrea Muchenberger-Gebauer, Dipl. Logopädin, Systemische Coach, Systemische Supervisorin

Bibliografische Information der Deutschen Nationalbibliothek
Die Deutsche Nationalbibliothek verzeichnet diese Publikation in der Deutschen Nationalbibliografie; detaillierte bibliografische Daten sind im Internet über http://www.dnb.de abrufbar.

Anregungen und Zuschriften bitte an:
Hogrefe AG
Lektorat Gesundheitsberufe
z. Hd.: Barbara Müller
Länggass-Strasse 76
3012 Bern
Schweiz
Tel: +41 31 300 45 00
info@hogrefe.ch
www.hogrefe.ch

Lektorat: Barbara Müller
Herstellung: Daniel Berger
Umschlagabbildung: fstop123; GettyImages.com
Umschlag: Daniel Berger
Satz: Matthias Lenke, Weimar
Druck und buchbinderische Verarbeitung: Multiprint Ltd., Kostinbrod
Printed in Bulgaria

1. Auflage 2024

(E-Book-ISBN_PDF 978-3-456-96321-1)
(E-PUB-ISBN 978-3-456-76321-7)
ISBN 978-3-456-86321-4
https://doi.org/10.1024/86321-000

Inhaltsverzeichnis

Dank

Das Buch hätte nicht geschrieben werden können, ohne all die Kinder, Jugendlichen, Eltern, Lehrenden und Fachkräfte, mit denen wir in den letzten Jahrzehnten arbeiten durften. Wir haben so viel durch diese Begegnungen lernen dürfen. Wir sind auch den Erwachsenen mit selektivem Mutismus dankbar, dass sie ihre Erfahrungen und ihre Lebensgeschichten mit uns geteilt und uns erlaubt haben, diese zu veröffentlichen.

Wir durften viel von dem Wissen und den praktischen Erfahrungen guter Kolleginnen und Kollegen und von Fachpersonen profitieren, mit denen wir in verschiedenen Settings zusammengearbeitet haben oder die wir kennenlernen durften.

Nicht zuletzt möchten wir uns auch bei unseren Familienangehörigen und Freunden bedanken, dass sie uns emotional wie auch mit Taten unterstützt und uns während des ganzen Prozesses ermutigt und getragen haben.

Ein großer Dank geht auch an unsere Lektorin Frau Müller vom Hogrefe Verlag. Ihre Professionalität, ihr Fachwissen und ihre Unterstützung während des gesamten Lektoratsprozesses haben dazu beigetragen, dass unsere Ideen und Botschaften die Lesenden bestmöglich erreichen können.

Franziska Florineth-Baatsch
Nitza Katz-Bernstein
Andrea Muchenberger-Gebauer

Vorwort

„Wenn du die Diagnose des Kindes genau kennst, der Therapieplan schon klar und vorstrukturiert ist und du vorhast, dich genau daran zu halten, dann hast du das Kind verlassen".
(Heinz Stefan Herzka[1], persönliche Mitteilung)

Wie dieses Buch entstanden ist

Das Buch „Mut zum Sprechen finden – Therapeutische Wege mit selektiv mutistischen Kindern" (Katz-Bernstein et al., 2007), ging kürzlich in seine 5., aktualisierte Auflage. Es stellt geglückte und auch weniger geglückte Therapieverläufe aus Psychotherapie und Sprachtherapie ungeschönt vor. Eine Alltagsrealität, die wir in der Arbeit mit diesen Kindern immer wieder erleben.

Das Interesse der Leserschaft an der Kasuistik scheint ungebrochen zu sein. Aus Weiterbildungen, Beratungen und Supervisionen wissen wir, dass Fachpersonen daran interessiert sind, wie die konkrete therapeutische Arbeit nach der individuellen Prägung und Ätiologie der Betroffenen strukturiert wird, welche Prozesse und Verläufe dabei erlebt werden und wo dabei Hürden und Schwierigkeiten entstehen können. Wertvoll und gewinnbringend für die eigene Arbeit ist auch die Reflexion der Verläufe.

Wir sind motiviert, neben neuen Falldarstellungen auch aktuelle Zugänge und innovative Methoden für die Therapie des selektiven Mutismus vorzustellen sowie unsere Erfahrungen und wichtigen Erkenntnisse aus dem Praxisalltag weiterzugeben. Dies mit dem Ziel, die Leser*innen zu ermutigen und zu befähigen, ihre Neugier und ihr Interesse für die Arbeit mit selektiv mutistischen Kindern und Jugendlichen zu wecken. Leitend ist dabei für uns die Methodenvielfalt sowie die interdisziplinäre Vernetzung.

Dieses Buch richtet sich in erster Linie an Berufsgruppen, die sich mit selektivem Mutismus befassen, wozu Psychotherapeut*innen, Logopäd*innen, Ärzt*innen, Erzieher*innen, Lehrende und Heilpädagog*innen zählen. Es wird aber sicherlich auch für weitere verwandte Berufsfelder von Interesse sein. Hilfesuchende Eltern wie auch Selbstbetroffene werden in diesem Buch ebenfalls fündig und erhalten Anregungen für Unterstützungsmöglichkeiten.

Nach wie vor müssen wir in unserer täglichen Arbeit feststellen, dass dieses Störungsbild leider immer noch (zu) wenig bekannt ist oder nicht erkannt wird. Das stille, passive und angepasste Verhalten im Unterrichtskontext entspricht überhaupt nicht dem mitteilsamen, aktiven, oft dominanten Verhalten zu Hause. Selektiver Mutismus löst verständlicherweise große Irritationen aus – auf

1 Heinz Stefan Herzka war ein bekannter Schweizer Kinderarzt, Kinderpsychiater und Professor an der Universität Zürich

Seiten der Schule durch das beharrliche Schweigen des Kindes – auf Seiten der Eltern, die ein völlig anderes Kind zu Hause erleben. Wir sehen uns in diesem Dreieck und auch in anderen Settings als Verständnis-Vermittlerinnen und Aufklärerinnen.

Es ist uns ein großes Herzensanliegen, selektiven Mutismus mit all seinen faszinierenden Facetten und Ausprägungen noch publiker zu machen. Aus Studien und auch aus der eigenen langjährigen Erfahrung wissen wir, dass Schul- und Lebenskarrieren von unerkannt gebliebenen oder spät erkannten mutistischen Menschen einen dramatischen und schwierigen Verlauf nehmen können. Einige wenige können sich aus eigener Kraft irgendwann aus dem engen Korsett des selektiven Mutismus befreien, mussten dafür aber viele Umwege, Hürden und seelische Schmerzen in Kauf nehmen. Der Beitrag über Tilda Niemeyer (Kapitel 8.4) zeigt dies eindrücklich auf, ebenso weitere Darstellungen von ehemals selbst Betroffenen (Kapitel 4.2, 8.3, 8.5). Es ist uns ein großes Anliegen und auch unsere Hoffnung, dass wir mit den folgenden Beiträgen und Erläuterungen ein Stück weit dazu beitragen können, dass folgenschwere Biografien verhindert werden und das Leben nicht zu einer Sackgasse wird.

Das vorliegende Buch gliedert sich in einen theoretischen und einen praktischen Teil. Der theoretische Teil baut auf aktuellen, evidenten Befunden und Forschungen auf. Hier werden Grundlagen, Erkenntnisse und Aspekte des selektiven Mutismus diskutiert.

Kinder mit selektivem Mutismus brauchen viel Sicherheit, um verbal in Interaktion treten zu können, weil sie bestimmte Kontexte als sehr unsicher wahrnehmen. Die aktuellen diesbezüglichen Forschungen werden in dem aufschlussreichen Beitrag von Melfsen & Walitza (Kapitel 2.2) abgebildet, die in ihrem „Unsafe-World“-Modell auf dieses eindrückliche Phänomen eingehen und gut verständlich erklären. In dem Artikel wird zudem einmal mehr das Thema der Klassifizierung des selektiven Mutismus als Angststörung valide diskutiert.

Aus dem „Unsafe-World“-Modell leitet sich die zentrale Bedeutung des „Safe Place“ (Kapitel 2.1) in der Therapie und im Umgang mit dem selektiven Mutismus ab. Besonders eindrücklich sind diesbezüglich die Ergebnisse der Befragung nach Wirkfaktoren (Kapitel 4.2), sowie die Darstellungen der Betroffenen.

Die Erklärungen zu den Besonderheiten bei selektivem Mutismus in der Elternberatung (Kapitel 3.1) und in der Supervision (Kapitel 3.2) finden ebenso ihre Erwähnung, wie eine Untersuchung zu den Wirkfaktoren (Kapitel 4.2). Mittels Fragebogen wurden ehemals Betroffene, Lehrenden, Fachpersonen und Eltern nach wirkungsvollen Interventionen befragt, die aus dem Schweigen geholfen haben. Die Ergebnisse sind hochinteressant, für alle Berufsgruppen relevant und für die Praxis sehr bedeutsam.

Teil 2 im theoretischen Teil geht auf verschiedene Methoden in der Therapie des selektiven Mutismus ein (Kapitel 5). Da selektiver Mutismus sehr facettenreich ist, verlangt er nach einer großen Methodenvielfalt, nach Innovation und Kreativität. Neben einem Phasenmodell zur Steuerung des Therapieprozesses (Kapitel 5.1) wird das lösungsfokussierte Konzept „Ich schaff's“ (Kapitel 5.2) für die Arbeit mit selektiv mutistischen Kindern vorgestellt, dann ein Konzept für die Gruppentherapie (Kapitel 5.3), sowie ein innovatives Online-Coaching von Fachpersonen und Lehrenden, für Fälle, in denen keine Mutismusspezialist*in vor Ort ist (Kapitel 5.4).

Im praktischen **Teil 3** werden durch Falldarstellungen verschiedene methodische Herangehensweisen abgebildet unter Berücksichtigung verschiedener Aspekte wie Mehrsprachigkeit, Interkulturalität und Migration – auf Grund der unruhigen politischen Weltlage ein sehr aktuelles Thema. Selektiver Mutismus im Setting Schule ist ebenfalls ein bedeutungsvolles Thema, insbesondere, da dort die Weichen für die weitere persönliche wie berufliche Laufbahn gestellt werden. In drei Beiträgen stellen wir verschiedene Ideen und konkrete Zugänge vor (Kapitel 6). Die Fallgeschichten, in denen teilweise auch Angehörige und Betroffene zu Wort kommen, sind repräsentativ, veranschaulichen die Vielfalt der Symptome bei selektivem Mutismus und betonen die Bedeutung maßgeschneiderter Interventionen.

Wie beim Lesen der Beiträge zu erkennen ist, ist selektiver Mutismus komplex und vielschichtig. Die interdisziplinäre Zusammenarbeit, Blicke aus verschiedenen Perspektiven, ein enges, tragfähiges Netz sind daher besonders relevant, um diesem Phänomen in seiner Vielfalt gerecht zu werden. Je besser alle Beteiligten im System transparent zusammenarbeiten, auf Augenhöhe agieren und von einer hohen Motivation geleitet werden, desto höher ist die Chance, dass die betroffenen Kinder oder Jugendlichen das selektiv mutistische Verhalten überwinden können.

Die in diesem Buch beschriebenen Vorgehensweisen haben sich in unserer langjährigen Arbeit mit selektiv mutistischen Kindern und Jugendlichen, deren Familien und in der Zusammenarbeit mit den pädagogischen und therapeutischen Fachkräften sehr bewährt. Manche Konzepte sind immer noch „work in progress" und entwickeln sich weiter. Bei manchen Beiträgen kann die Weiterentwicklung auch mitverfolgt werden. Das ermöglicht uns eine zukünftige Flexibilität, die erwiesenermaßen und laut aktuellen Befunden bei der Arbeit mit diesem Störungsbild gerechtfertigt ist.

Die Herausgeberinnen wie die meisten Verfasser*innen der hier vorgestellten Beiträge gehören dem schweizerischen, interdisziplinären Zusammenschluss InterMut an. Dort sind Fachpersonen vereinigt, die auf selektiven Mutismus in Therapie, Beratung, Supervision und Lehre spezialisiert sind (www.mutismus-schweiz.ch).

Mit Blick auf die verschiedenen Leser*innen haben wir uns um einen Stil bemüht, der jede*n ansprechen soll. Wir hoffen, mit diesem Buch ein breiteres Verständnis, mehr Sicherheit und geeignete Instrumente für und im Umgang mit dem selektiven Mutismus zu vermitteln.

Anmerkung des Lektorats: In der Mediathek auf der Website des Hogrefe Verlags unter dem Link hgf.io/download und dem Code: B-Y8NICD stehen den Leser*innen ausgewählte Materialien zum Download bereit.

Teil 1: Grundlagen, Erkenntnisse und wichtige Aspekte

Im folgenden Teil werden zunächst die Definition des selektiven Mutismus sowie relevante Aspekte dieser Störung erörtert. Es werden Zusammenhänge aufgezeigt, wie das Therapie-Modell des „Safe Place“ und die Forschungsresultate des Risikofaktors „Unsafe-World“ zusammenhängen. Das „Unsafe-World“-Modell reflektiert die neueste Forschung und dient als Verständnisgrundlage für die Thematik.

Zudem werden Informationen zur Beratung von Eltern und Angehörigen sowie zu speziellen Aspekten der Supervision im Kontext des selektiven Mutismus bereitgestellt. Das Kapitel schließt mit einer theoretischen Einführung in die Wirkfaktoren und einer Befragung verschiedener Personengruppen zur Identifikation unterstützender Faktoren bei der Bewältigung des selektiven Mutismus.

1
Definition und relevante Aspekte

Franziska Florineth-Baatsch, Nitza Katz-Bernstein, Andrea Muchenberger-Gebauer

Ein wesentliches Merkmal des selektiven Mutismus ist, dass die Betroffenen in bestimmten Situationen nicht oder nur wenig und in anderen Situationen ungehemmt und frei sprechen können. Das Initiieren von Interaktion ist in bestimmten Situationen nicht möglich. Der selektive Mutismus präsentiert sich in einer breiten Palette von Erscheinungsbildern: Manche Betroffene sprechen mit einem oder mehreren Erwachsenen, aber nicht mit Gleichaltrigen. Die anderen sprechen mit einzelnen Peers, aber mit keinem Erwachsenen oder auf dem Spielplatz, aber nicht im Klassenzimmer. Und es gibt Kinder oder Jugendliche, die mit dem Großvater sprechen, jedoch nie mit der Großmutter. Oder sie sprechen mit dem unbekannten Arzt, aber nicht mit der Lehrenden trotz des täglichen Kontaktes. Besonders eindrücklich ist, dass sich das Verhalten plötzlich von ganz entspannt zu völlig erstarrt verändern kann, z. B. dann, wenn eine fremde Person aus Sicht der Betroffenen unvermittelt erscheint.

Selektiver Mutismus wirkt sich nicht nur auf das Sprechen und die Sprache aus. Unter bestimmten Umständen können betroffene Personen möglicherweise so reagieren oder dissoziieren (Kapitel 1.3), dass ihre Muskeln so stark verspannen, dass sie nicht einmal mehr in der Lage sind, zu zeigen, zu gehen, zu laufen oder mit Gegenständen zu hantieren. Selektiv mutistische Kinder und Jugendliche können in vielen Situationen zurückhaltend oder ängstlich sein, respektive wirken, auch wenn das nicht ihrer Art oder ihrem Charakter entspricht. Dies bestätigen viele Familien, die ihre Kinder zum Beispiel lebhaft oder sogar dominant und mitunter bestimmend erleben. Manchmal erscheinen Betroffene als „kontrollierend“. Sie brauchen in solchen Momenten die Kontrolle (über ihre Umwelt). Dies kann sich zumindest kurzfristig stabilisierend auswirken. Es geht also nicht, wie oft missverstanden wird, um Machtausübung oder Manipulation, sondern letztlich um Kompensation, der eine Not zugrunde liegt.

Definition nach ICD-11

„Selective mutism is characterized by consistent selectivity in speaking, such that a child demonstrates adequate language competence in specific social situations, typically at home, but consistently fails to speak in others, typically at school. The disturbance lasts for at least one month, is not limited to the first month of school, and is of sufficient severity to interfere with educational achievement or with social communication. Failure to speak is not due to a lack of knowledge of, or comfort with, the spoken language required in the social situation (e.g. a different language spoken at school than at home)“. (International Classification of Diseases for Mortality and Morbidity Statistics, 11th Revision, v2023-01; World Health Organization (WHO), 2019)

Deutsche Übersetzung der Autorinnen
„Selektiver Mutismus ist durch eine anhaltende Selektivität beim Sprechen gekennzeichnet, so dass ein Kind in bestimmten sozialen Situationen, typischerweise zu Hause, eine angemessene Kommunikationskompetenz zeigt, in anderen Situationen, meist im Kindergarten und in der Schule, aber konsequent nicht spricht. Die Störung hält mindestens einen Monat lang an, ist nicht auf den ersten Monat nach Einschulung beschränkt und ist so schwerwiegend, dass sie die schulischen Leistungen oder die soziale Kommunikation beeinträchtigt. Die Sprachstörung ist nicht darauf zurückzuführen, dass das Kind die in der sozialen Situation erforderliche Sprache nicht kennt oder nicht beherrscht (zum Beispiel, weil in der Schule eine andere Sprache gesprochen wird als zu Hause)".

Obwohl der selektive Mutismus nicht auf eine Sprachstörung zurückzuführen ist, ist es wichtig zu beachten, dass er oft in Verbindung mit Sprachentwicklungsstörungen auftritt (Hartmann, 2006; Katz-Bernstein, 2019; Kristensen, 2000).

Trotz der Tatsache, dass der selektive Mutismus nach ICD-11 nicht aufgrund fehlender sprachlicher Kompetenzen durch Mehrsprachigkeit erklärt werden kann, zeigt sich in der Praxis, dass mehrsprachig aufwachsende Kinder ein vierfach erhöhtes Risiko haben, einen solchen zu entwickeln (Elizur & Perednik, 2003). Eine Studie von Isensee et al. (1997) ergab, dass 21,4 Prozent der untersuchten selektiv mutistischen Kinder mehrsprachig waren. Starke (2014) zeigte in einer Längsschnittstudie den Zusammenhang zwischen selektivem Mutismus bei Kindern und eines mangelhaften Assimilationsprozesses der emigrierten Familie.

Nach dem aktuellen internationalen Klassifikationssystem ICD-11 (World Health Organization (WHO), 2019) wird der selektive Mutismus den Angststörungen zugeordnet. Die Frage, ob der selektive Mutismus tatsächlich in die Kategorie der Angststörungen eingeordnet werden sollte, beschäftigt die Fachwelt schon seit geraumer Zeit. Es gibt plausible Argumente, die diese Zuordnung in Frage stellen.

Das „Unsafe-World"-Modell von Melfsen und Kolleg*innen (2021) beschreibt das Schweigen beispielsweise als Stressreaktion (Kapitel 2.2) und nicht per se als Angststörung. Das impliziert, dass der selektive Mutismus nicht zwingend als Angststörung diagnostiziert werden kann. Allerdings kann eine Angststörung den selektiven Mutismus auslösen. Ebenso besteht die Möglichkeit, dass sich aufgrund des selektiven Mutismus eine Angststörung entwickelt. Daher ist eine sorgfältige Differentialdiagnose durch erfahrene Fachpersonen wichtig, zumal sich das therapeutische und pädagogische Vorgehen dem jeweiligen Profil anpassen sollte.

1.1 Auswirkungen auf Partizipation sowie Schweregradbeurteilung

Die International Classification of Functioning, Disability and Health (ICF) ist eine von der Weltgesundheitsorganisation (WHO, 2012) entwickelte und in der Fachwelt etablierte Klassifikation. Die ICF basiert auf dem bio-psycho-sozialen Modell, wodurch sie nicht primär defizitorientiert ist. Stattdessen klassifiziert sie Komponenten der Gesundheit nach Körperfunktionen, Körperstrukturen, Aktivitäten, Partizipation und Umweltfaktoren. Dadurch wird die Klassifikation vor allem ressourcenorientiert. Der ICF liegt ein Verständnis der Wechselwirkungen zwischen diesen Komponenten zugrunde.

Das Phänomen des selektiven Mutismus bildet sich in der ICF-Klassifikation in den folgenden Bereichen ab, beziehungsweise wirkt sich auf viele verschiedene Lebensbereiche aus:

- Lernen und Wissensanwendung (Beispiel: Ziffer „d133 Sprache erwerben")
- Allgemeine Anforderungen und Aufgaben (Beispiel: Ziffer „d240 Mit Stress und anderen psychischen Anforderungen umgehen")

- Kommunikation (Beispiel: „Kommunizieren als Sender (Ziffern d330–d349)")
- Selbstversorgung (Beispiel: Ziffer „d5500 Das Bedürfnis zu essen anzeigen")
- Häusliches Leben (Beispiel: Ziffer „d6200 einkaufen" – Menschen, die von selektivem Mutismus betroffen sind, sind häufig eingeschränkt, zum Beispiel, wenn es darum geht, Beratung anzufordern, oder zu formulieren, was man kaufen möchte.)
- Interpersonelle Interaktion und Beziehungen (Beispiel: Ziffer „d71040 Soziale Interaktion initiieren")
- Bedeutende Lebensbereiche (Beispiel Ziffer „d8202 Vorankommen in einem Programm der Schulbildung" – dies ist oftmals durch den selektiven Mutismus erschwert.)
- Gemeinschafts-, soziales- und staatsbürgerliches Leben (Beispiel: Ziffer „d9205 Geselligkeit").

Diese Bereiche umfassen ein breites Spektrum des täglichen Lebens. Dies verdeutlicht die erheblichen Einschränkungen der Partizipation, die die Betroffenen in wichtigen Lebensbereichen erfahren können und oft auch tatsächlich erleben.

Weitere Aspekte bezüglich der Schwere des selektiven Mutismus umfassen beispielsweise die Zeitspanne, über die die Störung anhält, da das Schweigen einen bedeutenden Einfluss auf das persönliche Selbstbild hat. Des Weiteren wird die Symptomatik umso schwerwiegender eingeschätzt, je weniger soziale Kontakte gepflegt werden können.

1.2 Ausschluss- und Differentialdiagnosen, Komorbiditäten und Risikofaktoren

Aufgrund gewisser Ähnlichkeiten in der Phänomenologie des Schweigens ist es bei der Diagnosestellung des selektiven Mutismus, wie bereits erwähnt, wichtig, eine differentialdiagnostische Abgrenzung vorzunehmen. Dadurch können andere Krankheitsbilder mit ähnlichen Symptomen ausgeschlossen werden:

- Passagerer (selektiver) Mutismus als Teil einer Störung mit Trennungsangst bei jungen Kindern
- Schizophrenie
- Tiefgreifende Entwicklungsstörungen
- Sprachentwicklungsstörung (SES)
- Hördefizite – damit verbunden Formen des partiellen oder totalen Schweigens
- (Sensorische) auditive Agnosie
- Autismus
- Störungen der kognitiven Entwicklung
- Sozialphobie[2]
- Sprechangst.[3]

Bei manchen Menschen mit selektivem Mutismus sind *Komorbiditäten* beobachtbar (Black & Uhde, 1994; Steinhausen & Juzi, 1996; Kristensen, 2000; Young et al., 2012; Yeganeh et al., 2006; Nowakowski et al., 2011). Im Folgenden seien die wichtigsten genannt:

- Soziale Ängstlichkeit
- Depressive Symptome
- Regulationsstörung von Schlaf, Essen, Ausscheidungsfunktion oder Verhaltenskontrolle

In der Fachliteratur werden **Risikofaktoren** genannt (Steinhausen et al., 2006; Elizur & Perednik, 2003; Starke, 2014), die der Bildung und Aufrechterhaltung des selektiven Mutismus zugrunde liegen oder sie begünstigen können. Dazu zählen:

- Migration und Mehrsprachigkeit (28 Prozent)
- Psychische Störungen, Persönlichkeitsstörungen der Eltern (10,5 Prozent)

2 Furcht und Angst führen dazu, dass verschiedene soziale Kontexte vermieden werden.

3 Als Sprechangst wird die bewusste Angst, vor anderen Menschen zu sprechen, bezeichnet, zum Beispiel vor Publikum.

- Mutistisch-anmutende Verhaltensweisen der engsten Angehörigen (72,2 Prozent), Isolationstendenzen und Schüchternheit der Eltern gelten als Risikofaktoren (Melfsen et al., 2006; Dobslaff, 2005)
- Prä-, peri-, postnatale Komplikationen (75 Prozent)
- Temperamentsmerkmale (Rückzug, Scheu, Ängstlichkeit, Schweigsamkeit)
- Störung der pragmatisch-kommunikativen Kompetenz (Katz-Bernstein, 2019).

1.3 Screening und Diagnostik

Besteht der Verdacht auf selektiven Mutismus, sollte immer eine differenzierte Abklärung folgen. Diese ist aus verschiedenen Gründen anspruchsvoll: Die Kernsymptomatik variiert einerseits interindividuell sehr stark. Andererseits ist das Kind zu Hause meist völlig unauffällig. Die Eltern erklären sich das Schweigen mitunter außerhalb der Familie mit einem schüchternen Wesen oder sie vermuten eine Antipathie, zum Beispiel gegenüber der Erzieher*in oder der Lehrenden. Viele schweigende Kinder werden auch bei den kinderärztlichen Vorsorgeuntersuchungen nicht als Risikokinder für selektiven Mutismus identifiziert. Die Kinderärztinnen und Kinderärzte sind jedoch meist die erste Anlaufstelle. Umso wichtiger erscheint es, diese, aber auch das pädagogische Fachpersonal in den Kindergärten, Kindertagesstätten und in den Schulen für das Thema des selektiven Mutismus zu sensibilisieren, im Zweifel eine Abklärung in die Wege zu leiten. Je länger ein selektiver Mutismus besteht, desto hartnäckiger ist oftmals die Therapie.

Den Kinderärztinnen und Kinderärzten und dem pädagogischen Fachpersonal stehen Screenings zur Verfügung, die eine Einschätzung ermöglichen, ob eine Diagnostik indiziert ist oder nicht. Mit der 18-Item-Version des *Dortmunder Mutismus-Screening DortMuS-Schule* (Starke & Subellok, 2016) konnte erstmalig für den deutschen Sprachraum ein reliables und valides Screening-Instrument für den schulischen Primarbereich vorgelegt werden, das Lehrende bei der Identifizierung von Risikokindern für selektiven Mutismus unterstützt und ihnen Hilfestellungen für den Umgang mit schweigenden Kindern anbietet. Auch der *Schweigekompass* (Braun et al., 2014), die Frankfurter Skala zur Erfassung des selektiven Mutismus (FSSM) (Gensthaler et al., 2020) sowie der *Deutsche Mutismus Test* (Johannsen et al., 2016) sind Screenings, die die Grundlage für die Entscheidung bilden, ob eine differenzierte Diagnostik in die Wege geleitet werden sollte.

Aktuell existieren laut unserer Kenntnis keine standardisierten Testverfahren, mit denen die Diagnose selektiver Mutismus gestellt werden kann. Dennoch stehen diverse diagnostische Verfahren zur Verfügung, anhand derer die Kriterien zur Diagnosestellung erhoben werden können.

Der Prozess der Diagnostik sollte sich im Sinne der Autorinnen auf die folgenden drei Dimensionen beziehen:

1) *Symptomdiagnostik:* Wo spricht das Kind, wo schweigt es? (Katz-Bernstein, 2019)
2) *Strukturdiagnostik:* Welchen Lebens- und Bewältigungssinn hat das Schweigen?
3) *Systemdiagnostik:* Welche Interaktionsmuster werden vom Kontext Familie und welche von der Kultur geprägt und beeinflussen das Schweigen? (Katz-Bernstein & Zaepfel, 2004).

Anhand dieser erhobenen Diagnosen können die nötigen individuellen und interdisziplinären Maßnahmen gezielt und prozesshaft organisiert und begleitet werden (Katz-Bernstein, 2023).

1.4 Bedeutung der Interdisziplinarität in der Therapie

Der selektive Mutismus kann in verschiedenen Erscheinungsformen auftreten. Die Lebensumstände der Betroffenen können sich stark voneinander unterscheiden. Einige haben einen Migrationshintergrund oder haben Kriegs- und Fluchterfahrungen gemacht. In anderen Fällen werden die Betroffenen zusätzlich mit Krisen, psychischen oder körperlichen Herausforderungen und Komorbiditäten konfrontiert. Es gibt auch Fälle, in denen der selektive Mutismus als einzige Problematik erscheint. Es ist wichtig anzuerkennen, dass der selektive Mutismus selten isoliert auftritt, sondern oft mit anderen Belastungen und Defiziten einhergeht, die die Entwicklung der Betroffenen beeinflussen. Angesichts dieses breiten Spektrums an Themen ist es unerlässlich, die Expertise und unterschiedlichen Methoden verschiedener Fachrichtungen wie Psychologie, Psychiatrie und Sprachtherapie/Logopädie einzubeziehen.

Migration und Mehrsprachigkeit stellen signifikante Risikofaktoren für selektiven Mutismus dar. Aus diesem Grund möchten wir betonen, dass neben fachspezifischem Wissen auch Kompetenzen in Bezug auf kulturelle Sensibilität und Interkulturalität für uns von großer Bedeutung sind.

Abermals erscheint durch empirische Befunde der Schluss untermauert, begründet und berechtigt zu sein, Betroffene bezüglich Diagnose und Therapie interdisziplinär zu begleiten.

Literatur

Black, B. & Uhde, T.W. (1994). Treatment of Selective Mutism With Fluoxetine: A Double-Blind, Placebo Controlled Study. *Journal of the American Academy of Child and Adolescent Psychiatry, 33*(7), 1000–1006. https://doi.org/10.1097/00004583-199409000-00010

Braun, W.G., Hunziker, F. & Iten, I. (2014). *Schweigekompass. ICF-Orientierte Entscheidungshilfe.* Interkantonale Hochschule für Heilpädagogik Zürich. https://www.hfh.ch/shop/produkt/schweigekompass

Dobslaff, O. (2005). *Mutismus in der Schule.* Edition Marhold.

Elizur, Y. & Perednik, R. (2003). Prevalence and description of selective mutism in immigrant and native families: a controlled study. *Journal of the American Academy of Child and Adolescent Psychiatry, 42*(12), 1451–1459. https://doi.org/10.1097/00004583-200312000-00012

Gensthaler, A., Dieter, J., Raisig, S., Hartmann, B., Ligges, M., Kaess, M., Freitag, C.M. & Schwenck, C. (2020). Evaluation of a Novel Parent-Rated Scale for Selective Mutism. *Assessment, 27*(5), 1007–1015.

Hartmann, B. (Hrsg.). (2006). *Gesichter des Schweigens – Die systemische Mutismus-Therapie/SYMUT als Therapiealternative.* Schulz-Kirchner.

Isensee, B., Haselbacher, A. & Ruoß, M. (1997). Elektiver Mutismus. Ein Überblick zu Therapie und Praxis. *Zeitschrift für Kinder-und Jugendpsychiatrie und Psychotherapie, 25,* 247–262.

Johannsen, K., Kramer, J. & Lukaschyk, J. (2016). Deutscher Mutimus Test (DMT-KoMut). *Forum Logopädie, 30*(1), 2–6.

Katz-Bernstein, N. (2023). *Selektiver Mutismus bei Kindern: Erscheinungsbilder, Diagnostik, Therapie* (6. Aufl.). Reinhardt.

Katz-Bernstein, N. (2019). *Selektiver Mutismus bei Kindern. Erscheinungsbilder, Diagnostik, Therapie* (5. Aufl.). Reinhardt.

Katz-Bernstein, N. & Zaepfel, H. (2004). Ali und sein Schweigen – aus der Gestalt Integrativen Arbeit in der Kinder- und Jugendlichenpsychotherapie. In M. Hochgerner, H. Hoffmann-Widhalm, L. Nausner & E. Wildberger. (Hrsg.), *Gestalttherapie. Lehrbuch der Gestaltpsychotherapie* (S. 369–390). Facultas.

Kristensen, H. (2000). Selective mutism and comorbidity with developmental disorder/delay, anxiety disorder, and elimination disorder. *Journal of the American Academy of Child & Adolescent Psychiatry, 39,* 249–256. https://doi.org/10.1097/00004583-200002000-00026

Melfsen, S., Walitza, S. & Warnke, A. (2006). The extent of social anxiety in combination with mental disorders. *European Child & Adolescent Psychiatry, 15,* 111–117. https://doi.org/10.1007/s00787-006-0510-2

Melfsen, S., Romanos, M., Jans, T. & Walitza, S. (2021). Betrayed by the nervous system: a comparison group study to investigate the "unsafe world" model of selective mutism. *Journal of Neural Transmission, 128*(9), 1433–1443. https://doi.org/10.1007/s00702-021-02404-1

Novakowski, M.E., Tasker, S.L., Cunningham, C.E., McHolm, A.E., Edison, S., Pierre, J.S., Boyle, M.H. & Schmidt, D.A. (2011). Joint attention in parent-child-dyads involving children with selective mutism: a comparison between anxious and typically developing children. *Child psychiatry and human development, 42*(1), 78–92.

Starke, A. (2014). *Selektiver Mutismus bei mehrsprachigen Kindern. Eine Längsschnittstudie zum Einfluss kindlicher Ängste, Sprachkompetenzen und elterlicher Akkulturation auf die Entwicklung des Schweigens* (Dissertation). http://hdl.handle.net/2003/34084

Starke, A. & Subellok, K. (2016). *Dortmunder Mutismus Screening-DortMus-Schule.* https://www.dortmus.tu-dortmund.de/dortmus/DortMuS-Schule.pdf

Steinhausen, H.C. & Juzi, C. (1996). Elective mutism: an analysis of 100 cases. *Journal of the American Academy of Child and Adolescent Psychiatry, 35*(5), 606–614. https://doi.org/10.1097/00004583-199605000-00015

Steinhausen, H.C., Wachter, M., Laimböck, K. & Winkler Metzke, C. (2006). A long Term Outcome Study of Selective Mutism in Childhood. *Journal of Child Psychology and Psychiatry, 47*, 751–756. https://doi.org/10.1111/j.1469-7610.2005.01560.x

World Health Organization (WHO). (2012). *International Classification of Functioning, Disability and Health (ICF).* https://www.who.int/publications/m/item/implementing-the-merger-of-the-icf-and-icf-cy---background-and-proposed-resolution-for-adoption-by-the-who-fic-council

World Health Organization (WHO). (2019). *ICD-11: International classification of diseases* (11th revision). https://www.who.int/standards/classifications/classification-of-diseases

Yeganeh, R., Beidel, D.C. & Turner, S.M. (2006). Selective mutism: more than social anxiety? *Depression and anxiety, 23*(3), 117–123. https://doi.org/10.1002/da.20139

Young, B.J., Bunnell, B.E. & Beidel, D.C. (2012). Evaluation of Children With Selective Mutism and Social Phobia: A Comparison of Psychological and Psychophysiological Arousal. *Behavior Modification, 36*(4), 525–544. https://doi.org/10.1177/0145445512443980

2 „Safe Place“ und „Unsafe-World“-Modell als Grundlagen

Nitza Katz-Bernstein

In den folgenden Beiträgen werden die Konzepte des „Safe Place“ sowie das „Unsafe-World“ Modell als Grundlagen im System erläutert. Zunächst werden Theorien und Studien präsentiert, die die Bedeutung des Gefühls eines sicheren Ortes bei Angststörungen und Traumata von Kindern und Jugendlichen untermauern. Im Anschluss wird daraus das Therapiekonzept des „Safe Place“ abgeleitet und ausführlich erörtert – ein Konzept, auf dem das gesamte Buch basiert. Das „Unsafe-World“-Modell wird im darauffolgenden Kapitel 2.2 vertieft vorgestellt und erklärt. Dieses Modell verdeutlicht, weshalb das Konzept des „Safe Place“ insbesondere im Kontext des selektiven Mutismus, von so großer Bedeutung ist.

Zahlreiche Autor*innen, Forschungsergebnisse, Weiterbildungen und supervisorische Begleitungen haben dazu beigetragen, den „Safe Place“ als therapeutisch-methodischen Zugang bei Kindern und Jugendliche mit selektiven Mutismus zu etablieren, aber auch als generelle Haltung, sowie als Grundlage im gesamten System (Katz-Bernstein, 1996, 2004, 2008).

Ein grundlegender Artikel dazu erschien in Resonanzen: „Der „Safe Place“ oder „geschützter Ort“ hat in der Arbeit mit Kindern und Jugendlichen in Psychotherapie-, Beratungs- und Betreuungssettings in den letzten Jahren zunehmend an Bedeutung gewonnen, insbesondere in der Arbeit mit traumatisierten Kindern und Jugendlichen.“ (Gahleitner et al., 2013, S. 165)

Die Anerkennung, dass Kinder und Jugendliche mit Angststörungen zunächst das Erleben eines sicheren Ortes bedürfen, um zur Ruhe, Besonnenheit, Wachheit, Aufnahmebereitschaft und Weiterentwicklung zu gelangen, ist heute sowohl neurologisch, entwicklungspsychologisch, pädagogisch als auch therapeutisch evident (Melfsen et al., 2021; Kearney & Rede, 2021).

„Die Idee des „Safe Place“ (Katz-Bernstein, 1996), am ehesten zu übersetzen mit „geschützter Raum im Therapieraum“, begann in der Arbeit mit Kindern mit Angststörungen, insbesondere Kinder, die Kommunikation und Sprache verweigerten und/oder die die Fremdheit von Orten, Personen oder neuen Umständen nicht zu überwinden vermochten, aber auch Kinder, die kämpfend, flatternd und abwehrend durch das Leben gingen, weil sie eine Reihe schlechter Erfahrungen im Gepäck hatten. Basierend auf Winnicotts (1973, 1976) „potenziellem Raum“ und von Oaklander (1981) dargestelltem „Safe Place“ entstand ein konkretes Interventionskonzept, das in seinem symbolischen Gehalt einen Kernaspekt der Arbeit mit Kindern und Jugendlichen verkörpert. Das Konzept zeigt auf, welche Bedingungen junge Menschen brauchen, um kommunizieren und explorieren zu können, um Raum für Veränderung zu gewinnen, frei zu sein für den „Gegenwartsmoment“ (Gahleitner et al., 2013, S. 166).

Von Winnicott (1973, S. 65) lernen wir, wie wichtig dieser freie Raum des Spielens für die

Entwicklung von Kindern ist, als Zwischenraum zwischen Fantasie und Realität. Spielen sei „schöpferisches Handeln und die Suche nach dem Selbst". Dieser Effekt kann nur an einem freien, sicheren, sogenannten „potenziellen" Ort entstehen, laut Winnicott (2006).

Oaklander (1981, S. 79) sagt über Kinder: „Kinder versuchen, sich auf die eine oder andere Weise zu schützen. Um nicht verletzt zu werden, ziehen sich manche Kinder zurück". Dies erklärt den Sinn des selektiven Mutismus als Reaktion auf bedrohliche Ansprüche und Fremdheitsgefühle, um intakt zu bleiben. Oaklander zeigt einen Weg, um durch Fantasiereisen einen Ort zu finden, „der der meine ist", ihn zu malen, zu fantasieren, auf ihm wohnhaft zu werden.

> „Die Gefühle eines Kindes sind sein eigentlicher Kern. Spiegelt man ihm seine Gefühle wider, wird es selbst sie kennen- und akzeptieren lernen" (Oaklander, 1981, S. 84).

Als Intervention entwickelte sie die kreative Symbolisierung des „sicheren Ortes".

Im Jahre 1986 konnte die Verfasserin ein dreitägiges Seminar bei Oaklander besuchen, wo sie die geführte Imagination kennengelernt und erfahren hat und die Wirkung erproben konnte.

Bekannt sind auch die entwicklungspsychologisch-fundierten Konzepte der „sicheren Orte" von Streeck-Fischer. Sie schreibt:

> „Primäre Reaktionsformen führen zu habitualisiertem Verhalten mit Flight-/Fight-Mechanismen ... Die Behandlung solcher Störungen erfordert besondere Wahrnehmungs- und Handlungskompetenzen auf Seiten des Therapeuten. Hierzu gehören u. a. die Entwicklung sicherer Orte, das Erkennen und Bearbeiten inszenierter und gehandelter Botschaften, die Arbeit an der Sprachverwirrung und die Entwicklung von Räumen des Denkens und Spielens" (Streeck-Fischer, 2003, S. 53).

Damit drückt sie genau unsere sich wiederholende Erfahrung im therapeutischen Setting mit selektiv-mutistischen Kindern aus, nämlich, dass das Gefühl der Kinder, in einer unsicheren Umgebung zu sein, sie zum Rückzug und Schweigen führt.

In ähnlicher Weise schildert Reddemann (2001) vergleichbare Verhaltensmuster bei Kindern und Jugendlichen mit Traumaerfahrungen. Ebenso beschreibt Jakob (2022) ein passiv-aggressives Verhalten bei Kindern und Jugendlichen als mögliche Folge von traumatischen Erfahrungen.

Eine evidente Bereicherung in der Bedeutung des „Safe Place" in den therapeutischen Interventionen bei Kindern und Jugendlichen mit selektivem Mutismus, stellt die Studie dar, die Melfsen et al. 2021 vorgelegt haben. In ihrem „Unsafe-World"-Modell verdeutlichen die Autorinnen, wie das autonome Nervensystem durch das Gefühl einer unsicheren und fremden Welt beeinflusst wird, was wiederum zur Entwicklung von selektivem Mutismus führen kann (Kapitel 2.2).

Folglich stellt die Etablierung eines „sicheren Ortes" in der Therapie die erste und zentrale therapeutische Maßnahme dar. Dieser sichere Ort ermöglicht freies Spielen, Denken, Erproben und die Entwicklung von Strategien gegenüber bedrohlichen Situationen (Pellegrini, 2009).

Es ist ebenso wichtig, einen systemischen, abgestimmten und koordinierten „Safe Place" zu etablieren, in dem Eltern, Fachpersonen und Lehrende vernetzt sind und die Entwicklung des Kindes gemeinsam verfolgen und unterstützen können. Dieser Ansatz wird als „Interdisziplinarität" bezeichnet.

Wie oben bereits hingewiesen, wäre noch der Forschungsbericht von Melfsen und Walitza (2010), zu erwähnen, der auf dieses grundlegende Phänomen hinweist und der die Grundlagen des „Safe Place" im System evident belegt.

2.1 Der therapeutische Raum als „Safe Place"

Nitza Katz-Bernstein

Was bedeutet es nun grundsätzlich, einen solchen Raum in der Therapie zu gestalten? In der Folge werden die Eigenschaften, die einen solchen Raum ermöglichen, aufgezählt:

- abgegrenzter Raum im Raum
- kein Leistungsdruck
- kein Anspruch von außen
- nicht im Kontakt sein müssen, aber können
- eigene Kontrolle und Entscheidung gewährleisten
- klare Trennung zwischen ICH und DU
- freie Aufmerksamkeit
- Kontakt mit sich herstellen und zugleich äußere Realität wahrnehmen
- Kontaktaufnahme selbst steuern können.

Mit der Schaffung eines solchen „Safe Place" wird die **Verbindung zwischen innen und außen** hergestellt, um nicht – wie bei einer Angststörung – in eine reaktive Abhängigkeit von der Umgebung zu geraten und dort zu verharren.

Wie empfindet das Kind einen solchen potenziellen, sicheren Raum und welche Möglichkeiten eröffnen sich dadurch?

- Zeit, um mich spüren zu dürfen, Raum, um zu merken, was ich wollen könnte. Wie: necken, herausfordern, toben, lachen, sich verweigern, schreien ... aber ich darf entscheiden!
- Zeit, um herauszufinden, was entstehen kann.
- Zeit, meine Gedanken und Fantasien entstehen zu lassen und diesen nachzugehen.

Dazu gehören auch Grenzen, die die therapeutische Fachperson zu gewährleisten vermag. Aber auch die Gewissheit, dass ich zulassen kann, was kommt, ich bekomme hier, wenn nötig, klare Grenzen, Struktur, Dosierung, Schutz vor eigenen Aggressionen und Ausbrüchen. (Nelson, 2006; Jakob, 2022).

Was wird erworben, wenn das gelingt? Was wird nachgeholt?

Erworbene Eigenschaften der Mentalisierung und Sozialisierung

- *Vertrauen:* Die Welt als zuverlässigen Ort empfinden. Eigene Bedürfnisse und ihre äußere Regulierung nach Schutz, Beachtung und Bindung sind dabei zentral.
- *Neugier:* Auf die Welt zugehen und sie erkunden können, auch wenn das Fremde noch nicht verlässlich ist. Bewältigung durch Beobachtung, Einschätzung und Erprobung (Wie zuverlässig ist die Welt?)
- *Vorstellung:* Muster von Interaktionen, sogenannten Scripts, (wie Menschen etwas tun und wozu, Intentionen erkennen und verstehen) können erkannt werden. Soziale Absichten, Rhythmen, Rituale und Regeln, die Teil dieser Muster sind, werden erkannt. Es entsteht der Wunsch, als „sozialer Akteur" daran teilhaben zu wollen.
- *Spielen:* Wahrscheinlichkeiten und Rollen erproben, Unregelmäßigkeiten und Unverständliches simulativ inszenieren können, Lösungen finden und integrieren.
- *Bewerten:* Soziale Handlungen haben Konsequenzen: Was ist gut? Was nicht (für mich, für andere)? Was ist das Risiko dabei? Dementsprechend können Entscheidungen getroffen werden. Aufschub und allmähliche Impulskontrolle können entstehen.
- *Initiative:* Was will ich? Was nicht? Anpacken, wagen? Lassen, schützen? *Wollen zu können,* ist laut Tomasello (2020) – soziale Teilhabe! (vgl. auch Oerter, 2001).
- *Sozialisation:* Peers als Erweiterung des Ichs: Mit ihnen kann man die Welt gestalten. Ich will ein wichtiger Akteur sein. Wie kann ich das schaffen?
- *Ich-Konstruktion:* Das, was mich ausmacht: alle Rollen, Bezüge, Vorlieben, Ressourcen und Beziehungen, Scripts, Erfahrungen und Gewohnheiten.

So kann allmählich eine kohärente Identität entstehen.

Um eine solche Entwicklung beim Therapiekind zu fördern, bedarf es seitens der therapeutischen Fachperson bestimmter Merkmale des „gerüstgebenden Verhaltens“ („Scaffolding“) (Bruner, 2008).

- Attunement (sensibles Anpassungsvermögen) und Responsivität
- Positives „Reframing“ (Neubewertung), ressourcenorientierte Unterstellung
- Sprachliche Begleitung, Deutung und Strukturierung von möglichen Initiativen sowie von aufgenommenen und vollzogenen Handlungen
- „Approximales“ Vorgehen: Annäherung an den Entwicklungsstand und die individuellen Möglichkeiten
- „Als-ob-Ebene“ und Humor pflegen
- Ermutigung zur Erweiterung der Frustrationstoleranz
- Wecken von Neugier und Motivation
- Förderung und Stärkung von Eigeninitiative und Eigenwirksamkeit
- Zuversicht in Bezug auf Ziele, Vorhaben und Veränderungen (Es braucht dabei oft viel Geduld und Beharrlichkeit!)
- Etablierung von Ritualen und Markierung von Übergängen
- Gemeinsames Aushandeln von Grenzen und Entscheidungen, mit Klarheit und Wohlwollen einhalten helfen
- Störungen, Verweigerungen und Widerständen spielerisch und humorvoll begegnen

Was soll dadurch ermöglicht werden?

Durch diese Herangehensweise wird ermöglicht, dass sich ein individuelles Selbst entwickeln kann, das sowohl sozial eingebunden als auch auf persönliche Bezüge ausgerichtet ist. Es ermöglicht, dass das Ich als eigenständige Identität entsteht, die mich als einzigartige Person definiert und von anderen Menschen unterscheidet.

Es soll hier nochmals betont werden, dass es oft eine ausdauernde Zuversicht der therapeutischen Fachperson auf Entwicklung und Erfolg braucht. Bei Kindern und Jugendlichen mit selektivem Mutismus besteht die Gefahr einer sogenannten „Gegenübertragung“, bei der Ängste und Resignationstendenzen des Kindes und seiner Bezugspersonen dazu führen können, dass der Therapeut/ die Therapeutin ähnliche Resignationsgefühle entwickelt.

Sehr bewährt hat sich der Bau eines „Safe Place“, innerhalb des Therapieraumes, in Form einer Höhle, eines Häuschens oder eines sonstigen Verstecks. Dies ermöglicht dem Kind, sich zurückzuziehen und sich zu verstecken, und durch gezielte Angebote allmählich wieder daraus hervorgelockt zu werden. Es ist von großer Bedeutung, dass das Kind das Gefühl hat, dass es seine eigene Entscheidung ist, selbst aus dem Versteck zu kommen und sich immer wieder zurückziehen zu dürfen. Wie bereits erwähnt, braucht es viel Geduld und Zuversicht, damit das Kind Vertrauen fassen und eine flexible Balance zwischen Bezugnahme, Kommunikation und Rückzug entstehen kann.

2.2 Das „Unsafe-World“-Modell als Verständnisgrundlage

Siebke Melfsen, Susanne Walitza

Der selektive Mutismus wird sowohl im DSM-5 (American Psychological Association (APA), 2013) als auch in der ICD-11 (World Health Organization (WHO), 2019) als Angststörung klassifiziert. Eine Reihe von Befunden und Beobachtungen lassen sich jedoch nur schwer im Rahmen einer Angststörung erklären. Im Folgenden wird ein Modell vorgestellt, das den selektiven Mutismus als eine unwillkürliche Stressreaktion beschreibt: Das „Unsafe-World“-Modell.

Es gibt viele unterschiedliche Arten des Schweigens und aufgrund ihrer unterschiedlichen Motive können sie bei einem Gesprächspartner gänzlich unterschiedliche Gefühle hervorrufen: Es gibt ein Schweigen, weil keine Worte der Situation angemessen erscheinen, weil die Gefühle so intensiv sind, dass sie nicht in Worte gefasst werden können, ein Schweigen, um über das Gesagte nachzudenken, ein gemeinsames Schweigen, um den Moment zu genießen oder eine belastende Situation zu teilen, ein quälendes Schweigen, während eine Antwort erwartet wird, ein Schweigen wie eine Mauer, um nichts preiszugeben, u.v.m. Die Motive des Schweigens sind vielzählig. Entsprechend unterschiedlich motivierte Schweigephasen gibt es auch im Rahmen psychischer Störungsbilder. Im Folgenden geht es um das Schweigen bei Kindern und Jugendlichen mit selektivem Mutismus, die situativ in eine andere Welt abgetaucht und nicht mehr erreichbar sind.

Fallgeschichte

Michi ist ein achtjähriger Junge mit selektivem Mutismus, der in der Schule und seit kurzem auch bei seinen Großeltern schweigt. Mit starrer Mimik und Gestik wirkt er wie eingefroren. Es ist kaum Blickkontakt möglich. Seinen Eltern berichtet er, dass er in diesen Situationen seine eigene Stimme verändert wahrnimmt, weder Hunger noch andere körperliche Bedürfnisse hat. Zuhause hingegen gibt es viel Streit mit seinem Bruder und die Eltern berichten heftige, fast tägliche Wutanfälle. Sie haben meistens viel Verständnis für ihn, manchmal gibt es aber Momente, wo das Schweigen sie einfach wütend macht: „Das sind doch deine Großeltern, du kennst sie, du hast immer mit ihnen gesprochen, warum jetzt nicht mehr?" Seine Lehrende macht sein Schweigen zunächst hilflos, dann ärgerlich: „Willst du nicht sprechen oder kannst du es nicht? Warum sprichst du bei der Mathematiklehrenden, aber nicht bei mir? Ist das deine Form, um Ablehnung zu zeigen?" Er selbst kann sein Verhalten nicht erklären, wirkt auf seiner Suche nach einer Erklärung ebenso hilflos wie die fragenden Erwachsenen. Könnte das Angst sein? Wie fühlt sich Angst an? Was aber sollte es sonst sein? Gibt es überhaupt eine Alternative, um dieses Gefühl zu beschreiben, sich nicht mehr zu spüren, nicht mehr sprechen zu können und die Welt wie aus der Ferne zu beobachten?

2.2.1 Das „Unsafe-World"-Modell

Im Zentrum des beobachtbaren Verhaltens beim selektiven Mutismus steht neben der Unfähigkeit des Sprechens eine erschwerte oder fehlende soziale Kontaktaufnahme. Dazu zählen u.a. ein veränderter Blickkontakt, eine eingeschränkte Mimik und Gestik, eine verminderte Bewegungsfähigkeit und eine veränderte Stimmwahrnehmung. Um diese Reaktionen im Rahmen des selektiven Mutismus zu verstehen, ist es notwendig, die Voraussetzungen für eine normale soziale Kontaktaufnahme zu berücksichtigen.

Evolutionsbedingt ist die empfundene Sicherheit von entscheidender Bedeutung zur sozialen Kontaktaufnahme (Porges, 2003, 2011). Sie bildet nicht nur beim Menschen, sondern auch bei Säugetieren im Allgemeinen, die Grundlage für die Bereitschaft, sozialen Kontakt aufzunehmen oder – bei ihrem Fehlen – für ein Kampf- oder Fluchtverhalten den Körper zu mobilisieren oder zu immobilisieren (z.B. Dissoziation). Der Wahrnehmung von Sicherheit liegen subliminale neurobiologische Prozesse zugrunde, d.h. die Schwelle des Bewusstseins wird nicht überschritten. Unterschwellige Wahrnehmungen ermöglichen in Stresssituationen ein schnelleres Handeln als bewusste Wahrnehmungsprozesse. Diese subliminalen Prozesse haben das Überleben der Säugetiere in einer feindlichen Umwelt gesichert.

Bei der Bewertung einer Situation als „nicht ausreichend sicher" handelt es sich nicht um einen objektiven, sondern um einen subjektiven Prozess. Die auslösende Situation muss somit nicht tatsächlich unsicher sein, um als solche bewertet zu werden. Ein Faktor, der diesen Bewertungsprozess maßgeblich mitbestimmt, ist die sensorische Verarbeitungssensitivität, durch die endogene wie exogene Reize verstärkt wahrgenommen werden. Das Nervensystem reagiert damit bereits auf sehr schwache Unsicherheitssignale und ruft eine Stressreaktion hervor, die unter objektiven Gesichtspunkten keine Stressreaktion erforderlich machen müsste. Zu diesen Auslösern kann eine geringe physische Distanz zu anderen Personen oder geringe Vertrautheit mit einer Situation zählen. Als sicher eingestufte Situationen lösen hingegen keine Schutzreaktion aus, das Sprechen und die soziale Kontaktaufnahme bleiben möglich.

Auf dieser Basis lässt sich das selektiv mutistische Verhalten als eine unwillkürliche Stressreaktion in Situationen beschreiben, die subliminal als „nicht ausreichend sicher“ eingestuft wurden, ohne es tatsächlich sein zu müssen. Statt einer Aktivierung des Kampf- oder Fluchtmodus folgt eine weitere Schutzreaktion: ein Erstarren. Das Sprechen ist nicht mehr möglich, aber auch andere Reaktionen erfolgen, wie eine eingeschränkte Mimik und Gestik, eine veränderte Hörfunktion, die die eigene Stimme und die Stimmen anderer verändert wahrnehmen lassen.

Außerdem senkt sich als adaptive Schutzreaktion die Schwelle für einen dissoziativen Bewusstseinszustand. Die Betroffenen wirken abwesend und sind nicht mehr erreichbar. Gewöhnungsprozesse können dann im weiteren Verlauf diese Reaktionen zunehmend schneller auslösen. Eine normale vorübergehende Dissoziation gilt als relativ häufig im Kindes- und Jugendalter. Der Dissoziation müssen somit keine traumatischen Erfahrungen zu Grunde liegen, sondern sie kann als Bewältigungsmechanismus für Stress oder als überwältigend erlebte Emotionen erfolgen (Putnam, 1997). Verstärkt werden die Reaktionen durch Gewöhnungsprozesse an das Nicht-Sprechen, durch die die Auslösung des selektiv mutistischen Verhaltens zunehmend schneller erfolgt.

Sekundär kann es auch durch die Erfahrung, in bestimmten, nicht immer vorhersehbaren Situationen nicht mehr sprechen zu können, zur Entwicklung sozialer Ängste kommen. Entsprechend des vorgestellten Modells (**Abbildung 2-1**) sind sie eine mögliche Folge, nicht aber Ursache des selektiven Mutismus.

In Abhängigkeit des jeweiligen Stresslevels, ausgelöst durch fehlende Sicherheitssignale der Umgebung, erfolgt entsprechend des Modells eine autonome Unteraktivierung, der in sicheren Situationen dann eine gegenregulierende Überaktivierung folgen kann. Beide Zustände bedingen sehr unterschiedliche Symptome des selektiven Mutismus. Weil die Symptome, die diese gegenläufigen Prozesse hervorrufen, sich so stark voneinander unterscheiden, werden diese beiden Zustände von Betroffenen häufig wie zwei verschiedene Welten empfunden (z. B. Thorpe, 2011).

Es gibt zahlreiche Symptome, die sich aus einer physiologischen *Unteraktivierung* herleiten lassen: Kinder und Jugendliche mit selektivem Mutismus zeigen ein abweisendes Kontaktverhalten und können gleichgültig und nicht erreichbar wirken (Garbani Ballnik, 2009; Nowakowski et al., 2011). Erklärbar sind diese Beobachtungen dadurch, dass in Stresssituationen das Nervensystem mit Dissoziation reagieren kann, was sich in einer Studie an Kindern und Jugendlichen mit selektivem Mutismus auch zeigen ließ (Melfsen et al., 2021). Die betroffene Person wirkt abwesend, nimmt keinen Blickkontakt auf, zeigt weder Mimik noch Gestik und bleibt stumm – wie ein „Phantom“, zu dem kein Kontakt aufgebaut werden kann. Verschiedene physiologische Studien belegen diesen Prozess der Unteraktivierung. Kinder mit selektivem Mutismus zeigen eine geringere physiologische Erregung während einer sozialen Interaktionsaufgabe als die Kinder mit sozialer Angststörung (z. B. Young et al., 2012; Heilmann et al., 2012). Die Beobachtung einer veränderten Wahrnehmung der eigenen Stimme (Arie et al., 2007; Bar-Haim et al., 2004; Thomas et al., 1985) kann als Folge von Muskelkontraktionen im Innenohr erklärt werden, die mit Stressreaktionen einhergehen. Diese Kontraktion dämpft die Wahrnehmung menschlicher Stimmen (Porges, 2009).

Betroffene selbst schildern eine Blockierung im Sprechen und Denken. Sie erleben sich in den auslösenden Situationen als passiv, können ihren Körper nicht mehr spüren, die Handlungskontrolle fehlt, und sie können nicht spre-

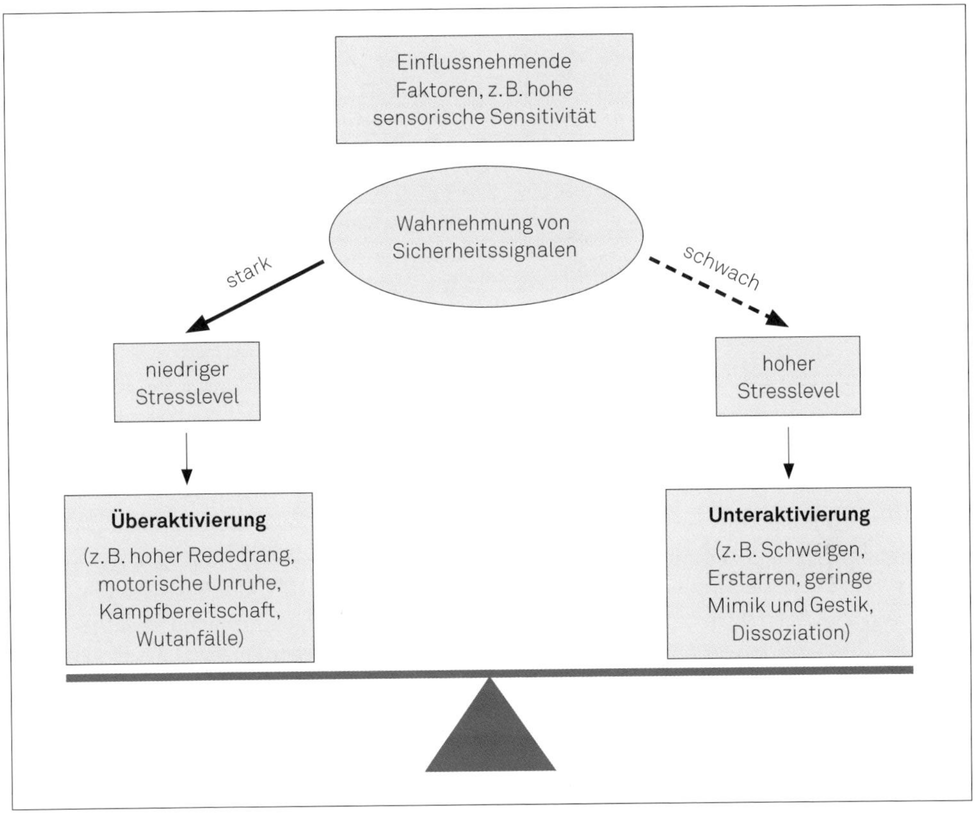

Abbildung 2-1: „Unsafe-World"-Modell

chen, weil sie keinen Zugriff mehr auf Denkinhalte haben (Bahrfeck-Wichitill & Kuhn, 2015; Melfsen et al., 2021). Auf Kommunikationspartner kann diese nicht willkürlich erfolgende, dissoziative Abwesenheit teilweise provokativ wirken, da sie als gleichgültig oder trotzig fehlinterpretiert werden kann (Bahr, 2004; Katz-Bernstein, 2005).

Auch das in der Regel als besonders belastend erlebte Schweigen bei vertrauten Personen, bei Elternteilen oder Familienangehörigen (Steinhausen & Juzi, 1996) kann als Folge eines übersensiblen Shutdown-Prozesses im Rahmen des Stress-Programms betrachtet werden. Auslöser können z.B. der Stresslevel oder Anspannungsgrad eines Familienmitglieds sein. Wenn beim betroffenen Kind eine Stressreaktion mit Dissoziation folgt, so kann diese Reaktion durch Gewöhnungsprozesse zunehmend verstärkt werden und damit ein Verhalten aufrechterhalten werden, das auch in der Kommunikation mit vertrauten Personen auftritt, mit denen sie zuvor noch sprechen konnten.

Den Symptomen, die im Zusammenhang mit einer physiologischen Unteraktivierung stehen, lassen sich Symptome gegenüberstellen, die durch eine *Überaktivierung* erklärbar sind, da sie einen Gegenpol zum Rückzugsverhalten darstellen. So werden heftige und häufige Geschwisterstreitigkeiten vielfach von den Eltern von Kindern mit selektivem Mutismus geschildert. Sie beschreiben ihr Kind im vertrauten Elternhaus vielfach als dominant gegenüber Geschwistern, schildern ausgeprägte Geschwisterrivalität und heftige Wutanfälle (McHolm et al., 2005). Diese Verhaltensweisen lassen sich mit Überaktivierung in Zusammenhang bringen. Auch „Redeattacken", bei denen die vom selektiven Mutismus betroffenen Kinder und Jugendliche ihr Sprechverhalten als Kontrollverlust erleben, lassen sich dadurch erklären ebenso wie das von vielen Betroffenen geschilderte starke Bedürfnis nach körperlicher Aktivität im Anschluss an eine Schweigephase.

2.2.2 Wissenschaftliche Befunde zum „Unsafe-World"-Modell

Der selektive Mutismus korreliert hoch mit der sozialen Angststörung (z. B. Muris & Ollendick, 2015; Schwenck et al., 2020). Auf Basis einer Metaanalyse zur Komorbidität beider Störungsbilder kamen Driessen et al. (2020) jedoch zu dem Schluss, dass sich die aktuelle Konzeptualisierung des selektiven Mutismus als Angststörung nicht zwangsläufig aus der hohen Korrelation ergebe. Derzeit wird die Klassifikation des selektiven Mutismus als Angststörung dementsprechend kontrovers diskutiert. Zu beiden Ansätzen gibt es eine gute Studienlage. Im Folgenden gehen wir nur auf die **Basis unseres Modells** ein.

Eine zugrundeliegende Angststörung allein kann viele Symptome des selektiven Mutismus nicht ausreichend erklären. Heilman et al. (2012) beobachteten in einer psychophysiologischen Studie, dass Kinder und Jugendliche mit selektivem Mutismus während einer Mobilisierungsphase eine verringerte autonome Reaktivität zeigten. Auch Young et al. (2012) beobachteten, dass Kinder und Jugendliche mit selektivem Mutismus während einer sozialen Interaktionsaufgabe im Unterschied zu Kindern und Jugendlichen mit sozialer Angststörung ein geringeres Erregungsniveau aufwiesen. Betroffene selbst beschreiben einen Zustand der Abwesenheit, geringe Handlungskontrolle und geringe Körperwahrnehmung. Das Kontaktverhalten von Kindern und Jugendlichen mit selektivem Mutismus ist nicht vorsichtig, sondern abweisend: Sie vermeiden Kontakt und können teilweise auch aggressiv im Kontakt mit anderen reagieren (z. B. Garbani Ballnik, 2009). Kommunikationspartner von Kindern und Jugendlichen mit selektivem Mutismus fühlen sich teilweise provoziert und hilflos (Bahr, 2004; Hartmann, 2006; Katz-Bernstein, 2005), während typische Reaktionen auf ängstliche Kinder als fürsorglich und beschützend beschrieben werden (Nowakowski et al., 2011). Eine Studie von Nowakowski et al. (2011) zeigte, dass sich Kinder mit selektivem Mutismus – nicht aber mit anderen Angststörungen – während gemeinsamer Aufgaben aus Interaktionen mit ihren Eltern zunehmend zurückzogen und weniger auf sie reagierten. Im Rahmen des „Unsafe-World"-Modells lassen sich die geschilderten Symptome und Beobachtungen als Stressreaktion mit Unter- und Überaktivierung erklären (s. o.).

Eine erste Studie unserer Arbeitsgruppe (Melfsen et al., 2021) untermauert Aspekte des „Unsafe-World"-Modells. Wir verglichen 28 Kinder und Jugendliche mit selektivem Mutismus (durchschnittliches Alter: 12,66 Jahre, 18 Mädchen) mit 33 Kontrollkindern ohne selektivem Mutismus (durchschnittliches Alter: 12,45 Jahre, 21 Mädchen). Ihre Mütter und sie selbst wurden gebeten, verschiedene Fragebögen auszufüllen, darunter die *Highly Sensitive Person Scale (HSPS)* (Aron, 2008), die *Adolescent Dissociative Experience Scale (A-DES)* (Armstrong et al., 1997; Carlson & Putnam, 1993) und das *Sozialphobie und -angstinventar für Kinder (SPAIK*; Beidel et al., 1995; Melfsen et al., 2001). Die Studie zeigte zum einen eine hohe sensorische Verarbeitungssensitivität bei Kindern und Jugendlichen mit selektivem Mutismus im Vergleich zur Kontrollgruppe ohne selektiven Mutismus, zum anderen zeigte sich ebenfalls eine stärkere Dissoziationsneigung im Vergleich zur Kontrollgruppe. Eine noch nicht veröffentlichte Replikationsstudie bestätigt diese Befunde.

2.2.3 Therapeutische Implikationen

Das „Unsafe-World"-Modell beinhaltet verschiedene Therapieimplikationen für die Psychoedukation, das Therapieziel, die Gestaltung der therapeutischen Beziehung, die Gestaltung der therapeutischen Umgebung und die therapeutischen Interventionen.

Als Basis für die **Psychoedukation** kann es zu einem besseren Verständnis der betroffenen Kinder und Jugendlichen führen, so dass das Unvermögen, in selektiven Situationen zu sprechen, nicht als willentliche (Trotz-)Reaktion erlebt wird. Ein besseres Verständnis wiederum ist entscheidend, um der Verunsicherung entgegenwirken zu können, die dieses Störungsbild oftmals bei den Betroffenen selbst, den Bezugspersonen und dem Umfeld auslösen kann. Denn wesentlich für eine erfolgreiche Therapie sollte unserem Modell nach die Vermittlung von Sicherheit sein. Diese Sicherheit ist wichtig zur Beruhigung des autonomen Nervensystems und damit Ausgangsbedingung, um Zugang zum Kind oder Jugendlichen zu ermöglichen.

Im Zentrum der **Therapieziele** sollte die Fähigkeit zum sozialen Kontaktaufbau stehen, die nicht nur die verbale Kommunikation, sondern auch die nonverbale Kommunikation einschließt. Von großer Bedeutung ist die Förderung von Kontakten zu Gleichaltrigen ebenso wie zur Restfamilie, um Modellverhalten zu ermöglichen. Damit ist der Fokus der Therapie nicht speziell und ausschließlich auf das Sprechen gelegt, sondern umfassender auf die soziale Kontaktgestaltung. Die Kommunikation sollte aufrechterhalten werden, auch wenn das vorübergehend nur mit anderen als lautsprachlichen Mitteln möglich ist, allerdings ohne einen falschen Schonraum zu schaffen. Der Abbruch jeglicher Kommunikation führt das Kind weiter in die kommunikative Passivität, deshalb ist zu Beginn nicht-lautsprachliche Kommunikation in der Regel zugelassen.

In der Therapie sind sowohl Interventionen zur Beeinflussung der Unteraktivierung als auch der Überaktivierung notwendig. Betroffene und ihre Familien erleben nicht nur das Schweigen, sondern auch den kaum zu stoppenden Redefluss, nicht nur das Erstarren, sondern auch die Wutanfälle. Die Konzentration auf das Sprechen allein in der Therapie ist nicht ausreichend, um eine stärkere Balance zwischen beiden Zuständen zu schaffen.

Auch wenn der Aufbau der **therapeutischen Beziehung** sehr individuell ist, lassen sich aus dem „Unsafe-World"-Modell Prinzipien ableiten, die der Gestaltung der Beziehung eine Richtung weisen kann: Essenziell für eine Therapie ist es, eine als sicher empfundene Atmosphäre zu schaffen. Prinzipiell sollte sie emotional unterstützend, respekt- und verständnisvoll sein. Für den Therapeuten ist es im Umgang mit dem selektiven Mutismus wichtig, keine Angst vor dem Schweigen zu zeigen, sondern eine Beziehung aufzubauen, in der vermittelt wird, dass er das mutistische Verhalten mit Beharrlichkeit und Geduld aushält und somit dem betroffenen Kind oder Jugendlichen die Botschaft sendet: Du wirst nicht allein gelassen, ich halte das Schweigen aus.

Die Prinzipien der **defokussierten Kommunikation** (Oerbeck et al., 2014) unterstützen das Ziel, dem betroffenen Kind oder Jugendlichen Sicherheit zu vermitteln. In den Gesprächssituationen empfehlen die Autor*innen, neben dem Kind zu sitzen, statt ihm gegenüber und die Aufmerksamkeit dabei auf ein gemeinsames Spiel zu richten statt auf das Kind. Es kann auch zum Beispiel eine Handpuppe angeboten werden, um das Kind zu entlasten. Statt dem Kind Fragen direkt zu stellen, wird empfohlen, laut zu denken und dem Kind genug Zeit zum Antworten zu geben. Der Dialog sollte auch dann fortgesetzt werden, wenn das Kind nicht verbal antwortet. Entsprechend empfehlen auch Johnson und Wintgens (2017) beim „commentary talk style" rhetorische statt direkte Fragen, das Einlegen von Pausen, die Vermeidung von Druck, nonverbal Freundlichkeit zu signalisieren und den Aufmerksamkeitsfokus auf das Spielmaterial zu richten.

Oerbeck et al. (2014) empfehlen außerdem, anstelle von Lob eine verbale Antwort des betroffenen Kindes oder Jugendlichen neutral entgegenzunehmen. Lob müsse so gestaltet und dosiert werden, dass das Kind das Lob ertragen könne. Deshalb sei es wichtig, das Kind nicht dafür zu loben, dass es spreche, sondern dafür, was es gesprochen habe. Nicht der Akt des Sprechens, sondern der Inhalt dessen, was gesagt wurde, verdiene Aufmerksamkeit. In der Regel fürchten betroffene Kinder zu große Aufmerksamkeit, wenn sie zu sprechen beginnen. Die Frage, ob Druck aufgebaut wird, indem man lobt, wird kontrovers diskutiert. Anerkennung anstelle von Lob und das gemeinsame Erleben von Freude wirken ohne Einschränkung unterstützend.

Bahr (2004, S. 89) nennt Beispiele für Vorgehensweisen bei der Begrüßung und emotionalen Unterstützung von betroffenen Kindern und Jugendlichen, die den oben genannten Prinzipien entsprechen: „Schön, dass du da bist, schau dich erst einmal um“, anstelle eines, eine Antwort erwartenden „Hallo!“

Sehr wichtig in der Therapie ist das gemeinsame Lachen, es nimmt die Spannung und kann Nähe erzeugen. Mit dem gemeinsamen Lachen ist aber kein Vermeidungsverhalten gemeint, sondern eine Form, ein Thema zu verarbeiten, statt sich mit ihm zu identifizieren.

Eine unterstützende Beziehung zu den Eltern ist bedeutsam, da diese sich oftmals durch die Verschlossenheit des Kindes verunsichert fühlen, mit Versagensängsten zu kämpfen haben und immer wieder mit Schuldvorwürfen konfrontiert werden.

Bei der Frage der **therapeutischen Umgebung** lässt sich beobachten, dass eine Kinderumgebung häufig eine vorteilhafte Wirkung hat. Eine Kinderumgebung kann Sicherheit signalisieren aufgrund des geringeren Erwartungsdrucks und kann aufgrund des spielerischen Umgangs erleichternd wirken.

Auch die Einrichtung eines Schutzraumes, eines sogenannten „Safe Place“ (Winnicott, 2006; Katz-Bernstein, 2005) lässt sich gut mit dem „Unsafe-World“-Modell vereinbaren: Die Errichtung und Einrichtung eines eigenen Hauses im Therapieraum, insbesondere begleitend und ergänzend in der Initialphase bei Kindern, die nicht auf die Zuwendung des Therapeuten reagieren und wo keine Kommunikation möglich ist, kann Sicherheit erzeugen. Der „Safe Place“ dient als Abschirmung vor Überflutung, setzt Grenzen, indem das betroffene Kind selbstregulierte Beziehungs- und Handlungsangebote machen kann. Dadurch kann die Fremdheit überwunden und Kontrollverlust vermieden werden. Für Jugendliche kann eine geführte Imagination zum „Safe Place“ (Katz-Bernstein, 2005) hilfreich sein, indem sie sich einen schönen und geschützten Ort vorstellen.

Eine besondere Feinfühligkeit ist im Umgang mit Kindern und Jugendlichen, die vom selektiven Mutismus betroffen sind, bedeutsam. Außerdem sollte immer die Zuversicht vermittelt werden, dass das Kind es schaffen kann, sein Schweigen zu überwinden. Andere vertraute Personen in die Therapie einzubeziehen, kann Sicherheit vermitteln. Auch das Berichten von Therapieverläufen anderer Kinder oder das Spielen von Regelspielen sowie gemeinsames Puzzeln bieten Sicherheit, da wenig Freiraum zur Gestaltung vorhanden ist. Auch Bewegung kann hilfreich sein, da sie körperliche Verkrampfungen lösen kann.

Auch wenn Therapie prinzipiell Veränderung bedeutet, ist sie insbesondere in der Therapie des selektiven Mutismus eine Gratwanderung zwischen Fördern und Rücksichtnahme und damit eine **Therapie der kleinen Schritte**.

Literatur

Aron, E.N. (2008). *Das hochsensible Kind: Sie sie auf die besonderen Schwächen und Bedürfnisse Ihres Kindes eingehen.* mvg.

American Psychiatric Association. (2013). *Diagnostic and statistical manual of mental disorders* (5th ed. revised). American Psychiatric Association.

Arie, M., Henkin, Y., Lamy, D., Tetin-Schneider, S., Apter, A., Sadeh, A. & Bar-Haim, Y. (2007). Reduced auditory processing capacity during vocalization in children with Selective Mutism. *Biological Psychiatry, 61*(3), 419–421. https://www.biologicalpsychiatryjournal.com/article/S0006-3223(06)00238-1/fulltext https://doi.org/10.1016/j.biopsych.2006.02.020

Armstrong, J.G., Putnam, F.W., Carlson, E.B., Libero, D.Z. & Smith, S.R. (1997). Development and validation of a measure of adolescent dissociation: the Adolescent Dissociative Experiences Scale. *Journal of Nervous and Mental Disease, 185*(8), 491–497. https://doi.org/10.1097/00005053-199708000-00003

Bahr, R. (2004). *Schweigende Kinder verstehen. Kommunikation und Bewältigung beim selektiven Mutismus* (4. Aufl.). Universitätsverlag Winter GmbH.

Bahrfeck-Wichitill, K. & Kuhn, M. (2015). „Kannst du überhaupt sprechen?" Eine Informationsstunde über selektiven Mutismus in der 7. Klasse der Realschule. *Sprachförderung und Sprachtherapie, 4*, 18–24.

Bar-Haim, Y., Henkin, Y., Ari-Even Roth, D., Tetin-Schneider, S., Hildesheimer, M. & Muchnik, C. (2004). Reduced auditory efferent activity in childhood selective mutism. *Biological Psychiatry, 55*, 1061–1068. https://doi.org/10.1016/j.biopsych.2004.02.021

Beidel, D.C., Turner, S.M. & Morris, T.L. (1995). A new inventory to assess childhood social anxiety and phobia: The Social Phobia and Anxiety Inventory for Children. *Psychological Assessment, 7*(1), 73–79. https://doi.org/10.1037/1040-3590.7.1.73

Bruner, J.S. (2008). *Wie das Kind sprechen lernt*. Huber.

Carlson, E.B. & Putnam, F.W. (1993). An update on the Dissociative Experiences Scale. *Dissociation: Progress in the Dissociative Disorders, 6*(1), 16–27.

Driessen, J., Blom, J.D., Muris, P., Blashfield, R.K. & Molendijk, M.L. (2020). Anxiety in children with selective mutism: A meta-analysis. *Child Psychiatry & Human Development, 51*(2), 330–341. https://doi.org/10.1007/s10578-019-00933-1

Gahleitner, S.B., Katz-Bernstein, N. & Pröll-List, U. (2013). Das Konzept des „Safe Place" in Theorie und Praxis der Kinder- und Jugendlichenpsychotherapie. *resonanzen-journal.org, 2*, 175–185.

Garbani Ballnik, O. (2009). *Schweigende Kinder. Formen des Mutismus in der pädagogischen und therapeutischen Praxis.* Vandenhoeck & Ruprecht. https://doi.org/10.13109/9783666402012.back

Hartmann, B. (Hrsg.). (2006). *Gesichter des Schweigens – Die systemische Mutismus-Therapie/SYMUT als Therapiealternative.* Schulz-Kirchner.

Heilman, K.J., Connolly, S.D., Padilla, W.O., Wrzosek, M.I., Graczyke, P.A. & Porges, S.W. (2012). Sluggish vagal brake reactivity to physical exercise challenge in children with selective mutism. *Development and psychopathology, 24*, 241–250. https://doi.org/10.1017/S0954579411000800

Jakob, P. (2022). *Dem Trauma Widerstand leisten. Neue Autorität als familientherapeutischer und traumapädagogischer Ansatz.* Vandenhoeck & Ruprecht. https://doi.org/10.13109/9783666453397

Johnson, M. & Wintgens, A. (2017). *The Selective Mutism Resource Manual* (2nd Edition). Imprint Routledge.

Katz-Bernstein, N. (1996). Das Konzept des „Safe Place" – ein Beitrag zur Praxeologie Integrativer Kinderpsychotherapie. In B. Metzmacher, H.G. Petzold & H. Zaepfel (Hrsg.), *Praxis der Integrativen Kindertherapie, Integrative Kindertherapie in Theorie und Praxis.* (Bd. 2, S. 111–142). Junfermann.

Katz-Bernstein, N. (2004). Innen-Außen und der Raum dazwischen. Kindertherapeutische Methoden zur Verbindung von innerer und äußerer Realität. In B. Metzmacher & G. Wetzorke (Hrsg.), *Entwicklungsprozesse und die Beteiligten – Perspektiven einer schulenübergreifenden Kinder- und Jugendlichenpsychotherapie.* (S.46–79). Vandenhoeck & Ruprecht.

Katz-Bernstein, N. (2005). *Selektiver Mutismus bei Kindern. Erscheinungsbilder, Diagnostik, Therapie.* Reinhardt.

Katz-Bernstein, N. (2008). Beziehungsgestaltung in der Kinder- und Jugendlichenpsychotherapie zwischen Dyade und sozialer Triangulierung. In M. Hermer & B. Röhrle (Hrsg.), *Handbuch der therapeutischen Beziehung* (Band 2, S. 1551–1589). DGVT.

Kearney, C.A. & Rede, M. (2021). The heterogeneity of selective mutism: A primer for a more refined approach. *Frontiers in psychology, 12*, 700745. https://doi.org/10.3389/fpsyg.2021.700745

McHolm, A.E., Cunningham, C.E. & Vanier, M.K. (2005). *Helping Your Child With Selective Mutism: Practical Steps to Overcome a Fear of Speaking.* New Harbinger Publications, Inc.

Melfsen, S., Florin, I. & Warnke, A. (2001). *Sozialphobie- und -Angstinventar für Kinder (SPAIK)*. Hogrefe.

Melfsen, S., Romanos, M., Jans, T. & Walitza, S. (2021). Betrayed by the nervous system: a comparison group study to investigate the "unsafe world" model of selective mutism. *Journal of Neural Transmission, 128*(9), 1433–1443. https://doi.org/10.1007/s00702-021-02404-1

Melfsen, S. & Walitza, S. (2010). Skalen zur Erfassung von Angststörungen im Kindes- und Jugendalter. *Klinische Diagnostik und Evaluation, 3*(2), 142–163.

Muris, P. & Ollendick, T.H. (2015). Children who are anxious in silence: A review on selective mutism, the new anxiety disorder in DSM-5. *Clinical Child and Family Psychology Review, 18*, 151–169. https://doi.org/10.1007/s10567-015-0181-y

Nelson, K. (2006). Über Erinnerung reden. Ein soziokultureller Zugang zur Entwicklung des autobiografischen Gedächtnisses. In H. Welzer & H.J. Markowitsch (Hrsg.), *Warum Menschen sich erinnern können.* (S. 74–94). Klett Cotta.

Nowakowski, M.E., Tasker, S.L., Cunningham, C.E., McHolm, A.E., Edison, S., St. Pierre, J., Boyle, M.H. & Schmidt, L.A. (2011). Joint Attention in Parent-Child Dyads Involving Children with Selective Mutism: A Comparison Between Anxious and Typically Developing Children. *Child Psychiatry & Human Development, 42*, 78–92. https://doi.org/10.1007/s10578-010-0208-z

Oaklander, V. (1981). *Gestalttherapie mit Kindern und Jugendlichen.* Klett.

Oerbeck, B., Stein, M., Wentzel-Larsen, T., Langsrud, Ø., Kristensen, H., (2014). A randomized controlled trial of a home and school-based intervention for selective mutism – defocused communication and behavioural techniques. *Child and Adolescent Mental Health, 19*(3), 192–198. https://doi.org/10.1111/camh.12045

Oerter, R. (2001). Zur Entwicklung von Willenshandlungen. In G.H. Petzold (Hrsg.), *Wille und Wollen. Psychologische Modelle und Konzepte.* (S. 98–117). Vandenhoeck & Ruprecht.

Pellegrini, A.D. (2009). *The Role of Play in Human Development.* University Press.

Porges, S.W. (2003). Social engagement and attachment: a phylogenetic perspective. *Annals of the New York Academy of Sciences, 1008*, 31–47. https://doi.org/10.1196/annals.1301.004

Porges, S.W. (2009). The polyvagal theory: new insights into adaptive reactions of the autonomic nervous system. *Cleveland Clinic Journal of Medicine, 76*, 86–90. https://doi.org/10.3949/ccjm.76.s2.17

Porges, S.W. (2011). *The polyvagal theory: Neurophysiological foundations of emotions, attachment, communication, and self-regulation.* W.W. Norton.

Putnam, F.W. (1997). *Dissociation in children and adolescents: A developmental perspective.* Guilford Press.

Reddemann, L. (2001). *Imagination als heilsame Kraft. Zur Behandlung von Traumafolgen mit ressourcenorientierten Verfahren.* Klett-Cotta.

Schwenck, C., Gensthaler, A. & Vogel, F. (2020). Anxiety levels in children with selective mutism and social anxiety disorder. *Child Psychiatry Human Development, 51*(2), 330–341. https://doi.org/10.1007/s10578-019-00933-1

Steinhausen, H.C. & Juzi, C. (1996). Elective mutism: an analysis of 100 cases. *Journal of the American Academy of Child and Adolescent Psychiatry, 35*(5), 606–614. https://doi.org/10.1097/00004583-199605000-00015

Streeck-Fischer, A. (2003). Psychotherapie von Multiple Complex Developmental Disorder (MCDD). In M. Schulte-Markwort (Hrsg.), *Entwicklung der Psychotherapie – Psychotherapie der Entwicklung* (Bd. 1, S. 53–71). Schattauer.

Thomas, W.G., McMurry, G. & Pillsbury, H.C. (1985). Acoustic reflex abnormalities in behaviourally disturbed and language delayed children. *Laryngoscope, 95*, 811–817. https://doi.org/10.1288/00005537-198507000-00013

Thorpe, J. (2011). *Slipping in and out of my two Worlds.* Eigenverlag.

Tomasello, M. (2020). *Mensch werden. Eine Theorie der Ontogenese.* Suhrkamp.

Winnicott, D.W. (1973). *Vom Spiel zur Kreativität* (Konzepte der Humanwissenschaften). Klett-Cotta.

Winnicott, D.W. (1976). *Von der Kinderheilkunde zur Psychoanalyse.* Kindler.

Winnicott, D.W. (2006). *Vom Spiel zur Kreativität* (11. Auflage). Klett-Cotta.

World Health Organization (WHO). (2019). *ICD-11: International classification of diseases* (11th revision). https://www.who.int/standards/classifications/classification-of-diseases

Young, B.J., Bunnell, B.E. & Beidel, D.C. (2012). Evaluation of Children With Selective Mutism and Social Phobia: A Comparison of Psychological and Psychophysiological Arousal. *Behavior Modification, 36*(4), 525–544. https://doi.org/10.1177/0145445512443980

3
Beratung und Supervision

Nitza Katz-Bernstein

Im ersten Abschnitt wird näher auf die speziellen Aspekte der Unterstützung und Beratung von Eltern eingegangen. Der zweite Abschnitt beleuchtet die unterschiedlichen Schwierigkeiten, mit denen Fachkräfte konfrontiert sind, die Kinder oder Jugendliche mit selektivem Mutismus betreuen, und hebt hervor, wie diesen Fachkräften durch Supervision selbst Unterstützung geboten werden kann.

3.1 Begleitung und Beratung der Eltern

In der jahrelangen therapiebegleitenden Zusammenarbeit mit Eltern und Angehörigen sowie in unzähligen Gesprächen mit Eltern, Lehrenden und weiteren Fachpersonen zeigte sich, dass die Eltern zunächst eine Zeit brauchen, um das Phänomen des Schweigens zu verstehen, um das Ausmaß sowie die Konsequenzen für das Kind und für dessen Umfeld nachvollziehen zu können. Dies benötigt einige Gespräche mit einer Fachperson, die ihre individuell geprägte Not versteht und anerkennt, aber auch im Sinne der Psychoedukation die Angehörigen mit Wissen versorgt. Das Verstehen des Ausmaßes der Störung bringt es mit sich, dass man bei Eltern, aber auch bei Fachpersonen, oft die Erwartung einer schnellen „Behebung der Störung" antrifft. Die Therapie des selektiven Mutismus ist in der Regel ein längerer Prozess unter Einbindung des ganzen Systems der Betroffenen. Dies erfordert, neben Motivation zur Veränderung, beispielsweise die Durchführung intensiver häuslicher Übungen, aber auch Vertrauen im Hinblick auf das eigene Durchhaltevermögen angesichts der kleinen Schritte und Rückschritte, die es immer wieder auszuhalten gilt, damit diese Unterstützung den Prozess aktiv zu fördern vermag. In manchen Fällen kann es von Vorteil sein, das Üben ausschließlich dem Kind vertrauensvoll zu überlassen. Dies kann zum Beispiel in den Fällen ratsam sein, wenn Eltern zu hohe Erwartungen an sich, aber vor allem an das Kind haben, dies gilt als Risikofaktor für das Schweigen. Die aktive Mitarbeit der Eltern im therapeutischen Prozess als Voraussetzung und Teil der Therapie, so unsere Erfahrung, kann nur dann erfolgreich sein, wenn alle Beteiligten motiviert sind, ihre Bemühungen kontinuierlich zu überprüfen, abzustimmen und realistische Erwartungen mitbringen. Dies zeigt die langjährige Erfahrung und fachliche Begleitung von dutzenden therapeutischen Verläufen.

Schwierig ist es, wenn Methoden und Zugänge hohe Erwartungen suggerieren und Erfolge versprechen. Die Fachpersonen, die die Therapie mit großen Hoffnungen und starker Zuversicht beginnen, erfahren eine gegenseitige Enttäuschung, ihre eigene, sowie die der Eltern, was nicht selten zu Störungen oder gar zum Abbruch der Therapie führen kann. Die Geduld, die sensible und kontinuierliche Suche nach dem richtigen, individuellen Zugang und den geeigneten Methoden, hat sich, besonders auch angesichts von neuen Erkenntnissen in diesem Bereich (Kearney & Rede, 2021; Melfsen et al., 2021), als erfolgreich erwiesen. Dies verlangt eine längere und differenzierte Vorgehensweise als oft erwartet. Für die Eltern, aber auch für alle anderen Beteiligten, stellt dies oft eine Geduldsprobe dar, um die Suche nach den adäquaten Maßnahmen zu unterstützen.

Die Autorinnen dieses Buches plädieren für einen individuellen, auf die Persönlichkeit und auf die Interessen der Betroffenen abgestimmten Zugang und einen entsprechenden, angemessenen Einbezug der Eltern sowie weiteren Unterstützer*innen im System, wie zum Beispiel Angehörige, Freunde, Lehrende und Fachpersonen. Als besonders wirksam hat sich die therapeutische Allianz erwiesen, die Zuversicht auf Erfolg, die im Einführungskapitel besprochen wurden, und sich anhand neuer Befunde hinsichtlich der Wirkfaktoren bestätigen (Kapitel 4).

Chancen und Schwierigkeiten in der Zusammenarbeit

Wenn bei einem Kind selektiver Mutismus festgestellt oder bestätigt wurde, sind die Eltern damit konfrontiert, dass ihr Kind Schwierigkeiten hat, die es hinsichtlich seiner Schulleistungen und sozialen Entwicklung beeinträchtigen. Dies zu akzeptieren, ist zunächst mit Leid und mitunter mit Trauer verbunden. Viele Eltern durchlaufen eine Art Trauerprozess. Da das Kind zuhause oft ein unauffälliges Verhalten aufweist, sind manche Eltern zunächst über sein Schweigen in der Schule überrascht. Dies kann verständlicherweise dazu führen, dass die Diagnose zunächst verharmlost oder gar verleugnet wird. Nicht selten geht dies einher mit einfachen, linear kausalen Erklärungshypothesen, wie z. B.: „Mein Kind mag die Erzieherin nicht leiden“ oder: „Seit einem Konflikt im Kindergarten spricht unser Kind nicht mehr“. Häufig sind wir in der Praxis aber auch damit konfrontiert, dass Eltern sich selbst in Frage stellen oder verzweifelt auf der Suche nach einer „schnellen Rettung“ durch Fachpersonen verharren. Es braucht Zuversicht, Vertrauen, Beharrlichkeit und Geduld, um die für den Prozess typischen wechselhaften Phasen gemeinsam durchzustehen. Dies verlangt von Fachpersonen, je nach Phase und individuellem Prozess, eine angemessene Begleitung und Akzeptanz, damit die gegenseitigen Erwartungen realistisch bleiben und in eine konstruktive Richtung gelenkt werden können.

Therapeutische Fachpersonen sollten ein hohes Maß an Sensibilität und Empathie mitbringen sowie ein umfassendes Wissen im Hinblick auf Techniken, Methoden und Wege der Begleitung oder sollten bereit sein, diese neu zu erwerben und kontinuierlich auszubauen. Das schafft die Basis für eine vertrauensvolle Zusammenarbeit mit den Eltern beziehungsweise mit dem System. Es gilt, die Eltern und die weiteren Beteiligten im System in die Auswahl der Methoden und Zugänge einzubeziehen und zu gewinnen, die je nach Phase und Fortschritt wechseln können, beziehungsweise im Sinne eines empirisch bestätigten Vorgehens immer wieder angepasst werden sollten. Es sei an dieser Stelle nochmals betont, dass Vertrauen und Zuversicht zentrale Wirkfaktoren für den Erfolg der therapeutischen Bemühungen sind.

Elterliches Verhalten zwischen Ressource und Risikofaktor

Hohe Erwartungen an das Kind, besonders im Hinblick auf die Sprache und auf schulische Leistungen, sind als Risikofaktor für selektiven Mutismus bekannt. Obwohl es an sich positiv ist und als Ressource dienen kann, da es das Kind in seinen Fähigkeiten stärkt, besteht die Möglichkeit, dass es dazu führt, dass das Kind eine Vermeidungsstrategie entwickelt. Das Kind versucht, durch sein Schweigen solche Erwartungen zu umgehen, oder es „bestraft“ die Eltern durch oppositionelles Verhalten oder Verweigerung („passiv-aggressiver Mutismus“, Hayden, 1980). Eltern mit (hohen) Ansprüchen im Hinblick auf eine erfolgreiche Elternschaft – an sich in einem angemessenen Ausmaß eine wünschenswerte Eigenschaft – sind besonders gefordert, eine entsprechende, geduldige und empathische Vorgehensweise zu etablieren, damit sie ihr Kind im Prozess hilfreich unterstützen können. Es ist daher sehr wichtig, diese Mechanismen zu erkennen, um Eltern dabei zu helfen, unangemessene Erwartungen abzubauen.

Migration, Mehrsprachigkeit, Interkulturalität

Migration, Mehrsprachigkeit, kulturelle Vielfalt, Diskrepanz sowie Flucht- und Kriegserfahrungen sind ein weiterer bedeutender Risikofaktor, einen selektiven Mutismus zu entwickeln. Grundsätzlich stellen Mehrsprachigkeit und Erfahrungen in unterschiedlichen Kulturen eine große Bereicherung dar (Kapitel 8.5). Gleichzeitig kann dies jedoch – je nach Umständen, Belastungen, Unsicherheiten sowie entstehenden Ängsten, negativen sozialen Erfahrungen, Traumata und anderes mehr, zu großen Belastungen führen. Für Fachpersonen ohne Migrationshintergrund, die nicht mehrsprachig sind, geschweige denn keinen Krieg und Flucht erlebt haben, ist es oft schwierig, solche Kinder und ihre Eltern empathisch und fachlich korrekt zu begleiten. Dies stellt eine Erschwernis dar, die Eltern für therapeutische Bemühungen einzuspannen, zumal häufig Wissen im Umgang mit Interkulturalität fehlt. Der sensible Umgang mit Interkulturalität und Diversität scheint generell in unserer Gesellschaft noch nicht in ausreichendem Maße etabliert zu sein. Oft braucht es dazu Sprach- oder Kulturübersetzer*innen sowie eine interdisziplinäre Zusammenarbeit mit weiteren Stellen, Institutionen und Fachpersonen sowie die Koordination von verschiedenen Maßnahmen. Die „gute Nachricht" dabei ist, dass Kinder, die zwischen Kulturen aufwachsen und in jungen Jahren die konstruktiven Erfahrungen eines „sicheren Ortes" für das Aufwachsen machen können, gute Chancen haben, sich schulisch, beruflich und sozial zu integrieren – anders als ihre oft traumatisierten Eltern (Katz-Bernstein, 2023; Melfsen et al., 2021). Sorgfältig ausgewählte therapeutische und pädagogische Maßnahmen können viel zu einem gelingenden Prozess beitragen.

Psychische und familiäre Störungen

Eltern mit psychischen Belastungen haben erschwerte Bedingungen für eine erfolgreiche Elternschaft. Trennung und Scheidung mögen evtl. ebenso ein Risikofaktor sein. Weitere Risikofaktoren sind beispielsweise Depressionen, Angststörungen sowie Alkohol- und/oder Substanzabhängigkeit sowie Gewalterfahrungen. In diesen Situationen ist eine besondere fachliche Begleitung notwendig, damit die Eltern trotz der besonderen Schwierigkeiten den Kindern ein möglichst hohes Maß an Sicherheit bieten können, damit diese die Chance haben, trotz der elterlichen Schwierigkeiten Entwicklungsaufgaben hinreichend erfolgreich zu meistern. Erfahrungsgemäß ist es ratsam für die Fachperson, die Aufgabe der Arbeit mit den Problemen der Eltern nicht zusätzlich auf sich zu nehmen. Bei psychischen Belastungen hat es sich als effizient erwiesen, eine weitere spezialisierte Fachperson für die Eltern zu vermitteln, häufig wird der Wert einer entsprechenden Intervention nicht sofort erkannt, sodass eine entsprechende Beratung als kontinuierlicher Prozess angesehen werden sollte. Auch dies erfordert Beharrlichkeit und ein sensibles Vorgehen seitens der Fachpersonen.

Ein weiterer wichtiger Hinweis wird von aktuellen Befunden über selektiven Mutismus gezeigt. Psychische Auffälligkeiten der Mutter oder des Vaters können ein bedeutsamer Risikofaktor für die Störung sein. Dazu zählen Depressionen oder Angststörungen sowie Alkohol- und/oder Substanzabhängigkeit und/oder Gewalterfahrungen. Auch hier ist die Interdisziplinarität als koordiniertes Maßnahmenpaket entscheidend (Bozigar & Aguilar Hansen, 1999; Kearney & Rede, 2021). Hier zeigt sich besonders der Wert der Interdisziplinarität als koordiniertes Maßnahmenpaket.

Techniken und Methoden der Beratung

Techniken, die sich in der unterstützenden Gesprächsführung bewährt haben, sind für die Fachperson hilfreich. Dazu zählen: eine eigene, angeeignete Beratungsstruktur zu erwerben, feste Zeiten für Beratung und Begleitung (z. B. jeden zweiten Monat), Elterngruppen, Informationsveranstaltungen usw. Damit können Eltern allmählich für eine Zusammenarbeit gewonnen werden.

Die Komplexität der Systeme der Betroffenen, die individuelle Prägung des Störungsbildes, die große Abhängigkeit vom Umfeld sowie die kulturelle und sprachliche Prägung, die der beratenden Fachperson oftmals fremd sind, können die gelingende Zusammenarbeit zu einer Herausforderung werden lassen. Sie verlangen oft nach einem Engagement und Geduld mit den Eltern und sich, Akzeptanz von Grenzen und Machbarkeiten. Oft verlangt diese Aufgabe fachliche Begleitung, Beratung und Erfahrung, damit die Arbeit mit diesen Kindern und Jugendlichen samt ihren Eltern „good enough" gelingt (Winnicott, 2006; Katz-Bernstein, 2019a). Mit einer fachlichen Begleitung/Supervision hat die Zusammenarbeit auch unter diesen erschwerten Bedingungen gute Chancen, erfolgreich zu werden. Besonders empfohlen sei eine supervisorische Begleitung, wenn noch wenig Erfahrung im Umgang mit selektivem Mutismus vorhanden ist. Im Folgenden werden Prinzipien und Haltungen, die sich bewährt haben, aufgeführt und veranschaulicht.

Haltungen und Prinzipien in der Zusammenarbeit mit Angehörigen

- Generationale Achsentrennung: Das Kind ist eine sich entwickelnde Persönlichkeit für sich. *(Du bist für mich eigenständig, deine Eltern auch.)*
- Respekt vor der elterlichen/pädagogischen Leistung: Eltern sein und werden ist eine anerkennungswürdige Leistung! *(Eltern sind sich einig; Vater / Mutter zu werden ist eine lebenslange Herausforderung, die nicht vorauszusehen ist!)*
- Angebote, keine Vorschriften! Was wünschenswert und machbar ist, können wir nicht allein entscheiden. Wichtig sind Raum und Muße bei der Beratung. Eltern sollen einen Vorschlag ausprobieren können und werden dabei unterstützend begleitet. Es ist wichtig, ehrlich zu kommunizieren, ohne zu verurteilen. Angebote auf dem Weg zu neuen Verhaltensweisen sollten erlernbar sein und von den Eltern selbst zum Ausprobieren mitgewählt werden. Dies hat sich als die Grundlage erwiesen, um gegenseitiges Vertrauen zu schaffen. *(„Ich stelle Ihnen meine professionelle Perspektive zur Verfügung, Sie mir Ihre elterliche Sichtweise.")*
- Das Kind ist meine Bezugsperson, ich bin Moderator*in: Das Kind wächst, indem man es ernst nimmt und mitentscheiden lässt. Es übernimmt Verantwortung und lernt, ein selbständiges Wesen zu werden. *(„Ist das okay, wenn wir mit deinen Eltern/ deiner Lehrenden ... sprechen?")*

Die Erfahrung hat uns gelehrt, dass die Einhaltung folgender Regeln die beraterische Funktion und eine gelungene Zusammenarbeit unterstützt:

- Es wird respektvoll sowie ressourcenorientiert vorgegangen.
- Veränderungen haben erst dann die Chance, effektiv zu werden, wenn sie erwünscht, ausgehandelt und optional und zur Erprobung vorgestellt werden.
- Grenzen sowie die Erwartung, dass vorgegebene Strukturen eingehalten werden, müssen offen, klar kommuniziert und begründet werden (ansonsten das Vorgegebene als momentane Versuchsphase beenden und die Türe offen halten für einen späteren Zeitpunkt, wenn die Strukturen eingehalten werden können; z. B. das Kind regelmäßig zur Therapie zu bringen).
- Zugesagte Aktivitäten der Eltern müssen kleinschrittig bleiben, Angemessenheit und Zumutbarkeit werden immer wieder ange-

fragt und überprüft im Sinne eines gemeinsamen Such- und Versuchswegs.

Die ressourcenorientierte Beratung und Zusammenarbeit basieren auf folgenden Grundsätzen:

- Prinzipiell ist es wichtig zu sehen, dass die Verhaltensweisen der Eltern bei manchen Fällen und Bedingungen als Ressourcen für den langen Weg der Erziehung dienen oder dienen können. Auf dieser Grundlage können folgende Prinzipien hilfreich sein:
  - Möglichkeiten, Fähigkeiten und Ressourcen des Kindes sehen, nicht (nur) die Defizite
  - Würdigen, was möglich ist – nicht ausschließlich betonen, was vermieden wird.
  - Konzentration auf die bestmögliche Handlung – anstatt die gewünschte Handlung zu „erwarten".
  - Kleinschrittiges Vorgehen, anstatt großer Ziele.
  - Nuancen wahrnehmen und wertzuschätzen, Änderungen nicht „erwarten".
  - Vorstellungen gemeinsam aushandeln, anstatt die eigenen Vorstellungen durchzusetzen.

Da selektiver Mutismus komplex ist und in Wechselwirkung mit dem Umfeld steht, braucht es, wie oben erläutert, viel Geduld, Fingerspitzengefühl und Zuversicht, um diese anspruchsvolle Arbeit mit den Bezugspersonen „good enough" gestalten zu können, zu unterstützen und zu fördern. Die Wertschätzung, wenn mit den Eltern die Zusammenarbeit besonders gut gelingt, gehört zu den Erfolgserlebnissen, die die Motivation der komplexen Arbeit mit diesen Kindern und Jugendlichen fördert (Schmidt-Traub, 2019; Kapitel 5.1; Kapitel 5.2).

3.2 Besonderheiten in der Supervision für Fachpersonen

Die fachlich-therapeutische Therapie oder pädagogische Begleitung von Kindern und Jugendlichen mit selektivem Mutismus ist nicht jedermanns Sache. Denn die Unfähigkeit der Betroffenen in gewissen Situationen nicht sprechen zu können, fordert auch Fachpersonen heraus. Oft nehmen sie das Schweigen als Aggression ihnen gegenüber wahr und erleben die beharrliche Stummheit als eigenes Versagen. „Irgendetwas mache ich falsch", „wir werden es nicht schaffen", „ich enttäusche andere Fachpersonen und Lehrende und die Eltern". Solche Sätze fallen häufig, wenn Fachpersonen ihre Situation reflektieren.

Man kann die damit zum Ausdruck kommenden Gefühle als „Gegenübertragungsgefühle" des Kindes oder des Systems deuten: Das Kind sieht sich (ursprünglich) als Versager, weil es sich von den – vermeintlichen – Erwartungen seitens Eltern und Lehrenden überfordert fühlt und daher lieber schweigt und sich verweigert, als sich selbst als ungenügend zu erleben. Auch Eltern, die sich als Versagende erleben oder unter Depressionen oder anderen psychischen Auffälligkeiten leiden, gelten als Risikofaktoren für das Entstehen von selektivem Mutismus (Kristensen, 2000; Kearney & Rede, 2021). Der professionelle Umgang damit, die Nachsichtigkeit gegenüber Kind und Eltern, bedarf einer Sensibilität und Akzeptanz, die am besten durch supervisorische Begleitung gelingen kann.

Fachpersonen sind sich einig, dass eine supervisorische Begleitung beim Thema selektiver Mutismus nötig ist, um Maßnahmen zu planen und die kontinuierliche Unterstützung der Betroffenen zu gewährleisten. Zumindest in der ersten Zeit der Spezialisierung auf den Bereich des selektiven Mutismus und seine Besonderheiten ist es empfehlenswert, eine kontinuierlich stattfindende Gruppe zu besuchen (Katz-Bernstein, 2023), um diagnostische Fragen der Komorbidität, der Therapieplanung und der Koordination der Maßnahmen, der Therapieprozesse, der Transferschritte sowie die Arbeit mit den Angehörigen näher zu beleuchten und zu optimieren.

Als die wichtigsten Faktoren im Hinblick auf den Heilungsprozess bei erwachsenen Patienten gelten die Zuversicht auf Erfolg und die Mitarbeit der Patienten, das heißt die „therapeutische Allianz“ (Wampold et al., 2018). Für Kinder und Jugendliche steht der evidente Nachweis noch aus. Diese Punkte spielen in der supervisorischen Begleitung eine wichtige Rolle. Auch die Mitarbeit der Eltern und Lehrenden rückt in der Supervision in den Blick, da sie für den Erfolg der Therapie entscheidend ist, jedoch sehr oft als herausfordernd wahrgenommen wird.

In der Folge werden die spezifischen Probleme bei der Therapie von Kindern mit selektivem Mutismus dargelegt, die die **Wichtigkeit der Supervision** erklären.

Diagnostik und Planung der Maßnahmen

Selektiver Mutismus ist bedauerlicherweise auch in Fachkreisen manchmal noch wenig bekannt. Damit entsprechende Maßnahmen von den Krankenversicherungen übernommen werden, ist jedoch in den meisten Fällen eine ärztliche Diagnose notwendig. Auch wenn die offizielle Anerkennung des selektiven Schweigens als behandelbare Störung nach den Bestimmungen des Landes oder der Region jeweils verschieden ist, ist die ärztliche Anerkennung der Störung als solche wichtig (Melfsen & Walitza, 2017). Dabei können der „Schweigekompass“ (Braun et al., 2014) und weitere diagnostische Möglichkeiten hilfreich sein. Neben der Psychotherapie soll laut aktuellen Studien in vielen Fällen die Logopädie bzw. Sprachtherapie als eine zuständige Disziplin für die Diagnostik erachtet werden (Kristensen, 2000; Steinhausen & Juzi, 1996; Johnson & Wintgens, 2017 u. a.). Eine psychiatrische Diagnostik und Beurteilung sollten ebenfalls durchgeführt werden, um eine allfällige weitere komorbide psychische Störung des Kindes oder der Eltern festzustellen. So können beispielsweise eine ausgeprägte Angststörung, Depression (evtl. mit suizidalen Gedanken) u. a. m. eine wichtige Rolle für die Planung und Gestaltung der Therapie spielen. Durch Abwarten oder tröstende Worte wie: „Es wächst sich aus“ oder: „Das Kind ist einfach noch ein wenig scheu“, werden gezielte Maßnahmen verzögert. Ein früher Therapiebeginn gilt als effizient und hilfreich, damit aus dem Schweigen in bestimmten sozialen und schulischen Situationen kein Habitus wird (Melfsen & Walitza, 2017; Melfsen et al., 2021).

Da die Störung in der Regel mit Komorbidität verbunden ist (Kristensen, 2000; Kearney & Rede, 2021), ist die Planung der Maßnahmen und die Vernetzung der Fachpersonen – insbesondere in der Anfangsphase, aber ebenso bei fortschreitender Betreuung – unerlässlich. Eine supervisorische Begleitung kann dabei unterstützen, den Bedarf zu klären und die involvierten Fachkräfte zu koordinieren sowie die nötigen Maßnahmen gemeinsam zu strukturieren.

Risikofaktoren und Umgang mit Widerstand und Krisen

Um der individuellen Prägung des Kindes gerecht zu werden und die breite Palette an Risikofaktoren richtig einschätzen zu können, sollte mithilfe eines umfassenden fachlichen Netzes für eine kontinuierliche Koordination der einzelnen Maßnahmen gesorgt werden. Häufige Risikofaktoren sind unter anderem: Entwicklungsstörungen, Sprach- und Kommunikationsverzögerungen und -störungen, Mehrsprachigkeit, Migrationshintergrund, elterliches Modell für Angst und Verschlossenheit vor Fremdheit, Traumata u. a. m.

Die (oft lange) Zeit bis zu dem Moment, in dem das Kind das erste Wort ausspricht, kann für die Fachperson als eine „Bewährungsprobe“, als regelrechte Gedulds- und Gelassenheitsprüfung angesehen werden. Jede neue Herausforderung kann bei einem Kind und Jugendlichen mit selektivem Mutismus einen Rückschritt oder eine neue Krise auslösen. Um die Anforderungen, welche diese Begleitung mit sich bringt, gut bewältigen zu können, ist eine supervisorische Unterstützung zentral.

Therapiearbeit mit dem Kind bzw. Jugendlichen

Im Folgenden werden therapeutische Prozesse und unterschiedliche Dimensionen der Arbeit aufgezeigt, um auftretende Probleme und Hürden besser erkennen zu können. Wir plädieren dafür, sich in der therapeutischen sowie pädagogisch-therapeutischen Arbeit mit dem Kind auf folgende vier Arbeitsbereiche zu fokussieren:

1) *Beziehungsgestaltung:* Motivation zur Mitarbeit erhöhen und Arbeitsbündnis knüpfen
2) *Handlung und Projekt:* Verfolgung eines kontinuierlichen, gemeinsamen Projekts als Basis für die Therapie bei Kindern und Jugendlichen
3) *Arbeit am Symptom:* direkte Bearbeitung und Modifizierung des Symptoms
4) *Systemische Dimension:* Zusammenarbeit mit den Eltern, dem Team und weiteren Fachpersonen. (Katz-Bernstein, 2019, 2023)

Beziehungsgestaltung

Aktuelle Studien zeigen, dass die Gestaltung und Qualität der therapeutischen Beziehung für den Erfolg der Therapie entscheidend ist – und zwar noch vor jeglicher psychotherapeutischen Methode oder Schulenzugehörigkeit (Wampold et al., 2018).

Hoffnung und positive Erwartung, emotionale Ausdrucksfähigkeit, Empathie, therapeutische Allianz, Wärme und Akzeptanz sind wesentliche Eigenschaften, die sich in der Gestaltung der therapeutischen Beziehung als effizient erwiesen haben (Wampold et al., 2018). Zwar liegen solche Studien noch nicht für therapeutisch-pädagogische Maßnahmen bei Kindern und Jugendlichen vor, dennoch scheint unbestritten, dass die Qualität der entstehenden oder entstandenen therapeutischen Beziehung die Basis für jegliche weitere Maßnahmen darstellt. Um deren Qualität zu überprüfen, können die folgenden Fragen in der **Tabelle 3-1** weiterhelfen.

Anhand solcher Fragen kann in der Supervision die Qualität der Beziehungsgestaltung gemeinsam erforscht und Probleme und Schwierigkeiten ermittelt werden. Es ist wichtig, die eigenen Grenzen zu erkennen und diese offen-

Tabelle 3-1: Fragen zum Beziehungsaufbau

Ebene	Fragen
Kind	• Kommt das Kind gerne in die Therapie? • Ist es aktiv und kooperativ? • Kann es Regeln und Grenzen einhalten?
Angehörige und Lehrende	• Welchen Erwartungen und Aufträgen gegenüber fühlt sich die Fachperson verpflichtet und gebunden? • Inwiefern ist die Fachperson auf eine gute Zusammenarbeit mit Angehörigen und Lehrenden angewiesen? • Was kann die Fachperson tun, wenn Angehörige und Lehrende nicht oder noch nicht so kooperieren, wie es wünschenswert wäre? • Was fühlt die Fachperson gegenüber Eltern oder Lehrenden in einem solchen Fall und wie geht sie mit ihren Gefühlen um, damit die Arbeit dadurch nicht gestört wird?
Ebene Fachperson	• Was löst das Erscheinungsbild des Kindes aus? • Ist Zuversicht im Hinblick auf das eigene Tun und die methodische Unterstützung spürbar? • Besteht eine Angst, nicht zum Ziel zu kommen, zu wenig kompetent zu sein, den Erwartungen nicht zu genügen, an eigene Grenzen zu stoßen u. a. m.? • Ist Wut über Eltern, Lehrende oder die kulturelle Prägung des Kindes im Spiel? (Dies könnte auf eigene Ohnmacht und Grenzen hindeuten.)

zulegen, um dann Änderungen vornehmen oder neue Maßnahmen treffen zu können.

Da bei den Eltern von Kindern mit selektivem Mutismus psychische Erkrankungen wie Depressionen, Perfektionismus, Zwanghaftigkeit sowie Neigung zu Phobien vorhanden sein können, kann es zu einer „Gegenübertragung" kommen, sodass die Fachperson ähnliche Gefühle wahrnimmt. Es wirkt entlastend und befreiend, wenn solche systemischen Atmosphären erkannt werden.

Handlung und Projekt

Sowohl in der Psychotherapie als auch bei weiteren pädagogisch-therapeutischen Maßnahmen sollte das Kind seinen individuellen Ressourcen, Interessen und Begabungen entsprechend in ein kontinuierliches Projekt eingebunden werden. Denn dabei kann es aktiv werden, kooperativ wirken und lernen, Verantwortung zu übernehmen (Katz-Bernstein, 2019, 2023). Die Symptomarbeit kann in das Projekt integriert werden und erhält dadurch einen natürlichen, kommunikativen Rahmen. Ein Projekt kann zum Beispiel ein Rennauto-Wettbewerb oder ein imaginäres Füttern von Zootieren in einem spielerisch ausgedachten Zoo sein. Das Kind kann eine Geschichte über einen Feuer speienden Drachen erfinden, welche nach und nach gezeichnet und aufgeschrieben wird. Wichtig ist ein Anlass, der das Kind zum gemeinsamen Handeln anregt. So erhält das Kind in einem natürlichen Rahmen die Möglichkeit, je nach Bedarf mitzuentscheiden, zu reden und sich über seine Motivation auszutauschen (basiert auf Tomasello, 2011). Es wird zur Teilnahme am Gespräch aktiviert und erlebt Kommunikation nicht als puren Übungs- und Selbstzweck.

Auch die Transferschritte werden in das Projekt integriert, indem das Kind beispielsweise das Gestaltete anderen zeigt oder erklärt. Dies hat sich bei stotternden Kindern sowie Kindern und Jugendlichen mit selektivem Mutismus bestens bewährt (Katz-Bernstein, 2003, 2023; Katz-Bernstein & Schröder, 2017).

Um ein passendes Projekt zu finden, das den Ressourcen des jeweiligen Kindes entspricht, und um das Kind für das Projekt zu gewinnen oder es aus der anfänglichen Verweigerung herauszuholen, braucht es eine gewisse Erfahrung und „Involvierungs-Tricks". Auch im weiteren Verlauf des Projekts ist für die therapeutische Fachperson Unterstützung wichtig, weil neue Hürden zu bewältigen sind. Es braucht einerseits eine aufrechterhaltene Zuversicht seitens der Fachperson, andererseits die nötige Verbindlichkeit. Die Supervision hilft der Fachperson dabei, sich selbst zu reflektieren und neue Ideen zu entwickeln und unterstützt sie im Hinblick auf ihr Durchhaltevermögen.

Arbeit am Symptom

Je älter das Kind bzw. die oder der Jugendliche ist, umso wichtiger ist es, dass die Therapieziele abgesprochen werden. Dazu werden immer wieder kleine, machbare Schritte vorgeschlagen, die das Kind im Hinblick auf die beteiligten Personen, den betreffenden Ort und die zeitlichen Vorgaben mitbestimmt. Diese Mitbestimmung gibt ihm ein Gefühl der Kontrolle und lässt es am Prozess der Therapie aktiv teilnehmen. Erfahrungsgemäß birgt der Prozess viele Hürden, Rückschritte und Verzögerungen. Neben überraschenden Erfolgen innerhalb einer kurzen Zeit gestaltet sich der Weg zum freien Sprechen wegen der bekannten Ambivalenz und Angst, ab jetzt immer sprechen zu müssen, in der Regel schwankend und instabil. Das Kind kann immer wieder Schritte verweigern oder es kommt zu einer Rückschrittphase, was auch bei der Fachperson das Gefühl der Ohnmacht und des Versagens auslösen kann. Ihre Zuversicht und Beharrlichkeit werden erschüttert und auf die Probe gestellt. In der supervisorischen Begleitung gilt es, Beharrlichkeit und Zuversicht sowie den therapeutischen Optimismus (im Sinne von Wampold et al., 2018) zu stärken und aufrechtzuerhalten, weil dies für den Erfolg der Therapie erfahrungsgemäß entscheidend ist. „Sie hat mich nicht aufgegeben!", antwortete ein Kind auf die Frage seiner Lehrenden, was ihm am meisten geholfen habe (Marosi, 2023, S. 226). Außerdem werden Eigenschaften der Fachperson wie „Phantasie, Einfühlungsvermögen, Geduld, Humor und Eigenständigkeit“ als Wirkfaktoren genannt (Marosi, 2023, S. 235). Um diese Wirkfaktoren trotz Hürden und Verzögerungen über längere Zeit aufrechtzuhalten, ist eine supervisorische Begleitung vonnöten.

Systemische Dimension

Hier sind zwei Unterebenen zu bedenken: die Arbeit mit den Eltern und die Arbeit mit weiteren pädagogischen Fachpersonen.

Eine gute **Kooperation mit den Eltern** ist keine Grundvoraussetzung dafür, um mit dem Kind zu arbeiten. Kinder machen oft auch „trotz“ ihrer z. B. psychisch kranken Eltern Fortschritte. Natürlich ist die erfolgreiche Mitarbeit der Eltern ein bedeutender Bonus in der Therapie von Kindern mit selektivem Mutismus (Kapitel 5.1). Häufig sind jedoch Gespräche mit den Eltern schwierig, weil diese beispielsweise hohe Anforderungen und Erwartungen an ihr Kind stellen oder weil sie selbst Eheprobleme haben oder an psychischen Störungen leiden. Dies alles sind Risikofaktoren, die sich negativ auf die Therapie auswirken können.

Viele bekannte Ansätze setzen auf die aktive Mitarbeit der Eltern als integralen Bestandteil der Therapie. Doch das führt oft zu Enttäuschung oder gar Überforderung seitens der Fachpersonen. Denn wenn sie den Anspruch haben, die Eltern bzw. den Elternteil unbedingt zur aktiven Mitarbeit zu bewegen, können darunter die Zuversicht und die Motivation leiden, dass man trotz allem erfolgreich mit dem Kind arbeiten kann. Dazu ein Beispiel: So hat ein 12-jähriges Mädchen die Therapeutin beschworen, der Mutter nichts von ihren Fortschritten zu verraten. Dem Mädchen war es gelungen, mit der Therapeutin zu sprechen, und sie wollte mit dem Lehrer in der Pause besprechen, was sie in Kürze vor der Klasse vorlesen würde, und zwar eine Geschichte, die sie in der Therapie geschrieben und mit Zeichnungen versehen hatte. Die Mutter sollte die Fortschritte der Tochter nicht sich selbst anrechnen, so die Deutung, sondern das Mädchen wollte bei der zur Überprotektion neigenden Mutter diese Fortschritte als ihre eigenen erleben.

Solche Abläufe brauchen supervisorische Begleitung, um die Grenzen der Eltern zu erkennen und sich darüber klar zu werden, dass ihre Mitarbeit keine Bedingung für die eigene Arbeit ist.

Wenn es der Therapeutin gelingt, das Kind in der Therapie zum Sprechen zu bewegen, ist zwar die erste Hürde genommen, doch damit ist noch nicht das Therapieziel erreicht, dass das Kind in anderen Situationen frei sprechen kann, in denen von ihm das Sprechen erwartet wird. Dafür sind der **Einbezug und die Mitarbeit weiterer Fachpersonen** in der Regel nicht nur erwünscht, sondern in manchen Fällen auch unerlässlich.

Je mehr die Transferschritte des Kindes durch Einbezug der schulischen Fachpersonen aufeinander abgestimmt sind, umso eher ist der Transfer gewährleistet (siehe Marosi, 2023, S. 226; Kapitel 4.1.3, Kapitel 4.2.1). In genau dieser Phase werden neben der therapeutischen Fachperson manchmal auch weitere pädagogische Fachpersonen für eine kontinuierliche Begleitung gebraucht. Eine Supervision hilft bei der Planung und Durchführung der einzelnen Transferschritte. Hier kann je nach individuellen Möglichkeiten geklärt werden, mit wem, wo, wann und was für ein Transferschritt als Nächstes vorgenommen wird. Gemeinsam sollte auch der Zeitpunkt für den Abschluss einer Therapie besprochen werden. Den passenden Zeitpunkt zu finden ist – angesichts der bei selektivem Mutismus üblichen Rückschritte bei Krisen und Übergängen – nicht einfach und sollte unter Berücksichtigung aller möglichen Optionen gut und von vielen Seiten durchdacht werden.

Fazit

Die supervisorische Begleitung bei dem Phänomen des selektiven Mutismus spielt im Sinne einer „Qualitätssicherung“ eine zentrale Rolle. Das zeigen die Erfahrungswerte aller Fachpersonen, die hier vertreten sind.

Literatur

Bozigar, J.A. & Aguilar Hansen, R. (1999). Group Treatment for Elective Mute Children. In S. Spasaro & C. Schaefer (Eds.), *Refusal to speak: Treatment of selective mutism in children* (pp. 209–218). Jason Aronson.

Braun, W.G., Hunziker, F. & Iten, I. (2014). *Schweigekompass. ICF-Orientierte Entscheidungshilfe. Interkantonale Hochschule für Heilpädagogik Zürich.* https://www.hfh.ch/shop/produkt/schweigekompass

Hayden, T. (1980). Classification of elective mutism. *Journal of the American Academy of Child Psychiatry, 19,* 118–133.

Johnson, M. & Wintgens, A. (2017). *The Selective Mutism Resource Manual* (2nd edition). Imprint Routledge.

Katz-Bernstein, N. (2003). *Aufbau der Sprach- und Kommunikationsfähigkeit bei redeflussgestörten Kindern. Ein Sprachtherapeutisches Übungskonzept*. Edition SZH.

Katz-Bernstein, N. & Schröder, A. (2017). Erzählen – Eine Aufgabe für Sprachtherapie und Sprachförderung?! Das Dortmunder Therapiekonzept zur Interaktions- und Narrationsentwicklung (DO-TINE). *Intensive Sprachtherapie aktuell: Forschung – Wissen – Transfer, 4*(1). e2017–10. http://sprachtherapie-aktuell.de/files/e2017-10_Katz-Bernstein_Schroeder.pdf

Katz-Bernstein, N. (2019). *Selektiver Mutismus bei Kindern. Erscheinungsbilder, Diagnostik, Therapie* (5. Aufl.). Reinhardt.

Katz-Bernstein, N. (2023). *Selektiver Mutismus bei Kindern: Erscheinungsbilder, Diagnostik, Therapie* (6. Aufl.). Reinhardt.

Kearney, C.A. & Rede, M. (2021). The heterogeneity of selective mutism: A primer for a more refined approach. *Frontiers in psychology, 12,* 700745. https://doi.org/10.3389/fpsyg.2021.700745

Kristensen, H. (2000). Selective mutism and comorbidity with developmental disorder/delay, anxiety disorder, and elimination disorder. *Journal of the American Academy of Child & Adolescent Psychiatry, 39,* 249–256. https://doi.org/10.1097/00004583-200002000-00026

Marosi, E. (2023). Fallbericht: Lui, die Klasse und ich. In N. Katz-Bernstein. *Selektiver Mutismus bei Kindern: Erscheinungsbilder, Diagnostik, Therapie* (S. 225–235). Reinhardt.

Melfsen, S. & Walitza, S. (2017). Behandlungsmethoden des selektiven Mutismus. Sprache – Stimme – Gehör. *Zeitschrift für Kommunikationsstörungen, 41*(02), 91–97. https://doi.org/10.1055/s-0043-103489

Melfsen, S., Romanos, M., Jans, T. & Walitza, S. (2021). Betrayed by the nervous system: a comparison group study to investigate the "unsafe world" model of selective mutism. *Journal of Neural Transmission, 128*(9), 1433–1443. https://doi.org/10.1007/s00702-021-02404-1

Schmidt-Traub, S. (2019). *Selektiver Mutismus. Informationen für Betroffene, Erzieher, Lehrer und Therapeuten.* Hogrefe.

Steinhausen, H.C. & Juzi, C. (1996). Elective mutism: an analysis of 100 cases. *Journal of the American Academy of Child and Adolescent Psychiatry, 35*(5), 606–614. https://doi.org/10.1097/00004583-199605000-00015

Tomasello, M. (2011). *Die Ursprünge der menschlichen Kommunikation* (4. Aufl.). Suhrkamp.

Wampold, B.E., Imel, Z.E. & Flückiger, Ch. (2018). *Die Psychotherapie-Debatte: Was Psychotherapie wirksam macht*. Hogrefe.

Winnicott, D.W. (2006). *Vom Spiel zur Kreativität* (11. Aufl.). Klett-Cotta.

4 Wirkfaktoren

Franziska Florineth-Baatsch

In einem theoretischen Teil wird zuerst auf die Wirkfaktoren im Allgemeinen eingegangen. Mittels einer Befragung unterschiedlicher Personengruppen wurde anschließend überprüft, welche dieser Faktoren bei der Überwindung des selektiv mutistischen Verhaltens am effektivsten waren.

4.1 Theorie der Wirkfaktoren

Der Begriff „Wirkfaktoren" wird in verschiedenen Bereichen und Disziplinen verwendet, in denen therapeutische oder interventionelle Maßnahmen angewendet werden. Er bezieht sich auf die identifizierten Elemente oder Bedingungen, die zu positiven Veränderungen und wirksamen Ergebnissen führen. Ob in der Psychotherapie, Medizin, Pädagogik, Sozialen Arbeit oder in Beratung und Coaching – Wirkfaktoren spielen eine Rolle bei der Gestaltung von Therapien, Interventionen, im Unterricht oder bei Unterstützungsmaßnahmen. Sie umfassen verschiedene Aspekte wie die Qualität der Maßnahme, die zwischenmenschlichen Beziehungen, die Umgebungsfaktoren oder die verfügbaren Ressourcen. Durch das Verständnis dieser Wirkfaktoren können Fachpersonen gezieltere und effektivere Maßnahmen entwickeln, um das Wohlbefinden und die Entwicklung ihrer Zielgruppen zu fördern.

4.1.1 Wirkfaktoren in der Psychotherapie

Psychotherapie wirkt – und zwar außerordentlich gut. Diese Aussage gilt dank intensiver empirischer Psychotherapieforschung seit den 1980er-Jahren als empirisch gesichert (Wampold et al., 2018). Die Psychotherapieforschung fand heraus, dass es über verschiedene Formen der Therapie hinweg gemeinsame Faktoren gibt, die wirken und befasste sich intensiv mit deren Analyse. Dabei identifizierte sie „allgemeine"[4] wie „spezifische"[5] Wirkfaktoren.

Die wichtigste Rolle für den Therapieerfolg spielen erwiesenermaßen die **allgemeinen Wirkfaktoren** (common factors) (Grawe, 1998; Wampold et al., 2018). Grawe, dessen Modell der Wirkfaktoren im deutschsprachigen Raum am gebräuchlichsten ist, definiert Wirkfaktoren als Prozesse, an denen Therapeut*in und Patient*in gemeinsam beteiligt sind. Dieser Prozess muss den Akteur*innen nicht bewusst oder von ihnen beabsichtigt sein, sondern es kommt allein auf seine tatsächliche Wirkung

4 Allgemeine Wirkfaktoren werden in jeder Art von Psychotherapie (in unterschiedlich starkem Ausmaß) wirksam.

5 Spezifische Wirkfaktoren sind „typische/exklusive Merkmale eines therapeutischen Verfahrens, welche für den Therapieerfolg verantwortlich sind" (Stenzel & Berking, 2012, S. 150). Sie sind Teil des Technikrepertoires einer therapeutischen Fachperson und können frei wählbar variiert werden.

an (Grawe, 1999). Dieser Prozess entsteht demzufolge aus dem Zusammenwirken zweier Elemente: einerseits aus dem Verhalten der Therapeut*in, welches die Wirkung aktiviert und andererseits aus den Prozessen, die dadurch bei den Patient*innen in Gang gekommen sind. Grawe (1995) identifizierte fünf allgemeine Wirkfaktoren:

- Therapeutische Beziehung
- Problembewältigung
- Motivationale Klärung
- Ressourcenaktivierung
- Problemaktualisierung.

Für eine erfolgreiche Psychotherapie müssen alle fünf allgemeinen Wirkfaktoren berücksichtigt und bestmöglich umgesetzt werden. Die Art und Weise, wie Therapeut*innen diese Wirkfaktoren zur Entfaltung bringen, soll sich nach dem individuellen Patienten richten (Grawe, 2005).

Schulenübergreifend und unumstritten sieht man heute die therapeutische Beziehung[6] als *den* entscheidenden Wirkfaktor an. Sie hat große Bedeutung für den Therapieprozess und das Therapieergebnis (z.B. Döpfner, 2009). Sie gilt als Motor und die Voraussetzung für die Wirkung der anderen vier Faktoren. Sie steht mit diesen in einer Wechselwirkung und hat einen zentralen Einfluss auf den Erfolg der Therapie. Nach Grawe (2005) umschließt die therapeutische Beziehung alle anderen Wirkfaktoren und zieht sich durch den ganzen Hilfeprozess hindurch. So hat die therapeutische Beziehung günstige Auswirkungen auf die **motivationale Klärung** und auf die **Problembewältigung**. Die **Ressourcenaktivierung** kann ebenfalls nur fruchtbar sein, wenn ein Vertrauen zwischen Patient*in und Therapeut*in vorhanden ist. Eine **Problemaktualisierung** wird ohne Beziehung als Grundlage nicht erfolgreich sein.

Eine positive therapeutische Beziehung ist zudem ein stabiler Prädiktor für Veränderungen der Symptome von Sitzung zu Sitzung (Flückiger et al., 2020). Wichtig ist auch die Erkenntnis, dass eine gute therapeutische Beziehung den Therapieerfolg in vielen Alters- und Lebenssituationen sehr gut vorhersagen kann: Sie ist somit nicht nur von großer Bedeutung für den Therapieprozess und das Therapieergebnis bei Erwachsenen (Flückiger et al., 2018), sondern auch bei Kindern und Jugendlichen (Karver et al., 2018) wie auch bei Familien (Friedlander et al., 2018).

Die verschiedenen Therapieschulen sind sich weitgehend einig, dass nur 15 Prozent des Therapieerfolgs durch Methode und Technik erklärt werden können. 85 Prozent hängen von der Einstellung der Patienten, ihren sozialen Kompetenzen, ihren Bedürfnissen und vor allem von der therapeutischen Beziehung ab.

In der jüngeren psychotherapeutischen Literatur wird ein Synergieeffekt diskutiert, der sich aus der Kombination einer positiven therapeutischen Beziehung (allgemeiner Wirkfaktor) mit einer gelungenen Umsetzung therapeutischer Techniken (spezifische Wirkfaktoren) ergibt (Norcross & Lambert, 2011; Stenzel & Berking, 2012).

4.1.2 Wirkfaktoren in der Kinder- und Jugendpsychotherapie

Auch im Kindes- und Jugendalter ist Psychotherapie wirksam (Weisz et al., 2017), obwohl der Wirksamkeitsnachweis noch weiterer Forschung bedarf. Was die Wirkfaktoren in der Therapie bei Kindern und Jugendlichen be-

6 Eine gute therapeutische Beziehung zeichnet sich durch Empathie, Wärme, Verständnis, Akzeptanz, Echtheit und Wertschätzung seitens der therapeutischen Fachperson aus. Die therapeutische Beziehung bewirkt bei Patient*in wie auch bei Therapeut*in eine verstärkte Ausschüttung des Bindungshormons Oxytocin. Zudem werden endogene Opioide und Serotonin vermehrt, Stresshormone hingegen vermindert ausgeschüttet. Vor allem aber wird eine Neubildung und -vernetzung von Nervenzellen in denjenigen Gehirnzentren angeregt, die für Lernen und Umlernen relevant sind, worauf offensichtlich diese erste und relativ rasche Wirkung vieler Psychotherapiemaßnahmen beruht (Flückiger et al., 2020).

trifft, gibt es bisher erst wenige Erkenntnisse (In-Albon et al., 2021). Auch kann die Bedeutung der Wirkfaktoren je nach Alter variieren (In-Albon et al., 2021). Die zentrale Bedeutung der therapeutischen Beziehung als Wirkfaktor wurde aber auch bei Kindern nachgewiesen (Shirk & Karver, 2003).

Kinder- und Jugendpsychotherapeut*innen stehen vor der besonderen Herausforderung, den individuellen Bedürfnissen ihrer jungen Patienten sowie den Anliegen und Bedürfnissen der Eltern gerecht werden zu müssen (Garland et al., 2007). Eine optimale Balance zwischen beiden Systemen anzustreben, die den Therapieprozess unterstützt, ist daher von großer Bedeutung.

Der aktive Einbezug der Eltern in die Psychotherapie des Kindes, stellt neben den vorher genannten Wirkfaktoren, nach In-Albon et al. (2021), (je nach Alter des Kindes) einen weiteren möglichen Wirkfaktor dar. Ein enger Einbezug scheint vor allem bei jüngeren Kindern mit internalisierenden wie auch mit externalisierenden Störungen richtig zu sein (Herr et al., 2015). Eine enge Zusammenarbeit zwischen Eltern und Therapeut*in ermöglicht es, Therapieempfehlungen umzusetzen, Übungen durchzuführen und Techniken im Alltag anzuwenden. In-Albon et al. (2021) gehen davon aus, dass auch bei älteren Kindern, bei denen der elterliche Einfluss nicht mehr so deutlich ist, ein indirekter Einbezug der Eltern, zum Beispiel durch häusliche Unterstützung, wertvoll und wichtig ist. Die Mitwirkung der Bezugspersonen kann dazu beitragen, dass sich eingespielte, negative Beziehungs- und Verständigungsmuster auflösen und neu geformt werden können.

Nach Döpfner (2013) ist es essenziell, dass sowohl das betroffene Kind als auch seine Bezugsperson(en), die Probleme erkennen, ihnen aktiv entgegentreten und sich ihnen stellen. Nur so könnten diese nachhaltig verändert werden. In der Therapie werden Probleme direkt erfahrbar gemacht: durch Rollenspiele, Erzählungen, Imaginationen und konkrete Konfrontationen. Durch die Anerkennung und Konfrontation mit den Problemen können neue Verhaltensweisen erlernt und schädliche Muster durchbrochen werden. Bezugspersonen sollten in den Prozess dann mit einbezogen werden, wenn sie zum Fortbestand des dysfunktionalen Verhaltens bei Kindern oder Jugendlichen beitragen (Döpfner, 2013).

4.1.3 Wirkfaktoren in Logopädie, Pädagogik, Coaching und Beratung

Auch in den Bereichen Logopädie, Pädagogik, Coaching und Beratung wurde nach Wirkfaktoren gesucht, wenn auch weniger intensiv als in der Psychotherapieforschung und es wurden entsprechende Nachweise erbracht (Göldner et al., 2017; Sonesh et al., 2015; Lindart, 2015; Ebermann, 2021; Beushausen, 2020). In der Zusammenschau der Untersuchungen sticht auch hier die positive (therapeutische) Beziehung als besonders wichtiger Wirkfaktor hervor. Die effektive Kommunikation und Interaktion, die Anpassung der Interventionen an individuelle Bedürfnisse, die Empathie und das Einfühlungsvermögen sowie die Festlegung klarer Ziele und die Aufrechterhaltung der Motivation, sind weitere gemeinsame Wirkfaktoren. Diese Faktoren sind in allen Bereichen von großer Bedeutung und bilden die Grundlage für erfolgreiche therapeutische und pädagogische Arbeit. Die Unterschiede in den Wirkfaktoren liegen in den spezifischen Zielen, Fachbereichen, Zielgruppen und Rahmenbedingungen.

4.1.4 Fazit

Zusammenfassend kann festgehalten werden, dass die Qualität der (therapeutischen) Beziehung zwischen Patient*in/Klient*in einerseits und Therapeut*in/Coach/Berater*in andererseits der entscheidende Wirkfaktor für den Erfolg von Coaching, Beratung und Therapie ist. Diese Beziehung bildet eine wichtige Grundlage für das Umlernen und die Neuorientierung. Es ist daher zweifellos lohnend, in eine respektvolle und vertrauensvolle (therapeutische) Zusammenarbeit zu investieren. Aktuelle Studien, wie Flückiger et al. (2018, 2020) und Sonesh et al. (2015), belegen diesen Zusammenhang.

Die Forschungsergebnisse liefern wertvolle Erkenntnisse über die Bedeutung der Wirkfaktoren und unterstützen Fachpersonen dabei, ihre Arbeit zu verbessern. Es ist jedoch wichtig zu beachten, dass die Forschung in diesem Bereich kontinuierlich voranschreitet und ständig neue Erkenntnisse hervorbringt.

In der nachfolgenden Studie (Befragung) wurde analysiert, welche Faktoren dazu beigetragen haben, dass selektiv mutistische Kinder und Jugendliche ihr mutistisches Verhalten überwinden konnten. Dabei wurde deutlich, dass auch hier die (therapeutische) Beziehung in allen Settings als zentraler Wirkfaktor hervorstach.

Die **zentralen Wirkfaktoren** zu identifizieren hilft, diese Beeinträchtigung besser zu verstehen und dadurch die Begegnung und den Umgang mit diesen Menschen zu optimieren. Für die Lehrenden und Therapeut*innen sind die Kenntnisse dieser Wirkfaktoren wichtig, ermöglicht es ihnen doch, neue Ideen, Zugänge und Methoden in ihre bisherige Arbeit zu integrieren. Den Eltern hilft es, ihr Kind besser zu verstehen und es konkret im Alltag zu unterstützen.

Alle Personen, die am Therapieprozess beteiligt sind, sind für den Erfolg einer Therapie mitverantwortlich und wichtig. Selektiver Mutismus ist ein komplexes Störungsbild, und jeder, der damit zu tun hat, sollte sich aufgerufen fühlen, sich laufend weiterzubilden, um die professionelle wie auch die persönliche Kompetenz stetig zu erweitern.

4.2 Viele Wege führen aus dem Schweigen – Eine Befragung

Mit ihrer Umwelt sprechend in Kontakt treten, das können die betroffenen Kinder und Jugendlichen oft nicht – und sie leiden unter diesem Unvermögen. Auch die Eltern fühlen sich durch den **selektiven Mutismus** ihres Kindes oft stark belastet. Die Lehrenden und Erziehungspersonen stehen dieser Störung sehr oft hilflos und ohnmächtig gegenüber und auch die Therapeut*innen beschäftigt es, ob ihre Interventionen für diese jungen Patienten adäquat und hilfreich sind oder waren.

Vor diesem Hintergrund interessierte die Frage, welches die wichtigsten Faktoren waren, die in vielen Fällen dazu beitrugen, dass die Kinder und Jugendlichen ihr selektiv mutistisches Verhalten überwanden. Was konkret half und was weniger half auf dem – zum Teil langen – Weg aus ihrem Schweigen. Was also können Eltern, Lehrende, Therapeut*innen und weitere involvierte Personen künftig speziell tun, um diesen Prozess erfolgreich zu unterstützen und zu begleiten?

4.2.1 Befragung zu den Wirkfaktoren

Wie in der Diagnostik und der Therapie, braucht es auch zum Erfassen der Wirkfaktoren einen breiten, multi-informativen Ansatz. Mehrere Perspektiven helfen, diese Prozesse besser abzubilden und zu verstehen.

Um die Sicht auf die Therapie aus mehreren Perspektiven zu erfassen, wurden vier Fragebogen für die verschiedenen Personengruppen ausgearbeitet (siehe Anhang): für **Lehrende**, die solche Kinder in der Klasse hatten, für **Fachpersonen** wie Psychotherapeut*innen, Logopäd*innen, Heilpädagog*innen und andere Therapeut*innen, die entsprechende Kinder und Jugendliche behandelten, für **Eltern**, deren Kind den selektiven Mutismus überwunden hat und für **ehemals Betroffene**.

Die Fragebogen kamen auf verschiedenen Wegen zu den gesuchten Personen. Die von der Autorin angeschriebenen Therapeut*innen beantworteten den an sie gerichteten Fachpersonenfragebogen und sandten die weiteren Fragebogen an ihre ehemaligen Patient*innen und deren damals relevantes Umfeld: an die involvierten Lehrenden, an die Eltern und allenfalls noch an weitere Therapeut*innen. Auch über Selbsthilfegruppen und über die sozialen Medien wurden Personen gefunden, welche die Fragebogen ausfüllten.

Von den Lehrenden kamen 19, von den Fachpersonen 27, von den Eltern 20 und von ehemals Betroffenen 18 vollständig beantwortete Bogen zurück, so standen insgesamt 84 Fragebogen zur Auswertung zur Verfügung. Im Folgenden wird nur von Kindern gesprochen, Jugendliche sind dabei aber immer mitgemeint. Die Antworten zu den einzelnen Fragen wurden kategorisiert (z.B. Zusammenarbeit, Therapie, Beziehungen u.a.) und nach Häufigkeit sortiert. In den Fragebogen sollte den folgenden offen gestellten Hauptfragen auf den Grund gegangen werden:

1) Welches waren die ausschlaggebenden Faktoren, damit die Kinder das mutistische Verhalten überwinden konnten?
2) Welche dieser Faktoren waren im Prozess besonders wichtig?
3) Welche (Fach-)Personen waren noch am Prozess beteiligt?
4) Würde man wieder ähnlich vorgehen?
5) Wenn nein, was würde man verändern?
6) Was würde man generell raten?
7) Was war besonders hilfreich, was weniger?

Die **Lehrenden und Fachpersonen** wurden zusätzlich gefragt, wie sie mit dem Thema selektiver Mutismus in Berührung kamen, wie ihre Reaktionen ausfielen, als sie das erste Mal auf das Kind mit selektivem Mutismus trafen und wie sie dann vorgingen. Weiter interessierte es, ob sie sich zum Thema selektiver Mutismus in einer Supervision oder einem Coaching beraten ließen oder eine Weiterbildung besuchten oder bereits besucht hatten und, falls ja, welche Punkte daraus für ihre Arbeit besonders wichtig wurden. Von beiden Gruppen wollte man wissen, ob sie allein oder vernetzt in interdisziplinärer Zusammenarbeit versucht hatten, dem Kind weiterzuhelfen. Am Schluss war noch die Frage zu beantworten, wie viele Kinder sie mit dieser Auffälligkeit bisher in Therapie beziehungsweise in ihrem Unterricht hatten.

Bei den **Fachpersonen** wurde noch nach der genauen Berufsbezeichnung gefragt (Psychotherapeut*in, Logopäd*in, Psychomotorik-Therapeut*in, etc.) und bei den Lehrenden interessierte, was für sie in der Begleitung und der Unterstützung des Kindes im Zentrum stand und wie lange sie schon in ihrem Beruf tätig sind.

Die **Eltern** beantworteten ferner die Fragen, ob sie ihr Kind konkret in diesem Prozess unterstützt hatten und wenn ja, vor allem welcher Art diese Unterstützung war. Sie beantworteten zudem, wie lange ihr Kind insgesamt an selektivem Mutismus litt und ob ihnen etwas in der Begleitung durch die Fachpersonen gefehlt hatte.

Die **ehemals Betroffenen** wurden zusätzlich gefragt, ob jemand sie in diesem Prozess unterstützt habe, und wenn ja, welcher Art die Unterstützung war und was dabei besonders nützlich gewesen war. Im Weiteren wurden sie gefragt, ob sie sich rückblickend etwas anders gewünscht hätten, und ob sie heute immer noch Reste von selektivem Mutismus spürten und, falls ja, wie sich das äußere. Weitere Fragen betrafen die Art der Fachperson, die sie therapiert hatte und ob ihnen etwas in der Begleitung durch diese gefehlt habe.

Antworten der Lehrenden (n = 19)

Die befragten Lehrenden, welche im Durchschnitt seit 15 Jahren im Beruf tätig sind, kamen mit dem Thema selektivem Mutismus in erster Linie durch eine Schülerin oder einen Schüler in Berührung. Wenige hatten bereits in der Ausbildung von selektivem Mutismus gehört oder mal einen Artikel in einer Zeitschrift gelesen. Sie begleiteten bisher durchschnittlich 1,5 Kinder mit selektivem Mutismus im Kindergarten oder in der Schulklasse.

Erstmals auf ein beharrlich schweigendes Kind zu treffen, löste bei vielen als erste Reaktion Unsicherheit und Irritation aus, aber auch eine gewisse Neugier und Interesse. Handelte es sich um ein fremdsprachiges Kind, vermuteten einige Lehrenden, das Kind sei einfach nur schüchtern und könne sich noch nicht (gut) auf Deutsch ausdrücken. In der Anfangsphase versuchten die meisten Lehrenden, dem Kind unbefangen und freundlich zu begegnen und es wie jedes andere Kind in der Klasse zu behandeln. Bald bemühten sie sich, eine Beziehung zu diesem Kind aufzubauen. „Das geht am besten, wenn man mit dem Kind allein ist, aber solche Situationen muss man sich als Lehrende erst schaffen." (Zitat einer Lehrenden)

Alle Lehrenden hatten sich vernetzt und so versucht, durch interdisziplinäre Zusammenarbeit den Betroffenen zu helfen. Am Prozess unterstützend mitbeteiligt waren in den meisten Fällen vor allem Psychotherapeut*innen, andere Lehrende, Eltern, sowie Logopäd*innen, Heilpädagog*innen und Schulbegleitungen.

Über die Hälfte der befragten Lehrenden konnten sich bezüglich des selektiven Mutismus durch eine versierte Fachperson (Logopäd*in oder Psychotherapeut*in) beraten lassen und standen mit dieser in regelmäßigem Austausch. Drei von 19 Lehrenden hatten eine explizite Weiterbildung zum Thema selektiver Mutismus besucht, die anderen behalfen sich mit Fachbüchern oder Artikeln zum Thema. Außer zwei Lehrenden würden alle bei einem nächsten Fall mit selektivem Mutismus wieder ähnlich vorgehen. Eine Lehrende würde das Team das nächste Mal früher sensibilisieren und eine andere die Therapie für das Kind früher in die Wege leiten.

Die fünf wichtigsten **Wirkfaktoren aus Sicht der Lehrenden** sind:

1) Eine Beziehung zum Kind aufbauen
2) Therapeutische Begleitung des betroffenen Kindes anfordern
3) Zusammenarbeit aller Beteiligten anstreben
4) Das Selbstvertrauen des Kindes stärken
5) Sich als Lehrende coachen lassen.

Die Lehrenden betonten alle, dass es eminent wichtig und im Gesamtprozess zentral war, eine **vertrauensvolle, tragende und einfühlsame Beziehung zum Kind** aufzubauen. Es sollte sich im Klassenverband sicher, angenommen und wohl fühlen. Konnte sich das Kind integriert und als Teil der Klasse fühlen, dann war dies nach dem Empfinden der meisten Lehrenden der allerwichtigste Faktor. Sie brachten dem Kind ein ehrliches Interesse entgegen, hielten seine persönlichen Grenzen ein, schafften Beziehungsangebote und zeigten ihm gegenüber eine neugierige Haltung. Sie waren zudem besonders darum bemüht, dem Kind zu seiner Integration, zu Anschluss und zu Freundschaften in der Klasse zu verhelfen.

Die therapeutische Unterstützung des Kindes (durch Psychotherapie, Logopädie, Psychomotorik, Ergotherapie u.a.) sahen die meisten befragten Lehrenden als einen ebenfalls sehr großen Wirkfaktor bei der Überwindung des selektiven Mutismus an. Dies einerseits für das Kind zum Aufbau seines Selbstwertgefühles und als Hilfe zum mutigen Sprechen, andererseits aber auch für die Lehrende als Möglichkeit, eine eigene, spezifische fachliche Unterstützung und Beratung zu erhalten, um Sicherheit im Umgang mit dieser Beeinträchtigung zu erlangen und so das Kind im Schulalltag adäquater und konkreter unterstützen zu können.

Sämtliche befragten Lehrenden hatten sich vernetzt und mit anderen (Fach-)Personen zusammengearbeitet. Rückblickend sahen sie in der **engen Zusammenarbeit** mit allen Beteiligten und dem regelmäßigen Austausch mit den Therapeut*innen einen weiteren wichtigen Wirkfaktor. Auch die Zusammenarbeit mit den Eltern wurde in vielen Fällen als gewinnbringend erlebt, sei es entweder konkret vor Ort oder im Hintergrund. Mehrfach wurde auch darauf hingewiesen, dass es wichtig war, neben der Information auch Verständnis und Goodwill im Team mit den anderen Lehrenden wie auch bei den Mitschüler*innen zu schaffen und diesen das Thema selektiver Mutismus näher zu bringen. Die regelmäßigen Standortgespräche mit allen am Prozess Beteiligten schufen Verbindlichkeit. Für den Gesamtprozess war es sehr förderlich, wenn finanzielle Ressourcen für eine – idealerweise engmaschige – fachliche Begleitung zur Verfügung standen.

Viele Lehrende waren in ihrer Unterstützung erfolgreich, wenn sie das Kind immer wieder in seinem **Selbstwert** bestärkten, ihm **positive Rückmeldungen** gaben und ihm Mut zusprachen, einen unerschütterlichen Glauben daran behielten, dass das Kind den Mutismus eines Tages überwinden könne und an seine Fähigkeiten glaubten. Dazu gehörte aber auch, das Kind in kleinen Schritten an angst- und stressauslösende Situationen heranzuführen, mit ihm zu üben, diese Angst zu überwinden und es dabei zu begleiten.

Es war den Lehrenden sehr wichtig, dem Kind Zeit zu lassen, keinen direkten Druck auszusetzen, aber trotzdem eine gute Balance zwischen Schonen und Fordern zu finden. Denn: Fordert man nichts, bedeutet dies Stillstand und der selektive Mutismus chronifiziert sich; fordert man zu viel, führt dies zu Blockaden und Rückzugsverhalten. Lernt und erlebt das Kind aber, sich immer wieder im Rahmen seiner Möglichkeiten zu überwinden, so fühlt es sich erfolgreich und wird gestärkt. Um dieses wichtige Gleichgewicht zu finden, das bei jedem Betroffenen individuell und je nach Phase auch immer wieder neu und fein tariert werden muss, kann eine Supervision oder ein Coaching – bevorzugt bei einer Mutismus-Fachperson – entscheidend helfen.

Wie oben erwähnt wird, trug es viel zur Überwindung des selektiven Mutimus bei, wenn Lehrende oder schulische Hilfspersonen (z.B. Schulbegleitungen) dem betroffenen Kind konkrete, erfüllbare, kleinschrittige Ziele setzten, an diesen beharrlich dranblieben, indem sie beispielsweise regelmäßig, meist täglich, mit dem Kind eine kleine (Sprech-)Übung durchführten: Sich zu überwinden brachte Erfolgserlebnisse und schließlich Gewöhnung und Normalisierung (vgl. Kapitel 6). Dieses **kleinschrittige Vorgehen** wurde vorher in vielen Fällen mit der behandelnden therapeutischen Fachperson und auch mit dem Kind selbst abgesprochen, gemeinsam koordiniert und immer wieder angepasst.

Viele Lehrende zeichnete aus, dass sie trotz phasenweisem Stillstand oder gar Rückschritten das Kind nie aufgaben. Da dieser Prozess, bei dem die Lehrende emotional sehr nahe beim Kind sein musste, von den Lehrenden einiges abverlangte, empfahlen diese dringend, sich für diesen Prozess **coachen** zu lassen. Auch all die Gefühle von Hilflosigkeit und Ärger, welche diese Kinder beim Gegenüber durch ihr hartnäckiges Schweigen auslösten, konnten in einer fachlichen Begleitung besprochen und eingeordnet werden. Mehrere Lehrende berichteten, dass das Coaching ihnen sehr viel Sicherheit und Ruhe vermittelt habe, die sie dem Kind weitergeben konnten. Sie fühlten sich durch das Coaching und die Rückmeldungen der Fachperson entlastet, unterstützt und in ihrer Unterstützungsarbeit wertgeschätzt.

Nützlich für das Kind mit selektivem Mutismus waren **feste, verlässliche Strukturen**, eine klare **Bezugsperson** und ein **geschützter Raum**. Dies half, für das Kind Situationen in- und außerhalb des Klassenzimmers zu schaffen, die das Sprechen auf vielfältige Art und Weise ermöglichten (Begrüßung, Verabschiedung, Vorlesen etc., via Sprachnachrichten zu kommunizieren, auch verschiedene andere Kommunikationsformen auszuprobieren wie beispielsweise Tiergeräusche imitieren, Fantasiesprachen, aber auch Stofftiere einsetzen, usw.). Es half auch, das Kind einzubinden im Klassenverband, es immer teilnehmen zu lassen, wo und soweit es gerade möglich war, ein passendes Umfeld zu schaffen, einen **„Safe Place“** für das Kind im Klassenzimmer zu finden (beispielsweise hinter einem Bücherregal oder in der Sofaecke) sowie in kleinen Gruppen zu arbeiten und Rituale zu fördern.

Als sehr lohnend wurde auch empfunden, Freunde oder motivierte, sozial starke und an dieser Aufgabe interessierte Klassenkameraden und -kameradinnen mit einzubeziehen, welche das betroffene Kind unkompliziert und offen in Spiele und Aktivitäten mit integrierten und es solchermaßen sprichwörtlich „bei der Hand nahmen" (vgl. Kapitel 6.3). Zwei Lehrende lernten das Kind mit selektivem Mutismus vor der Einschulung zuhause kennen (seinem „Safe Place"), was von Anfang an eine sprachliche Kommunikation ermöglichte, die ihnen gegenüber bestehen blieb und vieles vereinfachte. Für die Lehrenden selbst war es hilfreich, wenn sie sehr viel **Geduld** und eine gewisse **Gelassenheit** hatten und das Verhalten von selektivem Mutismus nicht persönlich nahmen.

Wenig hilfreich oder gar kontraproduktiv war nach Meinung der Lehrenden, wenn man zu viel Druck auf das Kind ausübte, ihm starre Fristen setzte und insistierte, zum Beispiel darauf bestand, dass es die Hand zur Begrüßung gab, es einen dabei anschauen musste oder wenn man es mit Fragen bombardierte. Kontraproduktiv war es auch, wenn man es persönlich nahm, wenn das Kind mit einem nicht sprach. Auch wurde es als ungünstig empfunden, wenn zu lange zugewartet wurde, um es in einer Therapie anzumelden oder wenn die Kooperation der Eltern nicht den Erwartungen der Lehrenden entsprach, oder die Eltern den Prozess zu blockieren schienen.

Lehrende raten anderen Lehrenden, viel Geduld zu haben und dies auch auszustrahlen, sich für das Kind Zeit zu nehmen und auch dem Kind Zeit zu geben und keinen Druck auszuüben, aber dennoch an den kleinschrittigen Zielen dranzubleiben. Sie empfehlen, mit den Therapeut*innen und den Eltern eine enge Zusammenarbeit und häufigen Austausch zu pflegen. Außerdem betonen sie die Wichtigkeit einer guten Beziehung mit dem Kind, auch wenn die Kommunikation mit diesem zuerst nur nonverbal abläuft. Lehrende sollten mutig sein und ausprobieren, auch mit anderen Kommunikationsformen und Zugängen zu experimentieren.

Antworten der Fachpersonen (n = 27)

Die Fragebogen wurden vor allem von Logopäd*innen und Psychotherapeut*innen beantwortet, aber auch andere Therapeut*innen nahmen an der Umfrage teil, vor allem aus dem Bereich der Ergotherapie oder Psychomotoriktherapie. Beinahe alle kamen durch eine erste Patientin oder einen ersten Patienten in Kontakt mit dem Thema des selektiven Mutismus. Nur wenige hatten bereits in der Ausbildung oder durch Printmedien einmal davon gehört. Auf die Frage, wie viele Kinder mit selektivem Mutismus die Fachperson bisher behandelt hatte, ergab sich, dass der Mittelwert der Anzahl Kinder, die von drei sehr erfahrenen Fachpersonen behandelt wurden, bei 63,3 lag. Die große Restgruppe der Fachpersonen hatte im Durchschnitt knapp sieben Kinder in Therapie gehabt.

Wie bereits bei den Lehrenden, löste auch bei den befragten Fachpersonen das erste Zusammentreffen mit einer Person mit selektivem Mutismus zu gleichen Teilen Neugier und Interesse wie auch Verunsicherung und Irritation aus. Das Wichtigste bei der ersten Begegnung mit dem Kind mit selektivem Mutismus war für die Fachpersonen, dem Kind möglichst rasch einen Sicherheit spendenden Raum, einen sogenannten „Safe Place" zu schaffen. Mittels Handpuppen, Spielutensilien und Bilderbüchern, aber auch mit Humor und Ähnlichem wurde eine erste Kontaktaufnahme angebahnt. Sie zeigten Interesse für die Bedürfnisse des Kindes und folgten seinen Interessen. Die Fachpersonen hatten größtenteils vorerst mit dem Kind allein gearbeitet und erst im Laufe des Prozesses weitere dem Kind bekannte Personen (wie Eltern, Kameraden, Lehrende und andere) oder ebenfalls bekannte Orte wie das Schulhaus, den Pausen- oder Spielplatz etc. mit einbezogen. Ein Teil der Fachpersonen hatte aber auch direkt punktuell in der Klasse gearbeitet. Bis auf zwei Fachpersonen hatten sich alle vernetzt und interdisziplinär gearbeitet. Hier herrschte die Meinung vor, dass man sonst bezüglich der Transferschritte nur schlecht vorankäme.

In erster Linie waren neben den Fachpersonen primär vor allem Lehrende und weiteres schulisches Personal sowie die Eltern am Prozess mitbeteiligt, erst danach lud man allenfalls weitere Therapeut*innen oder Personen aus anderen Fachdisziplinen wie z.B. Ärzte ein, sich am Verlauf der Therapie zu beteiligen. Dreiviertel der Fachpersonen hatten eine oder mehrere Weiterbildungen zum Thema selektiver Mutismus besucht. Das restliche Viertel hatte sich das Wissen aus Fachliteratur angeeignet.

Als wichtigstes und nützlichstes Konzept, das die Fachpersonen aus den Weiterbildungen für ihre Arbeit mitnahmen, nannten sie einerseits das „Safe Place-Konzept[7]“ und andererseits als therapeutische Haltung die „Noch-nicht-Haltung[8]“. Das Vorgehen mit kleinen, konkreten Schritten und das Einbeziehen des Kindes in die Wahl der nächsten Schritte waren weitere wichtige Punkte. Durch die Weiterbildungen wurden ihnen auch die Wichtigkeit des Vernetzens mit anderen (Fach-)Personen sowie die therapeutische Beziehung als Grundlage aller Interventionen bewusst. Bis auf zwei haben sich alle Fachpersonen mit einer Supervision begleiten lassen.

Die überwiegende Zahl der Fachpersonen gab an, bei einem nächsten Fall mit selektivem Mutismus wieder ähnlich vorgehen zu wollen. Das erstaunt insofern wenig, als ihre Unterstützung, die sie dem Kind angedeihen ließen, erfolgreich war. Ein paar der Therapeut*innen würden jedoch schneller gemeinsame kleine Abmachungen mit dem Kind festlegen. Einige würden in Zukunft mehr Zeit in das Helferteam investieren oder Methoden und Maßnahmen individueller an das Kind anpassen und noch stärker auf einen guten, strukturierten und zuverlässigen Rahmen achten. Andere gaben an, sie würden das nächste Mal Schulkameraden und Freunde des Kindes rascher in den gesamten Prozess der Therapie miteinbeziehen oder häufiger mit dem Kind in Kleingruppen arbeiten.

Die fünf wichtigsten Wirkfaktoren aus Sicht der Fachpersonen

1) Tragfähige Beziehung zwischen Patient*in und Therapeut*in
2) Zusammenarbeit mit Eltern, Lehrenden und anderen Fachpersonen
3) Therapeutische Haltung, Techniken und Methoden
4) Stärkung von Selbstwert und Selbstvertrauen
5) Geduld.

Verlässliche, tragfähige Beziehungen und **enge interdisziplinäre Zusammenarbeit** mit dem Patienten sahen die Fachpersonen mit Abstand als die beiden wichtigsten Wirkfaktoren an, damit ein selektiv mutistisches Verhalten überwunden werden kann.

Den Beziehungsaufbau (Kapitel 4.1: **„Therapeutische Allianz“**) unterstützte man in der Therapie und auch in der Schule damit, dass man dem Kind signalisierte, dass man mit ihm in eine Kommunikation treten wollte, die nicht bedrohlich, sondern für das Kind machbar war. Man zeigte Interesse an ihm als Mensch, interessierte sich für seine Vorlieben, Ressourcen und Abneigungen. Über gemeinsames Handeln, zum Beispiel in Form von Projekten (Kuchen backen, Spiele, Schmetterlingshaus bauen usw.) verfestigte sich die Beziehung, konnte das Kind selbst aktiv werden, erlebte sich als selbstwirksam und wirkte kooperativ mit (Kapitel 4.1: **„Ressourcenaktivierung“**). Die Arbeit am Symptom konnte mit **„Problemaktualisierung und aktiver Hilfe zur Problembewältigung“** (Kapitel 4.1) in ein solches Projekt integriert werden, womit das Kind einen natürlichen, kommunikativen Rahmen erhielt (Katz-Bernstein, 2019).

7 Ein „Safe Place“ (Katz-Bernstein, 2023) kann einerseits ein realer Ort im Therapieraum sein (Hütte, Küchenraum, etc.), bezeichnet andererseits aber auch einen Beziehungs- und Vorstellungsraum, den die Therapeut*innen dem Patienten zur Verfügung stellen. Der Safe Place stärkt den Patienten und vermittelt ihm Sicherheit und ein Gehaltensein, wodurch Entwicklungen und Veränderungen gelingen können.

8 Noch-nicht-Haltung (Subellok et al., 2014): Klappt der gemeinsam vereinbarte nächste Schritt im Moment doch noch nicht, vermittelt die Therapeut*in dem Kind, dass sie daran glaubt, dass es diesen – zu einem späteren Zeitpunkt – doch noch schaffen wird.

Anfänglich akzeptierte man beim Kind seinen eigenen, besonderen Weg der Kontaktgestaltung als Bewältigungsstrategie, zeigte ihm jedoch vorsichtig, dass man nicht dabeibleiben werde (Kapitel 4.1: **„Problemaktualisierung“**). Denn der Betroffene würde sich mit seiner Angst in der Regel nicht selbst aus freien Stücken wiederholt konfrontieren. Dieser Prozess konnte jedoch nur auf dem stabilen Boden einer verlässlichen und vertrauensvollen therapeutischen Beziehung geschehen. „Die Stärke und Qualität des therapeutischen Bundes (...) ist zugleich ein wichtiger Faktor für die Entscheidung des Therapeuten, wann und wie er (...) interveniert“ (Orlinsky & Howard, 1988, S. 292).

Diese ist von außerordentlichem Nutzen, wenn man ein Kind mit selektivem Mutismus auf seinem Weg zum Sprechen unterstützen möchte (vgl. „Fazit“). In der Realität war diese Zusammenarbeit aber aus verschiedenen Gründen nicht immer einfach umzusetzen. Die meisten der die Umfrage antwortenden Fachpersonen hoben den hohen Wert der interdisziplinären Zusammenarbeit im Hinblick auf die Überwindung der Probleme „ihrer“ ehemals selektiv mutistischen Kinder besonders hervor.

Therapeutische Haltung, Techniken und Methoden

Die Fachpersonen nahmen die Vermittlung von Zuversicht und die laufende Ermutigung (**„therapeutischer Optimismus“**) gegenüber dem Kind als starke Wirkfaktoren im Therapieprozess wahr. Es war ihnen wichtig, nahe beim Kind, mit seinem Rhythmus zu sein und dabei zu schauen, was im Moment möglich war. Sie hatten den festen Glauben, dass das Kind eines Tages kommunizieren wird und dass es das auch wollte. Es war ihnen außerdem sehr wichtig, dass die Therapie einen geschützten Rahmen bot, wo sich das Kind sicher und geborgen fühlen kann. Die Therapeut*innen legten viel Wert darauf, die Ressourcen und Interessen des Kindes zu erfahren und auch gemeinsam mit ihnen diese zu entdecken, um mit diesen Anknüpfungspunkten dann gemeinsam ins Handeln zu kommen. Sie arbeiteten mit den Kindern gerne mit Puppen, Rollenspielen und Bilderbüchern, aber auch mit Apps, oder zogen Therapietiere hinzu, um so einen Zugang zu ihnen zu finden und ihre Neugier zu wecken.

Kreativität, Humor und unkonventionelle Ideen sowie eine große Flexibilität seitens Therapeut*innen waren stets gefragt. Bewegungselemente (Ball- und Ballonspiele, Hundespaziergänge und anderes) waren sehr hilfreich, denn sie lockerten das Kind mit selektivem Mutismus in seiner körperlichen Erstarrung auf und bauten Stress ab. Die meisten der befragten Fachpersonen erwähnten, dass es sehr gewinnbringend war, Interventionen und Ziele in kleinstmögliche Schritte zu zerlegen, damit sie für das Kind gerade noch bewältigbar waren und so als Erfolg verbucht werden konnten. Dabei war jeweils wesentlich, das Kind in die Planung aktiv mit einzubeziehen. Es war aber auch nötig, gemeinsame Abmachungen und Erwartungen festzulegen und diese sowohl in der Therapie als auch in der Schule einzufordern. Dafür war die enge **interdisziplinäre Zusammenarbeit** von zentraler Bedeutung.

Kinder mit selektivem Mutismus trauen sich oft nicht viel zu, begegnen der Welt und ihren Mitmenschen eher misstrauisch und ängstlich. Den Therapeut*innen war es daher besonders wichtig, beim Kind **Selbstvertrauen und Selbstwirksamkeit** aufzubauen, damit das Selbstwertgefühl wachsen konnte und das Kind sich dadurch ermutigt fühlte, sich an Aufgaben zu wagen, an die es sich bisher nicht gewagt hatte. Erlebte sich das Kind z. B. sprachlich selbstwirksam und machte die Erfahrung, dass es mit neuen Personen sprechen konnte, war dies ein bedeutender Schritt nach vorne. Da ein großer Teil der Kinder mit selektivem Mutismus noch zusätzlich von einer Sprachstörung betroffen ist, achteten die Fachpersonen darauf, dass diese Gruppe auch ihre sprachlichen Fähigkeiten verbessern konnten, um damit mehr Mut zum Sprechen finden zu können. Die involvierten Fachpersonen legten viel Wert darauf, das Tempo des Kindes zu respektieren, **Geduld** zu haben und auch auszustrahlen, warten zu können und Zeit zu geben, auch bei Stagnationen.

Den einen wichtigen Faktor gab es unter den Fachpersonen nicht, vielmehr war es ein **Zusammenspiel vieler Faktoren.** Als **äußerer Rahmen** kam dem Safe Place (Katz-Bernstein, 2023) eine zentrale Rolle in der Therapie zu. Er bildete den sicheren, geborgenen Raum, in dem Entwicklung geschah, in dem sich das Kind entspannte und dadurch seinem Grundgefühl einer „Unsafe-World[9]" (Melfsen et al., 2021; Kapitel 2.2) etwas entgegensetzen beziehungsweise entfliehen konnte. Als **innerer Rahmen** war es die therapeutische Beziehung, die Sicherheit schuf und den Boden für alle Interventionen bildete.

Ebenfalls zentral und als vorherrschende Methode konnte das **kleinschrittige Vorgehen** angesehen werden, welches an die jeweiligen Möglichkeiten des Kindes angepasst wurde und in Absprache mit ihm stattfand. Getragen wurde dieser Prozess des Vorgehens in kleinen Schritten durch das Engagement und die Zusammenarbeit aller Beteiligten in einer zuversichtlichen, geduldigen und ermutigenden Haltung und Einstellung gegenüber dem betroffenen Kind.

Als hilfreich wurde von den Fachpersonen empfunden, wenn insbesondere die Familie und das weitere Umfeld Vertrauen, Mithilfe und Kooperation zeigten. Auch die Vernetzung und der Austausch mit anderen Fachpersonen sowie die Beratung durch Coaching und Supervision durch Spezialisten waren sehr wichtige Elemente. In der Arbeit mit dem Kind half der Zugriff auf eine große Methodenvielfalt, da der selektive Mutismus viele Gesichter und Facetten hat. Eine erfolgreiche therapeutische Haltung war geprägt von Interesse am Kind, von Offenheit und Zuversicht mit der positiven Erwartung gegenüber dem Kind, dass es irgendwann sprechen werde. Kurze Blickkontakte schienen für die Kinder angenehmer zu sein, ebenfalls war ein Sitzplatz bei gemeinsamen Tätigkeiten seitlich vom Kind und nicht ihm gegenüber besser, da letzteres zu konfrontativ war. Humor und Spaß, lustige und unbeschwerte Momente lockerten auf und brachten Leichtigkeit. Neugier und Interesse am Kind sollten stets beibehalten werden. Einigen Kindern half es, den Therapieraum verlassen zu können und sich in der Natur frei bewegen zu können.

Als **nicht hilfreich** im Prozess nannten viele Fachpersonen den Druck: Druck gegenüber dem Kind oder gegenüber sich selbst oder durch Außenstehende. Schwierig war es auch, wenn das Umfeld die Diagnose nicht nachvollziehen und akzeptieren konnte oder den Ablauf nicht unterstützte. Ungünstig war, wenn man sich (sei es als Therapeut*in, Lehrende oder Eltern) gekränkt fühlte, wenn das Kind nicht mit einem sprach. Beharrte man auf Teilzielen, half das ebenfalls nicht weiter. Negativ wurde empfunden, wenn zu viel geredet wurde, um das Schweigen des Gegenübers (des Kindes) besser aushalten zu können oder zu lange gewartet wurde, ob noch eine Antwort von ihm kommt. Sehr vorsichtig reagierte man auch auf erste mündliche Äußerungen des Kindes mit selektivem Mutismus und machte kein großes Aufheben deswegen, da sonst die Gefahr bestand, dass es wieder für längere Zeit verstummte.

Rat der Fachpersonen

Ebene Kind: Neben der großen Wichtigkeit einer guten therapeutischen Beziehung zum Kind, von viel Geduld und einer Methodenvielfalt rieten die Therapeut*innen in erster Linie, nie die Zuversicht und den Mut in der Arbeit mit dem Kind mit selektivem Mutismus und seinem Umfeld zu verlieren. Bereits kleinste Fort-

9 Das „Unsafe-World"-Modell geht davon aus, dass selektiver Mutismus eine Stressreaktion auf Situationen ist, welche die Kognition irrtümlicherweise und ohne Beteiligung des Bewusstseins als „unsicher" taxiert. Betroffene scheinen eine hohe Sensibilität für Unsicherheiten zu haben und ihr Nervensystem scheint schon bei relativ niedrigen Schwellenwerten den Modus der Dissoziation oder Freeze auszulösen.

schritte sollten von den Therapeut*innen gesehen und gewürdigt werden. Sie sollten außerdem Freude an allen Arten der Kommunikation haben und dies auch zeigen. Einige Therapeut*innen empfahlen, nicht starr nach einem bestimmten Plan oder einem Therapiekonzept vorzugehen, sondern dafür offen zu sein, was das Kind mitbringt, selbst beiträgt und was sich im Kontakt ergibt.

Ebene Umfeld: Besonders wichtig zur Unterstützung ihrer anvertrauten Kinder fanden die Fachpersonen das interdisziplinäre Arbeiten und den Aufbau eines guten Netzwerks. Sehr wichtig war ihnen auch, das Umfeld des Kindes zu beraten (Psychoedukation) und dieses unter anderem über die Möglichkeit der Teilnahme an einer Selbsthilfegruppe zu informieren. Hilfreich fanden einige Therapeut*innen, sich eine Supervisions- oder Intervisionsgruppe zu suchen, um sich auszutauschen. Solch ein Austausch entlastete, erleichterte und erweiterte die eigene Sichtweise und relativierte eigene Erfahrungen.

Antworten der Eltern (n = 20)

Die Eltern, die den Fragebogen ausfüllten, gaben an, dass ihr Kind im Durchschnitt 5,8 Jahre an selektivem Mutismus litt. Die meisten Kinder wurden durch Psychotherapeut*innen therapiert, gefolgt von Logopäd*innen, gewisse Kinder auch gleichzeitig oder zeitversetzt von beiden Berufsgruppen. Wenige Kinder (drei) waren bei einer Psychomotorik-Therapeutin in Therapie. Am Prozess unterstützend mitbeteiligt waren neben den Therapeut*innen vor allem die Lehrenden, aber auch Freunde der Kinder, Klassenkameraden und Familienmitglieder (zum Beispiel deren Geschwister).

Die meisten Eltern stellten den Therapeut*innen ein gutes Zeugnis aus: Es habe ihnen in der Begleitung durch die Fachperson an nichts gefehlt. Bei zwei Kindern hatten die zuerst gewählten Therapeut*innen jedoch aus Überforderung die Therapie abgebrochen und in drei anderen Fällen hätten sich die Eltern mehr Informationen über den Therapieverlauf und -inhalt gewünscht oder sich gerne zusätzlich mit anderen betroffenen Eltern ausgetauscht. Jemand regte an, dass die Therapeut*in sporadisch Elternabende organisieren könnte, wo sich betroffene Eltern kennenlernen und austauschen könnten. Klagen kamen hinsichtlich anderer Fachpersonen (Ärzt*innen, Erzieher*innen), welche den selektiven Mutismus bei ihrem Kind nicht erkannt hatten.

> Die Erzieherin kannte das Phänomen nicht und informierte uns auch nicht. Der Prozess bis zum Therapiebeginn wurde dadurch erheblich verzögert.

Besonders nützlich in der Begleitung durch die Fachperson fanden Eltern die Psychoedukation, aufgeklärt zu werden über die verschiedenen Facetten des selektiven Mutismus, aber auch konkrete Alltagstipps, um ihr Kind noch besser unterstützen zu können. Allgemein begrüßt wurden sämtliche Gespräche mit der Therapeut*in, die teilweise auch an Schulgesprächen teilnahm. Dadurch fühlten sich die Eltern gehört und unterstützt und es wurde ihnen die Angst genommen.

> Die Therapeutin hat uns Mut gemacht, Zuversicht gegeben und uns durch alle Höhen und Tiefen begleitet, was enorm wertvoll war.

Betroffene Eltern schätzten auch die gute therapeutische Beziehung zwischen ihrem Kind und der Therapeut*in und im gleichen Maß auch die gute Zusammenarbeit mit den Therapeut*innen (Psychotherapie und Logopädie) und den Lehrenden. Nur zwei Eltern gaben an, ihr Kind nicht speziell unterstützt zu haben.

> Man soll das Kind nicht unter Druck setzen.

Alle anderen Eltern begleiteten ihr Kind intensiv in seinem Entwicklungsprozess auf dem Weg aus dem Schweigen. So ermutigten sie ihr Kind immer wieder, in kleinen Schritten mit Reden zu beginnen. Sie halfen ihm auch, immer wieder aus der Komfortzone herauszugehen, damit es sich seiner Angst auch stellen musste. Sie hörten auf, das Sprachrohr für ihr Kind zu sein und stellvertretend für es zu sprechen. Sie stärkten sein Selbstvertrauen, indem sie es auch Dinge allein bewältigen ließen, und sie unterstützten es konkret bei einfachen und regelmäßigen Übungen, indem sie ihnen ihr Handy für Sprach- oder Videonachrichten zur Verfügung stellten. Sie erinnerten sie an die Hausaufgaben oder gingen mit ihnen zusammen ins Schulzimmer zum Üben. Sie handelten mit dem Kind Belohnungen aus, wenn es wichtige Teilschritte erreicht hatte. Sie luden Freunde für sie ein oder brachten sie zu Freunden und fuhren sie regelmäßig in die Therapie. Sie trösteten ihr Kind bei Misserfolgen und ermutigten es immer wieder. Vor allem aber warben sie im Umfeld für Verständnis und Akzeptanz für ihr Kind und erklärten dessen Besonderheiten.

Auf die Frage, was sie rückblickend anders machen würden, meinte die Hälfte der Eltern, dass sie in einer solchen Situation nichts anders machen würden. Die meisten Eltern, die etwas ändern möchten, würden sich heute schneller an eine spezialisierte Fachperson wenden. Andere würden im Umfeld mehr Verständnis einfordern sowie Aufklärung betreiben. Eine Person würde heute der Lehrenden selbstbewusster entgegentreten.

Sie hat aus Unwissenheit mein Kind zu vielem gezwungen.

Die fünf wichtigsten Wirkfaktoren aus Sicht der Eltern

1) Gute Zusammenarbeit zwischen Schule, Therapeut*in und Elternhaus
2) Mit dem Kind üben
3) Spezialisierte Fachpersonen
4) Eigenmotivation des Kindes
5) Geduld und Akzeptanz.

Als einen der herausragenden Wirkfaktoren sahen Eltern die **regelmäßige, wertschätzende und unterstützende Zusammenarbeit** zwischen Elternhaus, Therapie und Schule. Der regelmäßige Austausch und die gemeinsamen Absprachen aller Beteiligten sowie die Psychoedukation durch eine Fachperson sahen die Eltern als sehr unterstützend und tragend an. Das gemeinsame Unterwegssein setzte der Hilflosigkeit und Ohnmacht, die in Zeiten von geringen Fortschritten, in Phasen der Stagnation oder gar bei Rückschritten auftauchten, ein starkes Zeichen entgegen.

Als weiteren ausschlaggebenden Faktor betonten viele Eltern, wie bedeutsam es war, das mutige Sprechen **regelmäßig zu üben**. Einerseits waren damit die Übungen gemeint, die das Kind von den Therapeut*innen als kleine Hausaufgaben erhielt, andererseits aber auch sämtliche Übungen im Alltag, bei denen Eltern ihre betroffenen Kinder enorm unterstützten. Zum Beispiel übte das Kind, vom eigenen Garten aus in sicherer Distanz alle vorbeigehenden Fußgänger laut zu grüßen, oder das Kind nahm seine Leseaufgabe mit einem Handy auf und schickte sie der Lehrenden.

Die Eltern fungierten im Alltag zunehmend immer weniger als Sprachrohr des Kindes, sondern muteten ihm mehr und mehr auch kleine Sprechanlässe zu. Viele Kinder profitierten sehr davon, wenn ihre Eltern sie dabei unterstützten, den nächsten Schritt zu schaffen. Wenn das Kind zum Beispiel ein Eis haben wollte, ermutigten sie es, sich dieses selbst am Kiosk zu bestellen und zu kaufen oder sprachen im Chor zusammen mit dem Kind seinen Wunsch der Verkäuferin vor.

Die Übungen verhalfen meinem Kind zu vielen kleinen Erfolgserlebnissen, das hat es gestärkt.

Ebenso wichtig fanden es Eltern, eine **spezialisierte Fachperson** aufzusuchen. Sie berichteten, dass selbst Fachpersonen wie Kinderärzte, Logopäd*innen oder Psychiater*innen sie anfänglich vertrösteten oder sogar das selektiv mutistische Verhalten nicht als solches erkannten, sondern als Schüchternheit abgetan hätten und zum Zuwarten rieten. Dadurch sei viel wertvolle Zeit verloren gegangen und das mutistische Verhalten ihres Kindes habe sich dadurch weiter verfestigt.

> Obwohl unser Kind bereits im ersten Kindergarten und dann nochmals im zweiten Kindergarten abgeklärt wurde, erhielten wir erst in der dritten Klasse bei der dritten Abklärung die richtige Diagnose.

Verfügte die Fachperson hingegen über fachliche Expertise und sah das Kind nicht nur als „zickig" und „schwierig" an, sondern erkannte seine Not und verstand den Hintergrund hinter seinem Verhalten, war schon sehr viel gewonnen. Einige Familien schilderten, wie ihr Kind erst über Umwege zu einer spezialisierten Fachperson kam und oft erst dann wichtige Erfolge und Fortschritte zeigte.

Eigenmotivation des Kindes war als Wirkfaktor war sehr bedeutsam. Einige Eltern berichteten, dass bei ihrem Kind der Wille und die Bereitschaft, den selektiven Mutismus hinter sich zu lassen, von Anfang an da war oder im Prozess deutlich wuchs. Dies hing im zweiten Fall sicher auch mit dem Üben, den damit verbundenen Erfolgserlebnissen und mit der therapeutischen Unterstützung zusammen (Kapitel 4.1: „Ressourcenaktivierung und Aufbau des Selbstwertgefühls").

> Unser Kind hat sehr ehrgeizig geübt und war sehr motiviert, mit Anderen „sprechen" zu lernen.

> Unser Sohn hat durch die Therapie Mut und Selbstvertrauen entwickelt, mit anderen zu sprechen.

Sehr viel **Geduld** aufzubringen und das Kind nicht zu drängen, sahen die befragten Eltern als ganz wesentlich an. Es wurde gleichzeitig aber auch betont, dass es trotzdem für das Kind immer wieder auch umsetzbare Anforderungen geben musste, damit es wieder ein (kleines) Stück weitergehen konnte, was oft eine sehr schwierige Gratwanderung gewesen sei. Ein großes Lehrstück – verbunden mit einem Trauerprozess (Kapitel 4.1.2) – war für Eltern aber auch, diesen besonderen Persönlichkeitsanteil ihres Kindes akzeptieren zu lernen.

> Mit der Zeit konnte ich akzeptieren, dass selektiver Mutismus ein Teil meines Kindes ist.

In einigen Fällen brachte ein **Orts- oder Schulwechsel** die entscheidende Wendung. Das Kind konnte unbelastet und unbeobachtet in einem neuen Umfeld starten, niemand kannte dort seine schweigende Vorgeschichte. Immer wieder zu **üben**, Angst und Unsicherheit auslösende Situationen zu überwinden, wurde von den Eltern am meisten genannt. Jedes Kind hatte in seinem bisherigen Leben die Erfahrung gemacht, dass „Übung den Meister macht", sei es beim Schwimmen, Fahrradfahren, Schreibenlernen oder sich in einer neuen Kindergruppe wohlzufühlen. Angst und Aufregung verschwanden zusehends, wenn man die Gelegenheit nutzte, zu üben. Das musste jedoch regelmäßig geschehen, damit diese neuen Fertigkeiten auch wirklich gut erworben wurden. In wenigen Fällen wurde auch eine **Medikation** als hilfreiche Krücke gesehen, um aus der entstandenen Chronifizierung aussteigen zu können.

Ehemals **betroffene Eltern raten aktuell betroffenen Eltern** in erster Linie zu Geduld: viel Geduld mit dem Kind, viel Geduld aber auch sich selbst gegenüber. Eltern sollen zudem für sich selbst Unterstützung, Hilfe, Austausch und Wissen holen. Das könnte bei Fachpersonen, aber auch durch Literatur, Weiterbildungen oder in Selbsthilfegruppen sein. Den Kontakt und Austausch mit anderen betroffenen Eltern fanden Eltern mit einem Kind mit selektivem Mutismus besonders lohnend und entlastend. Sie nannten folgende weitere wichtige Aspekte:

- Hegt man bei seinem Kind einen Verdacht auf mit selektivem Mutismus, soll man nicht abwarten, sondern sich lieber bei einer spezialisierten Fachperson für eine Abklärung und mögliche Therapie melden.

- Während der Therapie ist es sehr wichtig, die Empfehlungen der Fachpersonen ernst zu nehmen und unterstützend mit Therapeut*in und Schule zusammenzuarbeiten. Man soll auch gegenüber einer zusätzlichen, medikamentösen Unterstützung offen sein.
- Sie raten, dem Kind konkrete, liebevolle und wohlwollende Unterstützung zu schenken, was aber auch heißt, mit dem Kind oft zu üben, es zu ermutigen, seine Ängste zu überwinden, um mit der Zeit eine Gewöhnung und Normalisierung zu erreichen. Dies soll aber unbedingt Spaß machen, lustig und kreativ gestaltet werden. Niemals darf verbissen und unter Druck geübt werden. Druck bringt in vielen Fällen wenig oder gar Rückschritte. Gelassenheit, Humor und Kreativität sollten im Umgang mit dem Kind und in der Familie unbedingt bewahrt bleiben.
- Es lohnt sich – ohne Anwesenheit des Kindes – das persönliche und auch weitere Umfeld über selektiven Mutismus aufzuklären und zu vermitteln, was hilfreiche Herangehensweisen sind. Es ist außerdem entlastend, sich mental für soziale Situationen zu wappnen, in denen das Kind nicht spricht und man sich als Eltern unwohl fühlt und sich für das eigene Kind schämt.
- Nicht zu vergessen ist aber, auch die eigene Ehe zu pflegen, sich für sich selbst Zeit zu nehmen, um abschalten zu können und sich zu erholen und aufzutanken für die intensive Unterstützungsarbeit, die man täglich leistet.

Antworten der ehemals Selbstbetroffenen (n = 18)

Bei den ehemals Betroffenen, die die Fragebogen ausfüllten, handelte es sich um Personen ab zehn Jahren bis ins höhere Erwachsenenalter. Die meisten waren ab dem dritten Lebensjahr selektiv mutistisch und bleiben dies im Durchschnitt 6,7 Jahre lang. Nicht alle waren in einer Therapie. Diejenigen, die therapiert wurden, waren meistens von Psychotherapeut*innen wie auch von Logopäd*innen behandelt worden, manchmal mit beiden Therapieformen gleichzeitig, manchmal zuerst mit der einen, dann mit der anderen. Die ehemals Selbstbetroffenen konnten in der Regel im Prozess zusätzlich auf den Beistand ihrer Eltern, Freund*innen und Kolleg*innen zählen. In manchen Fällen spielten auch Tiere (eigene wie auch Therapietiere) eine wichtige Rolle als Helfer. In der Unterstützung war für sie besonders wichtig, dass ihre Bezugspersonen und ihr Umfeld Verständnis zeigten, ihnen immer wieder Mut machte, mit ihnen Ziele setzte, Übungen durchführte und für deren Umsetzung sorgte respektive sie zur Umsetzung ermutigte. Darüber aufgeklärt zu werden, was selektiver Mutismus überhaupt ist, fanden sie für sich selbst wie auch für ihr Umfeld wichtig.

Die fünf wichtigsten Wirkfaktoren aus der Sicht ehemals Selbstbetroffener

1) Therapeutische Unterstützung
2) Motivation zur Veränderung
3) Üben und Mitentscheiden
4) Schulwechsel
5) Unterstützung durch das Umfeld.

Viele der ehemals Betroffenen berichteten, dass im ganzen Prozess die **professionelle therapeutische Unterstützung** für sie besonders wichtig war. Ein gutes Selbstvertrauen und Selbstwertgefühl zu entwickeln und dadurch Ängste zu reduzieren, war dabei für sie zentral.

> Die Therapie half mir Mut aufzubauen und meine Ängste abzubauen, Ich habe in der Therapie gelernt, mich in Stresssituationen selbst zu beruhigen.

Die Therapie trug aber auch dazu bei, ein besseres Selbstbild zu entwickeln:

> Ich kann das in gewissen Situationen noch auftretende Schweigen jetzt als Teil meiner Persönlichkeit akzeptieren und sehe es nicht mehr als Feind an.

> Ich werde wohl immer ein ruhiger und eher zurückhaltender Mensch bleiben, aber das ist ok so.

Die Therapie hat den Anspruch und das Ziel, das Selbstwertgefühl und die Selbstwirksamkeit des Betroffenen aufzubauen, Mut zu machen, um Neues anzupacken, sich der Welt zuzumuten, sich ihren Anforderungen mutig gegenüberzustellen und sich nicht davor zu verkriechen oder zu erstarren. Viele Kinder schöpften durch die Therapie viel Mut. Die Bilderbücher, die dort besprochen wurden, ließen in ihrem Inneren Vorbilder und Helden entstehen, denen sie – unbewusst – nacheifern wollten. So wurde der Fall eines Jungen geschildert, das derart von der Geschichte der kleinen Maus (Bright, 2021), die all ihre Ängste überwand und zum Löwen ging, um laut brüllen zu lernen, so fasziniert war, dass er über Wochen hinweg kistenweise Mäuse bastelte, sie malte, und – ebenso wie die kleine Maus – all seine großen Ängste nach und nach ablegte und so seine laute Stimme fand.

Motivation zur Veränderung

> Es ist wichtig, sich klar zu werden, dass man an der Situation selbst auch etwas ändern möchte.

> Ich hatte keine Lust auf Therapie, darum habe ich mich sehr bemüht, in der Schule mehr zu sprechen.

> Man sollte sich mit dem selektiven Mutismus nicht einfach abfinden, sondern immer wieder versuchen, sich zu überwinden, auch wenn das manchmal sehr schwierig ist.

Eine Person riet: „Gebt nie auf!"

Ein weiterer Wirkfaktor war das regelmäßige **Üben** in kleinen Schritten, in welches sie einbezogen wurden und auch **mitentscheiden** durften, wenn es um die nächsten konkreten Taten und Ziele ging.

> Es half mir, wenn ich von unserem Grundstück aus Leute auf der Straße begrüßen musste, die vorbeigingen.

> Mit der Lehrenden vereinbarte ich, dass ich mich ein Mal pro Stunde melden werde.

> Ich nahm den Vortrag auf Video auf, der dann einer kleinen Gruppe, die ich selbst zusammenstellen durfte, gezeigt werden konnte.

Auch das Üben per Whats-App-Nachrichten war für einige sehr hilfreich:

> Bei einer Sprachnachricht kann ich zuerst mal darüber nachdenken, was ich sagen möchte. Gefällt sie mir nicht, lösche ich sie einfach wieder und nehme sie neu auf.

Bei diesen Übungen und Zielsetzungen wurden die Betroffenen neben den Therapeut*innen auch von ihren Eltern, ihren Lehrenden, ihren Freund*innen (und teilweise auch von eigenen Tieren oder auch von Therapietieren unterstützt).

> Gemeinsam mit meiner Freundin sagte ich die Antwort im Plenum.

Einige begannen, durch den in der Therapie aufgebauten Mut, ehrgeizig zu üben, da sie spürten, dass sie auf vieles verzichten müssten, wenn sie nicht mit anderen sprächen. Eine Mutter erwähnte, dass ihr fünfjähriger Junge dreimal von sich aus in ein Geschäft zurückkehrte, bis er seine Süßigkeiten bei der Verkäuferin bestellen konnte. Er spürte, dass er sich viele Male überwinden musste, damit es schlussendlich für ihn leichter wurde. Für einige war der **Wechsel in eine andere Schule**, in ein anderes Schulgebäude oder eine andere Schulstufe der ausschlaggebende Faktor, um das selektiv mutistische Verhalten hinter sich lassen zu können. Es half ihnen enorm, dass sie dort neu und unbeobachtet starten konnten, wo niemand ihre schweigende Vorgeschichte kannte. Dieser

Übergang in ein anderes Setting stellte für sie **die** große Chance dar, die sie nutzen konnten. Die meisten erwähnten, dass es ihnen sehr half, immer wieder die **Unterstützung** ihres Umfeldes zu spüren.

> All die Menschen, die hinter mir standen, gaben mir ein Sicherheitsgefühl – das war eigentlich das Allerwichtigste für mich.

> Ich konnte die Erfahrung machen, dass Menschen das Ruhige an mir besonders mochten und mich so akzeptierten, wie ich war, dies half mir sehr.

> So schwierig der Mutismus mein Leben machte, so gab es auch gute Seiten an ihm.

Die **therapeutische Begleitung und Unterstützung** waren für alle Betroffenen im ganzen Prozess besonders wichtig. Bei einigen Erwachsenen, die antworteten, wurden **Wünsche** deutlich, da der selektive Mutismus in ihrer Kindheit noch gar nicht richtig als solcher erkannt wurde oder die Lehrenden über diese Besonderheit selbst auch nicht genügend informiert waren.

> Ich hätte mir gewünscht, dass man bereits viel früher untersucht hätte, weshalb ich nicht sprach. Dann wäre ich schon in der Schule unterstützt worden und die Lehrenden hätten vermutlich mehr Verständnis gehabt und nicht immer Kommentare gemacht, die nicht hilfreich waren. Man hätte mir bei der mündlichen Beteiligung in der Schule helfen können und ich hätte so den Anschluss in der Klasse finden können. Ich hätte mir gewünscht, dass die Lehrenden auch die stillen, zurückhaltenden Kinder im Blick haben. Mein Schweigen fiel immer auf – nur nachgefragt oder irgendetwas unternommen hat niemand.

Wird der selektive Mutismus nicht oder nicht richtig diagnostiziert, besteht die Gefahr, dass sich im weiteren Lebensverlauf weitere psychische Auffälligkeiten ergeben (Starke & Subellok, 2012). Erschütternd war, dass selbst therapeutische Fachpersonen den selektiven Mutismus bei mehreren Befragten nicht erkannten.

> Ich hatte mir vor dem Gang zum Psychiater Stichworte aufgeschrieben, da ich wusste, dass ich im Moment mit ihm noch nicht sprechen kann. Er wollte diese gar nicht erst lesen, sondern schickte mich gleich wieder weg mit den Worten: „Wir leben in einem zivilisierten Land, bitte verhalten Sie sich auch dementsprechend.

> Erst in der vierten Abklärung – es waren mittlerweile einige wichtige Jahre vergangen – erhielt ich die richtige Diagnose.

Es wurden aber auch traumatische Erlebnisse geschildert, die das Verhalten eines selektiven Mutismus auslösten. Das direkte Umfeld schrieb damals das veränderte Verhalten jedoch nicht diesen Erlebnissen zu und verursachte damit bei den Betroffenen viel Leid.

> Ich hätte mir gewünscht, dass meine Eltern damals verstanden hätten, dass der selektive Mutismus ein Nebenprodukt ihrer Entscheidung war, mich zu entwurzeln und im Alter von sechs Jahren in ein wildfremdes Land, eine fremde Kultur und Sprache zu verpflanzen.

> Nach dem schweren Autounfall meiner Mutter und ihrer langen Abwesenheit sprach ich nicht mehr im Kindergarten. Ich wurde dort als bockig, komisch, dumm und gar als behindert angesehen. Die Kinder erhielten sogar ein Verbot, mit mir zu spielen, solange ich nicht „richtig" sprach.

Manche waren während ihrer Schulzeit Mobbing ausgesetzt:

> Als ich (mit Migrationshintergrund) ein paar Mal wagte, etwas zu sagen, indem ich mit mei-

> nen Händen etwas andeuten und untermalen wollte, lachten mich die anderen Kinder einfach aus. Oft imitierten sie meine Stimme und machten sich über mich lustig – ich sprach dann mit der Zeit gar nicht mehr.

> Stumm wird schnell als dumm angesehen.

Das war diskriminierend und belastete die Betroffenen zusätzlich. **Besonders nützlich** empfanden die Betroffenen, wenn Therapeut*innen oder Lehrende offen waren für andere Kommunikationsformen:

> Meine Therapeutin und ich kommunizierten zuerst schriftlich. Das half mir, um überhaupt erst einmal Vertrauen und eine Beziehung aufzubauen und mich dort sicher zu fühlen.

> In der Schule durfte ich im Notfall etwas aufschreiben, wenn es mit dem Reden nicht funktionieren wollte.

Kontakt zu anderen Betroffenen half, zu sehen, dass man mit diesem Problem nicht allein war, sondern dass es auch viele andere gab, denen es auch so ging. Das war erleichternd.

Besonders nützlich fanden Betroffene die Unterstützung, die sie durch Freunde erhielten. In der Therapiesituation waren die Freundlichkeit, die Geduld und das Verständnis der Therapeutin zentral. Wichtig war in diesem Setting aber auch, dass man über die nächsten Schritte und Ziele mitentscheiden durfte, dass es Belohnungspläne gab, bei denen man sich durch mutiges Sprechen in einer ausgewählten Situation Punkte erwirtschaften konnte oder – als Übergangsobjekte und Mutspender – Therapiepuppen und -tiere für den Alltag ausleihen durfte. In Aussicht gestellte Belohnungen, wie beispielsweise einen lang ersehnten Ausflug zu unternehmen oder ein Haustier zu erhalten, nannten einige Betroffenen ebenfalls als Motivator zur Überwindung des Schweigens.

Es nahm Betroffenen viel Druck weg, sich unbedingt äußern zu müssen, wenn das Gegenüber über den selektiven Mutismus Bescheid wusste. Weniger Druck löste wiederum weniger Stress aus, was zu weniger Blockaden führte. Betroffene wünschten sich grundsätzlich einen ruhigen und normalen Umgang ohne Stress und mit viel Akzeptanz.

Es war auch hilfreich, sich selbst mit dem selektiven Mutismus als Persönlichkeitsanteil akzeptieren zu lernen.

> Ich denke, ich werde immer ein Mensch bleiben, der in vielen Fällen stiller und zurückhaltender ist.

> Es ist wichtig, inneren Frieden mit sich selbst zu finden und nicht dauernd dagegen anzukämpfen, das macht das Symptom nur noch stärker.

Es half, wenn man von Freunden so akzeptieren wurde, wie man war, und die einen unterstützten oder auch mal in die Bresche sprangen und für einen antworteten, wenn man plötzlich verstummte.

> Das gibt mir dann das Gefühl, dass ich okay bin, wie ich bin.

Freunde waren wichtige Helfer im gesamten Prozess. Sie ermutigten einem, sich zu überwinden und sie tragen zur wichtigen Erfahrung bei, sich ohne Hemmungen äußern zu können. Leute, die sich aufregen, dass man nicht spricht und einen „behandeln, als sei man hohl im Kopf", waren **wenig hilfreich**. Ebenso wenig hilfreich waren Gegenüber, die die Krankheit herunterspielten oder einen die Konsequenzen spüren ließen wegen des Nicht-Sprechens.

> Es ist schmerzlich, wenn man sprechen will, es aber momentan gerade nicht kann und der Andere es dann aber sehr persönlich nimmt, wenn man es nicht schafft.

Generell **raten ehemals Betroffene** dazu, früh genug mit einer Therapie zu beginnen und dafür eine spezialisierte und erfahrene Person zu suchen. Sie raten außerdem dazu, viel zu üben, bis man spüre, dass man es schaffe und sich dabei nicht überfordert fühle, sich auch selbst Zeit zu geben und in kleinen, aber stetigen Schritten vorwärtszugehen. Obwohl die befragten Personen ihr selektiv mutistisches Verhalten als überwunden ansahen und zum Teil heute sehr erfolgreich und zufrieden im Leben stehen, gaben beinahe alle an, hin und wieder noch **Reste davon zu verspüren**. Diese Reste würden meist in besonderen Situationen aktiviert. Soziale Situationen scheinen dabei besonders viel Stress auszulösen.

> Je fremder das Umfeld, je größer die Menschenmasse, desto größer ist meine Hemmung, mich zu äußern, vor allem bei wichtigen Anlässen oder Präsentationen.

Zufällig auf Personen zu treffen, die einen von früher noch als selektiv mutistisch kennen, löst bei den meisten ein Gefühl des Unbehagens und der Verunsicherung aus. Manche spüren wieder eine Versteifung des Körpers in anstrengenden, sozial verunsichernden Situationen.

> Manchmal habe ich Probleme mit dem Augenkontakt, wenn ich auf eine fremde Person treffe und spüre dann ein bedrückendes Gefühl.

Es scheint bei den meisten besonders mit einer Erwartungshaltung zu tun zu haben, die sie dann in solchen Situationen wahrnehmen. Einigen fällt vor allem das spontane Sprechen dann schwer, wenn sie nicht darauf vorbereitet sind.

> Ich fühle mich manchmal blockiert, wenn mir unerwartet Fragen gestellt werden.

Mehrere Befragte erwähnten, dass sich durch das selektiv mutistische Verhalten in der Kindheit später „Folgeschäden" wie Depressionen, posttraumatische Belastungsstörungen, soziale Phobie und weitere Angststörungen entwickelt haben. Dies ist aus der Forschung bekannt. Eine ungenügende, (zu) späte oder gar keine Therapie führt in der Regel zu einem chronischen Verlauf und kann ernsthafte psychosoziale Probleme mit sich bringen. Einen wichtigen Appell an alle Therapeut*innen äußerte ein ehemals Betroffener so:

> Therapeut*innen sollten verstehen lernen, dass sich je nach Auswirkungen und Verletzungen, die der selektive Mutismus mit sich brachte (durch Mobbing, rassistische Beleidigungen, als „dumm" angesehen zu werden u.a.), sich dieser nicht vollständig „heilen" lässt.

4.2.2 Fazit – wichtige Erkenntnisse

Bei der Gesamtbetrachtung der Befragung stechen die folgenden vier Bereiche heraus, die von allen Personengruppen als besonders bedeutsam für die Bewältigung von selektivem Mutismus angesehen werden.

Vernetzung und interdisziplinäre Zusammenarbeit

Vernetzung und eine regelmäßige, engmaschige interdisziplinäre Zusammenarbeit stellen einen unverzichtbaren und ganz entscheidenden Teil zur erfolgreichen Therapie bei selektivem Mutismus dar. Ausnahmslos alle Fachpersonen und Lehrende und auch die meisten Eltern gaben an, sich vernetzt und mit anderen Disziplinen zusammengearbeitet zu haben. Sie alle sehen dies als einen der wichtigsten Wirkfaktoren an.

Am gesamten Prozess waren jeweils mehrere Personengruppen beteiligt und im Austausch: Therapeut*in, Lehrende, schulische Heilpädagog*in, Schulbegleitung, Sozialpädagog*in, Schulsozialarbeiter*in, Schulpsycholog*in, Kinderärzt*in, Supervisor*in und die Eltern des Kindes. Die Möglichkeit einer intensiven Zusammenarbeit hängt jedoch immer von den Rahmenbedingungen, der jeweiligen Individualität und dem Engagement der Fachkräfte und auch von den Eltern ab und ist je nach Fall mehr oder weniger umfangreich. Am meisten arbeiteten die befragten Therapeut*innen mit den Lehrenden, weiteren schulischen Unterstützungspersonen und den Eltern zusammen und zogen weitere Personen bei Bedarf bei.

Eine engmaschige, interdisziplinäre Zusammenarbeit ist deshalb so essenziell, da selektiver Mutismus ein mehrdimensionales, systemisches Phänomen darstellt: Die Kommunikation im Alltag und die soziale Teilhabe der betroffenen Kinder und Jugendlichen ist in vielen Lebensbereichen – insbesondere im Kindergarten oder der Schule – oft sehr erschwert (Starke & Subellok, 2012). Allein, ohne Unterstützung, wird ein Kind oder ein Jugendlicher die verschiedenen Transferaufgaben und -schritte kaum oder gar nicht bewältigen können. Auch als Fachperson allein ist es kaum möglich, auf Grund der Komplexität und der Vielschichtigkeit des selektiven Mutismus alle Bereiche allein abzudecken.

Es ist daher von außerordentlichem Wert, wenn es gelingt, die für ein selektiv mutistisches Kind wichtigsten Lebenssysteme (Schule, Elternhaus und Therapie) miteinander in einen guten Kontakt und Austausch mit gemeinsamen Vereinbarungen und Unterstützungsmaßnahmen zu bringen. In vielen Fällen vermittelt, vernetzt und koordiniert eine Instanz (zum Beispiel Psychotherapeut*in, Logopäd*in, oder schulische Heilpädagog*in) diese kindlichen Lebenssysteme. Letztlich muss also nicht nur die schweigende Person, sondern auch deren Umfeld „transferfähig“ gemacht werden (Subellok et al., 2014).

Gelingt dies jedoch, ist die Chance für das betroffene Kind, den Weg aus seinem Schweigen zu finden, um ein Vielfaches größer. Außerdem kann man dadurch erwarten, dass sich das Sprechen auf alle Alltagsbereiche ausweiten wird und der Transfer des in der Therapie Gelernten in den Alltag gelingt. Für die Betroffenen ist es sehr hilfreich, wenn sie spüren, dass mehrere Menschen hinter ihnen stehen:

> Das war für mich am wichtigsten, denn es gab mir ein großes Sicherheitsgefühl.

Auch die Antworten der befragten Eltern bestätigten, dass ihre Kinder den selektiven Mutismus zu großen Teilen bewältigen konnten, wenn sie als Eltern eng mit den Therapeut*innen (vor allem Psychotherapie und Logopädie) und der Schule zusammenarbeiten und die gleichen Ziele fokussierten. Um eine erfolgreiche Zusammenarbeit zu erreichen, darf man aber nicht die finanzielle und allenfalls auch organisatorische Unterstützung vergessen, die durch (Schul-)Gemeinden, Krankenkassen und andere Versicherungen zu leisten ist.

Beziehung

Selektiv mutistische Menschen sind oft sehr empfindsame Seelen und auch etwas misstrauisch, was ihre Mitmenschen betrifft. Sie brauchen deshalb sehr viel Vertrauen, um sich langsam öffnen zu können. Die Beziehung und Passung sind für sie von zentraler Bedeutung. In den Antworten zu den Fragebogen sehen die Fachpersonen wie Lehrenden es daher als unverzichtbar an, zum Kind erst eine tragfähige Beziehung aufzubauen, bevor man es an erste Aufgaben führen und neue Kommunikationserfahrungen etablieren will.

Auch die Eltern und die Betroffenen selbst beurteilen Beziehungen und die damit verbundene Unterstützung als einen der wichtigsten Wirkfaktoren bei der Überwindung eines selektiven Mutismus. Einerseits ist da die Beziehung der Eltern zum Kind: Informierte und gut über den selektiven Mutismus aufgeklärte Eltern unterstützen ihr Kind mit Geduld, Zuversicht und konkreten Hilfestellungen. Sie holen es auch immer wieder aus seiner Komfort- bzw. „Stresszone“ heraus und muten ihm den nächsten Schritt zu, denn nur so kann eine (Weiter-)Entwicklung geschehen. Nichtstun würde Stillstand bedeuten. Das ist mitunter ein schmerzhafter Lernprozess, auch für die Eltern, die nicht selten selbst ängstlich und sehr beschützend – teilweise gar überbehütend – mit ihrem betroffenen Kind umgehen. Am Schluss profitieren jedoch beide, insbesondere aber das Kind, denn es spürt seine Selbstwirksamkeit und baut dadurch sein Selbstvertrauen ein gutes Stück (selbst) auf und seine Ängste weiter ab. Es erlebt, dass die Welt nicht ganz so bedrohlich und angsteinflößend ist, wie die (früheren) Reaktionen der Eltern es glauben machten.

Aber auch die Eltern können sich nun mehr entspannen und sich darüber freuen, wie ihr Kind plötzlich die Welt zu entdecken beginnt und daran Freude entwickelt. Dies setzt jedoch voraus, dass Eltern psychisch, kognitiv und auch sprachlich dazu überhaupt in der Lage sind, ihr Kind angemessen zu unterstützen. Psychisch kranke Eltern beispielsweise benötigen ihre Kraft oft für sich selbst und es übersteigt ihre Möglichkeiten, wenn sie ihr Kind zusätzlich noch regelmäßig fördern sollen. Eltern, die der deutschen Sprache nicht oder nur wenig mächtig sind, kann man unter Einbezug eines Dolmetschers informieren und befähigen.

Für die ehemals Betroffenen spielt andererseits aber noch eine weitere Beziehung eine wichtige Rolle: diejenige zu ihren guten Freunden, die sie ermutigen, die bei Übungen konkret mithelfen, manchmal flankierend dabei sind und auch einmal das Sprechen übernehmen, wenn es partout nicht funktionieren will.

> Und die mich einfach so akzeptieren wie ich bin, sogar besonders das Ruhige an mir mögen.

Dass Beziehungen insgesamt einen dermaßen zentralen Faktor darstellen, deckt sich mit den neuesten Forschungsergebnissen zu den allgemeinen Wirkfaktoren (Kapitel 4.1).

Therapeutische Unterstützung

Aus den Rückmeldungen der Personen, die ihren selektiven Mutismus weitgehend überwunden haben, wurde klar, dass die therapeutische Unterstützung für sie wichtige Grundpfeiler legte. Ihr Selbstwertgefühl und ihre Selbstwirksamkeit wurden gestärkt, sie konnten Ängste ab- und Mut aufbauen. Sie konnten aber auch lernen, sich anzunehmen und sich selbst besser zu akzeptieren. Dies sind zentrale Fähigkeiten im Umgang mit Anderen, was wichtig ist, da man so auch weniger Angst vor Anderen und deren möglicher Kritik oder Ablehnung hat.

Viele der Therapeut*innen setzten **Verhaltensinterventionen** ein, die auf eine allmähliche Steigerung des Sprechens in Situationen abzielten, in denen das Kind anfänglich Schwierigkeiten hatte, sich zu äußern. Die Interventionen erfolgten in kleinen Schritten und konfrontativ, damit angstauslösende Situationen allmählich besser bewältigt werden konnten. Das Endziel war eine Angst-Desensibilisierung. Solche Expositionsübungen basieren auf Verhaltenstechniken wie „Stimulus fading“[10], „Shaping“[11] und systematischer Desensibilisierung[12], die auch weniger intensive oder allmähliche Expositionen gegenüber den Sprechsituationen ermöglichen. Diese Techniken werden in der Praxis oft kombiniert und zum Teil flexibel mit einem Verhaltensbelohnungssystem[13] verknüpft.

Gespräche, Coaching- und Supervision

Ehemals Betroffene, Eltern, Lehrende und Fachpersonen betonten allesamt, dass aufklärende Gespräche, Coaching- und Supervisionssitzungen mit einer auf dieses Störungsbild spezialisierten Fachperson für sie enorm sicherheitsspendend, unterstützend und entlastend waren. Selbstbetroffenen half es außerordent-

10 Stimulus fading: bedeutet, dass in Sprechsituationen „fremde“ Elemente eingebaut werden. Graduelle Konfrontationstherapie.

11 Shaping: Aufbau komplexer Verhaltensmuster in kleinen Schritten, Verstärkung von verbalem Verhalten.

12 Systematische Desensibilisierung: schrittweise Konfrontation mit angstauslösenden Themen.

13 Das Belohnungssystem soll den Betroffenen helfen, ein erwünschtes Verhalten neu zu erlernen bzw. häufiger einzusetzen.

lich, wenn das Gegenüber gut über selektiven Mutismus informiert war:

> Ich habe dann nicht so den Druck, etwas sagen zu müssen. Weniger Druck macht weniger Stress und führt damit zu weniger Blockaden.

> Weiß der andere Bescheid, kann er besser auf mich reagieren, nimmt das Schweigen nicht persönlich.

Therapeutische Fachpersonen sollten daher – neben der eigentlichen Therapie mit dem Kind – zusätzlich auch die Eltern und Lehrenden im Blick haben und sich auch Zeit für deren Anliegen und deren Beratung nehmen oder diese an eine dafür geeignete Fachperson vermitteln.

In der Praxis stellt ein zusätzliches Coaching und/oder eine Beratung des Umfeldes eine große, zeitaufwändige und intensive Aufgabe dar. Läuft der Prozess Hand in Hand und zeigen

Tabelle 4-1: Besonderheiten für das Umfeld im Umgang mit den Betroffenen

Für alle Gruppen zentral • Sich gut über das Störungsbild informieren: Weiterbildungen besuchen, spezialisierte Fachpersonen aufsuchen, Coachings und/oder Supervisionen in Anspruch nehmen • Enge Zusammenarbeit mit allen Beteiligten suchen • Anfänglich verschiedene Kommunikationsformen (Sprachnachrichten, schriftliche Antworten, und andere) zulassen • Erwartungen an das Kind, in fremden Situationen sprechen zu müssen (vorerst einmal) ganz zurücknehmen • Viel Geduld aufbringen, Brücken bauen, Druck rausnehmen • Sicherheit spendende Situationen schaffen (Safe Place, Kleingruppen) • Vereinbarungen mit der betroffenen Person treffen • Kleinschrittiges Vorgehen	
Spielgruppe **Vorschule** **Schule**	• Früh aufmerksam werden und auch die stillen Kinder wahrnehmen • Nicht zu lange zuwarten, wenn das Kind nicht spricht (maximal zwei Monate) • Eltern darauf ansprechen, zu einer Abklärung raten • Nach geeigneten Unterstützungsmaßnahmen suchen • Tragfähige Beziehung zum Kind aufbauen • Das Schweigen nicht persönlich nehmen oder gar missverstehen als Arroganz, Sturheit • Feste, verlässliche Strukturen bieten • Am Kind interessierte und unterstützende Bezugsperson(en) suchen
Eltern	• Die Rückmeldung aus der Schule, dass das Kind schweigt, ernst nehmen • Das Kind abklären lassen • Die Diagnose selektiver Mutismus akzeptieren • Das Zuhause (Safe Place) als Plattform für Explorationen und neue Kommunikationserfahrungen anbieten (Kameraden, Lehrende, Therapeut*in einladen)
Therapeut*innen	• Tragfähige Beziehung(en) zum Kind aufbauen • Nach Möglichkeit enges Coaching/ Beratung des gesamten Umfeldes anbieten oder dieses an spezialisierte Fachperson übergeben • Anerkennen und akzeptieren, dass selektiver Mutismus wohl nie vollständig überwunden werden kann • Den Betroffenen helfen, diesen Persönlichkeitsanteil zu integrieren und sich mit diesem versöhnen zu lernen • Supervision in Anspruch nehmen
Selbstbetroffene	• Kooperation

sich alle Beteiligten motiviert und in ihren Möglichkeiten unterstützend, sind dies optimale Bedingungen, damit das Kind den Weg aus dem Schweigen finden kann. Zieht jedoch (auch nur) eine der Parteien nicht mit oder arbeitet gar aktiv dagegen, wird es ungleich schwieriger für die Überwindung eines selektiven Mutismus.

Was aus den vielen Rückmeldungen klar wurde: Es gibt sie nicht, die **Patentrezepte**; jeder Fall ist wieder anders, jedes Kind, jeder Jugendliche braucht seinen eigenen, ganz individuellen Zugang. Es ist wie auf der Suche nach dem verborgenen Schatz: Können sich alle gemeinsam und gegenseitig wertschätzend auf den oftmals langen Weg begeben, miteinander die Hinweise zusammentragen, diese auswerten, das Wissen bündeln, wieder nach neuen Wegen suchen, Umwege gehen, etc., dann liegt der Schatz irgendwann in seiner ganzen Pracht vor ihnen. Der Schatz ist ein ehemals von selektivem Mutismus betroffener Mensch, der seine jahrelangen (Sprech-)Fesseln endlich sprengen konnte, sich befreit, leicht und locker fühlt.

Patentrezepte gibt es also keine, aber es gibt **Zutaten**, die besonders wichtig sind: Geduld, Sicherheit vermitteln, Zuversicht, Beharrlichkeit, Durchhaltevermögen, Kreativität und eine gute Mischung von Fordern und Fördern, alles auf der Basis einer guten Beziehung und in Absprache mit dem Kind (siehe auch Tabelle 4-1).

Literatur

Beushausen, J. (2020). *Beratung lernen: Grundlagen Psychosozialer Beratung und Sozialtherapie für Studium und Praxis* (2. Aufl.). utb GmbH. https://doi.org/10.36198/9783838553238

Bright, R. (2021). *Der Löwe in dir.* Magellan.

Döpfner, M. (2009). Psychotherapieforschung. In S. Schneider & J. Margraf (Hrsg.), *Lehrbuch der Verhaltenstherapie* (Störungen im Kindes- und Jugendalter, Bd. 3, S. 159–179). Springer. https://doi.org/10.1007/978-3-540-79545-2_10

Döpfner, M. (2013). Psychotherapie. In F. Petermann (Hrsg.), *Lehrbuch der Klinischen Kinderpsychologie* (S. 823–840). Hogrefe.

Ebermann, D. (2021). Interview mit Prof. Dr. Carsten C. Schermuly. Wie sich Nebenwirkungen und Abbrüche im Coaching vermeiden lassen. *Coaching-Magazin, 1*, 14–21.

Flückiger, C., Del Re, A.C., Wampold, B.E. & Horvath, A.O. (2018). The alliance in adult psychotherapy: A meta-analytic synthesis. *Psychotherapy, 55*, 316–340. https://doi.org/10.1037/pst0000172

Flückiger, C., Rubel, J., Del Re, A.C., Horvath, A.O., Wampold, B.E., Crits-Christoph, P., Atzil-Slonim, D., Compare, A., Falkenström, F., Ekeblad, A., Errázuriz, P., Fisher, H., Hoffart, A., Huppert, J.D., Kivity, Y., Kumar, M., Lutz, W., Muran, J.C., Strunk, D.R., Tasca, G.A., Vîslă, A., Voderholzer, U., Webb, C.A., Xu, H., Zilcha-Mano, S. & Barber, J.P. (2020). The reciprocal relationship between alliance and early treatment symptoms: A two-stage individual participant data meta-analysis. *Journal of Consulting and Clinical Psychology, 88*(9), 829–843.

Friedlander, M.L., Escudero, V., Welmers-van de Poll, M.J. & Heatherington, L. (2018). Meta-analysis of the alliance-out-come relation in couple and family therapy. *Psychotherapy, 55*(4), 356–371. https://doi.org/10.1037/pst0000161

Garland, A.F., Haine, R.A. & Boxmeyer, C.L. (2007). Determinates of youth and parent satisfaction in usual care psychotherapy. *Evaluation and Program Planning, 30*, 45–54. https://doi.org/10.1016/j.evalprogplan.2006.10.003

Göldner, J., Hansen, H. & Wanetschka, V. (2017). Die therapeutische Beziehung in der Sprachtherapie. Strukturierte Zusammenfassung des aktuellen Forschungsstandes. *Forum Logopädie, 5*(31), 12–19.

Grawe, K. (1995). Grundriss einer Allgemeinen Psychotherapie. *Psychotherapeut, 40*, 130–145.

Grawe, K. (1998). *Psychologische Therapie.* Hogrefe.

Grawe, K. (1999). „Wie kann Psychotherapie noch wirksamer werden?". *Verhaltenstherapie und psychosoziale Praxis, 31*(2), 185–199.

Grawe, K. (2005). „(Wie) kann Psychotherapie durch empirische Validierung wirksamer werden?". *Psychotherapeutenjournal, 4*(1), 4–11.

Herr, L., Mingebach, T., Becker, K., Christiansen, H. & Kamp-Becker, I. (2015). Wirksamkeit elternzentrierter Interventionen bei Kindern im Alter von zwei bis zwölf Jahren: Ein systematisches Review. *Kindheit und Entwicklung, 24*(1), 6–19. https://doi.org/10.1026/0942-5403/a000154

In-Albon, T., Munsch, S., Vonderlin, E., Kalmar, J., Brodard, F., Flückiger, C., Gutzweiler, R., Kircher, A. & Mander, J. (2021). Therapieprozesse in der Kinder- und Jugendlichenpsychotherapie. Evaluation des Patientenstundenbogens für Kinder und Jugendliche. *Kindheit und Entwicklung, 30*(1), 63–75. https://doi.org/10.1026/0942-5403/a000332

Karver, M.S., De Nadai, A.S., Monahan, M. & Shirk, S.R. (2018). Meta-analysis of the prospective relation between alliance and outcome in child and adolescent psychotherapy. *Psychotherapy, 55*, 341–355. https://doi.org/10.1037/pst0000176

Katz-Bernstein, N. (2019). Beziehungsgestaltung bei Kindern mit Förderbedarf Sprache. *Schweizerische Zeitschrift für Heilpädagogik SZH, 25*(3), 41–47.

Katz-Bernstein, N. (2023). *Selektiver Mutismus bei Kindern. Erscheinungsbilder, Diagnostik, Therapie* (6. Aufl.). Reinhardt.

Lindart, M. (2015). *Was macht Coaching wirksam? Eine qualitative Studie zu Wirkfaktoren in Coachingprozessen am Beispiel des hypnosystemischen Ansatzes auf Grundlage einer systematischen Übersicht* (Inaugural-Dissertation). Westfälische Wilhelms-Universität Münster.

Melfsen, S., Romanos, M., Jans, T. & Walitza, S. (2021). Betrayed by the nervous system: a comparison group study to investigate the "unsafe world" model of selective mutism. *Journal of Neural Transmission, 128*(9), 1433–1443. https://doi.org/10.1007/s00702-021-02404-1

Norcross, J.C. & Lambert, M.J. (2011). Psychotherapy relationships that work II. *Psychotherapy, 48*(1), 4–8. https://doi.org/10.1037/a0022180

Orlinsky, D.E. & Howard, K.I. (1988). Ein allgemeines Psychotherapiemodell. *Integrative Therapie, 14*(4), 281–308.

Shirk, S.R. & Karver, M.S. (2003). Prediction of treatment outcome from relationship variables in child and adolescent therapy: A meta-analytic review. *Journal of Consulting and Clinical Psychology, 71*(3), 452–464. https://doi.org/10.1037/0022-006X.71.3.452

Sonesh, S.C., Coultras, C.W., Lacerenza, C.N., Marlow, S.L., Benishek, L.E. & Salas, E. (2015). The power of coaching: a meta-analytic investigation. *Coaching: An International Journal of Theory, Research and Practice, 8*(2), 73–95. https://doi.org/10.1080/17521882.2015.1071418

Starke, A. & Subellok, K. (2012). *Dortmunder Mutismus Screening-DortMus-Schule.* https://www.dortmus.tu-dortmund.de/dortmus/DortMuS-Schule.pdf

Stenzel, N. & Berking, M. (2012). Wirkfaktoren in der Psychotherapie. In M. Berking & W. Rief (Hrsg.), *Klinische Psychologie und Psychotherapie für Bachelor. Band II: Therapieverfahren Lesen, Hören, Lernen im Web* (S. 149–164). Springer.

Subellok, K., Bahrfeck-Wichitill, K. & Winterfeld, I. (2014). Schweigen braucht vernetzte Kommunikation – Transferarbeit in der Dortmunder Mutismus Therapie (DortMuT). In S. Sallat, M. Spreer & C.W. Glück (Hrsg.), *Sprache professionell fördern* (S. 454–464). Schulz Kirchner.

Wampold, B.E., Imel, Z.E. & Flückiger, Ch. (2018). *Die Psychotherapie-Debatte: Was Psychotherapie wirksam macht*. Hogrefe.

Weisz, J.R., Kuppens, S., Ng, M.Y., Eckshtain, D., Ugueto, A.M., Vaughn-Coaxum, R., Jensen-Doss, A., Hawley, K.M., Krumholz Marchette, L.S., Chu, B.C., Weersing, V.R. & Fordwood, S.R. (2017). What five decades of research tells us about the effects of youth psychological therapy: A multilevel meta-analysis and implications for science and practice. *American Psychologist, 72*, 79–117.

Teil 2: Methodenvielfalt – Vielfalt als Methode: ein Gamechanger?

In diesem Teil wird die Bedeutung der methodischen Vielfalt in der Therapie des selektiven Mutismus betont, ein innovatives Konzept zur Steuerung des Therapieprozesses vorgestellt und ein bewährter lösungsfokussierter Ansatz für die Arbeit mit Kindern und Jugendlichen erläutert. Ebenso werden ein gruppentherapeutisches Konzept diskutiert sowie die Möglichkeit eines Online-Coachings für Lehrende und Fachkräfte, wenn vor Ort keine Mutismus-Expert*innen verfügbar sind.

5 Die große Bedeutung der methodischen Vielfalt

Nitza Katz-Bernstein, Franziska Florineth-Baatsch, Andrea Muchenberger-Gebauer

In diesem Buch stellen die Herausgeberinnen eine Vielfalt von methodischen Herangehensweisen für Kinder und Jugendliche mit selektivem Mutismus vor. Je nach Diagnose, möglichen Komorbiditäten, Risikofaktoren und individuellem Bedarf, sollen entsprechende Maßnahmen verordnet, koordiniert und mit den am Fall Beteiligten abgesprochen werden. Im Verlauf und Prozess ergeben sich für die verschiedenen Fachdisziplinen oft Veränderungen bezüglich des methodischen Vorgehens, was Anpassungen notwendig macht. Je nachdem, in welchem Kontext das Kind zuerst auf die Angebote anspricht – meistens ist dies im Schutz des Therapieraumes („Safe Place") – muss anschließend beispielsweise der Transferschritt zu einem sozialen Kontext geplant werden. Manchmal zeigen sich bei den betroffenen Kindern und Jugendlichen zusätzlich Sprachdefizite, Ängste, Widerstände und/oder ein vermeidendes oder oppositionelles Verhalten. Teilweise ist auch die systemische Situation belastet. All dies bedingt, dass der Schwerpunkt der Therapie anders gesetzt werden muss. Auch zeigen unterschiedliche, von der Fachperson bevorzugte Herangehensweisen, bei den einen Betroffenen positive Effekte, während sie bei anderen Ausprägungen der Störung weniger wirksam sind. Dies soll an dieser Stelle wissenschaftlich und fachlich begründet werden.

Wissenschaftlicher Aspekt

Steinhausen und Juzi (1996)[14] beschreiben in ihrer Studie eine Vielfalt an Risikofaktoren und Komorbiditäten, die mit dem selektiven Mutismus einhergehen. Kristensen (2000), eine norwegische Psychiaterin und bekannte Expertin auf dem Gebiet des selektiven Mutismus, zeigt in ihrer Forschung die vielfältige Ko-Morbidität der Störung auf. Die Ko-Morbidität ist bei dieser Störung mehr die Regel als die Ausnahme, im Vergleich zu den meisten sonstigen psychischen und/oder Kommunikations- und Sprachstörungen. Über 98 Prozent der untersuchten selektiv mutistischen Kinder wiesen eine weitere oder sogar einige zusätzliche diagnostizierte Störungen auf, allen voran Entwicklungsstörungen. Im Juni 2021 erschien ein Artikel von Kearney und Rede (2021), angesehene Forscher*innen auf diesem Gebiet, mit dem Titel: „The Heterogeneity of Selective Mutism: A Primer for More Refined Approach" („Die Heterogenität des selektiven Mutismus: Eine Einführung für einen differenzierteren Ansatz", Übers. d. Autorinnen). Dieser Titel impliziert, dass diese Störung als komplex und vielfältig einzuschätzen und ernst zu nehmen ist, sowohl in der Empirie der klinischen Profile, der Unterscheidungen in der Diagnostik, der Prävention, wie auch in der

14 Prof. Steinhausen war Leiter des Kinder- und Jugendpsychiatrischen Dienstes des Universitätsspitals Zürich. Selektiver Mutismus war einer seiner favorisierten Forschungsthemen.

Therapie der Störung und als aktueller Befund. In der Zusammenfassung schreiben die Autor*innen: „Emerging, sprawling and interdisciplinary work on selective mutism reveal the disorder to be heterogeneous, complex and multifaced... Clinical and school-based professionals should collaborate closely to screen preschoolers for possible neurodevelopmental problems that could include selective mutism and its pathways." (Kearney & Rede, 2021, S. 5) („Neue, umfangreiche und interdisziplinäre Arbeiten über selektiven Mutismus zeigen, dass es sich um eine heterogene, komplexe und vielschichtige Störung handelt. Klinische und schulische Fachkräfte sollten eng zusammenarbeiten, um Vorschulkinder auf mögliche neurologische Entwicklungsprobleme zu untersuchen, zu denen auch selektiver Mutismus und seine Ursachen gehören könnten". Übers. d. Autorinnen). Die Befunde der Studien sprechen eine deutliche Sprache und zeigen die Notwendigkeit, die Störung – aufgrund ihrer Komplexität – nicht durch eine einzige globale Methode angehen zu wollen. Die Vielfalt und Unterschiedlichkeit der Entstehung und Ausprägung dieses Phänomens, kann unserer Meinung nach sonst diagnostisch und fachlich nicht angemessen erfasst und behandelt werden.

Fachlicher Aspekt

Die oben erwähnten Zitate zeigen bereits die Notwendigkeit auf, die Störung aus verschiedenen fachlichen Perspektiven zu beleuchten und koordiniert anzugehen. Je nachdem, ob Entwicklungsverzögerungen, Ängste, Traumata oder systemische Überforderung als Risikofaktoren im Spiel sind, und beispielsweise auch noch Sprach-, Rede- und/oder Lerndefizite hinzukommen, werden die fachlichen Herangehensweisen anders ausfallen. Die Notwendigkeit, sie zu koordinieren und prozessual zu begleiten, liegt auf der Hand.

Ein weiteres aktuelles Forschungsprojekt, das von deutschsprachigen Wissenschaftler*innen auf diesem Gebiet durchgeführt wurde, untermauert und bestätigt das „unsafe world model of selective mutism" (Melfsen et al., 2021; Kapitel 2.2). Dabei zeigen die Autorinnen auf, dass die äußere soziale Welt durch die Kinder und Jugendlichen als „unsicherer Ort" erlebt wird. Umso mehr sollten die therapeutischen und pädagogischen Maßnahmen für das Kind prinzipiell auf einem „Safe Place" aufgebaut werden (Katz-Bernstein, 2023). Dies bedeutet, dass die Vielfalt der Methoden, die hier präsentiert werden, am Können, den Begabungen, Vorlieben und Ressourcen des Kindes, aber auch an jenen der Fachperson ausgerichtet werden sollten. Die gezielte Arbeit am Symptom, die Überwindung des Schweigens, wird auf einer therapeutischen Beziehung basieren, die geprägt ist von einer positiven Zuversicht, eines Vertrauens auf Erfolg, sowie Sicherheit und Akzeptanz.

Diese Haltung stützt sich auf die aktuelle wissenschaftliche Erkenntnis, die belegt, dass der vorrangige Heilfaktor bei psychischen Störungen in der therapeutischen Beziehung liegt. Diese Beziehung basiert auf der gemeinsamen Zuversicht in den Therapieerfolg und ist weniger von der spezifischen methodischen Vorgehensweise abhängig (Wampold et al., 2018; Kapitel 4). Aktuell fehlt diesbezüglich noch der evidente Beleg für therapeutische Maßnahmen bei Kindern und Jugendlichen. Dennoch untermauert die persönliche Erfahrung der Autorinnen, die seit vielen Jahren in den Bereichen Therapie, Lehre, Beratung und Supervision tätig sind, diese Sichtweise. Ebenso deuten die Ergebnisse der in diesem Buch präsentierten Befragung zu den Wirkfaktoren (Kapitel 4.2) eindeutig darauf hin. Schließlich sollte auch der Einbezug des Umfeldes in die Therapie des selektiv mutistischen Kindes und Jugendlichen nicht vergessen und vernachlässigt werden (Kapitel 4.1, 4.2).

Selektiver Mutismus hat viele Gesichter und viele faszinierende Facetten. Trotz der vielen Fälle, die wir im Laufe der Jahrzehnte behandelt haben, gleicht kein Fall dem anderen. Ähnlichkeiten und gewisse Übereinstimmungen kommen immer wieder vor, verlangen aber immer nach einem ganz individuellen Vorgehen. Die Therapeut*innen brauchen daher ein breites Repertoire an Methoden und kreativen Ideen, um den vielen Erscheinungsformen des selektiven Mutismus adäquat begegnen zu können. Die genannten Aspekte sollen nun in den folgenden verschiedenen Beiträgen zum Ausdruck kommen. Sie stellen den gemeinsamen Nenner der methodischen Vielfalt, der interdisziplinären Zusammenarbeit und der aktuellen Herangehensweisen dar.

5.1 Allen eine Stimme geben – alle Stimmen hören

Thomas Duttwiler, Andrea Muchenberger-Gebauer;
Illustrationen: Madleina Jorina Muchenberger

Im folgenden Kapitel wird ein Konzept dargestellt, welches der Steuerung des Therapieprozesses dient. **Elemente aus der Soziokratie 3.0** gewährleisten einen verbindlichen Einbezug aller im System des schweigenden Kindes oder Jugendlichen.

5.1.1 Unser Verständnis von selektivem Mutismus

Die große Frage, die sich im Zusammenhang mit selektivem Mutismus immer stellt, ist die nach der Ursache des Schweigens.

Warum schweigen die Betroffenen bei bestehender Sprachkompetenz? Wir gehen davon aus, dass es keine linear kausale Erklärung gibt und geben kann. Körperliche Verletzungen, wie z. B. ein Knochenbruch, haben meist eine klare Ursache und ein definiertes Therapiekonzept. Bei psychischen Phänomenen hingegen, wie beim selektiven Mutismus, ist diese Art der Erklärung unterkomplex. Die Systemtheorie lehrt uns, dass menschliche Systeme geprägt sind von interaktionellen Wechselwirkungen. Weiter gedacht bedeutet dies, dass jedes Verhalten in einem gegebenen Kontext von Bedeutung sein kann für die Kohärenz des Gesamtsystems (v. Schlippe & Schweizer, 1999). Dies bedeutet auch, dass es letztlich nur Fähigkeiten gibt. Die Probleme ergeben sich erst dadurch, wenn die Fähigkeit – hier das Schweigen – nicht zum Kontext passt. Jeder scheinbare Nachteil zeigt sich als möglicher Vorteil an anderer Stelle.

Was könnte der selektive Mutismus also für das System bedeuten? Und wie könnte sich der Kontext ändern, sodass die Kraft und die „gute Absicht“ im Schweigen einen besseren Ausgleich finden? Sprechen wir über ein Problem oder vielmehr über ein Phänomen? Hinter dem Phänomen stecken wertvolle Informationen über berechtigte, anerkennenswerte Bedürfnisse, als Ausdruck von Anliegen, Sehnsüchten und Lösungsversuchen (Schmidt, 2020). Daraus ergibt sich unsere Haltung, das Schweigen zu würdigen und mit den dahinterstehenden Bedürfnissen und den Strategien achtungsvoll umzugehen.

Wenn wir bei sozialen Systemen und auch beim selektiven Mutismus von interaktionellen Wechselwirkungen ausgehen, dann gilt das auch für Lösungsansätze. Simon (1997) formuliert: „Durch das Anlegen einer Systemperspektive wird eine neue und sehr nützliche Form der Komplexitätsreduktion möglich: Entschließt man sich, ein Interaktionssystem statt eines menschlichen Individuums zu therapieren, so hat man es als Therapeut mit einem System zu tun, dessen Funktionieren im Gegensatz zur intrapsychischen Dynamik eines Individuums für einen außenstehenden Beobachter direkt zu beobachten ist“. Damit erschließen sich „Spielräume“. Veränderung bedingt „Bewegung“ im System und die Veränderung von bestehenden Mustern. Unser Ziel ist es, die Kommunikation im System ins Schwingen zu bringen und damit – metaphorisch formuliert – eine Irritation des Schweigens zu unterstützen.

Der Titel unseres Konzepts weist bereits darauf hin, dass wir möglichst alle Beteiligten im System einbeziehen. Wir geben allen eine Stimme und wir wollen alle Stimmen hören, um den interaktionellen Wechselwirkungen gerecht werden zu können und daraus Lösungen zu kreieren. Neben den theoretischen Grundlagen der Systemtheorie und den darauf aufbauenden Konzepten wie z.B. das der Hypnotherapie, sehen wir im Konzept der **Soziokratie 3.0** (**Abbildung 5-1**) sinnvolle Elemente und Prinzipien verankert, die sich beziehungsstärkend auswirken und sich in der Steuerung und im Zusammenspiel von Prozessen bewährt haben. In der Auseinandersetzung mit der Soziokratie 3.0 sind wir inspiriert, deren Elemente und Prinzipien in den Prozess der Therapie des selektiven Mutismus, beziehungsweise in das Case Management einzubeziehen. In der Soziokratie 3.0 sind **sieben Prinzipien** verankert, die die Philosophie beziehungsweise die Haltung der Soziokratie 3.0 ausdrücken

- Das Prinzip der *Gleichstellung*: Beziehe Menschen in die sie betreffenden Entscheidungen und deren Entwicklung ein.
- Das Prinzip des *Konsent* (Erläuterung siehe unten): Gibt es womöglich Einwände gegen Entscheidungen, bringe sie ein, und kümmere dich darum, dass das in ihnen enthaltene Wissen integriert wird.
- Das Prinzip der *Verantwortlichkeit*: Handle, wenn es erforderlich ist; befolge, was Du vereinbart hast, und behalte das gesamte System im Blick.
- Das Prinzip der *Transparenz*: Mache alle Informationen für jeden in der Organisation zugänglich, es sei denn, es gibt einen wichtigen Grund für Vertraulichkeit.
- Das Prinzip des *Empirismus*: Prüfe Annahmen durch Experimente und kontinuierliche Revision.
- Das Prinzip der *kontinuierlichen Verbesserung*: Bevorzuge inkrementelle Veränderung, um stetiges empirisches Lernen zu ermöglichen.
- Das Prinzip der *Effektivität*: Investiere Zeit nur in das, was dich dem Erreichen deiner Ziele näherbringt. (Bockelbrink et al., o.J.)

Alle sieben Prinzipien unterstützen das vorliegende Konzept. Besonders bedeutsam im Setting der Therapie des selektiven Mutismus erscheinen uns die Prinzipien der Gleichstellung, Verantwortlichkeit, Transparenz und Konsent. Der Vorteil dieser Prinzipien ist offensichtlich: Mehr Menschen bringen mehr Perspektiven ein, das erhöht die Kreativität und die Anzahl der Möglichkeiten, auf das Phänomen des selektiven Mutismus zu schauen. Durch eine Erhöhung der Kompetenz im System werden mehr Lösungsideen entwickelt. Da die Beteiligten Lösungsvorschläge einbringen können, sind sie stärker damit verbunden und engagiert. Dies fördert die Übernahme von Verantwortung, motiviert, Vereinbarungen zu unterstützen und erhöht die Selbstwirksamkeit. Im Verlauf werden wir die Bezüge der Prinzipien in der Therapie des selektiven Mutismus erläutern.

Das vorliegende Konzept ersetzt nicht die bestehenden und bewährten Therapieansätze wie DortMut, KoMut, SyMut und andere, oder behaviorale (stimulus-fading, self modeling, etc.) und lerntheoretische Konzepte aus der Psychotherapie, sondern stellt vielmehr eine

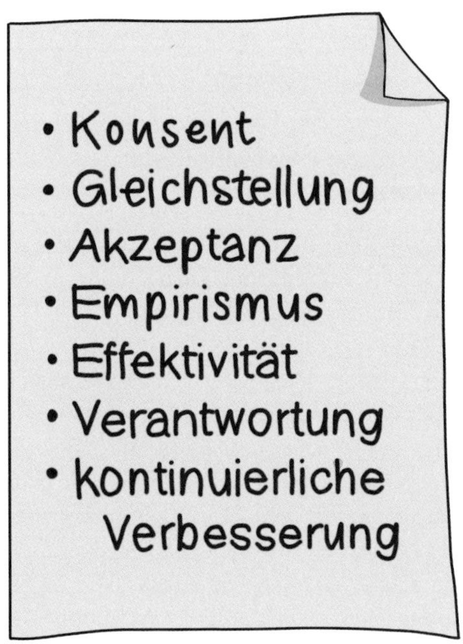

Abbildung 5-1: Die sieben Prinzipien der Soziokratie 3.0

Erweiterung zur Steuerung des Prozesses im System dar. Der Prozess ist strukturiert und berücksichtigt die Bedürfnisse der Beteiligten. Dabei geht es auch um die Aktivierung von Ressourcen und von unwillkürlichen Kompetenzen (Schmidt, 2020; Mitschrift aus dem Seminar). Wir möchten dazu ermutigen, die Elemente der Soziokratie 3.0 individuell in bestehende Konzepte einzubeziehen.

Im Folgenden werden wir kurz auf die Historie der Soziokratie eingehen, um dann das konkrete Vorgehen in Phasen aufzuzeigen, wie die Umsetzung unter Berücksichtigung der Prinzipien der Soziokratie 3.0 erfolgen kann.

5.1.2 Eine kleine Geschichte der Soziokratie

August Comte (1798–1857) war Mitbegründer des Positivismus und der Soziologie und setzte sich nach der Entmachtung von Monarchien und der Kirche dafür ein, dass alle Bürger und Bürgerinnen in eine für sie positive Zukunft blicken können. Die Idee, dass sich alle Menschen in einer Gesellschaft einbringen und mitbestimmen können, nannte er „Soziokratie".

Zu Beginn des 20. Jahrhunderts nahm der Friedensaktivist Kees Boeke diese Idee auf. In den Unruhen des ersten Weltkrieges entwickelte er die Überzeugung, dass die Schule eine vielversprechende Organisation sein kann, um Frieden zu stiften. Wenn dort echte Demokratie gelehrt und Kinder davon geprägt würden, könne in der Folge eine Gesellschaft entstehen, in der Menschen gleichwertig sind. In den Niederlanden gründete er die Schule „Werkplaats Kindergemeenschap", die sich selbst organisierte und verwaltete. Prinzipien, die auch mit der heutigen Soziokratie verbunden sind, übernahm er von den Quäkern. Diese Prinzipien nannte er „Grundregeln" der Soziokratie (Boeke, 1945, zitiert nach Strauch & Reimer, 2018):

- Die Belange aller Mitglieder müssen berücksichtigt werden, das bedeutet die Verneigung des Individuums vor den Interessen aller.
- Es müssen Lösungen gesucht werden, die alle akzeptieren können. Andernfalls kann keine Handlung umgesetzt und nicht zur Tat geschritten werden.
- Alle Mitglieder müssen bereit sein, den Anweisungen zu folgen, wenn sie einstimmig beschlossen wurden.

Gerard Endenburg (geb. 1933) war der Sohn des Inhabers eines Elektrotechnik-Betriebes und Schüler Boekes. Als Erster übertrug er Elemente der Soziokratie aus Religion, Pädagogik und Soziologie in die Welt der Wirtschaft. Von seinem Vater erhielt er die Aufgabe, einen der elterlichen Betriebe auf Erfolgskurs zu bringen. Bei der Analyse der Geschäftsabläufe fiel ihm auf, dass es viele Begriffe aus dem Ingenieurswesen gab, die auch im Management benutzt wurden, wie Energie, Belastung, Toleranz. So bezog er diese Begriffe in die Soziokratie ein und nutzte Analogien aus der Regeltechnik für die Beschreibung von komplexen (z. B. menschlichen) Systemen. Ihm fiel auf: Ein Betriebssystem arbeitet einwandfrei, solange es keine technischen „Einwände" gibt. In dieser Analogie entwickelte er eine Entscheidungsfindungsmethode, die auch für menschliche Systeme funktioniert: In einer Gruppe von Menschen wird zuerst ein Vorschlag eingebracht. Dann haben alle Teilnehmenden die Möglichkeit, stumm zuzustimmen, Bedenken einzubringen oder die Idee abzulehnen. Wenn auch nur eine Person den Vorschlag mit einer plausiblen Idee ablehnt, muss ein neuer Vorschlag ausgearbeitet werden. So wurde die Methode der Konsent-Entscheidung geboren. Sie grenzt sich von der Konsensentscheidung ab. Im Konsens besteht eine Übereinstimmung von Meinungen, sie erfordert die Zustimmung aller. Mit dem Konsent-Prinzip können Gruppen tendenziell leichter entscheiden, da der Vorschlag nicht für alle der beste sein soll, sondern lediglich machbar. Mit dieser Methode gelingt es einer Gruppe besser, einen Vorschlag aufzunehmen und etwas auszuprobieren.

Nun fehlte noch eine Form für diese Methode. Endenburg konzipierte eine neue Organisations- und Leitungsstruktur, die aus sogenannten Kreisen bestand. In diesen Kreisen treffen Manager*innen und Mitarbeiter*innen Grundsatzentscheidungen des Unternehmens auf Augenhöhe mit Hilfe der Konsent-Methode. Damit Entscheidungen im gesamten Unternehmen kommuniziert werden konnten, wurden Manager*innen und Mitarbeiter*innen gewählt, die diese Aufgabe übernehmen. Zum Konsent wurden die folgenden Grundsätze festgelegt:

- Entscheidungen mit Konsent beschließen
- Kreise errichten, um Grundsatzentscheidungen zu treffen und zu realisieren
- Personen für Funktionen in den Kreisen mit Konsent-Entscheid wählen.

Die Soziokratie 3.0 nach James Priest und Bernhard Bockelbrink ist eine Weiterentwicklung der bestehenden Soziokratie-Konzepte. Sie versucht einerseits, die Anwendungen im Sinne einer „Reduktion auf das Wesentliche" noch einfacher zu gestalten. Zudem bezieht sie Aspekte aus modernen Organisationselementen wie Agile und Lean Management ein. In der Soziokratie 3.0 wird der Begriff des Kreises um den der „Domäne" ergänzt. Der Kreis beinhaltet das Team, also die Menschen. Die Domäne enthält alles Inhaltliche, also den Auftrag, die Tätigkeiten, Rollen usw. In diesem Beitrag sprechen wir der Einfachheit halber nicht von Kreisen, sondern ausschließlich von Domänen.

Im vorliegenden Beitrag haben wir uns neben der Haltung vor allem von einzelnen Elementen aus der Soziokratie (und Soziokratie 3.0) inspirieren lassen.

5.1.3 Ablauf in Phasen

In diesem Unterkapitel werden die einzelnen Phasen der Therapie dargestellt.

Phase 1: Therapiebeginn mit dem Kind/Jugendlichen

- Anmeldung
- Erstkontakt
- Erhebung der Anamnese und Diagnostik
- Kennenlernen des Systems und der Klient*innen.

Anmeldung und Zuweisung
In der Regel erfolgt die Anmeldung zur Logopädie des mutistischen Kindes/Jugendlichen durch die Erziehungsverantwortlichen oder durch Lehrende und Fachpersonen bei der Logopäd*in oder bei der Psychotherapeut*in/Psychiater*in. Manchmal kommt es zu Irritationen, da sich die Eltern ihr Kind, welches zu Hause sehr oft lebhaft agiert, im Kontext Schule nicht selektiv schweigend vorstellen können. Auch kulturelle Unterschiede und Hintergründe können zu Verunsicherungen bis hin zu Unverständnis seitens der Eltern, aber auch seitens der Fachpersonen und Lehrenden führen. Wir empfehlen, wenn irgend möglich, für eine Intervention die Compliance[15] bzw. Adherence[16] durch das Elternhaus sicherzustellen. Einerseits spiegelt dies unsere systemisch geprägte Haltung, aber schon in dieser Phase berücksichtigt das Vorgehen die Prinzipien von Soziokratie 3.0, nämlich Transparenz, Gleichstellung, Effektivität und Verantwortlichkeit.

Beginn der Therapie – erste Schritte in die therapeutische Beziehung und in eine lösungsfokussierte Zusammenarbeit
Die Therapeut*in startet den Prozess mit dem Kind/Jugendlichen. Dabei steht der Aufbau einer tragfähigen Beziehung im Vordergrund. Dazu gehört es, mit dem Kind/Jugendlichen über den Prozess zur Überwindung des selektiven Mutismus lösungsfokussiert zu sprechen. Es geht also explizit nicht darum, die Diagnose in allen Facetten zu diskutieren, sondern es geht darum, den Weg möglicher Lösungen aufzuzeigen.

15 Bereitschaft zur aktiven Mitwirkung an therapeutischen Maßnahmen
16 Motivation für das gemeinsam entwickelte Therapiekonzept

Anamnese und Diagnostik

Die Anamnese wird zusammen mit den Erziehungsverantwortlichen erhoben, die Diagnostik wird mit den üblichen Verfahren durchgeführt, entweder durch die Logopäd*in oder durch eine/einen Kinder- und Jugendpsychiater*in/-psycholog*in. Wichtig ist dabei, dass die Fachpersonen über die notwendige Expertise verfügen.

Gestaltung des (Erst-)Kontaktes

Wir möchten an dieser Stelle kurz auf die Gestaltung des Erstkontaktes eingehen. Immer wieder hören wir, dass das scheinbar resonanzlose Gegenüber Unsicherheit auslöst. Unsere Erfahrung ist, dass sich bei allen Kindern und Jugendlichen etwas finden lässt, was auf Resonanz stößt, es geht also auch darum, Vorlieben und Leidenschaften zu entdecken. Seien Sie behutsam kreativ, gestalten Sie lustvoll, kreieren Sie handelnde Kooperation. Seien Sie humorvoll. Die Haltung im Umgang mit dem Kind sollte jedoch grundsätzlich auf Sicherheit und Ernsthaftigkeit basieren (Katz-Bernstein, 2005).

Etablieren des „Safe Place"[17]

Hilfreiche Begleiter, um den Erstkontakt zu gestalten, können Handpuppen sein, z.B. eine Schnecke, mit der sich das Kind identifizieren kann, da auch eine Schnecke sich immer wieder in ihr Häuschen zurückzieht. Oder eine Figur, die humorvoll, verlockend, vielleicht sogar ein wenig provokant ist. Vielleicht ist es für das Kind oder für den Jugendlichen hilfreich, Familienmitglieder oder Freund*innen dabei zu haben. Wenn diese Form der Unterstützung sinnvoll erscheint, kann das Kind oder der Jugendliche dazu ermuntert werden, eine Freund*in einzuladen. Eröffnen Sie einen kreativen Spiel- und Lernraum, der gleichzeitig ein „Safe Place" (Katz-Bernstein, 1996) ist. Jegliches Spiel-, Bastel- und Sportmaterial kann und soll Verwendung finden. Es geht darum, Motivation für den Prozess aufzubauen und eine Atmosphäre zu schaffen, die Lernen ermöglicht.

Psychoedukation

Für den Prozess sollte gewährleistet sein, dass alle ausreichend über selektiven Mutismus informiert sind. Andernfalls gibt die/der Therapeut*in einen Überblick über selektiven Mutismus im Sinne einer Psychoedukation. Es geht darum, dass alle Beteiligten ein gemeinsames Verständnis haben, wie Mutismus klinisch beschrieben und diagnostiziert wird. Der Anspruch ist nicht, Expertenwissen zu erlangen, wohl aber im Rahmen der Prozessschritte gleichwertig aktiv beteiligt zu sein. Das Beschreiben einer Störung kann den Beteiligten helfen, indem mehr Klarheit über das Phänomen entsteht und Unsicherheiten minimiert werden. Dies geschieht auch über individuelle Fragen, welche die Beteiligten in allen Phasen des Prozesses stellen können. Alternativ kann die Therapeut*in auch ein Video zur Verfügung stellen oder auf entsprechende Informationsquellen verweisen, sodass alle Beteiligten vor dem ersten gemeinsamen Termin gut informiert sind. Damit kann Zeit gespart werden. Die Psychoedukation führt zu Gleichstellung und Transparenz, da die verschiedenen Beteiligten ein gemeinsames Grundverständnis von selektivem Mutismus erlangen

Phase 2: Driver Mapping – oder: von den Bedürfnissen zur Unterstützung

Das Kernelement der zweiten Phase ist das „Driver Mapping". Mit dieser Methode aus der Soziokratie 3.0 sammelt eine Gruppe die Bedürfnisse aller Teilnehmenden. Die Gruppe hilft dabei, eine gemeinsame Richtung zu definieren, indem sie ihre Bedürfnisse und Perspektiven auf den selektiven Mutismus des Kindes in einem wohlwollenden Umfeld formulieren. Zwecks Transparenz wird zunächst der geplante Prozess erläutert und erklärt. Hierzu stehen Ihnen in der Mediathek (Link: hgf.io/download und Code: B-Y8NICD) die Abbildungen zur Visualisierung

17 Siehe Kapitel 2.1

bereit. Zur besseren Übersicht dient der Ablaufplan am Ende des Artikels, der den Prozess übersichtlich zusammenfasst. (Auch der Ablaufplan steht Ihnen als Download zur Verfügung.)

Rahmenbedingungen

Zum „Driver Mapping" werden möglichst alle Beteiligten eingeladen, die einen Bezug zum Kind/Jugendlichen haben (Eltern, Lehrende, andere Therapeut*innen, evtl. Geschwister, Freunde, usw.). In der Regel ist das Kind in dieser Runde nicht dabei, denn wir gehen davon aus, dass dies eine Überforderung für ein selektiv mutistisches Kind wäre. Jugendliche Klient*innen sollten selbst entscheiden können, ob sie dabei sein wollen. Im Sinne der Transparenz empfehlen wir, das Kind/den Jugendlichen vorab über das Treffen zu informieren, zumal das therapeutische Vorgehen sich immer wieder auf dieses Treffen bezieht. Die/der Jugendliche wird dazu ermuntert, Personen vorzuschlagen oder mitzubringen, die als Unterstützer*innen hilfreich sein könnten. Für das „Driver Mapping" sollte man circa zwei Stunden einplanen. Arbeitet das System mit eine*r Dolmetscher*in, sollte bewusst mehr Zeit eingeplant werden.

Folgendes *Material* wird benötigt: Klebezettel (möglichst DIN A6), Flip-Chart Flipchart Marker (für jede Person einen Marker), Wand zum Anbringen der Klebezettel (z.B. Pinnwand)

Einführung in den Prozess

Nach der Begrüßung nimmt der/die Therapeut*in Bezug auf die Ausgangslage, sowie auf den Beweggrund für das Treffen und sorgt für einen wohlwollenden Rahmen. Alle machen sich miteinander bekannt, sodass die Funktionen der Beteiligten für alle klar sind. Nun wird der Prozess des „Driver Mappings" beschrieben. Die Therapeut*in kann auch auf die Prinzipien der Soziokratie 3.0 eingehen und aufzeigen, wann diese im Prozess zur Anwendung gelangen.

Fixstern

Nun stellt die Therapeut*in einen ersten Vorschlag des grundsätzlichen Ziels des Prozesses. Dies könnte folgenderweise lauten: „Unser gemeinsames Ziel ist es, dass Jakob in der Schule spricht". In der Soziokratie 3.0 nennt man den Fixstern „Treiber" (engl. = driver, deshalb „Driver Mapping". Wir haben uns für den metaphorischen Begriff des Fixsterns entschieden. Der „Treiber" oder der „Fixstern" (**Abbildung 5-2**) ist das Motiv der Beteiligten, die Klient*innen

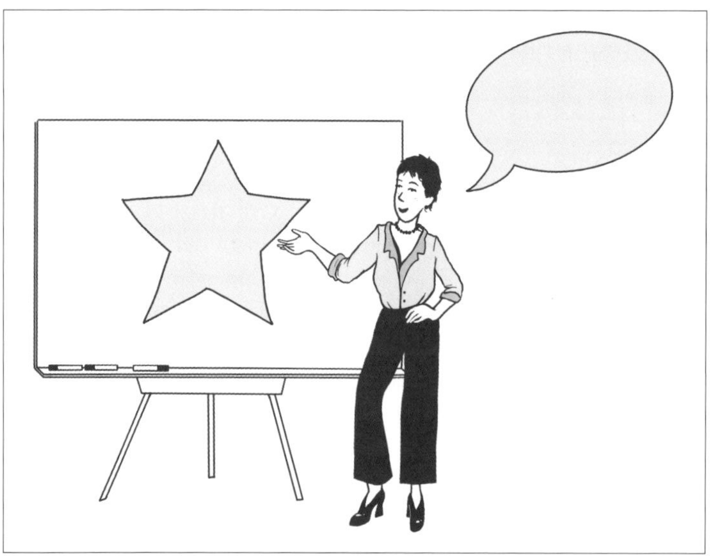

Abbildung 5-2: Fixstern

darin zu unterstützen, das Schweigen zu überwinden. Über jeder Intervention im Alltag steht quasi leitend der Fixstern.

Aufgrund der unterschiedlichen Voraussetzungen der Klient*innen, ist darauf zu achten, dass die Sprache bewusst verwendet und individuell angepasst wird. Auch interkulturelle Aspekte sind zu berücksichtigen. Wichtig ist es jetzt, von den Beteiligten eine Rückmeldung einzuholen, ob das Bedürfnis nach Anpassung des Fixsterns besteht oder eine Änderung gewünscht wird. Die Formulierung des Fixsterns sollte für alle nachvollziehbar und plausibel sein, sowie zum Engagement motivieren.

Die Konsent-Entscheidung

Besteht Klarheit über die Formulierung des Fixsterns, stimmen die Anwesenden in Form einer Konsent-Entscheidung ab. Der Entscheid erfolgt per Handzeichen (Abbildung 5-3): Alle in der Runde, die den Vorschlag in Ordnung finden – er muss nicht perfekt sein, jedoch vertretbar – zeigen den Daumen hoch. Jene, welche Bedenken haben, strecken die Hand mit Handrücken nach oben aus und wippen die Hand seitlich. Wer einen begründeten Einwand einbringen möchte, zeigt die flache Hand nach oben geöffnet. Diese Geste symbolisiert ein Geschenk, das in Form des Einwandes übergeben wird. Der Einwand ist jedoch nur gültig, wenn er den Fixstern unterstützt. Darüber entscheidet der/die Therapeut*in bzw. er/sie kann die Beurteilung darüber auch an die Gruppe abgeben. Die Abbildungen 5-3a bis 5-3c zeigen die drei Entscheidungs-Möglichkeiten.

Die Konsent-Entscheidung kann gegebenenfalls auch vereinfacht als Veto-Entscheidung durchgeführt werden. In der vereinfachten Form der Konsent-Entscheidung wird der Vorschlag der Formulierung des Fixsterns angenommen, sofern niemand sein Veto einlegt.

Die Konsent-Entscheidung ist ein zentrales Prinzip unseres Konzepts. Dies bedeutet, dass grundsätzlich alle Entscheidungen, die gefällt werden, in der Zusammenarbeit per Konsent entschieden werden sollten. Beispiele dafür könnten ein Antrag auf Nachteilsausgleich oder eine Veränderung der Beschulung sein. In diesem Vorgehen sind wiederum die Prinzipien der Transparenz, der Gleichstellung und der Verantwortlichkeit verankert.

Standortbestimmung/Puls-Check

Alle Anwesenden beschreiben ihre Perspektive auf das Kind, bzw. auf die/den Jugendliche*n. Der/die Therapeut*in sammelt die relevanten Informationen und visualisiert sie gegebenenfalls. Dies dient dazu, einen Überblick zu erhalten, in welchem Kontext und in welcher Form das Phänomen des selektiven Schweigens wie auftritt. Es gibt Informationen über mögliche

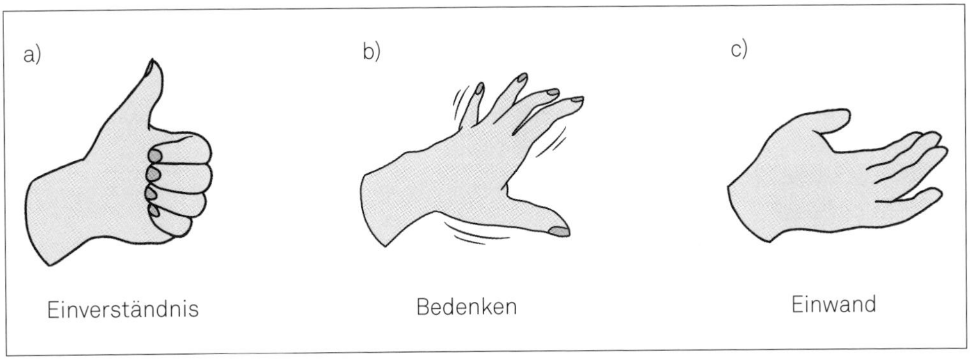

Abbildung 5-3: Handzeichen Konsent-Entscheidung: Einverständnis

weitere Schwierigkeiten, aber auch über Ressourcen, die es zu nutzen gilt. Das System erhält Hinweise hinsichtlich unterstützender Methoden oder Verhaltensweisen, die sich im Umgang bereits bewährt haben. In diesem Schritt ist es wichtig, gezielt nach besonderen Kompetenzen, Ressourcen und Vorlieben zu fragen.

Stakeholder-Identifikation
Alle Beteiligten schreiben ihre Namen auf Klebezettel und hängen diese auf einer Pinnwand auf. Die Namen werden nun mit Namen von nicht anwesenden Beteiligten im System ergänzt, die für den/die Klient*in wichtig sind. Auch ein Zettel mit dem Namen des Kindes/der Jugendlichen wird aufgehängt.

Bedürfnisgalerie
Alle Beteiligten formulieren auf jeweils einem Klebezettel ihre Bedürfnisse, die sie im Zusammenhang mit dem Schweigen des Kindes/Jugendlichen haben (**Abbildung 5-4**). Es werden auch mögliche Bedürfnisse von nicht anwesenden Personen formuliert, vor allem des betroffenen Kindes/Jugendlichen. Für das Sammeln der Bedürfnisse sollte genügend Zeit und Ruhe eingeplant werden. Es lohnt sich zu warten, wenn die Dynamik ins Stocken gerät, da dies nicht selten nochmals eine „Welle der Ideen“ ermöglicht.

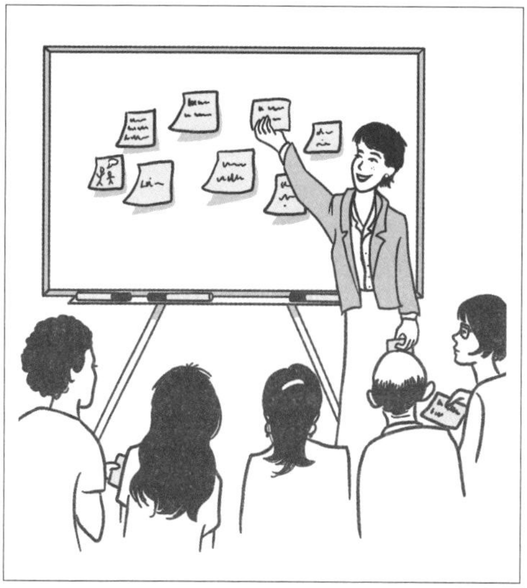

Abbildung 5-4: Bedürfnisgalerie

Beispiele aus der Praxis:

- Jakob möchte mitbestimmen können.
- Jakob möchte mit anderen Kindern spielen.
- Jakob möchte verstanden werden.
- Die Eltern haben das Bedürfnis nach Unterstützung.
- Die Eltern wollen sich über den selektiven Mutismus austauschen.
- Die Lehrenden im Kindergarten haben das Bedürfnis nach fachlicher Unterstützung.
- Die Schulleitung hat das Bedürfnis, dass die Lehrenden selbstwirksam agieren können und fachlich unterstützt werden.
- Die Schulleitung möchte Schüler*innen mit besonderen Bedürfnissen erfolgreich integrieren.

Entpersonalisierung – Fokus auf Bedürfnisse
Die Zettel mit den Namen der Beteiligten an der Pinnwand werden nun entfernt. Die Zettel mit den Bedürfnissen bleiben hängen.

Clustering der Bedürfnisse
Die Bedürfnisse werden nun von den Teilnehmenden nach Ähnlichkeit geclustert (**Abbildung 5-5**). Danach geben die Teilnehmenden den jeweiligen Clustern eine für sie passende Bezeichnung. Normalerweise erfolgt dies selbstorganisiert durch die Beteiligten (still – oder mit Absprachen) und durch Aushandeln. Da diese Form der Zusammenarbeit wahrscheinlich für viele ungewohnt ist, kann der/die Therapeut*in bei Bedarf auch in diesem Prozess aktiv unterstützen.

Bedürfnisse können zum Beispiel in emotionale, fachliche und strukturelle Bedürfnissen gegliedert werden:

Emotionale Bedürfnisse

- Das Kind könnte das Bedürfnis nach Sicherheit haben (von den Eltern in Vertretung für das Kind formuliert).
- Das Kind könnte das Bedürfnis haben, mit den anderen Kindern zu spielen (von den Eltern in Vertretung für das Kind formuliert).
- Das Kind könnte das Bedürfnis haben, verstanden zu werden (von den Eltern in Vertretung für das Kind formuliert).
- Die Lehrenden haben das Bedürfnis, dem Kind/Jugendlichen Erfolgserlebnisse zu ermöglichen.
- Der Jugendliche könnte sich wünschen, selbstwirksam agieren zu können.
- Das Kind könnte sich wünschen, genügend Zeit zu erhalten, um Entwicklungsschritte machen zu können.
- Das Kind könnte das Bedürfnis haben, mit Freude und Spaß zu lernen.

Fachliche Bedürfnisse

- Das pädagogische Team, die Schulleitung und die Familie wünschen Informationen zum selektiven Mutismus (Psychoedukation).
- Die Großmutter des Kindes wünscht Beratung über förderliches Verhalten.
- Die Lehrende wünscht sich eine Klärung, ob ein Nachteilsausgleich oder individuelle Lernziele zielführend sind.
- Die Fachpersonen und Lehrenden und die Schulleitung haben das Bedürfnis, von gelungenen Erfahrungen zu profitieren.

Strukturelle Bedürfnisse

- Das pädagogische Team wünscht sich ausreichende und definierte Zeitfenster für den fachlichen Austausch.
- Die Eltern haben das Bedürfnis, ihr Kind in einer Regelschule einzuschulen.
- Der regelmäßige Austausch aller Beteiligten ist definiert, z.B. Installation einer Gruppe über einen Messenger Dienst, (der die datenschutzrechtlichen Bestimmungen erfüllt).
- Das pädagogische Team wünscht sich eine Klärung der Rollen, Zuständigkeiten und Verantwortungen.
- Die Fachperson wünscht sich finanzielle Unterstützung, um sich weiterzubilden.
- Alle wünschen sich genügend Zeit für die Phase der Therapie.

Bilden von „Domänen"

Nun liegen Cluster von Bedürfnissen vor. Aus den Clustern der Bedürfnisse ergeben sich nun die in der Soziokratie 3.0 sogenannten „Domä-

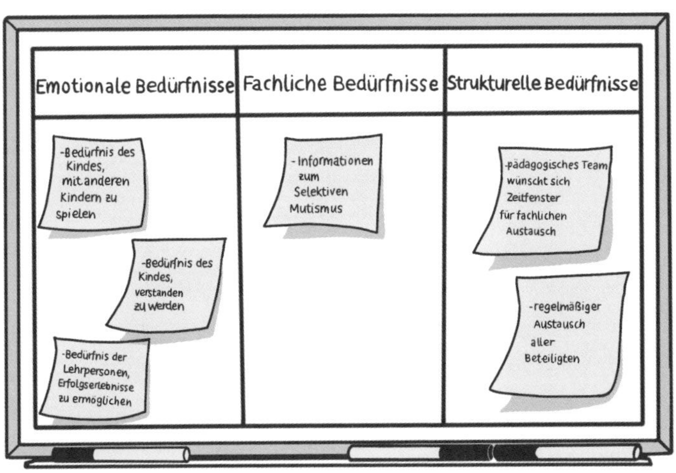

Abbildung 5-5: Cluster

nen". Domänen sind Arbeitsgruppen, die für die Bearbeitung von einem Cluster zuständig sind. Sie haben folgende Vorzüge:

- Sie sind ein Angebot für die Beteiligten, Verantwortung zu übernehmen.
- Sie stellen einen strukturellen Rahmen im Prozess dar und erleichtern den Teilnehmenden innerhalb eines definierten Raumes kreativ zu werden und konstruktive Lösungen für das Anliegen zu finden.
- Die Teilnehmenden der Domänen arbeiten gemeinsam an einem Thema, was den Zusammenhalt der Menschen im System stärkt.
- Diese Struktur realisiert die Prinzipien der Verantwortlichkeit, Transparenz und Gleichstellung.

Domänen werden auch „eigene Arbeits-, Einfluss- und Entscheidungsbereiche" innerhalb eines Systems genannt" (Bockelbrink et al., o.J.). Alle Anwesenden entscheiden sich nun für eine oder für mehrere Domänen, die für sie attraktiv sind, in denen sie motiviert sind, sich zu engagieren und vor allem, in welchem sie glauben, Unterstützung für das Kind bieten zu können. Möglicherweise gibt es weitere Beteiligte im System, die nicht anwesend sind, die aber den Prozess begleiten möchten. Unter Vorbehalt der erfolgten Absprache und der Zustimmung bezieht man auch diese Personen ein, z.B. engagierte Großeltern, Paten oder Trainer des Kindes.

Wir empfehlen, dass die Mitglieder der Domäne die Ergebnisse der Domänenbildung schriftlich festhalten und der eigenen Domäne eine Bezeichnung geben. Auch der Zweck der Domäne sollte beschrieben werden, die Teilnehmenden definiert und die ersten Lösungsideen gesammelt werden. Weitere Fragen zu den Rahmenbedingungen, z.B. zur Kommunikation oder wie oft man etwas unternehmen will, sollten beantwortet sein (siehe Beispiel unten). Die Dokumentation schafft eine Verbindlichkeit, die Prinzipien der Verantwortlichkeit und Transparenz sind damit besonders verankert. Gleichzeitig ermöglicht diese Form der Dokumentation dem Prinzip des Empirismus nachzukommen. Die **Abbildung 5-6** zeigt eine beispielhafte Visualisierung.

In der Mediathek steht Ihnen ein Formular zur Verschriftlichung der Domänen zur Verfügung.

Beispiel für eine Domäne, abgeleitet von den *emotionalen* Bedürfnissen:

Domäne: Stärkung der Selbstwirksamkeit

- *Zweck:* Alles, was wir in dieser Domäne tun, unterstützt Jakob dabei, sich selbstwirksamer zu erleben.
- *Teilnehmende:* Eltern, Lehrende im Kindergarten, Logopäd*in
- *Lösungsideen:*
  - Die Logopädin bereitet zusammen mit Jakob und dessen Freund einen Imbiss für die Kindergartengruppe vor.
  - Die Lehrende im Kindergarten sorgt dafür, dass Jakob mit den anderen Kindern ins Spiel findet und gibt gegebenenfalls Unterstützung.
  - Die Eltern besuchen regelmäßig einen Spielplatz im Wohnquartier und verabreden sich mit anderen Familien.

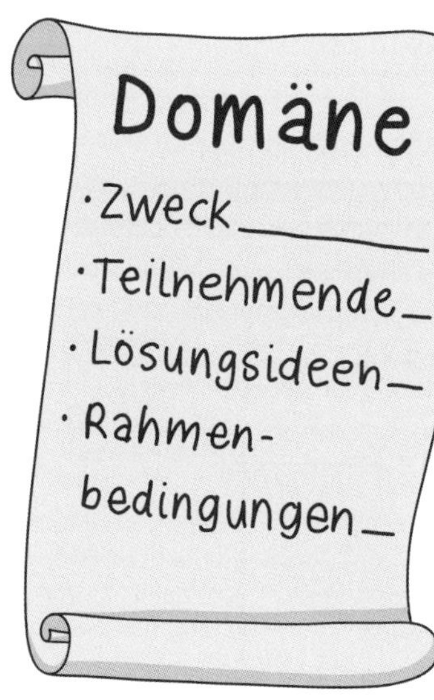

Abbildung 5-6: Domäne

- *Rahmenbedingungen:*
  - Eltern: Spielplatz einmal pro Woche
  - Lehrende im Kindergarten: fortlaufend
  - Logopädin: alle zwei Wochen bis zu den nächsten Ferien.

Beispiel aus der Praxis:

Jakob (fünf Jahre alt) besuchte den Kindergarten in der Schweiz. Der Kindergarten war in den Schulen integriert. Die Disziplinen Heilpädagogik, Psychomotorik und Logopädie waren an den Schulen verankert. Die logopädische Therapie fand innerhalb des Besuchs des Kindergartens statt.

Beim Treffen der am Prozess Beteiligten von Jakob wurden emotionale Bedürfnisse (siehe oben) gesammelt.

Die Therapeutin gestaltete die therapeutischen Inhalte so, dass sie den (möglichen) Bedürfnissen des Kindes/Jugendlichen gerecht wurden – hier das Bedürfnis nach Selbstwirksamkeit. Konkret bereitete sie zusammen mit Jakob und mit einem Freund von Jakob einen Imbiss für die Gruppe vor. Jakob und sein Freund Paul bewirteten die Kindergartengruppe jeweils freitags mit wechselnden Köstlichkeiten. Schon bald wurden weitere Kinder zur Vorbereitung des Imbisses hinzugenommen. Die Teilnahme an der Gruppe, die die Vorbereitungen für den Imbiss traf, war sehr begehrt, die Kinder wechselten immer wieder. Jakob gelang es recht bald, sich im Rahmen der kleinen Gruppe verbal zu äußern.

Die Klassenlehrende unterstützte Jakob während Spieleinheiten, die zweimal wöchentlich stattfanden, und in bestimmten Pausen dabei, mit anderen Kindern ins Spiel zu finden, indem sie andere Kinder ansprach und die Auswahl der Spielmaterialien unterstützte. Sie beobachtete diese Kleingruppe besonders, um bei Bedarf unterstützend einzugreifen. So konnte Jakob immer wieder die Erfahrung machen, dass er ins Spiel integriert war, wenngleich er sich zum damaligen Zeitpunkt noch nicht verbal äußern konnte.

Die Eltern von Jakob besuchten regelmäßig den Spielplatz im Wohnquartier, zunächst mit Jakob und seinem Bruder. Nach einiger Zeit verabredeten sie sich mit einer anderen Familie, die gleichaltrige Kinder hatte. Nach einer weiteren Phase luden sie diese Familie zu sich nach Hause ein. Jakob wurde das Vorgehen jeweils erläutert. Anfängliche Widerstände von Jakob, sich mit einer anderen Familie auf dem Spielplatz zu treffen, wurden ernst genommen und respektiert, Jakob wurde jedoch dazu ermutigt, sich auf diese Situation einzulassen, was ihm letztlich gut gelungen ist.

Die Eltern, die Lehrende und die Therapeutin gehörten der „Domäne" an, die die Erfüllung der emotionalen Bedürfnisse nach Selbstwirksamkeit und Teilhabe im Fokus hatten.

Beispiel für eine Domäne, abgeleitet von den *strukturellen* Bedürfnissen:

- Der regelmäßige Austausch der Beteiligten ist gewährleistet.
- *Zweck:* Alles, was wir in dieser Domäne tun, gewährleistet den regelmäßigen Austausch und stellt damit die Transparenz sicher.
- *Teilnehmende:* Eltern, Lehrende im Kindergarten, Logopäd*in, ggf. weitere Beteiligte
- *Lösungsideen:* Erstellen einer Gruppe in einem Messenger Dienst, um kurzfristig Erfolge, Schwierigkeiten und Ähnliches zu teilen. Die Frequenz der Mitteilungen sollte grob definiert sein, z. B. jeder/jede schreibt einmal pro Woche eine Information.
- *Definition* von festen Zeitfenstern und Frequenz, sowie Setting des Austauschs untereinander (z. B. persönlich, telefonisch).
- *Rahmenbedingungen:* Frequenz der Mitteilungen ist definiert.

Beispiel aus der Praxis:

Beim Treffen der am Prozess Beteiligten von Jakob (fünf Jahre alt) wurden strukturelle Bedürfnisse (siehe oben) gesammelt.

Die Fachpersonen und Lehrenden von Jakob definierten ein wöchentliches Zeitfenster,

während dessen sie sich kurz persönlich austauschten. Sie vereinbarten zudem, welche Informationen gegebenenfalls außerhalb des Zeitfensters per Mail oder telefonisch geteilt werden sollten.
Zudem wurde an dem Treffen vereinbart, dass sich alle Beteiligten über einen Messenger Dienst, der die Vorgaben des Datenschutzes gewährleistet, mindestens einmal pro Woche gegenseitig informieren. Damit konnte erreicht werden, dass Erfolge, aber auch Stagnationen, zeitnah kommuniziert werden konnten. Oft gelang es auf diesem Weg, den Eltern Zuversicht zu vermitteln. Im zweiten Standortgespräch formulierten alle Beteiligten, dass sie sich durch die enge Zusammenarbeit gestärkt fühlten.
Im ersten Treffen wurde auch vereinbart, wer zum nächsten Treffen der Beteiligten einlädt und wie die Terminfindung gestaltet werden soll. Innerhalb des pädagogischen Teams wurden zudem Aufgaben zugewiesen, wie z. B. Zuständigkeit für die Dokumentation.
Durch die strukturierte Steuerung des Prozesses in Bezug auf die Zusammenarbeit erfolgt eine Reduktion der Komplexität: Einerseits haben die Beteiligten die Möglichkeit, sich aktiv im Prozess einzubringen. Gleichzeitig sind die Zuständigkeiten durch das transparente Vorgehen geklärt und der Prozess der Zusammenarbeit wird strukturiert gesteuert. Wir sehen darin zudem die Prinzipien der Gleichstellung, Transparenz und Verantwortlichkeit verankert.

Phase 3: Umsetzung – Experimentieren – Ausprobieren – Prototyping

In dieser Phase werden die Ideen umgesetzt, die aufgrund der bestehenden Bedürfnisse der Beteiligten im System gesammelt und innerhalb der Domänen strukturiert wurden. Im ganzen System intervenieren Begleiter*innen oder Unterstützer*innen, geleitet vom Fixstern. Konkrete Maßnahmen werden umgesetzt: Es wird gezaubert, Aufgaben im Kindergarten werden erledigt, Treffen auf Spielplätzen werden organisiert (**Abbildung 5-7**).

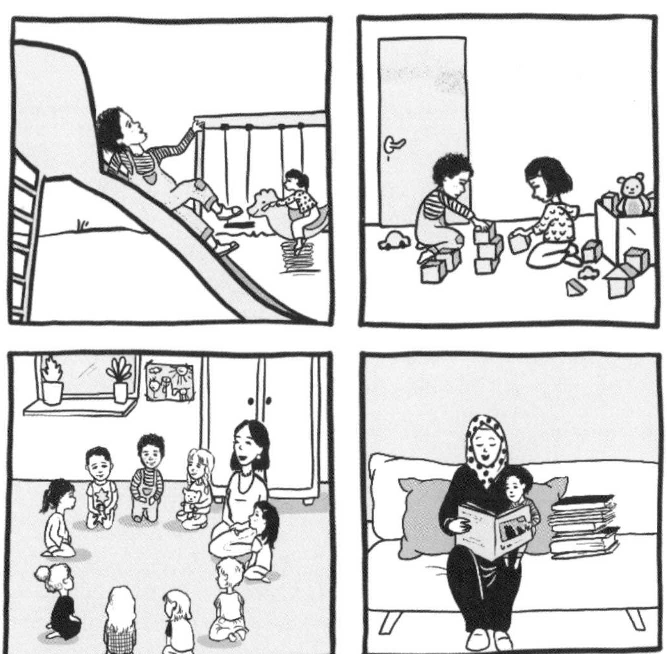

Abbildung 5-7: Umsetzung (Teil 1)

Ein wichtiges Element in dieser Phase ist der regelmäßige Austausch zwischen den Beteiligten aller Domänen. Dafür empfehlen wir einen Gruppenchat auf einem sicheren Messenger Dienst zu installieren, der die aktuell geltenden datenrechtlichen Anforderungen erfüllt. Schnell kann die Erzieherin oder die Lehrende einen Erfolg in der Gruppe kommunizieren, an die angeknüpft werden kann. Das bedeutet, dass möglicherweise häufig Nachrichten gesendet werden, möglichst von allen Beteiligten im System. Bei Bedarf kann die Frequenz der Nachrichten, die gesendet werden, definiert werden. Selbstverständlich müssen nicht nur Erfolge geteilt werden. Auch der Austausch über Schwierigkeiten ist wichtig, um die Entwicklung anzustoßen und gemeinsam nach Lösungen suchen zu können. Dieser enge Austausch spiegelt die Prinzipien der Transparenz, Gleichstellung und Verantwortlichkeit in besonderem Maße wider. Das System arbeitet eng zusammen, die Wirksamkeit wird schnell spürbar und erlebbar (**Abbildung 5-8**).

Prototyping bedeutet, etwas einfach mal ausprobieren. Wenn sich die Mitglieder einer Domäne unsicher sind, ob sie etwas umsetzen möchten oder nicht, sollten sie es doch einfach mal versuchen und die Wirkung beobachten. In der Soziokratie 3.0 wird dies durch das Prinzip des Empirismus und der kontinuierlichen Verbesserung beschrieben. Sie können es als Probe oder Experiment betrachten. In agilen Formen der Zusammenarbeit wird dies auch „Pilotieren“ genannt. Indem wir für kurze Zeit und in nicht-perfekter Form ausprobieren, lernen wir sehr schnell, ob es funktionieren könnte oder nicht. Dies hat den Vorteil, dass wir es sofort wieder loslassen können, sollte es nicht funktionieren. So experimentieren die Beteiligten der Domänen mit verschiedenen Ideen, gehen spielerisch damit um und finden schnell heraus, was eine wertvolle Wirkung erzielt. Dies wiederum entspricht dem Prinzip der Effektivität. Wir fokussieren uns darauf, was etwas Positives bewegt und wirksam zu sein scheint. Wenn z.B. die Idee aufkommt, Jakob die Teilnahme am Theater vorzuschlagen, sollte sie nicht zu schnell verworfen werden mit dem Argument, dass er ja doch nicht spricht. Wer weiß, vielleicht ist das Theater ein Umfeld, in dem Jakob einmal mehr die Erfahrung der Selbstwirksamkeit machen kann. Wir raten dazu, beim Prototyping mutig zu sein. Und Spaß macht das Vorgehen auch noch.

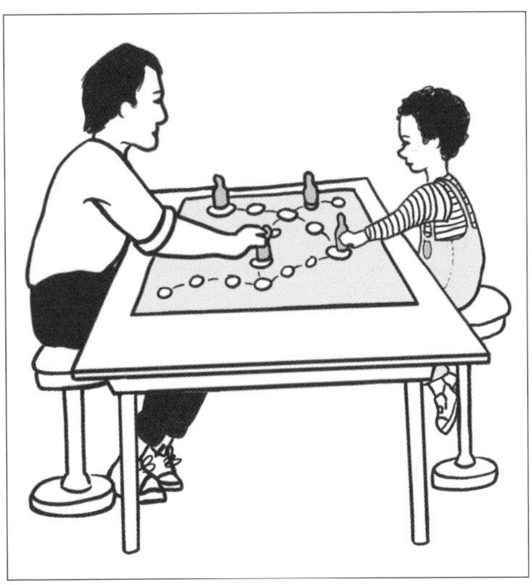

Abbildung 5-8: Umsetzung (Teil 2)

Phase 4: Standortbestimmungen/ Retrospektive

Im Turnus von circa drei bis sechs Monaten empfehlen wir die Durchführung von Standortbestimmungen (in Anlehnung an Baldauf, 2018). Das Kind/der Jugendliche kann dabei sein, muss aber nicht. Wie zu Beginn des Prozesses empfehlen wir diesbezüglich eine individuell angepasste Entscheidung. Zur Standortbestimmung werden wieder möglichst alle Beteiligten des Systems eingeladen, um die aktuelle Situation und den Verlauf aus der jeweiligen Perspektive zu beschreiben. Welche Unterschiede sind erkennbar, welche Veränderungen sind zu beobachten? Gab es Interventionen, die besonders hilfreich waren? Konnten Effekte verstärkt werden?

Die Standortbestimmung/Retrospektive gliedert sich in fünf Phasen:

1) *Einstimmung:* Die Beteiligten „kommen an", die Inhalte und das Ziel des Termins werden kommuniziert und definiert. Gibt es weitere Anliegen der Beteiligten, so ist es wichtig, diese aufzunehmen. Hilfreich ist es, den Ablauf und die Themen zu visualisieren.
2) *Informationen sammeln:* In dieser zweiten Phase werden alle Perspektiven der Beteiligten auf die aktuelle Situation und den Verlauf der letzten Monate gesammelt, sodass ein ganzes Bild des Betroffenen entsteht.
3) *Erkenntnisse gewinnen:* In dieser dritten Phase findet ein Austausch statt. Hilfreich sind dafür die folgenden Parameter:
   - Welche Interventionen waren besonders hilfreich?
   - Welche Interventionen waren besonders erfreulich?
   - Was war und ist noch schwierig?
   - Sind Muster erkennbar?
   - Welche Unterschiede sind sichtbar?
   - Welche Erfolge sind sichtbar?
4) *Maßnahmen beschließen:* In dieser vierten Phase der Retrospektive werden konkrete Interventionen vereinbart, um weiterhin Verbesserungen erzielen zu können. Mitunter bedeutet dies auch, neue Ideen zu kreieren. Möglicherweise werden zudem neue Aufgaben abgeleitet, bzw. neue Domänen definiert.
   - Planung konkreter Interventionen – wie können weiterhin Verbesserungen erzielt werden?
   - Kreation neuer Ideen
   - Ableiten neuer Aufgaben
5) *Abschluss:* Der Kern der abschließenden Phase bildet die Wertschätzung für das bisher Erreichte, für das Engagement aller und die Zusammenarbeit. Auch strukturelle Planungen, wie zum Beispiel die Planung des nächsten Treffens, könnten Inhalt zum Abschluss des Treffens sein.

Phase 5: Beendigung des Therapieprozesses

Der Therapieprozess ist beendet, wenn sich die Beteiligten einig sind, dass die Teilhabe im Sinne der International Classification of Functioning, Disability an Health (ICF) (Hollenweger & Kraus de Camargo, 2011) gegeben ist. Wir empfehlen ein Abschlusstreffen durchzuführen, orientiert an der oben erwähnten Struktur der Standortbestimmung/Retrospektive. Das Kind/der Jugendliche sollte möglichst am Treffen teilnehmen. In diesem abschließenden Termin könnte der Schwerpunkt darin liegen, die Planung einer Feier – sofern noch nicht erfolgt – zum Schwerpunkt zu machen. Nach Abschluss sollte gewährleistet sein, dass die Fachperson weiterhin bei Fragen oder Unsicherheiten zur Verfügung steht. **Tabelle 5-1** fasst die einzelnen Phasen zusammen.

Das Phasenmodell steht Ihnen auch als Download über die Mediathek zur Verfügung.

5.2 „Ich schaff's" – ein lösungsfokussierter Ansatz

Andrea Muchenberger-Gebauer in Zusammenarbeit mit Ben Furman

Einführung in das Konzept und Interview mit Ben Furman

„Ich schaff's" oder „Kids Skills" ist ein lösungsorientiertes Konzept, welches Kindern hilft, durch das Erlernen von Fähigkeiten Probleme zu überwinden. Das Konzept basiert auf der Coachingmethode „Reteaming" und wurde in den späten 1990er Jahren von Ben Furman (Psychiater und Psychotherapeut) und von Tapani Ahola (Sozialpsychologe), Co Direktoren des Helsinki Brief Therapy Institute, sowie Sirpa Birn und Tuija Terävä, Sonderpädagog*innen am Keula KiTa, entwickelt. Der Ansatz beruht auf dem Konzept des Psychiaters Dr. Milton Erickson und dessen Prinzipien der lösungsorientierten Psychotherapie. Dr. Milton

Tabelle 5-1: Darstellung des Phasenmodells

Thema	Inhalt
Phase 1: Beginn des Therapieprozesses mit dem Kind/Jugendlichen	
Kennenlernen des Systems über das Kind	Erziehungsverantwortliche oder Lehrende und Fachpersonen meldet mutistisches Kind/Jugendliches zur Logopädie an. Therapeut*in startet den Prozess mit dem Kind/Jugendlichen. Therapeut*in erhebt Anamnese zusammen mit den Erziehungsverantwortlichen. Therapeut*in stellt Diagnose. Safe-Places des Kindes/Jugendlichen wird etabliert. Für das Kind wichtige Personen werden erfasst. Therapeut*in lernt das Familiensystem kennen. Psychoedukation: Beteiligte werden über selektiven Mutismus informiert, Fragen und Inhalte können über den ganzen Prozess immer wieder aufgenommen und thematisiert werden.
Phase 2: Soziokratischer Prozess mit allen Beteiligten	
Driver Mapping und Fixstern formulieren	Therapeut*in lädt nach Möglichkeit alle Beteiligten im System (z.B. Eltern, Geschwister, Freunde) ein. Therapeut*in erklärt allen den Prozess. Therapeut*in macht Vorschlag eines Fixsterns (Grundauftrag, z.B. „Alles, was wir in diesem Prozess tun, hilft Jakob, zu sprechen."). Therapeut*in moderiert den Konsent-Entscheid zum Fixstern. Beteiligte formulieren im Puls-Check ihre Perspektive auf den Mutismus des Kindes/Jugendlichen. Namen aller Beteiligten werden an Pinnwand gehängt (auch Personen, die nicht anwesend sind). Beteiligte sammeln ihre eigenen Bedürfnisse sowie die möglichen Bedürfnisse der im System Beteiligten in Bezug auf Fixstern. Therapeut*in entfernt alle Namen und lässt Bedürfnisse hängen. Bedürfnisse werden von den Beteiligten geclustert.
Bilden von Domänen	Anwesende entscheiden sich für einen Cluster, mit dem sie den Prozess unterstützen wollen.
Phase 3: Prototyping	
	Umsetzung der Inhalte und Maßnahmen aller Beteiligten, um den Fixstern zu erreichen.
Phase 4: Standortbestimmung/Retrospektive	
	Therapeut*in führt im Turnus von drei bis sechs Monaten Standortbestimmungen durch: • Einstimmung • Informationen sammeln • Erkenntnisse gewinnen • Maßnahmen beschließen
Phase 5: Beendigung des Therapieprozesses	
Prozessabschluss	Abschluss nach Einigung, dass die Kriterien der Teilhabe im Sinne der International Classification of Functioning, Disability and Health (ICF).
Feiern	Beteiligte organisieren eine Feier mit dem Kind/Jugendlichen.

Erickson ist der Pionier der Hypnotherapie[18] und der Kurztherapie. Viele seiner Fallstudien spiegeln die Vorstellung wider, dass die Therapie ein Prozess ist, der den Patienten hilft, Fähigkeiten zu erlernen, die sie benötigen, um ihre Symptome zu überwinden und ein erfüllteres Leben zu genießen (Haley, 1986). Weiter basiert der Ansatz auf den Konzepten von Insoo Kim Berg[19] und Steve DeShazer[20]. Darüber hinaus wurde „Ich schaff's" von Ideen beeinflusst, die in der Literatur zur narrativen Therapie mit Kindern und Jugendlichen vorgestellt wurden (White & Epston 1990; Freeman et al., 1997). „Ich schaff's" ist ein strukturiertes, systematisches 15-Schritte-Programm. Das Prinzip des Ansatzes basiert auf der einfachen Idee, dass Kinder lieber über Fähigkeiten, anstatt über Probleme sprechen. Der Fokus liegt darauf, Fähigkeiten zu erlernen. Die meisten Probleme, die Kinder haben, unabhängig davon, ob sie emotionaler, verhaltensbezogener oder psychologischer Natur sind, lassen sich als Mangel an einer bestimmten Fähigkeit begreifen, die das Kind benötigt, um das Problem lösen zu können. Wenn das Kind diese spezielle Fähigkeit entwickelt, wird das Problem folglich verschwinden.

In Bezug auf den selektiven Mutismus kann man sagen, dass es dem Kind an der Fähigkeit fehlt, beziehungsweise am Mut, in bestimmten Situationen Verbalsprache anwenden zu können. Wenn sich ein Kind beispielsweise aggressiv verhält, kann man argumentieren, dass es dem Kind an einer bestimmten Fähigkeit fehlt, die mit der Kontrolle aggressiver Impulse oder dem Umgang mit Frustrationen zusammenhängt. Depressionen können beispielsweise als Verlust der Fähigkeit, zu spielen und Spaß zu haben, gesehen werden, Schüchternheit als Mangel an Mut, Angst als Mangel an der Fähigkeit, sorgenvolle Gedanken zu verwerfen.

„Ich schaff's" ist jedoch nicht nur eine auf Kinder ausgerichtete Methode zum Erlernen von Fähigkeiten. Der Ansatz bezieht das soziale Netzwerk des Kindes mit ein, sich an der Entwicklung der Fähigkeiten des Kindes zu beteiligen, und schafft so eine kooperative und einvernehmliche Antwort auf die besonderen Bedürfnisse des Kindes. Der Ansatz ist am besten für Kinder im Alter von 4 bis 12 Jahren geeignet, kann aber mit leichten Veränderungen auch bei älteren Kindern und Jugendlichen eingesetzt werden. Für Kinder über 12 Jahren wurde eine Modifikation des Programms entwickelt, die den Namen „Mission Possible" trägt.

„Ich schaff's" wurde mit der Absicht entwickelt, Therapeut*innen, Erzieher*innen, Lehrer*innen, Sozialarbeiter*innen und anderen Fachpersonen ein nützliches Instrument an die Hand zu geben, um Kindern bei der Bewältigung von Problemen auf eine Art und Weise zu helfen, die für die Zusammenarbeit mit den Eltern sehr förderlich ist. Der Ansatz entstand auch aus der Erkenntnis heraus, dass bei vielen herkömmlichen Modellen zur Lösung von Problemverhalten bei Kindern den Eltern die Schuld für das Verhalten der Kinder gegeben wird. Ein Ansatz, der es vermeidet, die Eltern zu beschuldigen, und sie stattdessen dazu einlädt, echte Partner bei der Lösung des Problems zu werden, war dringend erforderlich.

Die Methode kann in einer Vielzahl von Settings angewandt werden. Sie eignet sich für die Kinder- und Familientherapie, kann aber auch in Schulen, Kindertagesstätten und stationären Therapieeinrichtungen eingesetzt werden. Das Programm lässt sich leicht mit anderen thera-

18 Die Hypnotherapie befasst sich mit der gezielten Steuerung unwillkürlicher und unbewusster Prozesse.
Die Ericksonsche Hypnotherapie arbeitet nicht mit Diagnosen, sondern mit „dem Menschen". Im Fokus stehen dessen Möglichkeiten, die Ressourcen und die „Ausnahmen von Problemen". Sie fördert und stärkt daher die Resilienz.

19 Insoo Kim Berg war eine Psychotherapeutin und galt zusammen mit ihrem Mann Steve deShazer als eine Pionierin der lösungsfokussierten Kurztherapie.

20 Steve de Shazer war ein Psychotherapeut, Sozialarbeiter und Autor, der zusammen mit seiner Frau Insoo Kim Berg die lösungsfokussierte Kurztherapie auf der Basis der Arbeiten von Ludwig Wittgenstein, Milton Erickson und Jacques Derrida entwickelte.

peutischen Ansätzen wie Ergotherapie, Psychomotoriktherapie, Logopädie und Psychotherapie kombinieren. Die Methode ist leicht zu erlernen und kann von einer Reihe von Fachpersonen – vom/von der Kinderpsychiater*in bis zum/zur Erzieher*in – eingesetzt werden. Aufgrund ihrer Einfachheit und klaren Schritt-für-Schritt-Struktur eignet sie sich auch für die Anwendung durch Eltern mit ihren Kindern ohne professionelle Anleitung.

5.2.1 Die 15 Schritte

Schritt 1: Einführung in die Idee – Probleme in Fähigkeiten verwandeln: Im ersten Schritt soll das Interesse des Kindes mit Hilfe eines Arbeitsheftes an der Entwicklung einer oder mehrerer Fähigkeiten geweckt werden, die es lernen sollte. Hier – Verbalsprache anwenden.

Schritt 2: Sich auf eine zu erlernende Fähigkeit einigen: Nun geht es darum, dass sich das Kind festlegt, in welcher Situation es Verbalsprache anwenden möchte. Es könnte sich zum Beispiel vornehmen, die Klassenlehrer*in nach dem Unterricht zu verabschieden, oder in der Eisdiele das Eis selbst zu bestellen.

Schritt 3: Den Nutzen der Fähigkeit herausfinden: Das Beherrschen einer Fähigkeit bringt gewisse Vorteile mit sich, was dem Kind vermittelt werden soll. Es lohnt sich, mit dem Kind über die Vorteile der Fertigkeit zu sprechen. Inwiefern ist es gut für das Kind, sich verbal äußern zu können? Welchen Nutzen hat es für die Eltern? Welchen Nutzen könnte es für seine Altersgenossen haben? Hier können die Eltern des Kindes hilfreich sein, wenn es darum geht, dem Kind zu erklären, warum es zentral ist, die Fähigkeit des Sprechens zu beherrschen. Wenn man mit Kindern die Vorteile von Fähigkeiten erkundet, ist es wichtig, solche Vorteile einzubeziehen, die für Kinder von Bedeutung sind, wie z. B. bei Freunden beliebter zu werden oder eigene Bedürfnisse äußern zu können.

Schritt 4: Der Fähigkeit einen Namen geben: Sobald man sich mit dem Kind über die zu erlernende Fähigkeit geeinigt hat, bittet man es, dieser Fähigkeit einen Namen zu geben, einen lustigen, einen coolen Namen, den das Kind wünscht, mit dem es sich identifiziert. Indem die Fähigkeit einen Namen erhält, macht sich das Kind die Idee zu eigen, die Fähigkeit zu erlernen. Es ist daher wichtig, dass das Kind der Fähigkeit einen Namen gibt, den es mag und auf den es stolz ist.

Schritt 5: Eine Kraftfigur aussuchen: Nun wählt das Kind eine Kraftfigur oder ein Krafttier aus, das es mag und das als imaginärer Helfer fungiert. Die Kraftfigur dient als Tor zur kindlichen Vorstellungskraft und kann während des Erlernens der Fertigkeit auf vielerlei Weise eingesetzt werden. Sie kann z. B. als Kraftquelle dienen, das Kind an die Fertigkeit zu erinnern oder Ideen für das Üben der Fertigkeit liefern.

Schritt 6: Helfer*innen einladen: Damit Kinder neue Fähigkeiten entwickeln oder ihre bereits vorhandenen Fähigkeiten verbessern können, brauchen sie die Unterstützung anderer Menschen. Das Kind wird gebeten, zu entscheiden, welche Personen es als Helfer*in gewinnen möchte. Gleichaltrige sollten mit berücksichtigt werden, da sie eine entscheidende Rolle dabei spielen, Kinder zu motivieren, neue Reaktionen und Verhaltensweisen zu erlernen.

Die Aufgabe der Unterstützer*in besteht darin, das Kind zu ermutigen. Sie können es zum Beispiel dafür loben, dass es sich entschieden hat, die Fertigkeit zu erlernen. Sie können Interesse an seinen Fortschritten zeigen, sie können ihm zu seinen Leistungen gratulieren, sie können Ideen und Vorschläge unterbreiten, sie können das Kind bei Bedarf an die Fertigkeit erinnern, und schließlich können sie mit dem Kind feiern, wenn es die Fertigkeit erlernt hat. Sobald das Kind seine Helfer*innen identifiziert hat, wird besprochen, welche Art der Hilfestellung diese im Prozess leisten.

Schritt 7: Vertrauen aufbauen: Kinder neigen dazu, Vertrauen in sich selbst zu haben, wenn es um das Erlernen von Fähigkeiten geht. Wenn sie jedoch lange Zeit mit dem Erlernen von etwas zu kämpfen hatten, kann es sein, dass sie ihr Selbstvertrauen verloren haben. Durch die ständige Konfrontation mit der Problematik des Schweigens ist dies ein häufig beobachtetes Phänomen in Zusammenhang mit dem selektiven Mutismus (Garbani Ballnik, 2009). Um das Selbstvertrauen des Kindes zu stärken, werden die Unterstützer*innen des Kindes gebeten, dem Kind zu sagen, warum sie davon überzeugt sind, dass es die Fähigkeit, mit allen zu sprechen, erlernen kann. Wenn das Kind hört, warum seine Familienmitglieder, Gleichaltrigen und anderen Unterstützer*innen glauben, dass es dies schaffen kann, wird es zuversichtlich, dass es diese Fähigkeit tatsächlich erwerben kann.

Schritt 8: Die Feier planen: Um die Motivation des Kindes zusätzlich zu steigern, wird nun eine Feier in Aussicht gestellt, wenn es die Fähigkeit erworben hat. Das Kind wird zum Beispiel gefragt: „Was würdest du gerne mit deinen Unterstützer*innen erleben, wenn du es schaffst, deiner Lehrer*in vorzulesen?", „Möchtest du, dass wir eine Party für dich veranstalten, oder würdest du lieber etwas anderes machen?" Das Fest ist nicht nur eine Belohnung für das Kind, sondern auch ein bedeutsames soziales Ritual, auch um das Ansehen des Kindes in seiner unmittelbaren Umgebung zu verbessern.

Schritt 9: Die Fähigkeit beschreiben: Es ist hilfreich, mit dem Kind darüber zu sprechen, wie es sein wird, wenn es die neue Fähigkeit erlernt hat. Damit erhält das Kind eine konkrete Vorstellung davon, wie es z.B. der Lehrer*in etwas vorliest. Man bespricht möglichst genau mit dem Kind, wann es vorlesen möchte, zum Beispiel: An welchem Wochentag möchte das Kind zum ersten Mal vorlesen? In welchem Zimmer soll vorgelesen werden? Wo sitzt das Kind, wo sitzt die Lehrer*in? Je genauer man mit dem Kind zusammen bespricht, desto besser kann dem Kind bewusst werden, was es wirklich bedeutet, die Fähigkeit umzusetzen.

Schritt 10: Öffentlich machen: „Öffentlich machen" bedeutet hier, dass die Menschen im Umfeld des Kindes informiert sind, welche Fähigkeit das Kind gerade erlernt. Somit kann das Kind immer wieder zur Umsetzung ermutigt werden und es kann sich von einem Netzwerk getragen fühlen.

Schritt 11: Die Fähigkeit üben: Um eine neue Fähigkeit zu entwickeln oder eine bereits erworbene Fähigkeit besser zu beherrschen, sollte sie geübt werden. Zusammen mit dem Kind werden Ideen kreiert, wie es die Fertigkeit täglich üben kann. Kinder sind glücklicherweise sehr kreativ, wenn es darum geht, Ideen zu entwickeln, wie man Fähigkeiten mit Hilfe von Spielen oder Rollenspielen üben kann. Wenn es dem Kind schwerfällt, sich Möglichkeiten zum Üben der Fertigkeit auszudenken, können Sie Ihre Ideen mit dem Kind teilen oder das Kind dazu bringen, seine Unterstützer*in zu konsultieren, um Ideen zu bekommen, wie es die Fertigkeit in der Praxis üben kann.

Schritt 12: Erinnerungshilfen planen: Im Konzept „Ich schaff's" wird der Rückfall oder Rückschlag als „Vergessen der Fertigkeit" definiert. Diese Umdeutung ebnet den Weg für ein Gespräch mit dem Kind darüber, wie seine Unterstützer*innen ihm helfen können, wenn es die Fertigkeit vergisst oder kurz davor ist, sie zu verlieren. Sie können das Kind fragen: „Es kann vorkommen, dass du diese Fähigkeit vergisst und du versehentlich schweigst". „Wenn das passiert, wie würdest du wollen, dass deine Helfer dich an deine Fähigkeit erinnern?"

Schritt 13: Den Erfolg feiern: Besteht ein Konsens darüber, dass das Kind die Fähigkeit erworben hat – oder gut genug geworden ist, ist es an der Zeit, die zuvor geplante Feier zu organisieren. Dieses Ereignis ist eine Art Übergangsritus, eine Erklärung, dass das Kind eine neue Fähigkeit erworben hat. Wichtig dabei ist die Aufforderung an das Kind, sich bei seinen Unterstützer*innen für ihre Hilfe und Ermutigung zu bedanken. „Wer hat dir geholfen, deine Fähigkeit zu erlernen?", „Wie haben sie dir geholfen?" und „Wie willst du ihnen danken?" Dies sind Fragen, die dem Kind helfen, eine Haltung der Dankbarkeit gegenüber denjenigen zu entwickeln, die sich um es kümmern und ihm bei Bedarf wieder helfen.

Schritt 14: Die Fähigkeit an andere weitergeben: Um die neu erworbene Fähigkeit zu festigen, sollte das Kind die Möglichkeit haben, diese oder eine andere Fertigkeit einem anderen Kind beizubringen. Kinder sind sehr stolz darauf, wenn sie ihr Wissen an andere weitergeben. Das stärkt ihr Selbstwertgefühl und ihre Selbstwirksamkeit, und auch die Beherrschung der Fertigkeit. Dieser Schritt kann besonders gut für den Transfer des Gelernten in die Gruppe genutzt werden.

Schritt 15: Zur nächsten Fähigkeit übergehen: „Ich schaff's" knüpft an das Konzept des lebenslangen Lernens an. Wenn ein Kind eine Fähigkeit entwickelt hat, ist oft schon die nächste zu erlernende Fähigkeit in Sicht. Das Kind könnte als nächstes die Fähigkeit entwickeln, in einer Kleingruppe zusammen mit der Lehrer*in vorzulesen. Eine positive Erfahrung beim Erlernen einer bestimmten Fertigkeit (mit Hilfe von Familie und Freunden) schafft Vertrauen und Motivation für das Erlernen weiterer Fertigkeiten und es versteht sich von selbst, dass jede nächste Fertigkeit anspruchsvoller sein kann als die vorherige.

Das Prinzip, nach dem „Ich schaff's" funktioniert, scheint oberflächlich betrachtet damit zusammenzuhängen, dass das Kind unterentwickelte soziale oder psychische Fähigkeiten erwirbt. „Ich schaff's" wirkt sich jedoch nicht nur auf das Kind aus, sondern bewirkt auch eine deutliche Veränderung in der Interaktion zwischen dem Kind und seiner Umgebung. Familienmitglieder, Lehrer*innen, Freund*innen und andere wichtige Personen im Leben des Kindes werden als Unterstützer*innen betrachtet. Anstatt unbeabsichtigt in einer Weise zu reagieren, die das problematische Verhalten eher verfestigen als abschwächen, werden alle diese Personen zu aktiven Mitgliedern eines Netzwerks von Personen, die sich gemeinsam bemühen, dem Kind zu helfen. Die Beteiligten im System des schweigenden Kindes begleiten den Prozess mit Fürsorge und Ermutigung. Dies schafft ein von Kooperation und Wertschätzung geprägtes Miteinander.

Es sind keine Kontraindikationen für „Ich schaff's" bekannt. Ein potenzielles Risiko der Methode besteht jedoch darin, dass sie mit zunehmender Popularität bestimmte unerwünschte Tendenzen in unserer Kultur verstärken könnte, nämlich ein verengtes Konzept von Normalität oder den Wunsch, jede Abweichung von dem, was als normal angesehen wird, auszublenden, sowie die Tendenz, Kinder mit immer höheren Leistungsanforderungen zu überfordern. Diesen Risiken wird jedoch dadurch entgegengewirkt, dass der Ansatz, wenn er richtig angewandt wird, in hohem Maße kooperativ ist und sich stark auf die Initiative und das Lerntempo des Kindes stützt.

„Ich schaff's" wurde entwickelt, um Fachpersonen ein Instrument an die Hand zu geben, mit dem sie auf Kinder und ihre Familien in einer Weise zugehen können, das die Selbstbestimmung der Kinder respektiert und gleichzeitig ihre Eltern als Verbündete im Problemlösungsprozess betrachtet und behandelt. Die Methode lässt viel Freiraum, kreative Ideen umzusetzen und in enger Zusammenarbeit mit den Kindern individuell zu gestalten. Die Schritte müssen nicht zwingend in der beschriebenen Reihenfolge durchgeführt werden.

5.2.2 Ergebnisse aus der Forschung

Eine Studie von Shuanghong und Niemi (2020), die die Methode *Skillful class* (eine Weiterentwicklung von „Ich schaff's") für die Arbeit mit Schulklassen untersucht, bestätigt die Wirkung von lösungsfokussierten Ansätzen. Frühere Forschungsergebnisse von de Jong und Berg (2002) und Cepukiene et al. (2018) belegen die Wirksamkeit von lösungsfokussierten Ansätzen ebenso.

Lösungsfokussierte Kurzzeittherapie kann für die Veränderung von Verhalten besonders nützlich sein (Rohr et al., 2021). Eine Einzelfallstudie von Gohier (2006) beschreibt den positiven Einfluss von einem unterstützenden sozialen Netz auf die Familie. In Bezug auf Schwierigkeiten werden die positiven Auswirkungen von Resilienz und Bewältigungsschwierigkeiten genannt (Perband, 2016). Stephan (2013) führte eine Online-Befragung durch, die die positive Wirkung des Programms beschreibt. Fähigkeiten würden erfolgreich erlernt, die Durchführung des Programms rufe eine positive Resonanz hervor. Zudem werden positive Effekte hinsichtlich Anpassungsfähigkeit, Empathie und Durchhaltewillen beschrieben (Perband, 2016).

5.2.3 Interview mit Ben Furman

Andrea Muchenberger-Gebauer

Ben, das Konzept „Ich schaff's" passt sehr gut in das Konzept von unserem Buch und zu unserer therapeutischen Haltung. Wir haben einerseits das System des schweigenden Kindes im Fokus, arbeiten aber auch stark lösungsfokussiert. Die Anwendung verschiedener Methoden steht für uns im Zentrum, ein interdisziplinäres Vorgehen ist zentral für unsere Arbeit. Welches sind die Kernelemente von „Ich schaff's"?

„Ich schaff's" ist ein lösungsfokussiertes Konzept, aber auch eine philosophische Idee, dabei gibt es Gemeinsamkeiten mit anderen Methoden.

Das Kind wird sehr stark einbezogen, es wird dazu eingeladen, sich aktiv einzubringen und den Prozess mitzugestalten. Man spricht mit dem Kind darüber, was es lernen sollte und möchte. Angst und Stress sind nicht die Termini, die man verwendet. Vielmehr spricht man über Mut und Fähigkeiten, die es zu erlernen gilt. Es ist typisch für „Ich schaff's", dass man immer versucht, das positive „Gegenteil" der Schwierigkeiten zu formulieren und zu erarbeiten. Auch das ist etwas, was sich in anderen Methoden wiederfindet, ich bin also nicht allein mit dieser Idee!

Ben, es gefällt mir sehr, dass Du sagst, Dein Konzept sei eine philosophische Idee. Wo liegen besondere Vorteile, aber auch eventuell Nachteile von Deinem Ansatz in der Therapie von selektiv mutistischen Kindern?

Es ist ganz einfach: Der Fokus auf der aktiven Teilnahme des Kindes ist ein sehr gewichtiger Vorteil, die wichtigste Stärke dieser Methode. Die Erfahrung in der Arbeit mit selektiv mutistischen Kindern und Jugendlichen zeigt, dass eine aktive Teilnahme oftmals erschwert, aber durchaus möglich ist. Das Kind bringt eigene Ideen ein, wie es diesen Mut entwickeln kann und weiß konkret, was es am nächsten Tag tun kann.

Ich denke, dass psychologische Methoden ganz oft von Erwachsenen gesteuert werden, Erwachsene machen, Erwachsene bestimmen, Erwachsene geben Instruktionen, Erwachsene bekommen Instruktionen von Experten, und so weiter.

Beim „Ich schaff's" Konzept ist die Idee etwas anders, man kommuniziert mit dem Kind, man lädt es zur aktiven Teilnahme ein und stimmt sich ab. In der Arbeit mit selektiv mutistischen Kindern erfordert dies oftmals ein kreatives Vorgehen. Zusammen mit dem Kind definiert man eine Vereinbarung. Somit ist das Kind ein aktiver Teilnehmer. Dies unterscheidet „Ich schaff's" vielleicht von manchen anderen Methoden.

Eine weitere Stärke von „Ich schaff's" ist der Einbezug der Umgebung des Systems. Für Kinder ist es schwer, eine Veränderung zu vollziehen ohne den Einbezug des Umfelds. Der Aufbau eines Netzwerkes, welches aktiv involviert ist, dem Kind zu helfen, ist sehr gewichtig. Man fragt das Kind z. B.: „Wer kann dir helfen, Deinen Mut zu entwickeln?" Das Kind nennt zum Beispiel die Mama, den Papa, vielleicht aber auch den Hund oder die Katze. Es können auch imaginäre „Unterstützer*innen" einbezogen werden, wie z.B. Heldenfiguren. „Ich schaff's" basiert auf der Idee, dass das Kind lustvoll, spielerisch und freudvoll arbeitet. Die Kinder bringen häufig sehr kreative Ideen mit ein. Zum Beispiel schlägt das Kind vor, zuerst mit seinen Puppen die Begrüßung am Morgen zu üben, das kann froh und lustvoll gestaltet werden.

Das deckt sich sehr mit den Erfahrungen, die ich in der Therapie mit mutistischen Kindern und Jugendlichen machte. Wenngleich sie in ihrem Schweigen gefangen sind, kann man sie mit kreativen Methoden gut einbeziehen in die Gestaltung der Therapie und ihre guten Ideen nutzen. Siehst Du auch einen Nachteil in dem Konzept?

Nein, eigentlich nicht. Aber ich habe noch ein interessantes Beispiel: Ich arbeitete mit einer Familie, die ein selektiv mutistisches Kind hatte. Wir sprachen auch darüber, dass es schwierig ist, zu schweigen und Schweigen auch eine Fähigkeit ist. Besonders schwierig sind Situationen, wenn Menschen über einen sprechen und man sich vielleicht nicht mit dem Gesagten identifiziert. Daraus erwächst sicherlich oft das Bedürfnis zu korrigieren.

Aus dieser Situation heraus kreierten wir ein „Spiel". Jedes Familienmitglied nahm die Rolle des Schweigenden ein, so wurde das Schweigen spielerisch. Die anderen Familienmitglieder mussten jeweils versuchen, die schweigende Person zum Sprechen zu bewegen – dies als Beispiel, das Schweigen spielerisch zu besetzen.

In dem Fall war es keine Idee des Kindes, aber eine lustige Idee, um anders mit dem selektiven Mutismus umzugehen.

Das bringt eine schöne Leichtigkeit in den Prozess.

Genau – Leichtigkeit ist sehr passend formuliert. Das Beispiel des spielerischen Umgangs mit dem Schweigen hat nicht direkt mit dem Konzept von „Ich schaff's" zu tun. Aber wir versuchen in schwierigen Systemen eine Leichtigkeit zu etablieren, dies erzeugt eine andere Atmosphäre. Der Fokus liegt dann nicht auf dem Defizit des Kindes oder des Jugendlichen, die viel Therapie benötigen. Die Beteiligten im System des schweigenden Kindes sind in den Prozess eingebunden, sie können gestalten und Ideen kreieren, wie das Kind den Mut entwickeln kann, zu sprechen.

Gibt es Deiner Erfahrung nach etwas in der Therapie mit selektiv mutistischen Kindern, auf das man ganz besonders achten sollte, wenn man mit dem „Ich schaff's" Ansatz arbeitet?

Ja, das gibt es. Es ist nicht immer leicht, die Kinder auf Anhieb zu motivieren, manchmal braucht es kreative Ideen, um eine Motivation aufzubauen. Man wird dann eine Vereinbarung mit dem Kind machen, z.B. „Ich will den Mut entwickeln, mit anderen Menschen zu sprechen", oder „anderen Menschen in die Augen zu schauen". „Ich schaff's" basiert auf der Idee, das Ziel mit kleinen Schritten zu erreichen, dies deckt sich mit der Vorgehensweise in der Verhaltenstherapie. Es ist wichtig den Prozess mit kleinen Schritten zu gestalten, z.B. spricht das Kind zuerst mit einer Puppe. Dafür erhält es eine positive Rückmeldung. Positive Rückmeldungen sind ein wichtiger Motivator im Prozess, man sollte darauf achten, diese gut zu verankern.

Und der Grundgedanke in unserem Konzept ist der, dass wir versuchen, das ganze System einzubeziehen: Die Familien, die Lehrer*innen, Freund*innen, Verwandte – alle für das Kind wichtigen Personen. Alle sind eingeladen, auch für Diskussionen.

Man kann z.B. eine Gruppe in einem Messenger Dienst anlegen. Bei „Ich schaff's" ist es besonders bedeutsam, neben der Familie auch die Freund*innen einzubeziehen. Dabei spielen die Zuversicht und Hoffnung hinsichtlich einer positiven Entwicklung eine große Rolle. Ohne Zuversicht und Hoffnung kann man nicht arbeiten. Ich frage mich oft, woher kommen Hoffnung und Zuversicht? Und ich denke, allein das Wort „Mut", Mut entwickeln, ist schon geprägt von Hoffnung und der Zuversicht auf eine gute Entwicklung.

Das entspricht dem Prinzip des hypnosystemischen Konzepts, dessen Wirkung wissenschaftlich valide belegt ist.

Beim selektiven Mutismus kann man automatisch hoffnungsvoll sein, weil das Kind ja meist mit seiner Familie spricht. Diese Ressource macht man sich zunutze. Es ist der erste Schritt, dass das Kind mit seiner Familie spricht. Nun braucht es noch einige kleine Schritte mehr, um den Kreis der Personen, mit denen gesprochen wird, zu erweitern.

Dabei geht es darum, das Problem oder die Angst nicht in den Fokus zu nehmen, sondern den Mut zum Sprechen aufzubauen oder die Fähigkeit, in allen Situationen zu sprechen, zu erwerben.

Es ist wichtig, dass man mit dem Kind eine Vereinbarung trifft. Dies ist eine wichtige Grundlage für die Motivation. Es ist nicht immer ganz einfach, eine Vereinbarung zu treffen. Wichtig ist es, dass man sich Zeit nimmt, das Kind kennenzulernen. Man spielt mit dem Kind, vielleicht besucht man die Familie. Es geht darum, herauszufinden, was das Kind gerne mag und was es gut kann. Darauf baut die Vereinbarung auf, die man mit dem Kind macht. Wichtig und hilfreich ist es, wenn die Compliance[21] und die Adherence[22] der Eltern vorhanden ist. Wenn die Eltern z.B. sagen „Ja, das ist eine wichtige Fähigkeit für Dich, in allen Situationen sprechen zu können. Wir unterstützen Dich, den Mut dafür zu entwickeln".

Wie arbeitest Du mit Familien oder Systemen, denen es nicht möglich ist, die Kinder zu unterstützen bei der Durchführung des Programms?

Obwohl ich ausgebildeter Familientherapeut bin, versuche ich, das Wort „Familie" zu vermeiden. Die Fokussierung ausschließlich auf die Familie halte ich nicht für zielführend. Kinder mit Problemen brauchen Unterstützung, um Fähigkeiten zu entwickeln. Diese Unterstützung können sie von allen möglichen Menschen bekommen: Von den Großeltern, Geschwistern, Therapeut*innen, Lehrenden oder von Freund*innen usw. Bei kleinen Kindern ist die Familie noch zentral. Aber wenn der Fokus ausschließlich auf der Familie liegt, vergisst man vielleicht andere fantastische Unterstützer*innen. Möglicherweise hat das Kind in einem Verein eine Person, die es unterstützen könnte, dann wäre allein die Fokussierung auf die Familie vielleicht eine verpasste Chance.

Welches sind die wichtigsten Wirkfaktoren in Deinem Konzept?

Das Video „Warum er in die Schule muss" – ist ein gutes Beispiel dafür, wie und dass man mit den Kindern sprechen und Vereinbarungen mit ihnen treffen sollte, um das Kind zu motivieren, bestimmte Fähigkeiten zu erlernen. Die Leute fragen mich sehr oft, was ist, wenn die Kinder nicht mitarbeiten wollen. Dann müssen wir mit den Kindern „Motivationsgespräche" führen. Das oben genannte Video ist ein sehr gutes Beispiel dafür: Der Sohn sagt, er möchte keine Hausaufgaben machen und auch nicht lesen und schreiben lernen. Er möchte gerne Bauarbeiter und Bagger- und Lastwagenfahrer werden. Der Vater erklärt ihm, dass er, um den Führerschein zu machen, lesen können muss, damit er die Inhalte lernen und die Prüfung machen kann. Dies bringt den Jungen zum Nachdenken und er versteht, dass es sinnvoll

21 Bereitschaft zur aktiven Mitwirkung an therapeutischen Maßnahmen
22 Motivation für das gemeinsam entwickelte Therapiekonzept

ist, wenn er lernt, um sein Ziel zu erreichen. Zu wissen, dass Lernen einen Gewinn hat, motiviert. Dieser Schritt, die Kinder zu motivieren, ist ein zentraler Schritt von „Ich schaff's".

Du hast sicher schon Kinder erlebt, die nicht auf Anhieb zur Mitarbeit bereit waren?

Ja, auf jeden Fall, aber dann gibt es viele Möglichkeiten, was man tun kann, um die Kinder zu motivieren. Dies ist die Aufgabe von uns Fachpersonen.

Manchmal sind Kinder oder auch Jugendliche sehr im Widerstand. Die Herausforderung für uns Therapeut*innen und Pädagog*innen besteht darin, die Klienten zur Mitarbeit oder zur Kooperation zu „verführen".

Ich habe immer wieder die Erfahrung gemacht, dass Kinder und Jugendliche nicht über ihre Probleme sprechen wollen. Aber wenn wir sie danach fragen, ob sie daran interessiert sind, Fähigkeiten zu erlernen, dann ist die Resonanz ganz anders. Anfänglich hat es uns immer wieder überrascht, dass Kinder und Jugendliche, die nicht über ihre Probleme sprechen wollten, sehr motiviert waren, Fähigkeiten zu erlernen.

Hast Du Erfahrungen mit Kindern, die kumulative psychiatrische Diagnosen hatten, z.B. selektiv mutistische Kinder mit Depressionen oder Schulverweigerung?

In der Psychiatrie ist es normal, dass die Klient*innen Komorbiditäten haben.

Dann ist das Schweigen eigentlich nur noch ein Symptom.

Das Schweigen ist ein Symptom. Im Freudschen Konzept spricht man weniger über das Symptom, denn vielmehr über die Ursache des Problems. In der Verhaltenstherapie und in lösungsfokussierten Konzepten sucht man weniger nach den Zusammenhängen der Symptome und Ursachen. Man versucht eher eine „demokratische" Organisation der Probleme. Philosophisch ausgedrückt würde man sagen, jedes Problem hat seine eigene Position auf der „Karte". In Englisch spricht man von „Underlying problem", ich nenne es lieber „Sight lying" – visuell gedacht und ausgedrückt.

Es ist nicht die Idee, den Fokus auf eine Ursache von Symptomen zu legen und ein Kernproblem zu definieren, wie es uns das freudianische Denken gelehrt hat. Auch habe ich das in meiner psychiatrischen Ausbildung gelernt. Inzwischen bin ich davon überzeugt, dass es zielführender ist, den Fokus auf der Lösung zu haben.

Wenn jemand mehrere Probleme hat, dann ist es meistens nicht wichtig, mit welchem Problem man in der Therapie startet.

Dies bezieht sich nicht nur auf die Therapie bei selektivem Mutismus. Dieses Vorgehen kann man immer in der Psychiatrie anwenden. Zum Beispiel auch bei Menschen mit der Diagnose Schizophrenie oder bei Menschen mit kognitiven Schwierigkeiten oder bei Halluzinationen. Wenn man die Probleme auf einer Ebene betrachtet, dann reduziert dies die Komplexität und es ist einfacher zu helfen und leichter, Vereinbarungen zu treffen, welche Lösung man erarbeiten kann. Die Zusammenarbeit ist leichter, wenn man keine fixe Idee hat, sondern dass es ein zugrundeliegendes Problem gibt, welches gelöst werden muss.

Ist es wichtig, sich immer an den vorgegebenen Ablauf zu halten? Passt Du den Ablauf jeweils an die Situation an und lässt einen Spielraum? Das Konzept lässt eigentlich viel Raum für Kreativität.

„Ich schaff's" ist nur eine Sammlung von Ideen, wie man mit Kindern arbeiten kann und jeder Schritt ist nur ein Vorschlag – es ist sozusagen eine „Halbstruktur".

Man schaut, wie die Kinder reagieren. Man macht dem Kind Vorschläge und keine Vorgaben. Wenn die Kinder eine Figur nennen, dann spricht man mit den Kindern über die Charaktereigenschaften der Figuren, die als Unterstützer gewünscht sind. Man spricht mit den Kindern über die Fähigkeiten der Charaktere. Daraus ergibt sich die Schlüsselfrage, wie dieser Charakter unterstützen kann. Das Kind ist dann schon automatisch involviert in die Entwicklung der Ideen.

Man fragt die Kinder nicht direkt, was sie tun können, um ihre Probleme zu überwinden oder was sie tun können, um eine gewünschte Fähigkeit zu erlernen. Man fragt indirekt: „Zum Beispiel: Welches Tier kann dir helfen?" „Der Löwe". „Ah – der Löwe kann dir helfen. Warum hast du den Löwen gewählt? Der Löwe ist sicher eine fantastische Hilfe". „Der Löwe hat mir auch schon einmal geholfen, als ich noch ein Kind war".

So führt man zum Beispiel ein Gespräch über den Löwen und dessen Charaktereigenschaften und Fähigkeiten. Daraus ergibt sich dann die konkrete Planung. Im ganzen Prozess nutzt man immer die Fantasie. Es ist ein spielerischer Prozess, man muss die Reihenfolge der Schritte nicht streng einhalten.

Ben – ich habe noch eine Frage zum Familiensystem. Wenn man das Schweigen systemisch betrachtet, dann ändert sich das System durch die Intervention. Kannst Du jeweils beobachten, dass sich im System eine lösungsfokussierte Haltung etabliert, weil der Fokus sich hin zu Lösungen und zu Fähigkeiten geändert hat?

Ich habe verschiedene Möglichkeiten, diese Frage zu beantworten. Ich habe in den 1980er-Jahren in Milano Familientherapie bei Luigi Boscolo studiert. Diese Milano Gruppe hatte die Idee, dass es einen Symptomträger gäbe, dieser habe mit den Symptomen eine Funktion im System. Wir haben in Gruppen gearbeitet und Hypothesen entwickelt zu den verschiedenen Symptomen der Symptomträger. Jede Gruppe hat jeweils unterschiedliche Hypothesen gefunden. Das war die „Melodie" von der Zeit damals. Heute denkt man anders über diese familientherapeutische Idee. Seit vielen Jahren schon haben viele Therapeuten, Familientherapeuten, Kurzzeittherapeuten, lösungsfokussierte Therapeuten diese Idee der Hypothesen über Bord geworfen, weil es vielleicht keine gute Idee ist, sich an Hypothesen zu orientieren, da wir keine Beweise haben – es sind nur Annahmen, dass Probleme solch eine Funktion haben.

Genau – letztlich ist das Formulieren von Hypothesen nur ein Narrativ.

Ja, es war damals die Idee der italienischen Gruppe. Im lösungsfokussierten Denken hat man dieses Konzept heute nicht mehr. Es gibt keine Hypothesen. Vielleicht hat ein Symptom eine Funktion, vielleicht aber auch nicht. In der „Ich schaff's" Methode ist diese Fragestellung nicht interessant.

Es gibt zwei verschiedene Philosophien in der Familientherapie – die, in der die Experten Hypothesen kreieren und die „moderne" Idee, Hypothesen zu vermeiden.

Vielleicht hörtest Du von unserem Kollegen aus Amerika. Er sagte, dass Du eine Kopfschmerztablette nehmen und Dich hinlegen sollst, wenn Du eine Hypothese bekommst – so lange, bis die Hypothese Deinen Kopf wieder verlässt.

Wenn Du keine Hypothesen bildest, kannst Du besser mit den Menschen arbeiten. Hypothesen stören. Hypothetische Ideen von Expert*innen, die ohne authentische Zusammenarbeit mit den Familien formuliert werden, stören – so denke ich – die therapeutische Zusammenarbeit. Die Idee, wie Kinder Fähigkeiten erlernen können und Familien das Kind beim Erlernen der Fähigkeiten unterstützen können, stört nicht die Zusammenarbeit, aber unsere psychologischen, theoretischen Konzepte von Funktionen können die authentische Zusammenarbeit mit den Familien stören.

Wenn alle zusammenarbeiten, helfen und unterstützen, damit das Kind Mut entwickeln kann, dann hat das auch einen heilenden Effekt.

Hast Du beobachtet, dass sich im Familiensystem etwas ändert aufgrund dessen, dass die ganze Familie in den Prozess involviert ist?

Ja, auf jeden Fall! Dafür gibt es viele Beispiele – bei „Ich schaff's", aber auch bei anderen Methoden, die nach ähnlichen Prinzipien arbeiten. Die Ideen sind nicht kompliziert. Für Eltern ist es ein wertvoller Prozess: Es werden Vereinbarungen getroffen, eine Fähigkeit wird erlernt und der Erfolg wird gefeiert. Es werden viele kleine Schritte gemacht, es wird viel positive Rückmeldung gegeben, das Kind wird nicht kritisiert. Mit solch einfachen Ideen ist es möglich, dass die ganze Familie lernt – ohne besonderes Training, ohne Ausbildung. Zum Beispiel erinnere ich mich an einen Fall, in dem die Tante Unterstützerin war und die Idee hatte, dass die Methode sich gut eignen würde, um mit dem Rauchen aufzuhören. Sie schaffte es tatsächlich. Ein weiteres Beispiel verdeutlicht noch besser, wie die Methode sich in der Familie verankert hatte. Der Sohn machte immer die Hausaufgaben am Abend, wenn eigentlich Zeit zum Schlafen war. Mit der „Ich schaff's" Methode lernte er es, die Hausaufgaben früher zu erledigen. Er hatte dann aber auch die Idee, dass auch die Mutter eine Fähigkeit erlernen könnte. Er wünschte sich, dass die Mutter lerne, nett mit ihm zu sprechen, anstatt ihn immer wieder anzuschreien. Die Mutter war einverstanden, somit haben beide eine neue Fähigkeit erlernt. Es gibt sicher immer Möglichkeiten für alle Familienmitglieder, etwas zu lernen, auch in der Therapie von Kindern mit selektivem Mutismus.

Was hat Dich motiviert, „Reteaming" und „Ich schaff's" zu entwickeln? Warum hast Du in der Arbeit einen Schwerpunkt mit ängstlichen Kindern und Jugendlichen?

„Ich schaff's" ist eine Modifikation von Reteaming. Reteaming wurde von uns in Finnland entwickelt, weil wir das Bedürfnis nach einem semistrukturierten Modell hatten. Reteaming wendeten wir in der Beratung von Organisationen und im Coaching an. Mit den Ergebnissen waren wir zufrieden. Es war eine Version des lösungsfokussierten Denkens.

Dann hatte ich den Gedanken, das 12-Schritte-Programm zu modifizieren und begann, es in der Arbeit mit Kindern anzuwenden. „Ich schaff's" ist „Reteaming" für Kinder. Damals arbeitete ich im Kindergarten. Es gab einige Kinder mit Herausforderungen, daher bestand ein großes Bedürfnis, mit diesen schwierigen Kindern und deren Familien zu arbeiten. Im Coaching sprach man damals von Zielen, ich dachte, es sei besser, in der Arbeit mit Kindern von „Fähigkeiten" zu sprechen, weil die Ziele oft Fähigkeiten sind. Bei der Arbeit mit Kindern, die Ängste hatten, merkte ich, dass das Wort „Mut" wiederum besser als „Fähigkeiten" passt. Es ist immer das Gegenteil von „Problem" und Mut ist das Gegenteil von Angst. Die Kinder haben Angst, mit anderen Menschen in fremden Umgebungen zu sprechen – in der Schule oder im Kindergarten. Man kann beide Termini in der Arbeit mit den Kindern verwenden – Fähigkeit oder Mut – die Kinder können das selbst bestimmen.

Es gibt noch eine Idee, über die wir nicht gesprochen haben. Kinder zeigen immer wieder eine Begeisterung für Videos. Ich habe gute Erfahrungen mit Videoaufnahmen gemacht, wenn die Kinder mit Handpuppen oder Ähnlichem sprechen. Das Video kann man dann den Familienmitgliedern zeigen.

> Es kann für die Kinder sehr bedeutsam sein, selbst wenn es nur kurze Sequenzen sind, da sie selbst sehen, was ihnen gelungen ist.

Ben – vielen Dank für die inhaltsreichen Informationen, Impulse, Ideen, und für den Einblick in Deine Gedanken und in Dein Konzept. Deine Freude, mit den Menschen zu arbeiten, ist spürbar.

5.3 Gruppentherapie mit selektiv mutistischen Kindern

Babette Bürgi Wirth, Nina Frunz, Katharina Keller

Nachdem ich (B. B. W.) über einige Jahre Einzeltherapien mit selektiv mutistischen Kindern durchgeführt hatte und die vielen Anfragen für Einzeltherapien kaum mehr bewältigen konnte, drängte sich die Idee auf, zusätzlich Gruppentherapien anzubieten, zumal die Kinder so im geschützten Rahmen ihr neues Sprechvermögen auch in einer Kindergruppe konsolidieren konnten.

Für uns (N. F. & K. K.) entstand die Idee, Kinder mit selektivem Mutismus in der Gruppe zu behandeln, eher zufällig. Wir arbeiteten in derselben Institution, und wie es der Zufall wollte, bekamen wir ungefähr gleichzeitig je einen Fall eines mutistischen Kindes. Wir waren beide vorher kaum mit dem Störungsbild in Kontakt gekommen und fühlten uns in der (Einzel-)Therapie sehr herausgefordert, waren aber auch fasziniert. Der Austausch über die Fälle half uns, das anfängliche Schweigen in den Therapiestunden auszuhalten, und so beschlossen wir, als ein weiteres mutistisches Kind angemeldet wurde, die Kinder gemeinsam und damit in der Gruppe zu behandeln. Schnell waren wir überzeugt von den Vorteilen, die dieses Setting mit sich bringt, und wir begannen das Angebot zu etablieren.

Auf der Suche nach Vernetzung fanden wir drei Therapeutinnen zusammen und begannen, ein Konzept für Gruppentherapie mit selektiv mutistischen Kindern zu erarbeiten und gemeinsam entsprechende Gruppentherapien anzubieten.

5.3.1 Theoretischer Zugang – Einblick in bisherige Veröffentlichungen

Auf der Suche nach geschilderten Erfahrungen, Forschungsergebnissen und Inhalten von Gruppentherapien mit selektiv mutistischen Kindern stießen wir vor allem im englischsprachigen Raum auf Veröffentlichungen. Von diesen möchten wir hier einige für uns relevante Untersuchungen kurz vorstellen.

Bereits 1999 schilderten Bozigar und Aguilar Hansen (1999) ihre Erfahrungen bezüglich Gruppentherapien mit selektiv mutistischen Kindern. Sie geben an, dass sie zu diesem Zeitpunkt noch keine weiteren Veröffentlichungen zu dieser Methode gefunden hätten. Die Sitzungen in der eher kleinen Gruppe (drei Kinder) fanden wöchentlich statt und wurden – wenn nötig – durch Einzeltherapiesitzungen ergänzt. Bozigar und Aguilar Hansen (1999) betonen, dass die Anwesenheit von zwei Therapeut*innen auch bei einer so kleinen Gruppe essenziell gewesen sei, um den Bedürfnissen der Kinder gerecht werden zu können. Ihr Ziel war es, den Kindern das Sprechen zuerst in der Gruppe und dann schon bald durch eng begleitete Sitzungen im schulischen Setting zu ermöglichen. Methodisch wurden Techniken zur Verhaltensveränderung, Desensibilisierungsübungen sowie Entspannungs- und Atemübungen angewendet. Die Autor*innen beschreiben die therapeutische Methode als effektiv und betonen, dass bei der Transfer-Arbeit die Kooperation der Schule zentral gewesen sei.

Sharkey et al. (2008) untersuchten die Wirksamkeit von Gruppentherapien im Hinblick auf selektiven Mutismus. Die Dauer der Therapie betrug in ihrem Fall acht Wochen, wobei sowohl die Kindergruppe als auch die Elterngruppe parallel wöchentlich stattfanden. Ziel war es, die Ängstlichkeit der Kinder zu reduzieren, die nonverbale und verbale Kommunikationsmöglichkeiten durch defokussierte Kommunikation zu fördern und Psychoedukation zu vermitteln. Methodisch wurden bei den Kindern Entspannungsübungen, Aufgaben mit graduierter In-Vivo-Exposition, Belohnungssysteme sowie ein Therapiebuch mit Aufgaben und Hausaufgaben angewendet, während mit den Eltern Strategien im Umgang mit dem ängstlichen Kind und eigenen Ängsten erarbeitet wurden. Prä-Post-Messungen zeigten bei den Kindern eine deutliche Reduktion der Ängstlichkeit und eine Zunahme an verbalem Kommunikationsverhalten.

Busse und Downey (2011) schlagen ein dreistufiges Vorgehen zur Prävention und Intervention bei selektivem Mutismus vor; einen wichtigen Teil dabei bilden die Gruppentherapiesettings. In einem ersten Schritt erfolgt die Aufklärung von der Familie, weiteren Betreuungspersonen und den Lehrenden zu Ängstlichkeit, ergänzt mit konkreten Hinweisen zum Umgang mit schweigendem Verhalten. In einem zweiten Schritt wird ein Screening bezüglich Angststörung und Mutismus mit anschließender spezifischer Beratung im Schulkontext durchgeführt und es werden frühe Interventionen durch Gruppentherapien für das Kind und die Eltern vollzogen. In einem dritten Schritt folgt die individuelle Therapie mit Psychoanalyse, Verhaltenstherapie und – wenn nötig – Psychopharmakologie.

Skedgell et al. (2017) berichten von einem sechsjährigen Knaben, der durch internalisierende und externalisierende Verhaltensauffälligkeiten aufgefallen war. Er zeigte selektiven Mutismus in Verbindung mit oppositionellem Verhalten. Der Knabe erhielt vorerst Einzeltherapiesitzungen, in welchen die Therapie von Angst und Schulverweigerung im Vordergrund stand. Dann folgte eine Gruppentherapie, die auf den selektiven Mutismus und die sozialen Fertigkeiten fokussierte. Die Gruppe bestand aus drei Kindern und beinhaltete in acht Sitzungen die Vermittlung von Techniken zur Regulation von somatischen Angstreaktionen und Sprechübungen *(exposured-based practices)*, die zeitnah belohnt wurden. Die Elterngruppe erhielt Psychoedukation zu selektivem Mutismus und wurde im Umgang mit den Kindern gestützt (Kontingenz-Management). Zudem wurde die Zusammenarbeit mit den Schulen der betroffenen Kinder gesucht. Hierbei ging es vor allem darum, den Transfer der Fortschritte, die in der Gruppentherapie erzielt worden waren, auf das schulische Setting zu übertragen. Wie die Autor*innen schreiben, habe die Einzeltherapie ermöglicht, den Knaben bezüglich seines oppositionellen Verhaltens zu behandeln, während die Gruppentherapie dazu beigetragen habe, dass der Knabe mehr und lauter vor anderen habe sprechen können und sich gegenüber anderen Kindern sozial kompetenter zeigte. Sie betonen, dass die Kombination der beiden Therapiesettings und der intensive Einbezug der Eltern eine Vertiefung und Intensivierung der Therapie habe gewährleisten können.

Die einzige von uns gefundene Veröffentlichung zur Gruppentherapie von Kindern mit selektivem Mutismus im deutschsprachigen Raum stammt von Brand (2009). Brand führte im stationären Kontext über viele Jahre Gruppentherapien mit mutistischen und stotternden Kindern durch. Sie geht von einer längerfristigen Therapie aus, was sie den Eltern und dem betroffenen Kind zu Beginn der Therapie kommuniziert. Selektiven Mutismus versteht Brand als Kommunikationsstörung, welche durch verunsichernde Situationen ausgelöst werde. Während andere Kinder auf Unsicherheit, zum Beispiel mit Bauchschmerzen oder Schlafstörungen reagierten, komme es beim mutistischen Kind zum Schweigen. Brand führt aus, dass Schweigen neu definiert werden müsse, nicht das Sprechen sei wichtig, sondern das Sich-Mitteilen, vorerst auch ohne Worte. In der Gruppe schafft sie deshalb verschiedene Sprechanforderungen, die alle nach ihren eigenen Möglichkeiten lösen können, und sie geht zudem die mangelnden sozialen Kompetenzen der Kinder an.

Katz-Bernstein und Subellok (2002) setzen sich in ihrer Veröffentlichung mit dem Thema

Gruppentherapie mit stotternden Kindern auseinander. Katz-Bernstein (2002) vergleicht die Einzeltherapie und die Gruppentherapie in entwicklungspsychologischer, störungsbezogener und gruppendynamischer Hinsicht. Einige der von ihr genannten Aspekte können auf die Therapie von selektiv mutistischen Kindern übertragen werden. So beschreibt Katz-Bernstein (2002), dass von den drei von Erickson postulierten Entwicklungsthemen *Urvertrauen, Autonomie* und *Initiative*, welche sie im Hinblick auf das therapeutische Setting modifiziert und erweitert, jenes der *Initiative* im Gruppentherapiesetting seinen Platz finde. In der Gruppentherapie könne das Kind seine neu erlangten kommunikativen Kompetenzen sowie die Erfahrungen des Vertrauens, der Zuwendung, der Autonomie und der Abgrenzung aus der Einzeltherapie anwenden und auf die Peergroup übertragen. Katz-Bernstein zeigt zudem auf, dass das Stottern – ähnlich wie das Schweigen beim selektiven Mutismus – eine kommunikative Angelegenheit sei und das Stottern je nach Person und Situation unterschiedlich ausfalle, je nachdem wie stark der Stress empfunden werde. Sie betont, dass Desensibilisierungsübungen in Einzeltherapiesitzungen nie jenen Stress auslösen könnten, der in Gruppensituationen (ähnlich dem Gefüge einer Schulklasse) entstehen könne.

Langer et al. (2020) erklären selektiven Mutismus damit, dass das Schweigen gegenüber bestimmten Personen oder in bestimmten Situationen als sinnvolle Stressbewältigung erfahren werde. In ihr ätiologisches Modell beziehen sie Konzepte aus der Forschung zu Stressregulation und Bindung ein. Prädispositionen auf physischer, psychischer und sozialer Ebene bewirkten ein passives Bewältigungsverhalten in Form von sprachlichem Rückzug. Dies führe dazu, dass diesen Kindern Erfahrungen fehlten, wie sie Belastungen altersentsprechend bewältigen könnten. Langer et al. (2020) betrachten es deshalb als unerlässlich, dass den Kindern in der Mutismustherapie Strategien vermittelt werden, mit welchen sie belastende Situationen bewältigen und Stressreaktionen regulieren können. Zudem postulieren sie, dass es zur Therapie des selektiven Mutismus ein therapeutisches Setting benötige, in welchem der Therapeut oder die Therapeutin die sichere Basis darstelle, von welcher aus das Kind lernen kann, mit anderen zu kommunizieren. Die Autor*innen behandeln die betroffenen Kinder vorerst im Einzelsetting, wobei zusätzlich ein Therapiebegleithund eingesetzt wird. Durch den Körperkontakt mit dem Hund soll die Oxytocinausschüttung angeregt und die Offenheit für neue Beziehungserfahrungen erleichtert werden. Aufbauend auf den Einzeltherapiesitzungen erfolgen Gruppentherapiesitzungen, damit das Kind die neu erlernten Kompetenzen in der nonverbalen und verbalen Kommunikation im natürlichen Setting einer Gruppe erfahren könne (Langer et al., 2020).

Herleitung unseres Störungsverständnisses
Neuere Veröffentlichungen wie die im vorherigen Abschnitt bereits erwähnte Arbeit von Langer et al. (2020) beziehen Konzepte der Stressregulation und Bindung in das Störungsverständnis des selektiven Mutismus mit ein.

In unseren Augen bauen Melfsen et al. (2021) auf den Ideen von Langer et al. (2020) auf und entwickeln ein Modell, um die Symptomatik des selektiven Mutismus zu erklären, das sogenannte *„Unsafe-World"-Modell.* Damit liefern sie unserer Meinung nach weitere wichtige Hinweise für die Therapie des selektiven Mutismus.

Bezugnehmend auf Porges (2010) Polyvagaltheorie zeigen Melfsen et al. dabei auf, wie essenziell es ist, die Regulation des autonomen Nervensystems miteinzubeziehen. Das Modell geht von einer Hypersensibilität gegenüber äußeren und inneren Reizen aus, was die betroffene Person leichter in eine Reizüberflutung manövrieren kann. Diese Reizüberflutung führt zu einem Zustand von Unsicherheit und löst eine Stressreaktion aus. Selektiver Mutismus wird hierbei als eine Stressreaktion auf fälschlicherweise unsicher erlebte Situationen verstanden. Ein zentraler Aspekt in der Therapie sollte folglich die Verbesserung der Selbstregulation sein, um eine stabilere Balance im Nervensystem zu erreichen.

Selektiver Mutismus sollte deshalb – so unsere Überzeugung – nicht mehr nur als eine Störung der Kommunikation verstanden werden. Dies kann der heterogenen und komplexen Symptomatik des selektiven Mutismus kaum gerecht werden (Kearney & Rede, 2021).

Viel zu häufig treten begleitend Entwicklungsstörungen (insbesondere der Sprache) und weitere Besonderheiten im Verhalten auf. Im Bereich der Selbstregulation können hier zum Beispiel eine hohe Sensitivität bezüglich Neuem und Ungewohntem, die Neigung zu Passivität und/oder eine motorische Hemmung sowie Schwierigkeiten in der Entscheidungsfindung genannt werden. Auf der Ebene des Sozialverhaltens sind durch Chronifizierung entstandene soziale Kompetenzdefizite und ablehnendes Verhalten in Kontakten zu beobachten.

Daraus ergibt sich, dass die eingesetzten Methoden der Komplexität der Störung gerecht werden müssen, um auch langfristig Wirkung zu entfalten. Dabei nehmen desensibilisierende, sprachfokussierte Übungen auf der Ebene der Kommunikation einen wichtigen Platz in den Gruppensitzungen ein, sie stehen aber gleichbedeutend neben Verfahren zur Selbst- und Stressregulation sowie zur Erweiterung der sozialen Kompetenzen. Das therapeutische Handeln erfolgt bindungsgeleitet. Um den Transfer in den Alltag zu gewährleisten, braucht es als weitere Ebene die Arbeit im Umfeld. Diese beschränkt sich aber nicht nur auf die Eltern. Auch Bezugspersonen in Bildungs- und Betreuungseinrichtungen sollten nicht nur Psychoedukation erhalten, sondern ebenfalls bezüglich ihres (Erziehungs-)Verhaltens beraten und gecoacht werden. Im Rahmen einer mehrphasigen Mutismustherapie kann die Gruppensituation als Zwischenschritt im Transfer von der Einzeltherapie zum schulischen Setting genutzt werden. Sie gestaltet sich als Zwischenschritt zwischen dem geschützten Raum der Therapie und der alltäglichen Lebenswelt.

5.3.2 Therapeutischer Zugang und Interventionsebenen

Für uns kristallisieren sich folgende Interventionsebenen für die Arbeit in der Gruppe heraus:

Selbstregulation und Stressregulation
Aufgrund der neuesten Therapiestudien, welche bei der Therapie von selektivem Mutismus die Wichtigkeit in der Vermittlung von Stressregulationsstrategien betonen, versuchen wir innerhalb der Gruppe bei jedem einzelnen Kind die Selbstwahrnehmung zu fördern und zunehmend eine Differenzierung in Bezug auf intero- und exterozeptive Wahrnehmung, körperliche Anspannung, eigenes Befinden und eigene Gefühle zu erreichen. Im Weiteren geht es darum, den Kindern zu entspannten, beziehungsoffenen Zuständen zu verhelfen mit der Idee, dass sie einen solchen Zustand bewusst als Gegenpol zum angespannten Zustand erleben können und immer besser darin werden, diese Zustände selbstständig herzustellen. Und schließlich versuchen wir auch das Spektrum an Stressregulationstechniken zu erweitern.

Ein hilfreiches Modell in der Arbeit mit selektiv mutistischen Kindern ist das transaktionelle Stressmodell von Lazarus (1966). Stresserleben wird als ein gestörtes oder instabiles Gleichgewicht zwischen situationalen Anforderungen auf der einen und den Bewertungen und Bewältigungsstrategien auf der anderen Seite verstanden. Ganz grundsätzlich lässt sich das mutistische Schweigen als Stressreaktion auf eine als zu groß erlebte Anforderung verstehen. Lazarus' Modell hilft dabei, Ansatzpunkte zu finden, um den Mutismus zu überwinden. In der Gruppe können wir sowohl an den situationalen Anforderungen ansetzen (wo, mit wem, in welchem Setting kann einem Kind der Einstieg ins Sprechen gelingen), aber auch Bewertungen hinterfragen und neue Bewältigungsstrategien vermitteln und ausprobieren.

Einen weiteren Beitrag zum Thema Selbstregulation und Stressregulation liefert uns die Polyvagaltheorie mit dem Konzept der Neurozeption von Porges (2010). Sie postuliert, dass das autonome Nervensystem die Umgebung schon eingeschätzt und eine adaptive überlebensfördernde Reaktion initiiert hat, bevor das Gehirn einem Vorfall einen Sinn zuschreibt. Porges geht davon aus, dass das autonome Nervensystem aus drei Systemen besteht: dem sympathischen System, welches für Gefahr und Mobilisierung zuständig ist, und dem dorsalen und dem ventralen Vagus, die beide zum parasympathischen System gehören. Ist der dorsale Vagus aktiv, kommt es zur Immobilisierung. Der ventrale Vagus hingegen bietet die Voraussetzungen für Gesundheit, Entwicklung und Genesung.

In der Gruppentherapie soll es also Ziel sein, die Kinder immer wieder aus den Modi Flucht und Kampf oder gar Immobilisierung herauszuführen und in Reaktionen zu führen, die nach Dana (2021, S. 39) dem ventralen Zustand zuzuordnen sind, „... darunter ruhige, glückliche, meditative, ausgeschlossene, aufmerksame, aktive, interessierte, begeisterte, leidenschaftliche, aktionsbereite, entspannte, genießerische und freudige".

Kommunikation

Im Bereich der Kommunikation ist es unser Ziel, die Hemmungen zu reduzieren, die Aktivität der Kinder zu fördern sowie eine Gegenseitigkeit (Therapeut*in-Kind, Kind-Kind) hin zur Spontaneität aufzubauen. Häufig verläuft der Weg zur verbalen Kommunikation über die Vorstufen Partizipation und nonverbale Kommunikation.

Unter **Partizipation** verstehen wir, dass die Kinder am Gruppengeschehen teilnehmen und aktiv dabei sind. Unter nonverbalen Kommunikationsmöglichkeiten verstehen wir, dass das Kind Aussagen (z. B. ob ihm eine Tätigkeit gefällt, ob es Schmerzen hat, ob es zur Toilette muss) ohne verbale Sprache, also mit Mimik, Gestik und Bildern ausdrücken kann. Wir vertreten die Haltung, dass nonverbale Kommunikation gefördert werden soll, wenn verbale Kommunikation noch nicht möglich ist.

Im Bereich Förderung der **nonverbalen Kommunikation** geht es auch darum, das Interesse an Kommunikation zu wecken und den Gewinn von Kommunikation erlebbar zu machen.

Angekommen im Bereich der **verbalen Kommunikation** wenden wir ein graduelles, dem Kind angepasstes und mit dem Kind und dem Umfeld abgesprochenes Vorgehen an. Das bedeutet, dass das Kind beispielsweise zuerst flüstert oder Sprachnachrichten verfasst oder abspielt, dann einen Text vorliest, einzelne Worte spricht. Variationen sind in Lautstärke, Grad der Strukturiertheit und der Wahl der ersten oder nächsten Kommunikationspartner*in (z. B. zuerst mit Kindern und dann mit Erwachsenen oder umgekehrt) zu sehen.

Soziale Interaktion

Die Gruppentherapie bietet alltagsnahe Lernmöglichkeiten. Die Kinder lernen nicht nur miteinander, sondern auch voneinander. Es werden nicht nur die (gemeinsamen) Defizite bewusst, sondern auch die bereits vorhandenen eigenen Kompetenzen und Ressourcen, die im Gruppensetting angewendet und genutzt werden können. Vor allem lernen Kinder sozialemotionale Fähigkeiten deutlich besser mit anderen Kindern als in einer Einzelsituation mit einem Erwachsenen (Maur & Schwenck, 2013). Viele Kinder mit selektivem Mutismus haben in Bezug auf den Kontakt zu Gleichaltrigen viel nachzuholen. Zwar gehen wir nicht davon aus, dass mutistische Kinder per se Defizite in den sozialen Kompetenzen aufweisen, doch kann der durch das Schweigen bedingte Rückzug vor allem aus Gruppenaktivitäten mit der Zeit zu fehlender Erfahrung und dann im weiteren Verlauf durch den Mangel an Übung zu immer mehr Unsicherheit führen. Dem kann im geschützten Gruppensetting ideal entgegengewirkt werden. Durch die Solidaritätserfahrung und die gemeinsame Bewältigung von Problemsituationen können Freundschaften in der Gruppe entstehen.

Um eine Offenheit für neue Beziehungen (sowohl zu den Therapeut*innen als auch zu den anderen Kindern) herzustellen, greifen wir auf die Erkenntnis zurück, dass Synchronisation, also die Koordination von gemeinsamen Bewegungen und Gefühlen, die Beziehungsqualität und die gegenseitige Empathie fördert (Lakin, 2013). Dies lässt sich zum Beispiel in gemeinsamen Bewegungsspielen leicht in die Gruppenstunde einbauen. Danach zeigen sich die Kinder offener für Interaktionen untereinander und bewältigen neue Sprechanforderungen leichter (Langer & Matthes, 2020).

Umfeld

Die Zusammenarbeit mit dem Umfeld, den primären Bezugspersonen, aber auch der Spielgruppe, der Kindertagesstätte und später dem Kindergarten und der Schule erachten wir als äußerst zentral bei der Therapie des selektiven Mutismus. Grundlegend ist, dass alle Beteiligten ein Verständnis für das Problem entwickeln. Wichtig ist außerdem eine gemeinsame Haltung zum Umgang mit dem Nichtsprechen. Nur so findet man einen guten Mittelweg zwischen dem kontraproduktiven extremen Druck bezüglich des Sprechens und der gut gemeinten Absicht, keinerlei Sprechanforderungen mehr zu schaffen.

Im ganzen Therapieprozess geht es deshalb immer wieder darum, die nächsten Entwicklungsschritte, Sprechanforderungen und Sprechanlässe gemeinsam festzulegen. Die genaue gemeinsame Planung und deren Umsetzung sind dabei zentral. Die Eltern und das Umfeld lernen dabei auch, wie sie die therapeutischen Elemente der Gruppe in den Alltag übertragen können, um so eine langfristige Verhaltensänderung zu erreichen. Das aktive Angehen der Symptomatik wirkt sich positiv auf das Kind und letztlich auf die gesamte familiäre Interaktion aus.

Therapeutische Grundhaltung

Uns ist es wichtig, an dieser Stelle auf unsere therapeutische Grundhaltung in den Gruppentherapien einzugehen:

Ziel aller therapeutischen Interventionen ist letztendlich nicht die reine Symptomreduktion, sondern eine bessere Befriedigung der Grundbedürfnisse. Die von Grawe (2004) beschriebenen und empirisch gut belegten Grundbedürfnisse – das Bedürfnis nach Orientierung und Kontrolle, das Bindungsbedürfnis, das Bedürfnis nach Lustgewinn und Unlustvermeidung sowie das Bedürfnis nach Selbstwerterhöhung – bestimmen als obersten Sollwert unser Verhalten. Werden Grundbedürfnisse andauernd verletzt, führt dies im letzten Schritt zur Ausbildung psychischer Störungen.

Die Gruppe soll einerseits einen Raum bieten, in dem die Grundbedürfnisse erfüllt werden können, andererseits aber auch Lernerfahrungen ermöglichen, die eigenen Bedürfnisse wahrzunehmen und herauszufinden, wie die Grundbedürfnisbefriedigung in Zukunft selbst besser erreicht werden kann. Die verschiedenen Grundbedürfnisse werden durch die unten genannten Therapiebausteine und das Therapeutenverhalten angesprochen und sind somit in den Therapieablauf integriert (**Tabelle 5-2**).

Grundlage ist – wie in der Einzeltherapie auch – eine tragfähige therapeutische Beziehung zum Kind und idealerweise auch zu den Eltern. In vielen Fällen hat das Kind bereits in der vorhergehenden Einzeltherapie eine Beziehung zu einem bzw. einer der beiden Gruppen-Therapeut*innen aufgebaut. Falls das Kind direkt ohne vorherige Einzeltherapie in die Gruppe kommt, sollte im Vorgespräch genug Zeit eingeplant werden, um einen ersten positiven Kontakt zum Kind aufzubauen, aber auch, um das Kind in seiner Persönlichkeit, seinen Interessen, der Problematik und familiären Situation ausreichend kennenzulernen.

Durch die bedürfnisorientierte Beziehungsgestaltung zum Kind und ihren Status als sichere Basis nehmen die Therapeut*innen eine wichtige, vielleicht bisher so nicht gekannte

Rolle ein. Sie befriedigen auf der Ebene der Grundbedürfnisse das Bindungsbedürfnis und machen zugleich Autonomie und Kontrolle für das Kind möglich und erlebbar. Die Therapeut*in befindet sich in dem Spannungsfeld zwischen dem Verständnis für die Schwierigkeit des Kindes zu kommunizieren einerseits und dem Einfordern von mehr Beteiligung andererseits. Hier gilt es, die richtige Balance zu finden („Ok, das klappt heute vielleicht noch nicht, aber was kannst du stattdessen probieren?“, „Der nächste Schritt wäre, mit einem anderen Kind zu flüstern, welches Kind soll das sein?“). Dabei sind viel Einfühlung in das jeweilige Kind und eine optimistische, zielorientierte Haltung notwendig. Oft helfen eine große Portion Humor und der feste Glaube daran, dass der nächste Schritt möglich ist. So vermitteln die Therapeut*innen die Zuversicht, dass die nächste Sprechanforderung gemeistert werden kann (vgl. dazu die Erwartungseffekte nach Wampold et al., 2018). In der Gruppe kommt zusätzlich motivierend hinzu, dass das Kind am Beispiel der anderen konkret erlebt, dass dies möglich sein kann.

Wie wichtig das Erfüllen des Bindungsbedürfnisses in der Therapie ist, zeigt sich beispielsweise daran, dass das Kind vor dem nächsten Schritt in Richtung Sprechen entweder aktiv den Kontakt und die Nähe zu einer Therapeutin sucht oder die Therapeutin in die Nähe kommen lässt, so dass eine sichere Basis konkret erlebt werden kann, von der aus das Kind den nächsten Schritt in Richtung sprechen machen kann.

In jeder Therapie gilt es, auch mit Stagnationen oder sogar Rückschritten umzugehen. Da die Therapie von selektivem Mutismus häufig ein längerer und kleinschrittiger Prozess ist, verwenden wir hier gern das Bild einer Treppe (siehe dazu dieser Artikel). So verlieren Therapeut*innen, aber auch die Kinder und Eltern, nie das bisher Erreichte und die weiteren Ziele der Therapie aus dem Auge. Selbst wenn die Fortschritte manchmal noch so klein sind, können sie doch angemessen gewürdigt werden und führen näher an das Ziel.

Des Weiteren sind die Therapeut*innen immer auch Modell für den Umgang mit Fehlern, vor allem in der Kommunikation. Wir vermitteln aktiv, dass Fehler, Versprecher usw. zur normalen Kommunikation dazu gehören und keine negativen Konsequenzen mit sich bringen müssen. Häufig erleben wir auch, dass die Kinder umso lockerer und entspannter werden, je mehr die Therapeut*innen Fehler machen und darüber lachen oder sich selbst lächerliches Verhalten erlauben.

Tabelle 5-2: Umsetzung der Grundbedürfnisse in die Bausteine

Grundbedürfnis	Bausteine
Kontrolle und Autonomie	Strukturierung und Vorhersagbarkeit der Therapieeinheiten und des Therapeutenverhaltens, individuelle Anforderungen in Absprache mit dem Kind, Psychoedukation
Lust	Bewegung, kreative Ausdrucksmöglichkeiten, Rollenspiele, Humor
Bindung	Positive, feinfühlige therapeutische Beziehung als „sichere Basis“, Beziehung zwischen den Kindern (Kontakt wird z. B. außerhalb der Stunden durch Briefe, Sprachnachrichten aufrechterhalten)
Selbstwert	Interesse an der Individualität des Kindes, positive Rückmeldungen, Erfolgserlebnisse, Ressourcenaktivierung, Bewältigungserfahrung

5.3.3 Organisation und Durchführung

Es finden wöchentliche Therapiesitzungen zu je 90 Minuten mit bis zu sechs Kindern und zwei Psychotherapeut*innen statt. Wir sind der Meinung, dass, wie in den meisten vorgestellten Studien auch, eine erfolgreiche Gruppentherapie zwei Therapeut*innen braucht. Denn zu zweit kann man mehr sehen, hören und wahrnehmen. Vor allem jedoch ist es viel einfacher, die Gruppenprozesse im Tun gemeinsam zu reflektieren und anzupassen. So kann man sich als Therapeut*in jederzeit „laut denkend" mit der Co-Therapeut*in austauschen und Anpassungen vornehmen. Zudem nutzen wir regelmäßig – vor allem dann, wenn noch nicht alle Kinder in der Gruppe laut sprechen – die Möglichkeit, in 1:1-Situationen oder in Kleingruppensituationen Kommunikationsverhalten aufzubauen. Dies geschieht auch aus der Erfahrung heraus, dass mutistische Kinder ein Extra an Bindung und Beziehung benötigen. Aus diesen Gründen ist es sinnvoll, die Gruppe zu zweit zu leiten.

Die Gruppen werden möglichst altershomogen bzw. dem Entwicklungsstand der Kinder entsprechend zusammengestellt. Dabei wird auf eine möglichst gute Durchmischung bezüglich des bisher erreichten Kommunikationsverhaltens geachtet.

Die Gruppentherapie kann sowohl als offene wie auch als geschlossene Gruppe mit fixer Dauer durchgeführt werden. Eine offene bedeutet, dass das Kind die Gruppe verlässt, sobald es seine individuellen Ziele erreicht hat. Dann kann ein neues Kind in die laufende Gruppe aufgenommen werden. Die Kinder besuchen die Gruppe so lange, wie sie davon profitieren, was durchaus ein Jahr und länger sein kann.

Rahmen der Gruppentherapiestunden

Den Rahmen unserer Gruppentherapiestunden bilden die **Kreissequenz** am Anfang und Ende sowie der **Kiosk** in der Mitte der Stunde. Eine grundsätzlich gleichbleibende Grundstruktur erachten wir als zentral, da sie den Kindern Sicherheit und Kontrolle vermittelt (Kapitel oben therapeutische Grundhaltung).

Kreissequenzen: Die Gruppentherapie beginnt und endet ritualisiert in einer Kreissequenz. Die Begrüßungs- und Verabschiedungssituation stellt für viele Kinder mit selektivem Mutismus eine der größten Herausforderungen dar, denen man im therapeutischen Setting gut begegnen kann. Hier werden die Hausaufgaben besprochen und gemeinsam gewürdigt. Der Kreis wird auch genutzt, um zunehmend mehr von sich preiszugeben.

Kiosk: Die „Pause" mit dem Kiosk stellt einen wichtigen weiteren strukturellen Fixpunkt dar. So bietet der Kiosk die Möglichkeit zu niederschwelligen Sprechanlässen beim Auswählen eines Snacks, aber auch die Gelegenheit, sich entweder mit seinem Snack für eine Weile zurückzuziehen oder mit den anderen Kindern in Kontakt zu treten. Besondere Freude bereitet es den Kindern, dass sie beim Kiosk die Rolle des Verkäufers oder der Verkäuferin einnehmen können und die anderen Kinder ihren Snack bei ihnen „bestellen".

Die Elemente zwischen den Kreissequenzen und jene für die Umfeldarbeit werden von uns als **Bausteine** bezeichnet. Es handelt sich hierbei um eine Sammlung an Interventionen, welche wir in den letzten Jahren angelegt haben, um die Planung der Stunden speditiver zu gestalten. Alle Bausteine zielen auf eine Verbesserung hinsichtlich der vier Interventionsebenen Selbstregulation und Stressregulation, Kommunikation, soziale Interaktion und Umfeld ab. Die Zusammensetzung der Bausteine ist je nach Phase der Therapie, Alter der Kinder und vorhandener sprachlicher Kommunikation in der Gruppe unterschiedlich. Die Bausteine können auch miteinander kombiniert werden (z.B. Kleingruppenarbeit und Bilderbücher). Ein einzelner Baustein kann auf eine Verbesserung auf verschiedenen Interventionsebenen gleichzeitig abzielen (z.B. betreffen Sprachnachrichten und Briefe die Interventionsebenen Kommunikation und soziale Interaktion). Wir möchten im Folgenden zunächst die Bausteine zur Gestaltung der Gruppentherapiesitzungen und dann die Bausteine für den Transfer in den Alltag vorstellen.

Bausteine zur Gestaltung der Gruppentherapiesitzungen

Kleingruppenarbeit: Gruppengröße und räumliche Distanz zwischen den Kindern werden je nach individuellem Stand des Sprechens beim einzelnen Kind und je nach Gruppendynamik bewusst geplant und variiert. Für die Arbeit in Kleingruppen eignen sich vor allem Regelspiele und Bücher, aber auch das Abspielen von Sprachnachrichten. Ebenfalls können Hausaufgaben in Kleingruppen besprochen werden.

„Safe Place" (z. B. Katz-Bernstein, 2007): In der Gruppentherapie mit Kindern werden zu verschiedenen Zeitpunkten im therapeutischen Prozess sichere Orte (Höhlen oder Hütten aus verschiedenen Materialien) gebaut. Die Kinder können sich dadurch sicher und abgeschirmt fühlen. Der Bau des „Safe Place" kann von den Therapeut*innen unterstützt werden, indem Fragen gestellt werden („Hat deine Höhle eine Türe? Ist das Haus schon genügend sicher?"). Danach kann das einzelne Kind mit Unterstützung der Therapeut*innen seinen sicheren Ort den anderen Kindern vorstellen. Im weiteren Verlauf dienen die verschiedenen sicheren Orte als gute Ausgangslage, um erste Interaktionen zwischen den Kindern anzubahnen (z. B. sich besuchen). Bei älteren Kindern und je nach Entwicklungsstand kann der sichere Ort auch in imaginativer Weise erarbeitet und genutzt und in den Alltag übertragen werden.

Bewegungsspiele: Hier wird auf das gesamte Spektrum an neuen und traditionellen Kinderspielen zurückgegriffen, zum Beispiel Fangen, Verstecken, Ballwurfspiele, Kreisspiele, Bauen von Parcours und Hindernisläufen. Ein besonderer Schwerpunkt liegt auf Spielen, die Synchronisationsprozesse fördern (Kapitel 5.3.2, soziale Interaktion). Hierzu nutzen wir beispielsweise gemeinsames rhythmisches Trommeln, Klopfen und Klatschen sowie Spiele, bei denen synchron Bewegungsfolgen gemacht werden.

Entspannungsübungen: Je nach Alter und Gruppenzusammensetzung bieten sich aktivere oder ruhigere Methoden an wie Entspannungsgeschichten, Bauchatmung, achtsames Wahrnehmen des eigenen Körpers und der Umgebung.

Regelspiele: Regelspiele haben zum einen das Ziel, gemeinsam Spaß zu erleben. Zum anderen gibt es gewisse Spiele, die sich besonders gut eignen, um stufenweise von nonverbalen Beteiligungsmöglichkeiten zu verbalen zu gelangen.

Handpuppen: Handpuppen als Kommunikationspartner setzen wir vor allem im Kindergarten oder im Vorschulbereich ein. Die Handpuppen dienen als Identifikationsfigur (z. B. Schildkröte, die sich bei Unbekanntem in ihren Panzer zurückzieht), als Geschichtenerzähler*in oder zur Unterstützung bei der Einführung neuer Verhaltensstrategien. Bedürfnisse und Gefühle lassen sich hier für die Kinder besonders plastisch und erlebbar darstellen, spontane Interaktionen werden angeregt.

Bilderbücher: Wir verwenden Bilderbücher zur Vermittlung von Psychoedukation, beispielsweise auf der Interventionsebene Stressregulation. Anhand von Bilderbüchern und Geschichten kann außerdem altersgerecht über das Thema selektiver Mutismus oder das Thema Emotionen und Emotionsregulation gesprochen werden. Bilderbücher, insbesondere Wimmelbücher, eignen sich weiterhin sehr gut zum Aufbau von verbaler Kommunikation (z. B. gemeinsam etwas suchen und benennen, Suchaufgaben formulieren).

Zeichnen, Gestalten: Zeichnen und Gestalten bieten sich an, wenn verbale Erzählungen noch nicht möglich sind. So kann das Kind ein Erlebnis in einer Zeichnung darstellen, anstatt davon zu berichten. Das gemeinsame Gestalten kann zur Entwicklung eines Gruppengefühls beitragen (z. B. bei der Gestaltung eines Gruppenplakats). Des Weiteren kann kreatives Gestalten zur Exploration der Interventionsebene Stressregulation eingesetzt werden („Wer bin ich?“; „Was mag ich?“; „Wo in meinem Körper spüre ich ein bestimmtes Gefühl?“).

Selbsteinschätzung: In der Anfangssequenz oder wenn neue Kinder in die Gruppe aufgenommen werden, verwenden wir soziometrische Fragen. Die Kinder beantworten die Fragen, indem sie sich im Raum positionieren. Das Ziel ist, dass sie sich selbst und die anderen kennenlernen. Im weiteren Verlauf geht es darum, die Selbst- und Fremdwahrnehmung zu fördern und die Kinder darin zu unterstützen, dass sie lernen, ihre eigene Meinung zu äußern. Auch als Feedback in der Abschlussrunde setzen wir diese Technik ein. Die Kinder sollen dann beispielsweise beurteilen, was ihnen in der Stunde am besten gefallen hat.

Psychoedukation: Psychoedukation beinhaltet die Vermittlung von störungsspezifischem, aber auch entwicklungspsychologischem Wissen an die betroffenen Kinder (sowie an ihre Eltern und weitere Bezugspersonen; vgl. dazu Kap. 2.4.3, Umfeldarbeit). In der Kindergruppe wird vor allem Wissen zu verschiedenen Emotionen, den dazugehörenden Körperempfindungen und Gedanken vermittelt.

Sprachnachrichten und Briefe: Sprachnachrichten und Briefe (z. B. Genesungswünsche an ein wegen Krankheit fehlendes Kind, Geburtstagsgrüße, Postkarten aus den Ferien) sind gute Möglichkeiten, den Kontakt auch über die Sitzungen hinaus aufrechtzuerhalten. Bei einigen Kindern ist es zudem bereits möglich, Sprachnachrichten an die Therapeut*innen zu schicken, bevor sie sich verbal im Gruppensetting äußern können.

Bausteine für den Transfer in den Alltag

Therapieheft: Jedes Kind erhält ein eigenes Therapieheft. Neben den Hausaufgaben, Arbeiten aus den Gruppenstunden, Zeichnungen und Briefen visualisieren wir darin unser Treppenmodell. Unter jeder Treppenstufe wird das Erreichte mit Datum festgehalten. Das Erreichen der nächsten Treppenstufe kann entweder eine Hausaufgabe sein oder während der Sitzung geplant oder auch spontan erfolgen. Dies könnte zum Beispiel wie folgt aussehen: Das Ziel bzw. das obere Ende der Treppe ist „freies Sprechen im Kreis“. Das Kind erreicht dies über die Treppenstufen „Sprechen mit der Therapeutin allein“, „Flüstern mit der Therapeutin vor einem anderen Kind“, „Sprechen im Kreis mit einem Ein-Wort-Satz“ etc. Ist die erste „Treppe“ des freien Sprechens in der Gruppe erklommen, folgt die nächste Treppe mit Zielen außerhalb des Therapieraumes. Wenn das Kind die Gruppe verlässt, erhält es sein Therapieheft zur Erinnerung mit nach Hause.

Hausaufgaben: Übungen und Herausforderungen für die Zeit zwischen den Gruppen sollen den Transfer in den Alltag erleichtern. Sie können außerdem dazu dienen, ein in der Gruppe bearbeitetes Thema zu Hause zu vertiefen (z. B. Interview mit Freunden oder Familie zum Thema Ängste). Wir greifen auch dabei auf die Möglichkeiten der digitalen Kommunikation über Sprachnachrichten zurück. Die Hausaufgaben der letzten Stunde werden meist zu Beginn im Kreis besprochen. Die Hausaufgaben für die nächste Stunde besprechen wir am Ende der Sitzung. Je jünger die Kinder sind, desto mehr Wert legen wir bei den Hausaufgaben auf einen aktiven Einbezug der Eltern.

Umfeldarbeit: Wir haben im oberen Teil bereits verdeutlicht, warum die Eltern- und Umfeldarbeit einen wichtigen Beitrag zur Therapie in unserem Gruppenkonzept darstellt. Es ist zu bedenken, dass neben der Gruppentherapie genügend Zeit für Gespräche mit Eltern und/oder Lehrenden eingeplant werden muss. Während, vor und nach den Sitzungen besteht dafür kaum Möglichkeit und gleichwohl ist die Zusammenarbeit sowohl mit den Eltern als auch mit der Schule essenziell. Hausaufgaben können nur dann passen, wenn sie mit der Lehrenden abgesprochen wurden und wenn die Kinder bei der Umsetzung von Eltern und Lehrenden ermutigend, aber auch in gewissem Maße herausfordernd begleitet werden. Bei der konkreten Ausgestaltung dieser Arbeit sind wir aufgrund institutioneller Rahmenbedingungen und unterschiedlichen sprachlichen Einschränkungen der Eltern bisher verschiedene Wege gegangen. Eine Möglichkeit besteht darin, die Eltern und (je nach Alter und zu besprechender Thematik) auch das Kind in regelmäßigen Abständen (ca. alle drei Monate) zu Standortgesprächen einzuladen. Neben Informationen zu den Entstehungsbedingungen und dem Umgang mit selektivem Mutismus wollen wir die Eltern befähigen, bewältigbare Sprechanlässe zu schaffen und aktiv außerfamiliäre Kontakte zu suchen. Das Bild der Treppenstufen kann hier wiederum sehr hilfreich sein und führt dazu, dass die Eltern zu „Co-Therapeuten" werden. Die Arbeit mit dem schulischen Umfeld erfolgt meist per Mail oder Telefon. Die Teilnahme an schulischen Standortgesprächen durch eine der beiden Gruppentherapeut*innen kann je nach Fall sehr unterschiedlich ausgestaltet sein. Eine andere Möglichkeit sind regelmäßige Elterngespräche, womit zusätzlich der Austausch zwischen den Eltern Wirkung entfalten kann. Wir haben mit beiden Formen gute Erfahrungen gemacht und empfehlen eine flexible Anpassung an die jeweiligen Arbeitsbedingungen bzw. institutionellen Anforderungen.

Fallgeschichte

Als Sarah* (Name geändert) für eine Mutismustherapie angemeldet wurde, hatte sie bereits die Hälfte des ersten Kindergartenjahres absolviert, hatte aber weder mit den Kindern noch mit den Erwachsenen gesprochen. Sarahs Eltern waren aus Sri Lanka eingewandert, Sarah und ihre Schwester wurden aber in der Schweiz geboren. Zuhause sprach die Familie Singhalesisch, der Vater beherrschte Hochdeutsch, mit der Mutter wurde Englisch gesprochen.

Sarah zeigte in der Einzeltherapie schnell Fortschritte in der verbalen Kommunikation: Sie schaffte es schon bald, Tierlaute zu produzieren, sich dann bei verschiedensten Spielen in Einwortsätzen zu äußern und, nachdem sie die Sprechpuppe als nur durch die Therapeutin sprechend entlarvt hatte, frei zu sprechen.

Große Widerstände zeigten sich jedoch, als diese Fortschritte auf andere Settings wie die Kindergarten- oder Schulklasse transferiert werden sollten. Es war Sarah zwar möglich, dort mit der anwesenden Therapeutin verbal zu kommunizieren, aber andere Kinder oder die Lehrenden mussten in der Regel in großem Abstand bleiben.

Je länger die Therapie dauerte, desto mehr wollte sie grundsätzlich bezüglich des Vorgehens mitbestimmen oder verweigerte bestimmte Aufgaben. So wollte sie zuweilen keinen Besuch der Therapeutin im Kindergarten und wünschte, dass die Therapie in der Praxis stattfinde, konnte aber ebenso Termine in der Praxis ablehnen und explizit nach Therapieterminen im Kindergarten verlangen. Im Kindergarten zeigte sie sich zudem sehr wählerisch gegenüber jenen Kindern, denen sie ihre Stimme offenbaren wollte. Sie begann, Hausaufgaben für die Zeit zwischen den Therapien abzulehnen und verlangte bei den Eltern nach immer größeren Belohnungen. Dies bereitete verständlicherweise für die äußere Welt unbequeme Hürden, aus therapeutischer Hinsicht konnte dieses Verhalten aber als ein Fortschritt auf dem Weg aus der Angststörung angesehen werden.

Absprachen zwischen den sie umgebenden Bezugspersonen wurden immer wichtiger, um Sarah die nötigen Grenzen aufzuzeigen. Und der Umstand, dass trotz Sarahs Widerstand Fortschritte sowohl im schulischen (Sarah sprach mit bestimmten Kindern und der Lehrende im Einzelkontakt oder in Kleingruppen) wie auch familiären Setting (Sarah traf sich mit Kindern im Hof zum Spielen und sprach dort) erfolgten, zeigte, dass man sich auf dem richtigen Weg befand.

Nach eineinhalb Jahren Einzeltherapie musste Sarah den Übergang in die erste Klasse bewältigen. Die Eltern hatten ihr gegenüber immer wieder betont, dass das Sprechen für die Schule sehr wichtig sei, was Sarah wohl verunsichert hatte. Sarah zeigte sich in der Schule sehr pflichtbewusst und interessiert an schulischen Inhalten, schimpfte in der Therapie aber vorerst darüber.

Neu lehnte Sarah deutlich ab, dass die Therapeutin in die Schule kommen würde, um mit ihr dort zu arbeiten. Die Lehrenden beschlossen deshalb, das Programm „Ich schaff's" mit Sarah durchzuführen, ein Programm, welches schrittweise zum erwünschten Verhalten führen soll, bei welchem das Kind Unterstützung durch Helferfiguren und real anwesende Personen erhält und bei welchem schließlich das Erreichen des Ziels mit einem Fest belohnt wird (Furman, 2017; Kapitel 5.2). Auch in diesem Programm zeigte sich Sarah wählerisch, sprach standhaft nur mit bestimmten Kindern und nur in bestimmten Situationen. Zudem schien der Schritt zum Sprechen in der ganzen Klasse immer noch zu groß zu sein.

An diesem Punkt bot sich die Möglichkeit einer Gruppentherapie an, die in derselben Praxis neu angeboten wurde. Sarah bekundete zwar deutlich, dass sie gern mit der Therapeutin allein spiele und vor allem die Rollenspiele (in welcher sie die Prinzessin und die Therapeutin die Dienerin war) vermissen werde. Die Eltern aber entschieden sich dafür, Sarah in die Gruppentherapie zu geben.

Zusammen mit Sarah besuchten fünf weitere Kinder im gleichen Alter die Gruppentherapie. Alle hatten es in der Einzeltherapie geschafft, Fortschritte im Sprechverhalten zu erzielen, alle zeigten sich aber im Klassenverband sehr zurückhaltend und ruhig und beteiligten sich nur wenig oder nicht am mündlichen Unterricht. Die ersten Sitzungen verliefen entsprechend ruhig. Obwohl alle Kinder mit der einen anwesenden Therapeutin im Einzelsetting gesprochen hatten, war ihnen dies im Gruppensetting vorerst nicht mehr möglich. Die Kinder ließen sich aber auf gemeinsame Spiele ein, bei denen es darum ging, die anderen Kinder und die zweite Therapeutin kennenzulernen.

Sarah schaffte es bereits in der zweiten Sitzung, auf der Interventionsebene Kommunikation erste Fortschritte zu erreichen, indem sie einzelne Worte sagte. So wurden Sprechsituationen so gestaltet, dass es ihr möglich war, in einer Zweiergruppe mit nur einem Wort einfache Fragen (zum Lieblingsessen, zur Lieblingsfarbe, zum Lieblingstier) zu beantworten und mithilfe der bekannten Therapeutin sprechend am Kiosk auszuwählen – alles Anforderungen, die in diesem Fall an alle gestellt und die von allen umgesetzt wurden.

Auch Hausaufgaben wurden neu widerstandslos von Sarah angenommen und umgesetzt. Alle anderen Kinder hatten ebenfalls individuell auf sie abgestimmte Hausaufgaben zu erledigen. Sarah sollte in der Schule in bestimmten Situationen sprechen oder zusammen mit der Mutter einkaufen gehen oder sich mit bestimmten Kindern zum Spielen (und sprechen) treffen. Bereits in der vierten Sitzung las Sarah in der Anfangsrunde vor, was ihre Hausaufgaben gewesen waren und wie sie diese erfüllt hatte.

In der Folge standen in den Gruppentherapiesitzungen die Interventionsebene Selbst- und Stressregulation und soziale Kompetenzen im Fokus. Das Thema wurde mithilfe eines Bilderbuchs eingeführt. Sarah ließ sich auf die Auseinandersetzung mit belastenden Situationen ein, die Angst und/oder Stress auslösten, indem sie emotional bedeutsame Erfahrungen mit der Gruppe teilte und deren Belastung angeben konnte. Zudem machte sie dazu (mehr schreibend als sprechend) eine Partnerarbeit mit einem Jungen (mit Jungen verweigerte sie das Sprechen in der Schule nach wie vor) und führte Interviews mit Bekannten der Familie zu diesem Thema durch. Die nächsten Sitzungen beinhalteten Rollenspiele, die den Kindern der Gruppentherapie in einem ersten Schritt aufzeigen sollten, wie sie mit anderen Kindern in Kontakt treten und sie zum Spielen einladen können, die dann aber den Kindern auch Möglichkeiten zur Grenzsetzung oder zum Austragen von Konflikten verdeutlichen sollten. Sarah beteiligte sich lebhaft und inzwischen in ganzen Sätzen sprechend an diesen Rollenspielen.

Besonders gern spielte sie jenes Kind, das deutlich Nein sagte, wenn es nicht einverstanden war. Mit viel Humor wurde überlegt, wie auch der Körper ein Nein ausdrücken könnte.

In regelmäßigen Absprachen mit den Lehrenden (Interventionsebene Umfeld) wurde überlegt, wie die Hausaufgaben für Sarah aussehen könnten und welche Fortschritte damit in der Schule erreicht werden konnten: Sarah sollte beispielsweise in der Halbklasse ein Gedicht mitsprechen oder sich in einem bestimmten Fach regelmäßig mündlich beteiligen. Immer ging es dabei darum, dass sich Sarah mehr und mehr in der Klasse zu exponieren wagte und nicht nur in Kleinstgruppen sprach. In den Gesprächen mit den Lehrenden wurde deutlich, dass Sarah Teilleistungsschwächen hatte, die ihr das Lernen erschwerten und die sie wohl beschämten. Obwohl sich Sarah (wohl ebenfalls aus Scham) dagegen wehrte, wurden zusätzliche Unterstützungen für sie eingerichtet.

Die nun folgenden und letzten Sitzungen, die Sarah besuchte, widmeten sich Selbstregulationsübungen, die bei belastenden Situationen eingesetzt werden konnten. Bei Sarah konnten die neu eingeübten Strategien auch angewendet werden, als sie endlich (auf Wunsch der Eltern) lernen sollte, nicht mehr im Bett der Eltern zu schlafen. Dieses Thema wurde aber in separaten Sitzungen besprochen, da Sarah nicht wollte, dass die anderen Kinder davon erfuhren.

Am Ende der zweiten Klasse verabschiedete sich Sarah von der Gruppe. In der Schule sprach sie inzwischen in allen Settings, in der Regel noch leise, aber ohne sonstigen Ausdruck von Widerstand oder Belastung. In einer der letzten Sitzungen lud sie – noch bevor die Gruppensitzung begonnen hatte – im Wartezimmer die anderen Mädchen dazu ein, mit ihr UNO zu spielen, und zeigte große Befriedigung darüber, dass sie das geschafft hatte.

Reflexion

Für Sarah war es unerlässlich, dass sie vorerst in Einzeltherapiesitzungen zum Sprechen kommen konnte. Sie ließ sich ohne Widerstände auf diese ein, genoss das Spiel zu zweit und schaffte es innerhalb weniger Wochen, erste Worte und kurze Sätze zu sprechen. Ihrer, aber auch der Bedürftigkeit der Mutter konnte nur in diesem Setting Rechnung getragen werden.

Sarah zeigte dann jedoch großen Widerstand, als es darum ging, ihre Fortschritte auf das schulische Setting zu transferieren. Die Herausforderungen schienen ihr dabei zu groß und sie begann, ihnen auszuweichen, indem sie sich verweigerte oder nach sinnlos großen Belohnungen verlangte. Offensichtlich genoss sie es dabei, sich (vermeintlich) mächtig zu erleben. Der weitere Weg wurde durch die Gruppentherapie ermöglicht.

In der Gruppentherapie zeigte sich Sarah ganz anders. Es war ihr ein großes Anliegen, dazuzugehören, mitzumachen und nicht negativ aufzufallen. Sie hatte nicht nur Freude am gemeinsamen Spiel, sondern erlebte auch wöchentlich, dass die anderen Kinder sich ebenfalls auf Herausforderungen einlassen mussten und dass sie sich – wie sie selbst – darauf einließen. Die wöchentlichen Würdigungen im Therapieheft waren dabei jeweils wichtige und wertvolle Momente.

5.3.4 Fazit

Selektiver Mutismus gilt als Krankheitsbild, das schwierig zu behandeln ist und eine hohe Gefährdung von Chronifizierung mit sich bringt. Da es ein relativ seltenes und eher unbekanntes Störungsbild ist, gibt es aus unserer Erfahrung noch viel zu wenige spezialisierte Therapeut*innen und Therapieangebote.

1999 wurde erstmals eine **Gruppentherapie** für betroffene Kinder angeboten. Seitdem gab es vereinzelt mutmachende Berichte darüber, dass die Gruppentherapie einen wertvollen Beitrag zur Therapie von Kindern mit selektivem Mutismus leisten kann. Auch unsere ersten

Erfahrungen haben uns ermutigt, weiter gruppentherapeutisch zu arbeiten und das Konzept zur Therapie selektiv mutistischer Kinder im Gruppensetting stetig weiterzuentwickeln. Jede Gruppendurchführung bringt neue Gedanken, Ideen und Impulse. Im Verlauf der letzten Jahre haben sich für uns bezüglich der Gruppentherapie mit selektiv mutistischen Kindern verschiedene Vorteile gezeigt:

Das **Gruppensetting** bietet durch die Nähe zur alltäglichen Lebenswirklichkeit, in welcher sich die betroffenen Kinder meist in kleineren oder größeren Gruppen bewegen, die Möglichkeit, dass viele Fertigkeiten wie das Sprechen mit und vor anderen Kindern oder das Initiieren von sozialen Interaktionen viel einfacher und natürlicher vorerst im geschützten Rahmen geübt und konsolidiert und dann in den Alltag transferiert werden können. Das **Einzelsetting** kann solche der Wirklichkeit entsprechenden und somit idealen Lernsettings nicht bieten.

Es muss dabei erwähnt werden, dass – auch wenn die betroffenen Kinder im Einzelsetting bereits mit einer der beiden im Gruppensetting anwesenden Therapeut*innen gesprochen haben – damit gerechnet werden muss, dass sie im Gruppensetting vorerst (noch) nicht sprechen. Die ersten Sitzungen einer neu gestarteten Gruppentherapie können – abgesehen von den Therapeut*innen – schweigend ausfallen. Mit diesem „Rückschritt“ muss adäquat umgegangen werden, um weder Kind noch Eltern zu entmutigen. Mithilfe von Piktogrammen, Bildkarten und nonverbalen Zeichen (Daumen hoch, Daumen runter) dürfen die Kinder kommunizieren, solange verbale Kommunikation nicht möglich ist, aber trotzdem Bedürfnisse/ Anliegen eingebracht werden sollen (Toilettengang, Tätigkeiten fortführen oder beenden). Es gilt aber – wie auch in der Einzeltherapie – den richtigen Moment nicht zu verpassen, bei welchem in der Gruppentherapie die Möglichkeiten zur nonverbalen Kommunikation reduziert und erste Schritte zur verbalen Kommunikation eingefordert werden müssen. Wir haben dabei die Erfahrung gemacht, dass es sich lohnt, die betroffenen Kinder bei der Frage mit einzubeziehen, wie sie erste und später auch weitere Schritte zum Sprechen in der Gruppe schaffen. So kann eine Hausaufgabe lauten, dass sich die Kinder genau dies überlegen und uns dann per Sprachnachricht mitteilen sollen. Das Gruppensetting bietet zudem die Möglichkeit, dass Kinder mit selektivem Mutismus Kinder kennenlernen und erleben, die dieselbe Symptomatik aufweisen. Diese Solidaritätserfahrung kann einerseits erleichternd wirken, im Sinne von „Ich bin nicht das einzige Kind, das nicht spricht!“. Andererseits kann es den betroffenen Kindern auch aufzeigen, wie das Schweigen auf andere wirkt, wie es einem als Gegenüber lähmen, ärgern oder hilflos machen kann.

Wie das aufgeführte Fallbeispiel zeigt, lassen sich von selektivem Mutismus betroffene Kinder zudem von anderen Kindern der Gruppe und deren Fortschritten, die miterlebt und mitverfolgt werden können, auch animieren, wenn nicht sogar anspornen. So beobachten wir nicht selten, dass ein Kind plötzlich einen weiteren Schritt im Sprechen schafft, den ein anderes Kind vor wenigen Wochen erzielt hatte. Auch haben wir die Erfahrung gemacht, dass Hausaufgaben, die im Gruppensetting erhalten werden, zuverlässiger und pflichtbewusster angegangen werden. Konnten sie nicht ganz so gelöst werden, wie vorgesehen, weichen die Kinder in ihren Erklärungen weniger aus. Offenbar hilft hier das Bedürfnis nach Gruppenzugehörigkeit. Aus unserer Sicht nehmen auch die Eltern in den Gruppentherapien häufig eine aktivere Rolle ein. So beobachten wir, dass sich die Elternteile der betroffenen Kinder während den Gruppentherapiesitzungen austauschen und auch in Eigeninitiative probieren, Kontakte zwischen den Kindern zu initiieren (beispielsweise einander Sprachnachrichten zu senden oder sich zum Spielen zu treffen). Für uns Therapeut*innen stellt das Gruppensetting eine befriedigende Abwechslung zur Einzeltherapie dar. Das anfängliche Schweigen ist im Team besser auszuhalten und damit auch für die Kinder erträglicher. Es verliert an Schrecken und

Schwere. Auch hier möchten wir nochmals betonen, dass wir zwei Therapeut*innen als zwingend notwendig erachten, da Kommunikation zu Beginn meist nur unter den Therapeut*innen möglich ist und damit ein wichtiges Modell für die Kinder darstellt. Manchmal vermissen einzelne Kinder das Einzelsetting, in dem deutlich mehr auf die individuellen Bedürfnisse eingegangen werden kann. Entsprechende Termine ermöglichen wir gern, sofern es zusätzlich zur Gruppentherapie sinnvoll ist. Solche zusätzliche oder parallele Arbeit muss aber auf jeden Fall neben der Gruppentherapie einberechnet werden, damit sie nicht aus Zeitmangel entfällt.

Zum jetzigen Zeitpunkt sehen wir vorwiegend Kinder mit chronifizierten Formen von selektivem Mutismus. Mehrheitlich behandeln wir sie zuerst im Einzel- und dann im Gruppensetting. Ein geeigneter Zeitpunkt für den Wechsel von der Einzel- in die Gruppentherapie ist dann, wenn das betroffene Kind noch vor allem Transferarbeit leisten muss und die entsprechenden Settings, um noch Schwieriges üben zu können, nur in der Gruppe geboten werden können. Immer wieder gibt es aber auch Kinder mit selektivem Mutismus, denen es viel einfacher fällt, mit Gleichaltrigen als mit Erwachsenen zu sprechen. Manche davon geraten in der Einzeltherapie regelrecht in einen Freeze, weil sie durch das Zusammensein mit der erwachsenen Therapeutin zu stark herausgefordert sind. Diesen Kindern empfehlen wir eine Teilnahme an einer Gruppentherapie, ohne vorher länger eine Einzeltherapie besucht zu haben.

Die Gruppengröße von sechs Kindern hat sich in der Vergangenheit bewährt. Bei jüngeren Kindern (Vorschul- und Kindergartenalter) sollten unserer Ansicht nach auf keinen Fall mehrere Kinder gleichzeitig teilnehmen. Nur so kann gewährleistet werden, dass den individuellen Bedürfnissen der einzelnen Kinder entsprochen werden kann. So kann es beispielsweise sein, dass die Trennung vom Elternteil jeweils schwierig ist und von einer Therapeutin begleitet werden muss. Wenn die Kinder aber bereits etwas älter sind und zudem in der Entwicklung des Sprechvermögens schon gute Fortschritte erzielt haben, kann die Gruppengröße allenfalls auf acht Kinder erhöht werden.

Wie in unseren Schilderungen ersichtlich wird, finden wir, dass gerade bei Kindern mit selektivem Mutismus der Zeitpunkt, wann die Therapie beendet werden soll, gut gewählt werden muss, um zu vermeiden, dass erreichte Fortschritte ohne unterstützende Therapie nicht wieder verloren gehen. Der richtige Zeitpunkt, um die Therapie zu beenden, ergibt sich aus unserer Sicht dann, wenn deutliche Fortschritte sichtbar werden, das Kind Langeweile in der Einzel- oder Gruppentherapie bekundet und wenn sich die involvierten Bezugspersonen sicher genug fühlen, das Kind beim weiteren Weg so zu unterstützen, dass das Sprechen oder andere Fortschritte erhalten werden können. Natürlich muss dabei mit den Kostenträgern ein Konsens gefunden werden.

Damit weder wir Therapeut*innen noch die betroffenen Kinder und ihre Eltern bei diesem oftmals längeren und kleinschrittigen Prozess die Geduld und Ausdauer verlieren, halten wir es für sinnvoll, die Fortschritte und das zu erreichende Ziel im Treppenmodell festzuhalten. Je mehr die Kinder bei den einzelnen zu erreichenden Zwischenzielen (Treppenstufen) mitsprechen können, desto eher gelingen diese auch. Die mit Treppenstufen visualisierten Fortschritte erachten wir als derart wichtig, dass wir sie in unser Logo (**Abbildung 5-9**) aufgenommen haben.

Die Durchführung von Gruppentherapien mit selektiv mutistischen Kindern ist mit einem gewissen Aufwand verbunden, der leider in der Schweiz oftmals nicht kostendeckend abge-

Abbildung 5-9: Logo

rechnet werden kann. Da wir uns nicht an vorgegebene Manuale halten, bereiten wir jede Sitzung neu vor und versuchen dabei, alle für uns wichtigen Interventionsebenen zu berücksichtigen, aber auch auf die individuellen Bedürfnisse der Kinder einzugehen. Dazu gilt es, jeweils nach den Sitzungen die Dynamik der Gruppe wie auch die Prozesse der einzelnen Kinder zu evaluieren. Wir sind überzeugt davon, dass Gruppentherapien für bestimmte Kinder mit selektivem Mutismus die weiter dargestellten Vorteile bieten, und schätzen die Zusammenarbeit bei einer Symptomatik, die selbst erfahrene Therapeut*innen ab und an lähmen kann.

Unser Wunsch für die Zukunft ist es, die Gruppentherapie für Kinder im Frühbereich weiterzuentwickeln und als niederschwelliges Angebot zu etablieren mit dem Ziel, unnötige Chronifizierung und damit verbundene lange Therapien zu verhindern.

5.4 Online-Coaching für pädagogische und therapeutische Fachkräfte

Franziska Florineth-Baatsch

Spezialisierte Mutismus-Fachpersonen sind rar und fehlen meist vor Ort. Dieses Kapitel untersucht, ob ein regelmäßiges Online-Coaching der pädagogischen und therapeutischen Fachkräfte durch eine Expertin dennoch dazu beitragen kann, betroffenen Kindern bei der Bewältigung ihrer Probleme zu helfen. Auf dem Hintergrund dieser Frage wird eine zwei Jahre dauernde Online-Begleitung von Lehrenden und Fachpersonen für drei selektiv mutistische Geschwister mit Migrationshintergrund geschildert.

Mitten in der Covid-19-Pandemie kontaktierte mich eine Schulpsychologin, die durch einen Zeitungsartikel auf mich aufmerksam geworden war. Seit ein paar Monaten begleitete sie eine Flüchtlingsfamilie mit drei beharrlich schweigenden Kindern im Alter von sechs und sieben Jahren. Das Dorf, in dem die Familie lebte, war abgelegen, die nächste Therapiestelle sehr weit entfernt und die Familie auf den öffentlichen Verkehr angewiesen. Es war deshalb einerseits für die Familie und andererseits auch für die Lehrende und Fachpersonen sehr schwierig und umständlich, sich eine spezialisierte Unterstützung zu holen. Nur die älteste Schwester, die siebenjährige Amila, besuchte seit ein paar Monaten einmal pro Woche eine externe logopädische Therapie. Der Grund dafür lag in ihrem selektiven Mutismus. Der lange Reiseweg konnte jedoch nur mit sehr großem organisatorischen und zeitlichen Aufwand der Familie bewältigt werden.

Auf Grund der großen geographischen Distanz, der Pandemiesituation und der hohen Not aller Beteiligten, einigten wir uns darauf, regelmäßige Online-Sitzungen auszuprobieren. Als die definitive Bereitschaft und Offenheit der betreffenden Lehrenden und Fachpersonen für ein Online-Coaching vorlag und schließlich auch die Finanzierung dieses Projektes (20 Beratungsstunden) durch die Gemeinde gesichert war, konnten wir uns für ein erstes Online-Treffen verabreden.

5.4.1 Rahmen des Online-Coachings

Amilas jüngere Zwillingsschwestern, Uma und Kala, besuchten den Kindergarten im zweiten Jahr und Amila die erste Klasse. Ich nahm eine Aufteilung in zwei Coaching-Gruppen vor: Eine für die beiden Kindergarten-Erzieherinnen in Bezug auf die Zwillinge und eine andere für die Logopädin, Lehrende und Schulpsychologin bezüglich Amila. Die Coachings der beiden Teams fanden unabhängig voneinander an verschiedenen Tagen und zu unterschiedlichen Zeiten statt. In den ersten sechs Monaten gab es monatliche Online-Treffen, danach circa alle drei Monate. Die Begleitung erstreckte sich über rund zwei Jahre.

Der zeitliche Rahmen der Coachings bewegte sich je nach Bedarf und Teilnehmenden zwischen 60 und 90 Minuten. Das nächste Online-Treffen wurde gemeinsam nach jeder Sitzung neu vereinbart. Manchmal wünschten sich die Beratenen kürzere, manchmal längere Intervalle, um für die Umsetzung des Besprochenen genügend Zeit zu haben und Erfahrungen zu sammeln.

Im Laufe des Coachingprozesses durften neben dem Kernteam auch weitere interessierte und für die Kinder neue und relevante Personen am Coaching teilnehmen (z. B. eine IF-Lehrende[23], eine neue Lehrende, eine Schulbegleitung). Die Gruppengröße schwankte somit zwischen zwei und fünf Personen. Ich bot an, dass man sich bei dringenden Fragen jederzeit telefonisch oder schriftlich an mich wenden kann. Flexibilität im Beratungsprozess war mir wichtig, um den Bedürfnissen der Ratsuchenden gerecht zu werden, was meiner Meinung nach eine stabile Beratungsbeziehung und eine engere Verbindung zur Lebenswelt der Betroffenen förderte. Ich war nie vor Ort und kannte die drei Kinder nur aus den Beschreibungen und abgespielten Ton- und Videoaufnahmen. In den zwei Jahren fanden insgesamt zwanzig Online-Coachingtreffen statt.

Im Fokus dieses Beitrags steht Amilas Entwicklung im Laufe des Online-Coachings. Im ersten Teil werden Amilas Entwicklungsschritte und die Bemühungen ihrer Erzieherinnen und der zukünftigen Lehrenden noch vor Beginn des Coachings geschildert. Sie erkannten bereits früh, dass bei Amila etwas war, das sie lange nicht einordnen konnten. Glücklicherweise suchten sie aktiv nach Hilfe.[24] Im zweiten und dritten Teil des Beitrags wird beschrieben, welche weiteren Fortschritte Amila und ihre Geschwister durch das Online-Coaching ihrer Lehrenden und Fachkräfte zeigten und was für diese konkret in der Unterstützung der Mädchen hilfreich war. Im vierten Teil wird auf die Rückmeldungen der Teilnehmerinnen am Coaching eingegangen. Diese wurden zwei Jahre nach ihren Coaching-Erfahrungen mithilfe eines Fragebogens zu den Vor- und Nachteilen sowie dem Mehrwert dieser innovativen Beratungsform befragt.

Diese Art des Coachings bei selektivem Mutismus kann als Prototyp angesehen werden. Die Evaluation dieser neuen Methode scheint mir bedeutsam zu sein, im Sinne eines empirischen Vorgehens, welches die Möglichkeit bietet, Verbesserungen am Konzept und an der Ausführung vorzunehmen. Dazu sind einige Gedanken im Fazit und in der Reflexion zu finden.

5.4.2 Amilas Entwicklung bis zum Coachingstart

Amilas Eltern, Herr und Frau Anbu, hatten sich in einem Flüchtlingslager kennengelernt und kamen 2010 als politische Flüchtlinge in die Schweiz. Mit einem jährlich überprüften provisorischen Aufenthaltsstatus und zwei abgelehnten Asylanträgen lebte die Familie jedoch in ständiger Sorge, die Schweiz wieder verlassen zu müssen.

Anfangs wohnte das Paar in einer Wohnung im Dorfschulhaus, in dem auch der Kindergarten untergebracht war. Amila wurde 2013 geboren, gefolgt von ihren eineiigen Zwillingsschwestern Uma und Kala 18 Monate später. Die Mutter fand weit entfernt Arbeit in einem Altenheim, während der Vater aus gesundheitlichen und psychischen Gründen[25] nicht arbeiten konnte und bei den Kinder zuhause blieb. Herr Anbu sprach kaum ein Wort Deutsch, Frau Anbu rudimentär. Sie war eine schöne Frau, während das Gesicht und der Körper

23 IF bedeutet Integrative Förderung und wird in der Regel durch eine schulische Heilpädagogin durchgeführt.

24 Dies zeigt einmal mehr, dass Erzieher: innen und Lehrende eine hohe Bedeutung in der Früherkennung schweigender Kinder haben und es maßgeblich von ihrem Engagement abhängt, inwieweit diese Kinder professionelle, mutismus-spezifische Hilfe erfahren (vgl. Kap. 5.4.7 „Betrachtungen aus der Metaebene").

25 Der Vater war durch einschneidende Erlebnisse im Heimatland traumatisiert.

ihres Mannes von erlittenen Verletzungen gezeichnet waren.

Die Fensterläden der Wohnung blieben beinahe immer geschlossen und die Mädchen sah man kaum draußen spielen, sie verbrachten die meiste Zeit drinnen. Die Erzieherinnen, die im selben Gebäude arbeiteten, bemerkten die Situation und schlugen vor, dass der Vater die kleinen Mädchen während der großen Pause am Kindergartenspiel teilnehmen lassen könnte. Dieses Angebot lehnte er jedoch ab.

Amilas Kindergartenzeit

Amila kam als erstes der Geschwister in den Kindergarten. In den ersten Wochen zeigte sie eine ernste, fast grimmige Mimik und vermied Blickkontakt. Sie verharrte erstarrt im Kindergarten oder saß regungslos am Tisch, ohne Kontakt zu ihren Mitschülerinnen und Mitschülern aufzunehmen. Gelegentlich hatte sie auch Einnässepisoden und wurde dann von einer Erzieherin zu ihrem Vater in die obere Etage gebracht. Ihr Vater nahm sie wortlos in Empfang, wechselte ihre Kleider und brachte sie ohne Worte wieder zurück in den Kindergarten. Zwischen den beiden schien kaum eine emotionale Bindung zu bestehen.

Nach einigen Wochen informierten die Erzieherinnen das Fürsorgewesen, da sie feststellten, dass der Vater mit der Erziehung und Betreuung der drei Mädchen überfordert war. Die Fürsorge reagierte rasch und ermöglichte der Mutter, zu Hause zu bleiben, wodurch sich das Einnässen bei Amila deutlich verbesserte und sie psychisch stabiler wirkte. Dennoch sprach sie nach wie vor kein Wort.

Die Monate vergingen, und Amila blieb stumm. Bei der jährlichen logopädischen Untersuchung im Kindergarten beschloss die Logopädin aufgrund der besonderen Umstände, dem Mädchen noch mehr Zeit zu geben und sie vorerst nicht in die Therapie aufzunehmen.

Zusätzlich fiel auf, dass Amila motorisch sehr unsicher und ungeschickt war. Wenn sie kniehohe Hindernisse überwinden musste, blieb sie einfach stehen und wartete auf Hilfe von einer Erzieherin. Sie benötigte viel Ermutigung, um den nächsten Schritt zu wagen, und zeigte nur langsam und zögerlich, was sie wollte. Während der Singspiele bewegte sie ihren Mund lautlos und führte die dazugehörigen Bewegungen aus oder klatschte im Rhythmus von Liedern. Ihre Arbeiten erledigte sie zwar konzentriert, aber langsam, und oft benötigte sie Aufforderungen – sei es durch bedeutungsvolle Blicke, klare Anweisungen oder Einladungen zur Mitarbeit.

Eines Tages entwich Amila ein „sch“, das in einem gemeinsamen Lied vorkam. Die Klasse jubilierte[26] und die Erzieherinnen ermutigten sie, dieses „sch“ bei allen Gelegenheiten zu verwenden (zum Grüßen, beim Hilfeersuchen, beim Malen usw.). Das funktionierte sehr gut. Besonders glücklich war, dass Amilas Mitschülerinnen und Mitschüler sehr sozial waren und ihr eine große Unterstützung boten. In den Pausen blühte Amila auf und nahm gerne an Spielen teil, wenn die Kinder sie einbezogen, etwa beim Versteckspielen.

Im zweiten Kindergartenjahr bereiteten die Erzieherinnen Amila auf die erste Klasse vor. Sie durfte einen Plastikbuchstaben auswählen, den sie lernen und aussprechen wollte. Die gesamte Klasse beteiligte sich, indem sie rhythmisch klatschte oder den Buchstaben aussprach. Es wurden Worte mit diesem Buchstaben gesucht, und der Buchstabe wurde in verschiedenen Lautstärken und Tonlagen ausgesprochen.

Start der Logopädie

Nachdem Amilas Schweigen hartnäckig anhielt, diagnostizierte die Logopädin bei ihr einen selektiven Mutismus und startete in den letzten sechs Monaten des zweiten Kindergartenjahres die wöchentliche externe logopädische Therapie. In der Therapie intensivierte Amila das Erlernen von Lauten und traute sich, sie auszusprechen. So konnte sie beispielsweise

26 Glücklicherweise ließ sich Amila von der heftigen Reaktion der Klasse nicht irritieren und verstummte nicht wieder vollkommen.

durch Aussprechen von „s" und „sch" steuern, von welchem Stapel sie Puzzleteile erhielt. Diese Laute verwendete sie dann auch im Freispiel, indem das Playmobilmännchen mit „sch-sch-sch" telefonierte und die Prosodie eines Gesprächs imitierte. Bis zum Ende des zweiten Kindergartenjahres konnte Amila fünf Laute zuverlässig äußern.

Amilas Schulzeit: fachliche Abklärungen

Amila kam mit sechs anderen Mädchen und einem Jungen in die erste Klasse. Im gleichen Schulzimmer wurde auch die zweite Klasse unterrichtet. Die Lehrende stand von Anfang an in engem Austausch mit Amilas früheren Erzieherinnen und konnte von ihren Erfahrungen profitieren. In der Schule konnte Amila für kurze Momente Blickkontakt halten und durch Nicken und Kopfschütteln kommunizieren. Auf Aufforderung sprach sie jedoch nur die Laute E, S, L, K und G aus, die sie im Kindergarten gelernt hatte. Anfangs passierte es, dass sie wieder einnässte[27] und orientierungslos im Klassenzimmer herumstand. Sie begann dann, ihre Mitschüler zu beobachten und zu imitieren. Amila wirkte aufmerksam, war aber oft blockiert und brauchte immer wieder Anstoß von außen, um sich auf Aufgaben einlassen zu können. Nach einem halben Jahr begann sie ihre Hand zu heben, Antworten in die Luft zu schreiben oder Zahlen mit den Fingern zu zeigen. Sie war jedoch noch nicht bereit, neue Laute zu erlernen. Der Schulstoff wurde komplexer, und es war unklar, ob Amila aufgrund ihres Verhaltens Schwierigkeiten beim Rechnen hatte (dort vor allem) oder ob andere Gründe vorlagen. Die zuständige Schulpsychologin untersuchte Amilas intellektuelles Potenzial[28], und eine Psychotherapeutin[29] bestätigte nochmals die Diagnose des selektiven Mutismus. In den Pausen blieb Amila meist alleine und fand keinen Anschluss, trotz der vielen Bemühungen ihrer Lehrenden.

In der Logopädie begann Amila nun Gesten zu verwenden, um etwas Bestimmtes mitzuteilen (z. B. Schneidegesten, wenn sie eine Schere brauchte) oder sie zeichnete Gegenstände auf. Ein neuer Laut kam schließlich hinzu. Sie teilte nun ein Wort mit, indem sie den Anfangsbuchstaben sprach oder aufschrieb, sofern dieser bereits in ihrem Lautinventar vorhanden war. Damit erweiterten sich ihre Möglichkeiten nun dahingehend, dass sie auch Fragen beantworten konnte: „Fahren die Playmobilmännchen in die FFFerien oder zur AAArbeit?" „F"). Sie wurde in der Therapie entspannter, lächelte ab und zu und ließ auch Husten zu. Auch wurden ihre Bewegungen forscher. Sobald sie dazu in der Lage war, schrieb sie ab der zweiten Klasse Worte auf, um etwas mitzuteilen (z. B. FASNACHT[30], wenn sie von der Fasnacht in der Schule etwas mitteilen wollte). Die Logopädie pausierte ein paar Monate. Amila erklärte mit Hilfe einer Skalierung, dass sie als schweigendes Mädchen zufrieden sei und wünschte eine Therapiepause.[31] Amila begann vereinzelt, außerhalb ihrer Familie zu sprechen und lernte Afra, ein Mädchen aus dem Nachbardorf, kennen. Die beiden unterhielten sich auf Deutsch.

Für die Sommerferien organisierte die Lehrende einen „Ferien-Aktivitäten-Pass", der es Amila ermöglichte, an verschiedenen ein- oder mehrtägigen Kursen teilzunehmen und neue

27 Die Lehrende führte daraufhin verschiedene Handzeichen für die wichtigsten Fragen der Klasse ein, damit auch Amila nach dem Gang zur Toilette fragen konnte.

28 Amilas Potenzial wurde mit einem nonverbalen IQ-Test erhoben und lag im guten Durchschnittsbereich.

29 Laut der Mutter war die Entwicklung von Amila unauffällig verlaufen. Sie sei immer ein einfaches Kind gewesen. Mit zwölf Monaten habe sie begonnen, in ihrer Muttersprache zu sprechen, mit unauffälliger Aussprache und rascher Wortschatzerweiterung. Amila sei immer ein wissbegieriges, interessiertes Kind gewesen und eine begeisterte Sängerin.

30 In der Schweiz für Fasching

31 Dieser Wunsch des Kindes ist auf Grund seiner Ängste und dem Aufwand, diese immer wieder überwinden zu müssen, verständlich, sollte aber von der Fachperson jeweils sehr sorgfältig geprüft werden.

Erfahrungen außerhalb des Hauses zu sammeln. Amila nutzte diese Angebote intensiv und freute sich darüber, wie Fotos und Videos zeigten, die ihre Mutter der Lehrenden vor dem Ende der Ferien schickte. Um Amilas soziale Integration und motorische Fertigkeiten weiter zu fördern, nahm sie ab der zweiten Klasse einmal wöchentlich an einem Kinderkochkurs im Nachbardorf teil, zusammen mit drei Jungen, die sie gut akzeptierten.

Obwohl die Diagnose des selektiven Mutismus nach der ersten Abklärung durch die Logopädin von der Psychotherapeutin bestätigt wurde, blieben viele Fragen unbeantwortet. Es war unklar, was von Amila erwartet werden konnte, wie man mit ihr umgehen sollte und wer bei ihrer weiteren Entwicklung und Unterstützung helfen könnte. Die Psychotherapeutin, die Amila abgeklärt hatte, kam nicht als Coach für die Fachpersonen in Frage, da sie sich nicht vertieft mit der Therapie des selektiven Mutismus auskannte. In diesem Zusammenhang wurde die Schulpsychologin, auf mich aufmerksam und bat mich um ein Coaching für die Fachkräfte, zur Begleitung der Geschwister.

5.4.3 Start des Online-Coachings – Befähigung im Team aufbauen

Im folgenden Kapitel wird beschrieben, wie das Online-Coaching die verschiedenen Fachpersonen und Lehrenden konkret unterstützte und Amila so weitere Entwicklungsschritte ermöglichte. Am Coaching nahmen in den ersten eineinhalb Jahren Amilas Lehrende, eine ihrer ehemaligen Erzieherinnen aus dem Kindergarten, die Logopädin und die Schulpsychologin teil. Kurz vor dem Übergang in die dritte Klasse kamen dann ihre neue Lehrende und die Schulbegleiterin (SB) dazu.

Lehrende der ersten Klasse

Die Fragen der Lehrenden der ersten Klasse betrafen am Anfang des Coachings die Art der Kommunikation mit ihrer Schülerin. Worauf sollte sie in der Formulierung der Sätze achten, welche Botschaften sollten immer wieder kommuniziert werden? Wichtig war für die Lehrende insbesondere der grundsätzliche Hinweis, dass Amila jeden Tag Gelegenheit erhalten sollte, sich in irgendeiner Form sprechend zu äußern. Ihr half zudem die Erkenntnis aus dem Coaching, dass sie für Amila nun bestärkende Sätze zur Verfügung hatte, wie: „Ich weiß, dass du Angst hast, aber ich glaube an dich. Du schaffst das!“ oder, als ab der zweiten Klasse Noten zu vergeben waren: „Schau Amila, ich muss auch dich im Vorlesen beurteilen können, deshalb brauche ich eine Sprachaufnahme von dir“. Sie führte daraufhin für Amila als spezielle Hausaufgabe ein „Vorlese-Aufnahme-Tagebuch“ ein. Das half, und Amila war bereit, diese Aufnahmen mit Hilfe von Mutters Handy regelmäßig und mit einer immer größeren Selbstverständlichkeit zu machen und der Lehrenden von zu Hause aus zu schicken. Sie konnte bald sehr flüssig und deutlich vorlesen und erhielt dafür stets sehr gute Noten.

Zum ersten Mal hörte man Amila nun fließend deutsch sprechen! Anfangs durfte nur die Lehrende das tägliche Vorlesevideo im leeren Schulzimmer ansehen und anhören. Als Erweiterung der Aufgabe wurde dann pro Tag eine persönliche Frage von einem Mitschüler oder einer Mitschülerin an Amila gerichtet, die sie zu Hause beantworten sollte (z. B. „Was isst du am liebsten?“ oder „Hast du ein Haustier?“ etc.).

Amila war von Beginn an dazu bereit, einem von ihr ausgewählten Kind ihre Videoantwort am nächsten Tag in einem Nebenzimmer vorzuspielen. Tag für Tag wählte sie dafür ein neues Kind aus, vorerst nur Mädchen. Dann durfte sich eine kleine gemischte Gruppe die Antwort anhören. Nach sechs Wochen war Amila dann so weit, dass sie damit einverstanden war, dass die Lehrende ihre Antwort der ganzen Klasse vorspielte. Amila durfte dazu selbst auf die Playtaste des Schulhandys drücken. Bis dahin hatten einige Kinder Amila noch nie sprechen gehört. Spontan applaudierten sie und lobten Amila für ihren Mut. In der Folge beantwortete

Amila dann mehrere Fragen pro Tag, die in der Klasse abgespielt wurden.

Amila war sichtlich stolz, dass ihr das gelang, und sie wirkte auf die Umgebung zunehmend freier und lockerer. Kurz vor den Sommerferien erzählten zwei Klassenkameradinnen der Lehrenden im Vertrauen, dass Amila mit ihnen in der Freizeit zu sprechen begonnen habe. Auch komme Amila nun ab und an zu Besuch zu ihnen nach Hause. Ich empfahl Amilas zukünftiger Lehrenden, dieses zarte Band, das sich zwischen den Mädchen entwickelte, für Kleingruppenarbeiten zu nutzen.

Für die Lehrende der ersten Klasse waren die folgenden Botschaften aus dem Coaching zentral und hilfreich gewesen: sich an jedem kleinen Fortschritt zu freuen, nie den Mut zu verlieren und immer wieder nach der Balance zwischen Fordern und Fördern zu suchen.

Amilas ehemalige Erzieherin aus dem Kindergarten

Diese Fachperson hatte mit Amila bereits im Kindergarten Laute geübt, deshalb wurde sie in den letzten Monaten der zweiten Klasse wieder in den Coachingprozess mit einbezogen – sozusagen als Brücke zu den früheren positiven Lernerfahrungen. Sie war bereit, mit Amila zusätzlich jeden Tag nach der Schule eine Viertelstunde neue Laute zu üben.

Bei Amila entwickelte sich immer mehr der Berufswunsch „Lehrende", und so entstand in einem der Coachinggespräche die Idee, diesen Wunsch zu nutzen und Amila als Hilfslehrende einzusetzen. Amila brachte daraufhin nach und nach sämtlichen Kindergartenkindern in einem kleinen Setting in einem Nebenraum („ihr" Schulzimmer und der Kindergarten waren benachbart) mit Stolz erfolgreich ihre neu gelernten Laute bei, dadurch lernte Amila gegen Ende der zweiten Klasse alle Laute laut zu sagen und beliebige Wörter laut zu lautieren.

Durch das Coaching konnte die Erzieherin insbesondere diese kleinen, aber wertvollen Schritte, die in der Zwischenzeit passiert waren, besser erkennen und diese weiterführen und auch ausbauen. Sie erlebte so Bestätigung und Sicherheit in ihrer Arbeit mit Amila und schätzte die konstruktiven und präzisen Vorschläge, die sie gleich umsetzen konnte.

Logopädin

Die Logopädin schätzte insbesondere, dass das Coaching eine intensivere Zusammenarbeit aller Beteiligten auslöste, da alle relevanten Lehrenden und Fachpersonen am Online-Coaching teilnahmen und alle jeweils den Stand und die Sichtweise der anderen hören konnten. Schon bald stellten sich wichtige Fortschritte in der Logopädie-Therapie bei Amila ein. Da im Coaching die große Bedeutung der Verbindung der verschiedenen Lebenssysteme, in denen sich Amila bewegte, betont wurde, statteten die Lehrende wie auch die Logopädin mit Einverständnis der Eltern der Familie zu unterschiedlichen Zeitpunkten einen kurzen Besuch[32] ab. Im Gegenzug wurde die Mutter auch ab und zu in eine Therapiestunde eingeladen. Auch Amilas Freundin Afra, mit der sie sprach, wurde in die Therapiestunde eingeladen, aber leider kam dieser Besuch nicht zustande.[33]

In der logopädischen Therapie sammelte man jetzt gemeinsam Wörter, die Amila mit den Lauten, die sie bereits sagen konnte, bilden konnte (z. B. „Messer"). Mit der Zeit schlug Amila sogar selbst Wörter vor! Sie sprach diese aber noch lautierend aus. Durch jeden neuen Laut erweiterte sich nun Amilas deutscher Wortumfang enorm. Hier war der enge Informationsaustausch mit der Schule sehr wertvoll, da die neuen Laute in der Schule – wie erwähnt – mit ihrer ehemaligen Erzieherin aus dem Kindergarten, erarbeitet wurden und diese dann

32 Die Familie lebte zu fünft in einer Drei-Raum-Wohnung. Die drei Mädchen schliefen zusammen in einem Zimmer. Dort befand sich auch Amilas Hausaufgabentisch. Die Wohnung war sauber und aufgeräumt. Es war wenig Spielzeug vorhanden. Einige Möbel wiesen Schäden auf (z. B. herunterhängende Schranktür).

33 Die Eltern von Afra waren gegen einen Besuch ihrer Tochter in der Logopädie.

gleich in der Logopädie auf kreative Weise durch gemeinsam erstellte Bildkarten einen Ausdruck fanden. Mit den Bildkarten spielten Amila und die Logopädin verschiedene unterhaltsame Spiele. Amila hörte sich nun in der Therapiestunde ständig sprechen. Sie begann schließlich alle Worte zu lautieren, die sie sagen wollte (K-I-R-C-H-T-U-R-M). Sobald ihr alle Laute zur Verfügung standen, konnte Amila alles, was sie wollte, in kurzen Sätzen mitteilen. Sie nutzte diese Form der Kommunikation nun auch fremden Personen gegenüber (z.B. Schulpraktikant*innen).

Viele wichtige Schritte passierten nun außerhalb des Therapiezimmers der Logopädie. Die Logopädin entschied sich daher, die Logopädie erneut zu pausieren. Amila war nun in der Lage, alles mitzuteilen, was sie wollte, wenn auch nur lautierend. Das zu Beginn gesetzte Therapieziel „Amila kommuniziert mithilfe von Sprache im weitesten Sinn" war erreicht. Die Logopädie wurde danach nicht wieder aufgenommen.

Schulpsychologin

Die Schulpsychologin musste letztlich die Entscheidung fällen, ob und welche zusätzliche Unterstützungsmaßnahmen beantragt werden sollten. In diesem Zusammenhang erwies sich das Coaching für sie als ausgesprochen hilfreich. Im Rahmen des Coachings sprachen sich alle gegen einen Besuch der Förderschule und für eine Unterstützung durch eine Schulbegleitung (SB) aus, als die momentan einzige realisierbare Möglichkeit und Ressource. Die Schulpsychologin wollte jedoch erst die weitere Entwicklung von Amila abwarten und hielt die Idee einer Unterstützung durch eine SB noch in der Schwebe. Als im Laufe der dritten Klasse immer klarer wurde, dass Amila viele deutsche Worte noch nicht kannte und auch nicht verstand, die Benotung aber eine immer größere Rolle spielte und sprachliche und stoffliche Lücken zu befürchten waren, entschloss sich die Psychologin, für Amila eine zusätzliche Unterstützung durch eine SB zu beantragen. Dies gelang glücklicherweise rasch.[34] Eine SB durfte ab dem letzten Quartal der dritten Klasse Amila drei Übungseinheiten pro Woche unterstützen.

Lehrende der dritten Klasse

Der Übergang in die dritte Klasse ging für Amila mit einem Lehrendenwechsel einher. Noch bevor Amila ihre Schülerin wurde, nahm die neue Lehrende bereits an den Coaching-Sitzungen teil. Der Übergang und Start in die dritte Klasse sollte für Amila möglichst optimal vorbereitet und die neue Lehrende schon gut vorinformiert werden. So hörte die Lehrende in ihrer ersten Coachingsitzung von den anderen Personen, die Amila teilweise bereits seit dem Kindergarten kannten, von ihren bisherigen Erfahrungen und nützlichen Zugangsweisen zu Amila. Sie erfuhr Amilas aktuellen Entwicklungsstand und sie lernte vor allem etwas über das Phänomen des selektiven Mutismus. Insbesondere, dass es für Amila wichtig sei, das Schulzimmer als sicheren Raum zu gestalten, um sich weiter öffnen zu können und an Bewährtes anzuknüpfen.

In den weiteren Sitzungen wurde für die Lehrende bedeutsam, dass sie durch die wachsende Beziehung zu ihrer Schülerin spüren konnte, dass sie mit ihren Hilfestellungen auf dem richtigen Weg war und auch auf Amilas Entwicklung vertrauen konnte. Wertvoll war für sie, von mir als Coach neue Ideen und Vorschläge zu erhalten, diese über einen gewissen Zeitraum hinweg auszuprobieren und auch selbst wieder zu modifizieren, sowie neueste Entwicklungen und Ereignisse mit mir besprechen zu können.

Für Amila gab es mit dem Übergang in die dritte Klasse noch weitere Neuerungen. Eng-

---

34 Auf Grund des Fachkräftemangels werden im Unterricht oft Schulbegleitungen eingesetzt. Diese sind in der Regel keine pädagogisch ausgebildeten Fachpersonen. Es ist unabdingbar, dass diese gut eingearbeitet und gecoacht werden, insbesondere bei Schüler*innen, die spezifisch gefördert werden müssen. Unter diesen Voraussetzungen stellt ihre Arbeit eine wichtige Ressource dar.

lisch kam als neues Schulfach bei einer anderen Lehrenden hinzu.[35] Amilas ehemalige Erzieherin aus dem Kindergarten konnte nicht mehr mit ihr zusätzlich arbeiten. Da die Logopädie pausierte, durfte Amila nun mehrmals pro Woche zu einer Lehrenden für integrative Förderung gehen, die sie aus der Kindergartenzeit kannte. Als ausgebildete Evolutionspädagogin suchte sie bei Amila einen Zugang über die Bewegung: Die gelernten Laute sollten mit bestimmten schwungvollen Bewegungen mit Geräuschen untermalt werden, was größtenteils gelang.

Auf meine Empfehlung hin führte die Lehrende der dritten Klasse das in der zweiten Klasse eingeführte regelmäßige Vorspielen von Amilas Antworten auf die Fragen der Mitschüler*innen weiter. In einem nächsten Schritt musste Amila dann zu Hause mehrere selbst geschriebene Sätze zu einem Hausaufgabenthema (z. B. Steinzeit) aufsprechen, die dann als ihr Beitrag zum Thema in der Klasse abgespielt wurden. Das funktionierte gut und Amila meldete sich mit der Zeit dann freiwillig und sprach auch immer lauter im Unterricht. Sie erhielt dafür von der Lehrenden eine Belohnung[36].

Im Englischunterricht fiel sie positiv mit Wortmeldungen auf, diese Sprache lag ihr besonders. Zu ihrer neuen Lehrenden hatte Amila bald eine gute Beziehung aufgebaut. Amila begrüßte und verabschiedete sie jeweils lautierend („H-a-l-l-o – F-r-a-u – F-r-e-i") mit einem offenen, herzlichen Blick und schaute ihr dabei in die Augen. In der Kindergruppe, vor allem zusammen mit den anderen Mädchen, schien sie sich wohlzufühlen.

Trotz der vielen Veränderungen zeigte Amila keine Rückschritte, sondern machte stetige Fortschritte. Amila begann im Eins-zu-Eins-Kontakt Fragen zu stellen, wann immer die Lehrende sich für sie Zeit nehmen konnte und mit ihr eine Aufgabe erarbeitete. Sie erzählte in der Klassenrunde, dass das Spielen mit Freunden am Wochenende am schönsten für sie gewesen sei. Sie zeigte mehr Emotionen, wirkte nochmals ein Stück entspannter und ihr früher grimmiger, misstrauischer Gesichtsausdruck hatte sich zu einem freundlichen Lächeln gewandelt. Ab und zu konnte man Amila jetzt auch laut lachen hören.

Im Turnen wie auch auf der Herbstwanderung zeigte sich Amilas schlechte körperliche Kondition. Zudem war sie auch etwas rundlich. Wir diskutierten, ob Amila vom Kinderturnen profitieren könnte, was die Lehrende mit den Eltern, Amila und dem Turnclub abklärte.[37] Da sich Amila nun vermehrt für ihre Muttersprache zu interessieren begann, wollte die Lehrende ebenfalls in Erfahrung bringen, ob Amila einen Kurs in ihrer Muttersprache besuchen könnte[38].

Eine große Schwierigkeit blieb aber bis zum Ende der dritten Klasse: Amila sprach zwar, aber nur lautierend, und beim Lesen hängte sie die Buchstaben nicht zusammen. Meist wusste sie dann am Ende des Satzes nicht mehr, was sie bereits gelesen hatte, und konnte sich daher den Sinn des Satzes nicht mehr erschließen. Zudem wurde immer deutlicher, dass Amila viele deutsche Worte nicht kannte und auch nicht verstand. Es bestand die Gefahr, dass sie stofflich den Anschluss verlieren könnte, und so begann von da an die zusätzliche Unterstützung durch die Schulbegleitung mit drei Übungseinheiten pro Woche.

Schulbegleitung (SB)

Durch die herzliche, einfühlsame, aber auch klare Art der Schulbegleitung etablierte sich bald eine vertrauensvolle Beziehung zwischen

35 Diese nahm – aus unbekannten Gründen – nie am Coaching teil.

36 Die Belohnung, ein kleines Stoff-Mut-Tier, wurde hier eingesetzt, um Amilas Erfolg zu feiern.

37 Die Mutter machte einen Versuch mit ihren drei Töchtern. Diese waren beim ersten Mal nicht gleich bereit mitzuturnen. Die Mutter gab leider rasch wieder auf und probierte nicht, die Mädchen dort mehrmals hinzubegleiten und langsam anzugewöhnen.

38 Dieser Kurs wurde leider zum Zeitpunkt der Nachfrage nicht mehr angeboten. Die Familie reiste nun aber öfter in traditioneller Kleidung zu Treffen und Festen ihrer Gemeinschaft in eine Stadt.

ihr und Amila. Sie bemerkte rasch, dass Amila ein kluges und lernwilliges Mädchen mit rascher Auffassungsgabe war. Sie interviewten sich gegenseitig zu persönlichen Fragen („Was ist deine Lieblingsfarbe?", „Hast du ein Haustier?" usw.) Oft stellte Amila der SB die gleiche Rückfrage, mit der Zeit konnte Amila aber auch eigene Fragen erfinden. Ein toller Fortschritt! Meist arbeitete die SB mit Amila unterstützend im Unterricht, manchmal aber –, je nach Thema und Auftrag – auch mit ihr allein in einem Nebenzimmer.

Wovon profitierte die SB im Coaching? Sie schätzte besonders, dass die Vorschläge für die nächsten Unterstützungsschritte gut zu ihrer eigenen Persönlichkeit, ihren Kompetenzen und ihrem Empfinden passten und dass gemeinsam in der Gruppe genaue Ziele oder Vorgehensweisen beschlossen wurden.

Amila spricht ins Mikrofon

Die zusätzliche persönliche Unterstützung durch die SB, die mit Beginn der vierten Klasse auf vier Übungseinheiten aufgestockt wurde, und auch die Hilfe der integrativen Förderlehrerin vermittelten Amila viel Sicherheit und führten zu weiteren Fortschritten in Deutsch und Mathematik und zu mehr Selbstständigkeit.

Auch begann Amila nun, mehr Silben zusammenzuhängen (und nicht nur zu lautieren wie bisher) und diese weicher auszusprechen. Sie versuchte sofort umzusetzen, wozu man sie aufforderte. Amila begann in der Klasse in einer guten, verständlichen Lautstärke vorzulesen und auf das Abspielen von Aufnahmen konnte jetzt ganz verzichtet werden. Überall, wo sie gefördert wurde, zeigte sie gute Noten. Sie begann nach einigen Wochen immer mehr Buchstaben zusammenzuhängen („au", „ei", „sp" usw.), schließlich folgten kleine Wörter („im", „und" usw.). Ihre Sprache wurde flüssiger und sie meldete sich aktiv, um Fragen zu beantworten.

In der letzten Coachingsitzung erzählte die Lehrende, dass Amilas Klasse eine Zirkusvorstellung aufgeführt hatte: zusammen mit einem ukrainischen Flüchtlingskind zeigte Amila ein Zauberkunststück, wozu sie die Anweisungen vor versammelter Zuschauerschaft in ein Mikrophon in angemessener Lautstärke sprechen musste. Das gelang ihr problemlos. Was für ein toller Erfolg!

5.4.4 Prozess der Zwillingsschwestern Uma und Kala

In diesem Teil wird kurz auf die Entwicklung von Amilas Zwillingsschwestern ab dem Zeitpunkt des Online-Coachings eingegangen. Die Zwillinge waren damals im zweiten Kindergarten und standen acht Monate vor ihrer Einschulung. Daher nahmen erst nur ihre Erzieherinnen am Coaching teil. Diese wollten das Verhalten der Mädchen besser verstehen, wünschten sich mehr Sicherheit im Umgang mit ihnen und hofften auf eine weitere Öffnung der Mädchen. Ab der Einschulung wurde das Coaching mit der Lehrenden (Amilas Ex-Lehrende), der Schulbegleitung und der IF-Lehrenden[39] weitergeführt.

Letzte Monate im Kindergarten

Die eineiigen Zwillinge Uma und Kala waren zarte, feingliedrige Mädchen. Schon ihre Schwester Amila hatte bei diesen Erzieherinnen den Kindergarten besucht. Vieles am Verhalten der Zwillinge erinnerte diese auch an dasjenige ihrer älteren Schwester: die Zwillinge waren ebenso starr in ihren Bewegungen, meist ganz stumm, sehr inaktiv und in ihren Handlungen unsicher und hilflos. Sie brauchten viel Eins-zu-eins-Betreuung und ganz genaue Anleitungen.

Positiv war, dass beide Mädchen versuchten mitzumachen, sobald die Erzieherinnen sie dazu aufforderten. Sie klatschten z.B. ab dem zweiten Kindergartenjahr bei Liedern mit oder sprachen leise „Ich bin fertig" nach, wenn die

39 IF bedeutet Integrative Förderung und wird in der Regel durch eine Schulische Heilpädagogin durchgeführt.

Erzieherin es ihnen an ihrem Platz leise vorsagte. Die Erzieherinnen hörten einmal, wie der Vater die Mädchen deutlich angewiesen hatte, alles zu befolgen, was die Lehrenden ihnen „befehlen" würden. Das spielte sicher eine wichtige Rolle für deren gute Kooperation.

Die Erzieherinnen stellten auch fest, dass sich die Zwillinge gegenseitig mehr und mehr anspornten. Sie hatten den Eindruck, dass die Mädchen gerne sprechen und sich überwinden wollten. In der Kindergruppe waren sie gut integriert, obwohl sie bisher nicht aktiv mit den Anderen Kontakt aufnahmen. Von der Mutter wussten sie, dass die beiden zu Hause viel redeten und deutsche Kindergartenlieder sangen.

Coaching der Erzieherinnen

Für die Erzieherinnen war im Coaching die wichtigste Frage, wie sie mit den meist schweigenden und sehr gehemmten Mädchen umgehen und sie fördern sollten. Sie hatten vor dem Coaching auch kaum etwas vom Störungsbild des selektiven Mutismus gehört, wozu sie als erstes von mir einige relevante Informationen erhielten. Da sich die Mädchen gerne über Bewegungen[40] (tanzen, turnen) ausdrückten, empfahl ich, diese Ressource zu nutzen.

Eine weitere Ressource war das Interesse einiger Kinder aus dem ersten Kindergartenjahr, die gerne als Helferkinder für die beiden fungieren wollten und mit denen sich die beiden wohlfühlten. Die Schwestern erhielten dann beispielsweise die Aufgabe, sich mit ihrem Helferkind jeden Tag gegenseitig ein lustiges Wort, das sie vorher aussuchen durften, auszutauschen. Per Aufnahmegerät konnten die Zwillinge auch ein Mädchen begrüßen, das sie mochten, sich aber bisher nicht getraut hatten, sich ihm zu nähern, was ihnen gut gelang.

Da dies bald entschieden werden musste, beschäftigte die Erzieherinnen auch die Frage, ob die zwei Mädchen noch ein drittes Kindergartenjahr absolvieren oder bereits in die erste Klasse gehen sollten. Die beiden Erzieherinnen waren sich in dieser Frage uneinig. Erschwert wurde die Beurteilung auch dadurch, dass manchmal Uma, dann aber wieder Kala als schulreifer, mutiger, aufgeweckter, konzentrierter und feinmotorisch geschickter wahrgenommen wurde.[41] Die Mutter[42] wünschte beim Elterngespräch klar eine Einschulung beider Mädchen. Die Mädchen selbst wollten auch unbedingt die Schule besuchen. Schließlich wurde eine Einschulung beider Mädchen in die erste Klasse beschlossen: Als flankierende Maßnahme sollten die Zwillingsmädchen zusätzlich aber durch die SB mit acht Übungseinheiten pro Woche unterstützt werden.

Die Zwillinge wurden im Laufe der nächsten Monate aktiver und schneller in ihren Handlungen, lächelten nun öfter und Kala begann eines Tages von sich aus, sich per Handerheben zu melden, um so mitzuteilen, dass sie mit der Aufgabe fertig sei. Nun waren sie bereit, den Erzieherinnen weitere, neue Sätze nachzusprechen[43] („Ich gehe zeichnen", „ich gehe Hände waschen" usw.). Sie begannen, unaufgefordert den Erzieherinnen „Guten Morgen" und „Adieu" zu sagen und sangen leise bei Liedern mit. Ihre Selbstständigkeit nahm zu.

---

40 Tanz und Bewegung wurden noch stärker für alle Kinder in den Kindergartenalltag integriert. Die Gruppe startete z. B. den Morgen gleich mit einer Runde des bei den Kindern beliebten Seilspringens, denn das sollte auch den Zwillingen helfen, sich durch die Bewegung zu lockern.

41 Ich empfahl zur Klärung der Einschulungsfrage eine Abklärung bei der Schulpsychologin, welche die Familie und ihre Umstände mittlerweile gut kannte. Da die Mädchen aber so gute Fortschritte machten, wurde schließlich auf eine Abklärung verzichtet. Allein auf Grund eines selektiv mutistischen Verhaltens muss ein Kind nicht von der Schule zurückgestellt werden.

42 Der Vater kam nie zu Schulgesprächen mit. Frau Anbu kam an jedes Schulgespräch (die meist mit Dolmetscher durchgeführt wurden), war um eine gute Mitarbeit bemüht und sehr dankbar für die Unterstützung, die man ihren Kindern entgegenbrachte.

43 Den Erzieherinnen wurde im Coaching empfohlen, dies mit den Zwillingen als Ziel zu besprechen und sie dazu regelmäßig zu ermutigen.

Am Morgen konnten sie nun kurz etwas sagen, wenn die Erzählkugel im Kreis herumgereicht wurde, und beide waren sichtlich stolz, wenn sie sich mitteilen konnten. Am Ende des Kindergartenjahres gelang es ihnen, mit allen Kindern im Spiel zu zweit einzelne Worte hörbar zu wechseln. Nach wie vor brauchten sie aber immer noch viel Bestätigung seitens der Erzieherinnen sowie ganz konkrete Aufträge und Aufforderungen (z. B. mitzukommen). Auch konnten sie sich schlecht wehren oder für sich einstehen.

Im letzten Coaching, am Ende des zweiten Kindergartenjahres, stellten die Erzieherinnen in der Reflexion des Prozesses selbstkritisch fest, dass die Zwillinge jeweils dann weitere gute Schritte gemacht hatten, wenn sie mit ihnen konsequent drangeblieben waren, mit ihnen viel geübt und sie immer wieder für den nächsten Schritt ermutigt hatten. Das hatte sie viel Energie gekostet und konnte nicht immer gleich gewährleistet werden, da noch ein anderes Kind mit besonderen Bedürfnissen in der Klasse gewesen war, das viel Aufmerksamkeit benötigt hatte. Die Erzieherinnen haben jedoch meines Erachtens durch ihre einfühlsame und engagierte Unterstützung ganz wesentlich dazu beigetragen, dass sich die zwei Mädchen bereits so gut öffnen konnten.

Erste Klasse: Coaching mit Lehrenden der ersten Klasse, SB und IF-Lehrende

Die Zwillinge wechselten nun in die erste Klasse, zur Lehrenden, die ich im Vorfeld bereits wegen Amila gecoacht hatte. Die SB kam neu ins Coachingteam hinzu, da sie die Zwillinge zusätzlich während acht Übungseinheiten pro Woche während des Unterrichtes und in einem Extraraum unterstützte. Sie begleitete auch weiterhin Amila, die jetzt in der dritten Klasse war, mit drei Übungseinheiten pro Woche. Die beiden Schwestern konnten, was die Sprache betraf, fast nahtlos an ihre Fortschritte im Kindergarten anknüpfen und sagten auch bei der IF-Lehrenden und bei der SB leise einzelne Worte und teilweise auch ganze Sätze. Sie konnten alle Lehrenden mit Worten begrüßen. Die Lehrende hatte auf mein Anraten hin viele Spiele und Tätigkeiten, welche die Erzieherinnen in den letzten Wochen der Kindergartenzeit erfolgreich mit den Mädchen und der Kindergruppe eingeführt hatten, gleich weitergeführt: zum Beispiel Schiffe versenken oder Seilspringen zu Beginn der Stunde.

Es dauerte ein paar Wochen, bis sich Uma und Kala in der ersten Klasse eingewöhnt hatten und aktiver und selbstständiger wurden. Uma besuchte neu die logopädische Therapie[44]. Die Logopädin stellte fest, dass Uma viele Worte in ihrer Muttersprache fehlten. Eine Fachkraft (zuständig für integrative Förderung) arbeitete in einem Nebenraum zusätzlich mit den beiden in Deutsch und Mathematik sowie auf der Körperebene, da sie zwischendurch immer wieder verkrampft, hilflos und ratlos wirkten. Auch fiel zunehmend auf, dass die Speicherfähigkeit bei beiden eingeschränkt war und sie beispielsweise einmal gelernte Buchstaben oder Zahlen rasch wieder vergaßen.

Eines Tages kam Yara, ein quirliges, fröhliches Kind von Asylsuchenden, neu in die Klasse. Yara[45] suchte bald Anschluss an Uma und Kala. Da Yara kaum Deutsch verstand, wurde sie in die Kleingruppe mit den Zwillingen integriert. Sie vermochte durch ihre unkomplizierte, offene Art die Zwillingsmädchen sehr aufzulockern und zog diese einfach mit sich mit, wenn sie die Lehrende etwas fragen wollte. Die Schwestern wurden fröhlicher, offener und lachten öfters. In der Kleingruppe im separaten Raum plauderten die drei Mädchen miteinander und ließen sich von der SB filmen, während sie sich darüber unterhielten, was sie gerne aßen oder was sie im Urlaub gemacht hatten. Schön war, dass sich die Mädchen auch in der Freizeit zu treffen begannen und sich auch ihre Mütter kennenlernten. Die Nachricht, dass der Flüchtlings-

44 Angemeldet waren beide Mädchen für eine logopädische Therapie. Da nur ein Platz verfügbar war, startete Uma zuerst mit der Therapie.

45 Yara stammte aus einem anderen Kulturkreis als Uma und Kala.

status der Familie Abu dahingehend verändert worden war, dass sie eine Arbeit aufnehmen konnten, trug zur Entlastung des Familiensystems bei.

Um das laute Sprechen in der Klasse noch mehr zu fördern, vereinbarten wir, dass die SB nach dem Wochenende jeweils erst mit den drei Mädchen im Gruppenraum einen individuellen Satz einübte, welchen die Mädchen dann der Klasse im anschließenden Morgenkreis mitteilen konnten (z.B. „Ich habe am Wochenende Erdbeereis hergestellt“, „Ich war baden“, „Ich habe viel mit der Katze gespielt“). Das funktionierte gut. Durch die vielfältige Unterstützung aller Beteiligten und das regelmäßige Üben verbesserten sich die Mädchen auch im Wortschatz und in der Mathematik deutlich. Als nächstes übte die SB täglich mit ihnen das freie Erzählen im Gruppenraum, was den Mädchen erfreulicherweise immer leichter fiel. Weitere Kinder wurden nach und nach in die Gruppenraumsituation dazu genommen, damit sie sich auch sprechend an diese gewöhnen konnten und ihre Scheu vor einer größeren Menge an Zuhörern verloren. Schließlich schien dieses Setting kaum noch Stress bei ihnen auszulösen.

Zweite Klasse

Jeweils nach den Ferien waren bei den Zwillingen wieder Rückschritte zu beobachten, die sie aber in ein bis zwei Wochen wieder aufholten. Die SB durfte Uma und Kala in der zweiten Klasse weiterhin – mit einem etwas reduzierten Pensum – mit sechs Übungseinheiten pro Woche und meist im Klassenverband unterstützen. Im Lesen zeigten Uma und Kala im Laufe der zweiten Klasse große Fortschritte, sie konnten jedoch den Inhalt des Gelesenen noch nicht genügend gut verstehen. Auch das Rechnen bereitete ihnen zunehmend Mühe. Sehr erfreulich war, dass sie sich in der Kreissituation sofort meldeten, wenn sie auf eine Frage eine Antwort wussten und diese auch gut hörbar beantworteten, wenn die Lehrende sie dann aufrief. Zum Sprechen während des Unterrichts mussten sie aufgefordert werden, antworteten nun aber rascher auf Fragen. Yara spielte für die beiden weiterhin eine wichtige, stabilisierende und ermutigende Rolle. War diese einmal krank, verhielten sich die Zwillinge wieder verhaltener.

Familiensituation Januar 2023 und Ausblick

Vor ein paar Monaten begann Frau Anbu in einem Hotel zu arbeiten, das idealerweise nur ein paar Schritte von ihrer Wohnung entfernt liegt. Die Lehrende der Zwillinge hatte sich dafür sehr engagiert, da es schon lange der Wunsch der Mutter war, wieder arbeiten zu können. Frau Anbu war sehr erfreut über diese Gelegenheit. Es wird berichtet, dass der Vater nun im Dorf präsenter ist und öfter mit den Töchtern das Haus verlässt, auch um Einkäufe zu erledigen. Alle hoffen, dass die Mutter trotz ihrer neuen Verantwortung genug Zeit und Energie für ihre drei Mädchen haben wird und dass die Geschwister gut damit zurechtkommen werden, wieder vermehrt mit ihrem Vater allein zu sein. Das Online-Coaching soll auf Wunsch der Lehrenden und Fachpersonen weitergeführt werden, um die weitere Entwicklung der drei Geschwister auch künftig zu unterstützen. Es wurde das Bedürfnis geäußert, sich auch einmal persönlich zu treffen, um alle Beteiligten, insbesondere die Kinder, persönlich kennenzulernen.

5.4.5 Befragung zum Nutzen des Online-Coachings

Es interessierte mich die Frage, ob auch regelmäßige, reine Online-Coachings für Fachpersonen und Lehrende zu einer Verbesserung der Situation und zur Entwicklung von selektiv mutistischen Kindern beitragen können. Und wenn ja, ob diese eine wirksame Alternative darstellen könnten, wenn Mutismus-Expertinnen und -experten in der näheren Umgebung fehlen. Alle acht Teilnehmerinnen des Online-Coachings erhielten daher nach der zweijährigen Begleitung einen für diese Befragung verfassten Fragebogen ausgehändigt. Im Folgenden werden die Antworten der Teilnehmerinnen zusammengefasst.

Welche Vorteile und welche Nachteile siehst Du darin, Teilnehmerin eines Coachings gewesen zu sein, das rein online durchgeführt wurde?

Den großen Vorteil einer Videokommunikation sahen die Teilnehmerinnen in der Ortsunabhängigkeit[46]. Der Weg (und die damit verlorene Zeit) wurde eingespart und das Coaching konnte so besser in den Arbeitsalltag integriert und mit anderen terminlichen Anforderungen vereinbart werden. Gemeinsame Termine konnten somit einfacher gefunden werden. Das Online-Coaching wurde außerdem als unkompliziert und niederschwellig empfunden, was für viele Teilnehmende sehr hilfreich war. Dass sich die Beteiligten oft in den eigenen vier Wänden oder an einem Ort ihrer Wahl in die Videokommunikation einwählen konnten, wurde als angenehm empfunden.

> Für mich als junge Mutter mit Kind ist es viel einfacher zu organisieren.

> Ich konnte in meinen eigenen Räumen teilnehmen, wo ich mich wohlfühlte.

> Es war praktisch, dass ich vom Schulzimmer aus teilnehmen konnte, so hatte ich alle Notizen in der Nähe und die Gefahr, dass etwas vergessen ging, war kleiner.

Als Nachteil wurde erwähnt, dass man Stimmungen, Reaktionen und Haltungen der Beteiligten am Bildschirm schwerer erfassen und „lesen" konnte als in einer realen Eins-zu-eins-Situation. Die Qualität der Video- und Tonverbindung war zudem nicht immer gleich gut, was aber daran lag, dass jemand teilweise von unterwegs aus teilnahm und die Beiträge dieser Person akustisch schwieriger verständlich waren. Dieser Umstand kann bei einzelnen Personen Stress auslösen und den Arbeitsprozess erschweren. Im Großen und Ganzen funktionierte die sprachliche Verständigung aber gut. Eine Person erwähnte, dass durch Drittpersonen ein Eindruck des Kindes durchaus vermittelt werden, jedoch ein persönliches Kennenlernen des Kindes nicht ersetzen könne.

Hättest Du Dir am Anfang, im Laufe des Prozesses oder später mal ein persönliches Treffen gewünscht? Wenn ja, weshalb?

Die Hälfte der Befragten empfand zu keinem der Zeitpunkte ein persönliches Treffen für notwendig. Eine Person hätte ein persönliches Treffen zum Einstieg befürwortet, um alle Beteiligten kennenzulernen, und eine andere ein Treffen einmal zwischendurch. Zwei Befragte hätten es begrüßt, wenn die Expertin einmal den Unterricht besucht hätte, um die Kinder persönlich kennenzulernen und zu erleben.

> Für mich waren vor allem die fachlichen Inhalte des Coachings von Bedeutung, und da bin ich voll auf meine Kosten gekommen.

Findest Du es besser, von zu Hause aus an Deinem Bildschirm teilzunehmen oder findest Du es besser, von einem öffentlichen Gebäude aus (Schulzimmer, schulpsychologischer Dienst, Therapiezimmer der Logopädie etc.)?

Für fünf von acht Personen spielte der Ort der Teilnahme keine Rolle. Zwei Personen würden das Schulzimmer oder ein Zimmer in einem öffentlichen Gebäude bevorzugen und jemand sein Zuhause. Die Bevorzugung hing stark mit der persönlichen Lebenssituation und den gegebenen Umständen zusammen. Als Vorteile für die Teilnahme in einem öffentlichen Gebäude, (z.B. im Schulzimmer), wurde genannt, dass es sich dort um ein klares Arbeitsumfeld handle und eine Abgrenzung möglich sei. Technik und alle Unterlagen (Hefteinträge, Zeichnungen, Prüfungen usw.) seien vorhanden und das Coaching könne in die Arbeitszeit integriert werden. Alle beteiligten Lehrenden seien gemeinsam vor Ort, was Raum für gute Gespräche und Austausch bereits vor wie auch

46 In diesem konkreten Fall wäre ein regelmäßiges Coaching auf Grund der großen geografischen Entfernung kaum möglich gewesen.

nach dem Coaching erlaube. Je nach Umständen bietet dieses Setting auch weniger Ablenkung und eine bessere Konzentration.

> Im Schulzimmer kann ich mir bildlich die beschriebenen Situationen vorstellen und diese somit besser darstellen. Ich habe im Schulzimmer mehr Platz als zu Hause.

Als Nachteile wurde die ungemütlichere, kühlere Atmosphäre genannt, sowie Ablenkung durch eintreffende E-Mails oder Telefonanrufe während des Coachings.

Als Vorteile einer Teilnahme am Coaching von zu Hause aus wurde neben den bereits oben erwähnten Vorteilen (Weg und Zeit) auch ein gewisser Abstand zum Geschehen genannt, der es einem erlaube, in Ruhe „eine Situation Revue passieren zu lassen und mögliche Erklärungen, Lösungs- und Fördermöglichkeiten überlegen zu können". Es seien dort auch noch eher spätere, abendliche Durchführungstermine möglich.

Als Nachteile wurde erwähnt, dass die Grenze zwischen Arbeit und Freizeit stärker verschwimme und dass Ablenkung und eventuell Unruhe durch Andere verursacht werde (Kinder, Haustiere etc.).

Denkst Du, die Qualität eines reinen Online-Coachings ist gleich gut, wie wenn man sich persönlich sieht?

Sechs von acht Teilnehmerinnen schätzten die Qualität eines nur online durchgeführten Coachings als gleich gut oder annähernd gleichwertig ein.

Wenn ja, weshalb?

> Weil es um die Beratung in konkreten Situationen ging, um Psychoedukation und einen Informationsaustausch. Diese Dinge sind klar und unkompliziert und können deshalb sehr gut in einem Online-Coaching behandelt werden.

> Weil die Expertin den Ablauf des Coachings gewinnbringend aufgebaut hat. Jede kam zu Wort und konnte ihre Ansichten und Erlebnisse schildern.

> Entscheidend für die Qualität sind andere Dinge als die Form der Durchführung.

> Ich bin jeweils sehr auf den Bildschirm fokussiert und bekomme gleich viel mit, wie bei einem persönlichen Treffen.

Eine Teilnehmerin war ambivalent und antwortete:

> Es ist sicher besser, wenn man sich persönlich sieht. Kommunikation besteht ja auch aus Blickkontakt, Gesten usw., trotzdem haben die Vorteile letztlich deutlich überwogen.

Wenn nein, weshalb nicht?

> Im direkten Kontakt nimmt man das Gegenüber besser wahr. Man kann zwischen den Zeilen oder auch den Körper besser lesen.

> Weil meiner Meinung nach ein persönliches Kennenlernen, vor allem des betroffenen Kindes, für die Qualität des Coachings essenziell ist.

Wie fandest Du den Umstand, dass im Laufe des Coachings auch neue Personen dazukommen durften?

Vorteile: Sieben von acht Personen begrüßten es und sahen es als vorteilhaft an, dass neue, für die Kinder relevante Personen im Laufe des Coachings dazukommen durften.

> Neue Personen brachten weitere Perspektiven, andere Herangehensweisen und Ideen ins Coaching-Team ein. Das war bereichernd und auch spannend.

> Ich finde es toll, wenn möglichst viele von einem solchen Angebot profitieren können und so das Fachwissen an einem Schulstandort stetig wächst.

> Bezugspersonen können im Laufe der Zeit wechseln. Für eine ganzheitliche Förderung

> eines Kindes müssen die Beobachtungen aller Beteiligten in verschiedensten Umgebungen und Situationen daher ausgetauscht werden.

Nachteile:

> Es kann zu Verzögerungen führen, wenn Personen nicht auf dem neuesten Stand sind und man kann nicht da weiterarbeiten, wo man letztes Mal aufgehört hat.

> Neu hinzukommende Personen waren nicht in den bisherigen Prozess involviert.

Keine der Teilnehmerinnen hätte sich eine geschlossene Gruppe gewünscht.

Besteht Deiner Meinung nach bei einem Online-Coaching schneller die Gefahr, dass man geistig abschweift, als wenn man sich persönlich sehen würde?

Sechs von acht Befragten denken nicht, dass man bei einem Online-Coaching schneller geistig abschweift, im Gegenteil:

> Beim Coaching ist man meist selbst betroffen und da besteht die Gefahr weniger.

> Via Bildschirm können mich die anderen sehen und ich fühle mich so mehr beobachtet, als wenn ich in einem Kurs sitzen würde.

> Die Coaching Stunde ist immer sehr intensiv und die Zeit zu kurz, um geistig abzuschweifen.

> Der strukturierte Ablauf und die Einhaltung der Zeit helfen, dabei zu bleiben.

Die Gruppengröße schien eine wichtige Rolle zu spielen:

> Die Gruppengröße war stets überschaubar und alle waren gut mit dabei.

> Je größer die Gruppe, desto eher passiert es, dass man sich ausklinkt.

> Man könnte sich in einer größeren Gruppe weniger angesprochen fühlen.

Siehst Du spezielle Gefahren, wenn man sich nur per Videokommunikation trifft?

Die Hälfte der Personen sahen keine speziellen Gefahren in dieser Kommunikationsform. Die anderen gaben zu bedenken, dass eine Gefahr in einer Beeinträchtigung des gegenseitigen Verständnisses gesehen werden könnte: man sieht sich zwar, Körperhaltung und Körpersprache sind via Video jedoch nicht so ersichtlich wie im persönlichen Gespräch, was zu Missverständnissen führen könnte. Außerdem könnte der persönliche Austausch durch diese Art der Kommunikation verloren gehen oder die Technik hätte versagen können. Die Qualität des Coachings könnte mit der Zeit darunter leiden, wenn man das Kind nur aus Beschreibungen kennt.

Was fandest Du am Online-Coaching am besten?

Der Aufbau und die Durchführung der Sitzungen wurde als gewinnbringend und effizient erlebt, weil erst jeder Teilnehmerin das Wort erteilt wurde und diese aus ihrem Setting schilderte, was in letzter Zeit passiert war und eine Hauptfrage dazu stellte. Anschließend wurde von der Expertin auf die im Moment drängendsten Fragen eingegangen und weitere Herangehensweisen sowie die Erfahrungen und Beobachtungen aller genutzt, um die nächsten konkreten Schritte gemeinsam zu planen. Positiv erlebt wurde auch, dass die Expertin das bisherige Vorgehen und die sich entwickelnden Ideen der Teilnehmerinnen immer wieder bestätigen und befürworten konnte. Die Regelmäßigkeit, die Unkompliziertheit, der wegfallende Anfahrtsweg, das niederschwellige Setting und die Tatsache, dass überhaupt ein Coaching trotz Pandemie und geografischer Distanz durchgeführt werden konnte, waren weitere Punkte, die als sehr hilfreich erlebt wurden.

Was hat Dir nicht gefallen?

Bis auf zwei Teilnehmerinnen hatte niemand etwas zu beanstanden. Eine Person bedauerte, dass die Expertin nie persönlich vorbeigekommen sei. Eine andere Person gab an, grundsätzlich nicht so gerne online zu kommunizieren.

Was würdest Du Dir noch wünschen?

Die meisten wünschten sich nichts weiter. Jemand hätte sich ein Live-Treffen gewünscht und jemand erwähnte, dass ein solches Coaching für das Team bereits zu einem viel früheren Zeitpunkt hilfreich gewesen wäre.

Wie fandest Du, dass die Coaching-Sitzungen nach Bedarf und nicht nach fest abgemachten Zeitpunkten (z. B. alle zehn Wochen) stattfanden?

Ausnahmslos alle fanden diese Abmachung sehr gut.

> Dass die Coachings nach Bedarf stattfanden, fand ich gut. So konnten die Ideen in Ruhe umgesetzt und reflektiert werden.

Wie hast Du die Arbeitsatmosphäre empfunden?

Die Arbeitsatmosphäre wurde von allen Teilnehmerinnen als sehr angenehm empfunden.

> Die Arbeitsatmosphäre habe ich als respektvoll, professionell und freundlich empfunden. Von der Expertin habe ich die wohlwollenden Worte sehr geschätzt.

> Die Atmosphäre war wohlwollend, verständnisvoll und auch lustvoll. Ich fühlte mich ernst genommen.

Darüber hinaus fühlten sich alle Teilnehmerinnen gehört, gesehen, verstanden und respektiert.

> Dank dem exakten Ablauf konnte ich alle meine Anliegen einbringen. Ich fühlte mich von den anderen Teilnehmerinnen und von der Expertin verstanden und respektiert.

> Ja sehr, da jeder Person explizit das Wort gegeben wurde.

Was waren die wichtigsten Punkte für dich, die du aus den Coaching Sitzungen mitgenommen hast?

Hier sollen einige Antworten zitiert werden:

> Mutismus kommt in unglaublich vielen Formen und Farben daher. Jedes Kind ist anders und jede Lehrende ist anders. Das bedeutet, dass es kein einfaches Rezept gibt. Eine enge Begleitung war in diesem Fall aus meiner Sicht zentral. Eine einmalige Coaching-Sitzung hätte niemals zu den gleichen Resultaten geführt.

> Aus den Coaching-Sitzungen nahm ich viele gute Ideen mit, um meinen Umgang mit den betroffenen Kindern zu optimieren. Ich wusste zuerst nicht, ob ich Druck ausüben darf oder ob dies kontraproduktiv ist. Nach einer Coaching-Sitzung fühlte ich mich bestätigt und fasste wieder Motivation und neuen Aufschwung.

> Dank den bestätigenden und wohlwollenden Worten der Expertin gewann ich Sicherheit im Umgang mit den betroffenen Kindern.

> Ich hatte das Gefühl, dass die Expertin mich schnell einschätzen konnte und mich so beraten und unterstützt hat, wie ich es mit meiner Person und meinem Wesen am besten kann.

> Die kleinen, wertvollen Schritte weiterführen und nicht zu viel erwarten, auch nicht von mir selbst.

> Dass es enorm wichtig ist, den betroffenen Kindern Zeit zu lassen und dass wir uns auch bei kleinen Fortschritten nicht entmutigen lassen.

Was half Dir für Deine persönliche Arbeit am besten weiter?

> Als Psychologin hatte ich natürlich einen etwas anderen Blick als die Lehrenden. Ich konnte viel von den Techniken, Ideen, Tipps etc. abschauen, die mir auch heute noch in der Beratung weiterhelfen und mir immer wieder in den Sinn kommen.

Das Beschreiben konkreter Situationen mit den betroffenen Kindern und das Diskutieren darüber halfen mir sehr weiter.

Die Beantwortung von Fragen wie: „Habe ich in dieser Situation richtig reagiert?“, „Was gibt es noch für Herangehensweisen?“, weckten die Lust zum Weitermachen und Ausprobieren.

Vor allem persönlich half mir das Coaching sehr weiter. Wenn sich bei mir Unmut breit machte, da meiner Meinung nach zu wenig Fortschritt sichtbar war, konnten die Ausführungen der Expertin diesen relativieren.

Dank der Umsetzungsideen der Expertin haben die betroffenen Kinder gute Fortschritte gemacht. Auch wir Lehrenden haben im Umgang mit den Kindern immer mehr Sicherheit erlangt. Ich denke, dass die betroffenen Kinder nicht auf dem bestehenden Niveau wären ohne Coaching.

Das Gefühl, nicht allein dazustehen; die Bestätigung, einiges richtig zu machen; konkrete praktische Ideen (zum Beispiel: die Mutter dazu zu nehmen für ein Spiel, Hausaufgaben über einen Messenger Dienst geben ...) waren sehr hilfreich.

Dass ich immer fragen konnte, was mich beschäftigte und zum Schluss genaue Ziele oder Vorgehensweisen beschlossen wurden.

Präzise Vorschläge, die ich gleich umsetzen konnte.

Die Vorschläge auszuprobieren und Rückmeldungen zu besprechen.

„Der Blick von außen. Manchmal sah ich kaum Fortschritte. Durch das Erzählen wurden diese plötzlich sichtbar.

Denkst Du, das Online-Coaching konnte bei den betroffenen Kindern dazu beitragen, dass sie trotzdem Fortschritte machen konnten, obwohl sie aufgrund der Umstände nicht direkt in eine spezialisierte, regelmäßige Mutismus-Therapie gehen konnten?

Alle Teilnehmerinnen bejahten diese Frage.

Mit dem Online-Coaching haben wir das Beste herausgeholt, was in diesem Fall für die Kinder möglich war.

Ja, weil sich auch die Zusammenarbeit der beteiligten Fachpersonen durch das Coaching deutlich verbessert hat.

Ja, das glaube ich. Wir wurden alle auf den gleichen Stand gebracht, konnten gemeinsam weitere Schritte wagen – und von der großen Erfahrung der Expertin profitieren.

Würdest Du anderen ein Online-Coaching durch eine spezialisierte Fachperson empfehlen, wenn sie in einer ähnlichen Situation wären wie Du?

Alle Teilnehmerinnen würden diese Empfehlung klar aussprechen.

Ja, zu 100 Prozent.

Das Online-Coaching hat mir im Umgang mit dem Mädchen sehr geholfen. Wenn ich gezweifelt habe und kein Fortschritt ersichtlich war, war ich froh, von einer Expertin zu hören, dass wir trotzdem auf einem guten Weg sind und vieles richtig machen. Dank des Coachings habe ich immer wieder Mut gefasst und neue Ideen zum Ausprobieren erhalten.

Hast Du früher schon an Coachings, die über einen längeren Zeitraum liefen, teilgenommen?

Bis auf eine Person, die aus beruflichen Gründen regelmäßig in eine Supervision/Selbsterfahrung geht, war dies bei niemandem sonst der Fall. Die Frage, ob diese ebenfalls nur online stattfanden, wurde verneint. Zum Abschluss regte eine Teilnehmerin an, dass ein Unterrichtsbesuch durch die Expertin das Coaching eventuell noch optimiert hätte.

5.4.6 Wichtige Voraussetzungen und Erfolgsfaktoren

Dieses Setting des Online-Coachings verlangte von allen Beteiligten grundsätzlich die Bereitschaft, etwas Neues auszuprobieren und sich offen und flexibel zu zeigen. In unserer heutigen dynamischen und komplexen Welt wird es zunehmend erforderlich sein, unser Verhalten anzupassen. Flexibles Denken und Handeln, jenseits der gewohnten Denkmuster, werden immer mehr gefragt sein. Gerade in Zeiten, wo zeitliche wie finanzielle Ressourcen in Schule und Therapie oft knapp sind, kann daher ein spezialisiertes Online-Coaching einen wichtigen, unkomplizierten und dazu noch günstigen Beitrag zur Verbesserung des Befindens der Betroffenen selbst wie auch der beratenen Lehrenden (und auch der Eltern) leisten. Es war in diesem Fall der Schulpsychologin, der Schulleiterin und der Behörde zu verdanken, dass diese besondere Form der Beratung durchgeführt und finanziert werden konnte.

Wichtige Erfolgsfaktoren schienen gewesen zu sein, dass die Coachingsitzungen klar strukturiert waren, alle Stimmen und Befindlichkeiten aufmerksam gehört wurden, eine gemeinsame Beratung auf Augenhöhe stattfand und die verschiedenen beruflichen Hintergründe und Erfahrungen einbezogen wurden. Zudem waren das ernsthafte Interesse und der kollektive Wunsch, den Kindern zu helfen, aus ihrem Schweigen herauszukommen, von großer Bedeutung.

Die Ausgangsfrage, ob ein reines Online-Coaching der Fachpersonen und Lehrenden von betroffenen Kindern dazu beitragen kann, dass sich deren (beider) Befindlichkeit und Situation verbessert – kann auf Grund der Antworten der befragten Teilnehmerinnen im geschilderten Fall eindeutig bejaht werden. Durch das Online-Coaching und die erlebte Wirksamkeit bei den Kindern wurden die Teilnehmerinnen in ihrer Selbstwirksamkeit gestärkt und es wurde eine Befähigungskultur geschaffen. Das erworbene Wissen half ihnen, sich sicherer, gestärkter und kompetenter im Umgang mit den Kindern zu fühlen, wovon wiederum die Kinder profitierten, da sie von aufgeklärten, sie bestärkenden, aber auch beharrlichen Personen umgeben waren, die sie mit Standhaftigkeit unterstützten und die sie nie aufgaben. Auch für mich als Coach war es wohltuend mitzuerleben, wie sich die Teilnehmerinnen über jeden kleinen weiteren Fortschritt der Kinder freuten und ihre Begeisterung, sich diesen Kindern zu widmen und ihre eigenen kreativen Ideen und Vorschläge immer mehr zunahmen.

In der Zwischenzeit habe ich in der gesamten Schweiz ähnliche Online-Coachings mit anderen Schulteams in vergleichbaren Situationen erfolgreich durchgeführt. Die betroffenen Kinder und Jugendlichen haben dabei deutliche Fortschritte gezeigt, und auch bei den involvierten Personen im Lernumfeld konnten ein zunehmendes Interesse, eine gesteigerte Kompetenz und eine wachsende Freude im Umgang mit diesen besonderen Menschen beobachtet werden.

Der Optimalfall bei selektivem Mutismus bleibt aber meiner Meinung nach immer doch die Therapie des Kindes bei einer Fachperson, die sich mit den Störungsbild auskennt[47], kombiniert mit einem Coaching des Umfeldes (Schule, Eltern, Behörden). Wie wichtig das Coaching des Umfeldes ist und wie viel es zu einer Verbesserung der Symptomatik der Kinder beitragen kann, konnte dieser Beitrag aufzeigen. Kann man das Kind zusätzlich mit einer spezifischen Therapie unterstützen, um es zu befähigen, mutig sprechen zu lernen und eine positive Sicht auf die Welt zu entwickeln, ist dies in vielen Fällen optimal. Die Therapie bietet die Möglichkeit, dem Kind zu vermitteln, dass die Welt da draußen nicht nur furchteinflößend, sondern auch spannend und bunt ist. Es wird ihm gezeigt, dass es in der Lage ist, mit seinen vorhandenen Ressourcen die verschiedenen Entwicklungsaufga-

47 Oder sich zumindest eng von jemandem mit (großer) Erfahrung in selektivem Mutismus coachen/supervidieren lässt.

ben erfolgreich zu bewältigen. Gelingt es, seine innere mit der äußeren Welt positiv zu verknüpfen, ist dies ideal, um das Kind allmählich aus seinem Schweigen herauszuführen.

5.4.7 Betrachtungen aus der Metaebene

Die Unterstützung und Beratung dieser äußerst engagierten und interessierten Lehrenden und Fachkräfte war eine sehr erfüllende und positive Erfahrung. Es war das erste Mal für mich, dass ich zwei Teams regelmäßig über einen längeren Zeitraum ausschließlich online begleitet habe. Es war erstaunlich, wie gut das Online-Coaching funktioniert hat und wie es von den Teilnehmerinnen fast schon als natürlich angesehen wurde. Dies war sicherlich auch der anhaltenden Pandemiesituation geschuldet, die dazu geführt hat, dass alle bereits an das Kommunizieren auf diese Weise gewöhnt und darin geübt waren.

Es war mir während der Coachingsitzungen wichtig, achtsam zu schauen, was konkret zur Persönlichkeit und zu den aktuellen Möglichkeiten der einzelnen Teilnehmerinnen und des einzelnen Kindes, aber auch zu den gegebenen Umständen und Ressourcen passte, um sinnvolle Unterstützungsvorschläge anzubieten. Es war eine anspruchsvolle Aufgabe, all diese Aspekte zu berücksichtigen und passende Empfehlungen in die Gruppe zu geben.

Besonders herausfordernd fand ich die parallele Beratung von zwei unterschiedlichen Teams. Die drei Geschwister wiesen neben ihrem selektiv mutistischen Verhalten auch weitere Auffälligkeiten in ihrem Verhalten, in ihrer Sprachentwicklung, ihrer Selbstständigkeit und auch in der Motorik auf. Darüber hinaus stammten sie aus einem anderen kulturellen Hintergrund. Obwohl es viele Gemeinsamkeiten zwischen den Geschwistern gab, waren sie dennoch drei einzigartige Persönlichkeiten, die sich in ihrer Entwicklung an verschiedenen Punkten befanden. Es war somit einerseits während der Beratung, andererseits auch im Alltag durch das unterstützende Team von großer Bedeutung, jedem dieser Aspekte die erforderliche Aufmerksamkeit zu schenken.

Im Verlauf des Coaching-Prozesses zeigten mehrfach auch neue, für die Geschwister wichtige Begleitpersonen Interesse an einer Teilnahme. Ihr Wissensstand zum Thema selektiver Mutismus befand sich naturgemäß auf einem anderen Stand als bei den Teilnehmerinnen, die bereits mehrere Sitzungen besucht hatten. Ich musste dies berücksichtigen und bei den von der Gruppe im Alltag geschilderten Beispielen besonders aufmerksam sein, um spezifische Merkmale des selektiven Mutismus für die Neulinge herauszufiltern und ihnen näherzubringen.

Durch die Vermittlung von psychoedukativen Inhalten, konkreten Umsetzungsideen und die spürbare und verstärkte interdisziplinäre Zusammenarbeit konnte ich eine zunehmende Sicherheit und Freude bei den Teilnehmerinnen beobachten, sich mit diesen Kindern auseinanderzusetzen und sie zu unterstützen.

Selektiver Mutismus ist in den Ausbildungen leider immer noch ein Stiefkind, wodurch er wenig bekannt ist und viele Unsicherheiten auslöst. Die größere Sicherheit, die die Kinder durch das gecoachte Team erlebt haben, gab auch diesen viel Zutrauen und mehr Boden für ihre Entwicklung. Besonders Kinder, deren Eltern Flucht, Misshandlungen und Migration erlebt haben und deren Aufenthaltsstatus in der „sicheren Schweiz“ bis heute leider immer noch unsicher ist, benötigen einen Halt gebenden, verlässlichen Rahmen und Erwachsene, die sich liebevoll um sie kümmern.

Es war für mich immer wieder berührend zu sehen und zu spüren, wie ausnahmslos alle Bezugspersonen – egal in welcher Funktion oder in welchem Setting, sich höchst engagiert und fürsorglich um diese drei Geschwister gekümmert haben und nach wie vor kümmern.

Alle drei Mädchen konnten in ihrer persönlichen Entwicklung erfreuliche und ermutigende Fortschritte machen, auch wenn sie bis heute ihr selektiv mutistisches Verhalten noch nicht ganz überwunden haben. Sie stehen heute jedoch ganz anders in der Welt. Es bleibt zu hoffen, dass ihr Gefühl, in einer „Unsafe-World“ zu leben, irgendwann durch das Gefühl ersetzt wird, einen „Safe Place“ für sich gefunden zu haben. Eine gute Voraussetzung dafür ist sicher das starke Netz, das wir gemeinsam um sie bilden konnten, und das tiefe Verständnis für ihre vielschichtige Problematik und ihre besonderen Herausforderungen.

Am Ende sind zahlreiche Faktoren entscheidend, die den Fortschritt eines Prozesses entweder fördern oder behindern können. Das unerwartete Erscheinen von Yara, dem fröhlichen, offenen und mutigen Flüchtlingsmädchen, war und ist ein kostbares Geschenk und hat den Zwillingsschwestern einen beträchtlichen Mut-Auftrieb gegeben. Es erinnert uns daran, dass es auch wichtig ist, immer ein gewisses Vertrauen in das Leben zu haben.

Literatur

Baldauf, C. (2018). *All about retrospectives.* https://retromat.org/blog/what-is-a-retrospective

Bockelbrink, B., Priest, J. & David, L. (o. J.). *Soziokratie 3.0 - Ein Praxisleitfaden.* https://patterns-de.sociocracy30.org/introduction.html

Bozigar, J.A. & Aguilar Hansen, R. (1999). Group Treatment for Elective Mute Children. In S.A. Spasaro & C.E. Schaefer (Eds.), *Refusal to speak: Treatment of selective mutism in children* (S. 209–2018). Jason Aronson.

Brand, H. (2009). *Mutismus - schweigende Kinder und Jugendliche im Gespräch: Erfahrungen mit Gruppen.* Pabst Science.

Busse, R.T. & Downey, J. (2011). Selective Mutism: A Three-Tiered Approach to Prevention and Intervention. *Contemporary School Psychology, 15*, 53–63. https://doi.org/10.1007/BF03340963

Cepukiene, V., Pakrosnis, R. & Ulinskaite, G. (2018). Outcome of the solution-focused self-efficacy enhancement group intervention for adolescents in foster care setting. *Children and Youth Services Review, 88*, 81–87. https://doi.org/10.1016/j.childyouth.2018.03.004

Dana, D. (2021). *Die Polyvagal-Theorie in der Therapie: Den Rhythmus der Regulation nutzen* (3. Aufl.). Probst, G.P. Verlag.

de Jong, P. & Berg, I.K. (2002). *Interviewing for Solutions.* Brooks/Cole.

Freeman, J., Epston, D. & Lobovits, D. (1997). *Ernsten Problemen spielerisch begegnen. Narrative Therapie mit Kindern und ihren Familien* (Systemische Studien Band 20). verlag modernes lernen.

Furman, B. (2017). *„Ich schaffs!“ - Spielerisch und praktisch Lösungen mit Kindern finden - das 15-Schritte-Programm für Eltern, Erzieher und Therapeuten.* Carl Auer.

Garbani Ballnik, O. (2009). *Schweigende Kinder - Formen des Mutismus in der pädagogischen und therapeutischen Praxis.* Vandenhoek & Ruprecht.

Gohier, F.M. (2006). *A support team's experience of a solution-focused intervention with children* (unpublished Master's thesis). City University, Vancouver Island, British Columbia. https://www.kidsskills.org/WP-fin/

Grawe, K. (2004). *Neuropsychotherapie.* Hogrefe.

Haley, J. (1986). *Uncommon Therapy: The psychiatric techniques of Milton H. Erickson.* Norton Professional Books.

Hollenweger, J. & Kraus de Camargo, O. (Hrsg.). (2011). *ICF-CY Internationale Klassifikation der Funktionsfähigkeit, Behinderung und Gesundheit bei Kindern und Jugendlichen.* Huber.

Katz-Bernstein, N. (1996). Das Konzept des „Safe Place“ - ein Beitrag zur Praxeologie Integrativer Kindertherapie. In B. Metzmacher, H.G. Petzold & H. Zaepfel (Hrsg.). *Praxis der Integrativen Kindertherapie. Integrative Kindertherapie in Theorie und Praxis* (Bd. 2, S. 111–142). Junfermann.

Katz-Bernstein, N. (2002). Gruppentherapie versus Einzeltherapie bei stotternden Kindern. In N. Katz-Bernstein, K. Subellok, (Hrsg.), *Gruppentherapie mit stotternden Kindern und Jugendlichen* (S. 19–37). Reinhardt. https://doi.org/10.2378/9783497016228

Katz-Bernstein, N. & Subellok, K. (Hrsg.). (2002). *Gruppentherapie mit stotternden Kindern und Jugendlichen* (1. Aufl.). Reinhardt. https://doi.org/10.2378/9783497016228

Katz-Bernstein, N. (2005). *Selektiver Mutismus bei Kindern - Erscheinungsbilder, Diagnostik, Therapie.* Reinhardt.

Katz-Bernstein, N. (2007). *Selektiver Mutismus bei Kindern. Erscheinungsbilder, Diagnostik, Therapie* (3. Aufl.). Reinhardt.

Katz-Bernstein, N. (2023). *Selektiver Mutismus bei Kindern. Erscheinungsbilder, Diagnostik, Therapie* (6. Aufl.). Reinhardt.

Kearney, C.A. & Rede, M. (2021). The heterogeneity of selective mutism: A primer for a more refined approach. *Frontiers in psychology, 12*, 700745. https://doi.org/10.3389/fpsyg.2021.700745

Kristensen, H. (2000). Selective Mutism and Comorbidity with Developmental Disorder / Delay, Anxiety Disorder, and Elimination Disorder. *Journal of the American Academy of Child and Adolescent Psychiatry, 35*, 606–614. https://doi.org/10.1097/00004583-200002000-00026

Lakin, J.L. (2013). Behavioral mimicry and interpersonal synchrony. In J.A. Hall & M.L. Knapp (Eds.), *Nonverbal Communication* (Handbook of Communication Science (S. 539–576)). Gruyter. https://doi.org/10.1515/9783110238150.539

Langer, J., Hermann, M. & Julius, H. (2020). Effekte einer tiergestützten, bindungsgeleiteten Therapie bei selektivem Mutismus. *Forschung Sprache, 3/2019*, 51–64. https://www.forschung-sprache.eu/fileadmin/user_upload/Dateien/Heftausgaben/2019-3/5-70-2019-03-04.pdf

Langer, J. & Matthes, E. (2020). Priming zur Herstellung von Beziehungsoffenheit im CARE®-Programm: praktische Übungen zur Synchronisation. *phpublico, 6*, 27–32.

Lazarus, R.S. (1966). *Psychological Stress and the Coping Process.* McGraw-Hill.

Maur, S. & Schwenck, C. (2013). *Störungsübergreifende Gruppentherapie mit Kindern und Jugendlichen; Kompetenzen fördern mit FESKKO.* Beltz Verlag.

Melfsen, S., Romanos, M., Jans, Th. & Walitza, S. (2021). Betrayed by the Nervous System: A Comparison Group Study to Investigate the ‚unsafe world' model of Selective Mutism. *Journal of Neural Transmission, 128*, 1433–1442. https://doi.org/10.1007/s00702-021-02404-1

Perband, A. (2016). „Kids' Skills" by Ben Furman – Description and Research Review. *Praxis der Kinderpsychologie und Kinderpsychiatrie, 65*(3), 200–215. https://doi.org/10.13109/prkk.2016.65.3.200

Porges, S.W. (2010). *Die Polyvagal-Theorie; Neurophysiologische Grundlagen der Therapie.* Junfermann.

Rohr, D., Omer, H., Aarts, M. & Furman, B. (2021). *Gelingende Kommunikation mit Kindern und Jugendlichen – Neue Autorität, Marte Meo und Ich schaffs!.* Carl-Auer.

Schlippe, A.V. & Schweitzer, J. (1999). *Lehrbuch der systemischen Therapie und Beratung.* Vandenhoeck & Ruprecht.

Schmidt, G. (2020). *Einführung in die hypnosystemische Therapie und Beratung.* Carl Auer.

Sharkey, L., Mc Nicholas, F., Barry, E., Begley, M. & Ahern, S. (2008). Group Therapy for Selective Mutism – A parent's and children's treatment group. *Journal of Behaviour Therapy and Experimental Psychiatry, 39*, 539–545.

Shuanghong, J. & Niemi, H. (2020). Teachers Support of students Social-Emotional and Self-Management Skills using a Solution-Focused Skillfull – Class Method. *The European Journal of Social & Behavioural Sciences, 27*(1), 3096–3114.

Simon, F.B. (Hrsg.). (1997). *Lebende Systeme – Wirklichkeitskonstruktionen in der Systemischen Therapie.* Suhrkamp Taschenbuch Wissenschaft.

Skedgell, K.K., Fornander, M.J. & Kearney, C.A. (2017). Personalized Individual and Group Therapy for Multifaceted Selective Mutism. *Clinical Case Studies, 16*(2), 166–181. https://doi.org/10.1177/1534650116685619

Stephan, J. (2013). Wie wirkt „Ich schaffs!"? Ergebnisse einer Online-Befragung zur Evaluation des lösungsfokussierten Kompetenzförderungsprogramms für Kinder. In A. Bentner (Hrsg.), *Vom Meckern zum Wünschen. Studie zur Wirksamkeit des lösungsfokussierten Programms „Ich schaffs!"* (S. 17–48). Carl-Auer-Systeme.

Steinhausen, H.C. & Juzi, C. (1996). Elective Mutism. An Analysis of 100 Cases. *Journal of the American Academy of Child and Adolescent Psychiatry, 35*, 249–256.

Strauch, B. & Reijmer, A. (2018). *Soziokratie – Kreisstrukturen als Organisationsprinzip zur Stärkung der Mitverantwortung des Einzelnen.* Vahlen.

Wampold, B.E., Imel, Z.E. & Flückiger, C. (2018). *Die Psychotherapie-Debatte: Was Psychotherapie wirksam macht.* Hogrefe.

White, M. & Epston, D. (1990). *Narrative means to therapeutic ends.* Norton.

Weiterführende Literatur

Furman, B. (2014). *Kids'Skills – Playful and Practical Solution Finding with Children.* Bendigo Australien, St. Luke's Innovative Resources.

Katz-Bernstein, N. (1996). Das Konzept des „Safe Place" – Ein Beitrag zur Praxeologie Integrativer Kinderpsychotherapie. In B. Metzmacher, H.G. Petzold & H. Zaepfel (Hrsg.), *Praxis der integrativen Kindertherapie, integrative Kindertherapie in Theorie und Praxis.* (Bd. 2, S. 111–142). Junfermann.

Teil 3: Kasuistik des selektiven Mutismus

In Kapitel 6 und Kapitel 7 möchten wir mit Beiträgen aus dem Schulsetting inspirieren, Möglichkeiten aufzeigen und Impulse für den Umgang mit selektiv mutistischen Schüler*innen geben. Es ist uns ein großes Anliegen, damit ein Stück weit zu einer Befähigungskultur beizutragen, zu einem Empowerment im Umgang mit selektiv mutistischen Kindern und Jugendlichen.

In Kapitel 8 kommen Betroffene zu Wort, die auf einen teilweise steinigen Schul- und Lebensweg zurückblicken. Ihre eindrücklichen Geschichten schenken dennoch viel Hoffnung.

6 Mutismus in der Schule

Franziska Florineth-Baatsch, Andrea Muchenberger-Gebauer

Kim sitzt stumm im Unterricht. Seit zwei Jahren. Nur wenige ausgewählte Kinder kennen ihre Stimme, die meisten kennen sie nicht. Kim wirkt angespannt, knetet ihre Finger. Richtet die Lehrende eine Frage an sie, erstarrt ihr Blick, ihr Gesicht friert ein und ihr Körper wird augenblicklich steif. Kim senkt den Kopf – und schweigt. Sie wirkt maximal gestresst. Kim leidet an selektivem Mutismus.

Leider ist dieses Störungsbild allgemein immer noch weitgehend unbekannt und wird mit Schüchternheit, Trotz oder einer Autismus-Spektrum-Störung verwechselt. So fehlt es oftmals auch im Setting Schule an Fachwissen. Das führt zu vielen Verunsicherungen und Missverständnissen im Umgang mit den betroffenen Schüler*innen. Ein beharrlich schweigendes Kind in der Klasse zu haben, irritiert, macht hilflos, ohnmächtig und manchmal auch ärgerlich. Kennt die Lehrende dieses Phänomen nicht, tauchen bei ihr bald sehr viele Fragen auf: „Kann dieses Kind nicht sprechen oder will es nicht? Wie ist das Schweigen einzuordnen? Hat das Kind eventuell ein schlimmes Trauma erlebt, oder mag es mich einfach nicht und sagt deshalb kein Wort? Will es mich nur ärgern?" Die Schulkamerad*innen wissen meist auch nicht, wie sie mit diesem stillen Kind umgehen sollen, wobei Kinder im Gegensatz zu Erwachsenen diesem oft bedeutend unbefangener und vorbehaltloser begegnen. Es kann aber auch sein, dass sie sie als Ziel für Hänseleien und Mobbing auswählen, da sie sich verbal nicht effektiv zur Wehr setzen können.

Früherkennung ist wichtig: Selektiver Mutismus stellt ein bedeutendes Entwicklungsrisiko dar. Je früher eine mutismusspezifische Therapie einsetzen kann, desto besser. Bei jungen Kindern ist das schweigsame Verhalten noch nicht so stark in ihrer Persönlichkeit verankert und die Chancen stehen gut, dass diese Beeinträchtigung mit gezielter Hilfe wieder überwunden werden kann. Aus diesen Gründen kommt insbesondere der Früherkennung schweigender Kinder eine sehr hohe Bedeutung zu. Auch wenn Erzieher*innen und Lehrende keine Expert*innen für selektiven Mutismus sind, wird es in vielen Fällen von ihrem Engagement abhängen, in welchem Maße das Kind eine spezialisierte Hilfe erhalten wird. Da das Kind zu Hause in der Regel ein völlig unauffälliges Sprechverhalten zeigt, ist es essenziell, dass pädagogische Fachpersonen nach einer länger als vier bis sechs Wochen dauernden Schweigephase, im Kindergarten oder der Schule die Eltern auf das besondere Verhalten ihres Kindes hinweisen. Bei mehrsprachigen Kindern kann diese stille Phase auch mehrere Monate dauern, was noch als normal angesehen werden kann (Tabors, 2008).

Manchmal sprechen Kinder auch nicht, da sie mangelnde Sprachkompetenzen haben oder unter sonstigen Entwicklungsstörungen leiden. Die Schweigesymptomatik kann viele Gründe haben und variiert von Kind zu Kind enorm.

Im pädagogischen Alltag ist eine sichere Erkennung des selektiven Mutismus daher schwierig und es wird auch nicht verlangt, dass eine Diagnose gestellt wird.

Damit gefährdete Kinder dennoch frühzeitig aufgespürt werden können, haben Starke und Subellok für vorschulische wie schulische Bildungseinrichtungen sehr wertvolle Screening[48]-Instrumente entwickelt: das DortMus-KITA[49] (Dortmunder Mutismus Screening, Starke & Subellok, 2018) und das DortMus-Schule (Starke & Subellok, 2016). Ein weiteres hilfreiches Screening-Instrument ist der „Schweigekompass", eine ICF-orientierte Entscheidungshilfe für Fachpersonen zur Früherkennung des selektiven Mutismus. Der Schweigekompass ist ausgerichtet für Kinder von 4,0 bis 7,6 Jahren (Braun et al., 2018). Erzieher*innen und Lehrende werden damit für selektiven Mutismus sensibilisiert und darüber aufgeklärt. Diese Screenings bieten zudem eine verlässliche und gute Grundlage, um mit den entsprechenden Erziehungsverantwortlichen ins Gespräch zu kommen. Besteht ein konkreter Verdacht auf selektiven Mutismus, bedarf es jedoch im nächsten Schritt zwingend einer differenzierten Abklärung an einer spezialisierten Stelle (Kinderpsychiater*in, Logopäd*in, Sprachtherapeut*in, spezialisierter Psychotherapeut oder Psychotherapeutin, Kinderarzt oder -ärztin mit entsprechender Expertise).

Nicht selten stellt sich im Schulsetting die Frage (für die es keine allgemeingültige Antwort geben kann), ob eine Beschulung in der Regelschule bei selektivem Mutismus überhaupt möglich und sinnvoll ist – „Der spricht ja nicht, dann kann ich ihn nicht unterrichten, wie soll ich denn die Leistungen beurteilen?" Die Diagnose des selektiven Mutismus rechtfertigt in der Regel die Beschulung in einer Förderschule/Sonderschule nicht, zumal aufgrund der gesetzlichen Grundlagen die Integration der Separation möglichst vorzuziehen ist. Kumulieren jedoch mehrere Diagnosen, kann eine (temporäre) Beschulung z. B. in einer Sprachheilschule sinnvoll sein. Dies sollte jeweils im Einzelfall sorgfältig und fachlich fundiert unter Einbezug aller Beteiligten entschieden werden. Unsere persönliche Erfahrung ist, dass sich selektiv mutistische Kinder in den meisten Fällen sehr gut in einer Regelschule entwickeln können – vorausgesetzt, sie erhalten zusätzlich Therapie und Unterstützungsmaßnahmen und sind von einem motivierten (auch für die Zusammenarbeit) und vor allem gut über das Störungsbild aufgeklärten Team von Lehrenden und Fachpersonen umgeben.

Entlastend kann das Gewähren eines Nachteilsausgleichs[50] sein. Auch dies sollte individuell entschieden werden. Besonders wichtig ist eine regelmäßige Evaluation der Maßnahme. Je nach Phase kann es unterstützend und für die Schüler*innen motivierend sein, wenn kein Nachteilsausgleich (mehr) besteht. Eine weitere mögliche Maßnahme, die temporär entlasten kann, ist die Formulierung von individuellen Lernzielen (iLz). Bei individuellen Lernzielen werden die Anforderungen an die Leistungsfähigkeit der Schüler*innen angepasst.

Wir möchten betonen, dass sowohl das Gewähren eines Nachteilsausgleichs als auch die Formulierung von individuellen Lernzielen[51] sorgfältig und fachlich fundiert unter Einbezug aller Beteiligten entschieden werden sollte. Immer wieder sind wir in unseren Beratungen damit konfrontiert, dass Entscheidungen aus einer Situation der Hilflosigkeit heraus gefällt werden, die möglicherweise im konkre-

48 Ein Screening („Filteruntersuchung") soll Vorstufen, Frühstadien und Risikofaktoren einer Erkrankung feststellen.

49 Diese Screenings können im Internet gratis heruntergeladen werden.

50 Ein Nachteilsausgleich ermöglicht die Teilhabe der selektiv mutistischen Schüler*innen auf individueller Ebene, indem individuelle und spezifische Maßnahmen der Lern- und Prüfungsbedingungen ohne Modifikation der Lern- und Ausbildungsziele durchgeführt werden.

51 Gilt nur für die Schweiz

ten Fall nicht zielführend sind oder sich gar schädigend auf den Einzelnen auswirken können, z. B. ein abrupter Schulwechsel. Durch eine gute Aufklärung, Sensibilisierung und vor allem auch konkrete Unterstützung der pädagogischen Fachpersonen (z. B. durch die Logopäd*in oder Psychotherapeut*in), sollen leichtfertige und unüberlegte Entscheidungen verhindert werden. Im Kapitel 5.1 „Allen eine Stimme geben – alle Stimmen hören" haben wir ein Konzept vorgestellt, das Entscheidungsprozesse regelt, aber auch alle Meinungen der Beteiligten einbezieht.

Durch den **Fachkräftemangel** steht die Schullandschaft aktuell vor sehr großen Herausforderungen. Für die Schüler*innen mit besonderen Bedürfnissen, wozu auch die Schüler*innen gehören, die selektiv schweigen, stehen immer seltener ausgebildete Fachpersonen (Logopäd*innen, Schulische Heilpädagog*innen, Psychomotorik-Therapeut*innen) zur Verfügung. Diese Arbeit übernehmen nun oft Vorpraktikant*innen, Senioren oder auch Schulbegleitungen[52]. Hier ist es unserer Meinung nach unabdingbar, dass die Lehrende und die schulische Hilfsperson sich unter diesen erschwerten Bedingungen eng von einer Mutismus-Expert*in coachen lassen, dann kann auch dies zu einem guten Erfolg führen und eine wertvolle Ressource für die betroffenen Kinder darstellen (Kapitel 4.2.1). Es ist unserer Meinung nach aber von großer Dringlichkeit, dass dieser Missstand auf politischer Ebene angegangen wird.

In der **integrativen Schule** besteht für die Schüler*innen die Möglichkeit, durch logopädische Therapie, Psychomotoriktherapie und/ oder heilpädagogische Förderung unterstützt zu werden. Die unmittelbare Verzahnung der Therapien und Förderungen mit dem pädagogischen Setting bietet große Chancen: Sehr niederschwellig können gemeinsam Interventionen, Settings und Ziele angepasst, optimiert und angestrebt werden. Auf kurzfristige Veränderungen kann flexibel reagiert werden.

Der **Schulleitung** kommt dabei eine Schlüsselrolle zu, indem sie Empowerment als starke Kraft in der Schule fördert, fordert und verankert. Sie sorgt dafür, dass das nötige Fachwissen vorhanden ist und dass effizient und zielorientiert gehandelt wird. Sie ist kontinuierlich um Verbesserungsprozesse bemüht und um eine Haltung, die einerseits dem Anspruch der integrativen Schule gerecht wird, andererseits aber auch die Grundlagen für das Meistern der vielen Herausforderungen zur Verfügung stellt. Die Aufgaben der Schulen sind aufgrund der Diversität der Schüler*innen, aber auch aufgrund gesellschaftlicher Einflüsse zunehmend hoch komplex. Um diesem gesellschaftlichen Wandel auf Bildungsebene gerecht zu werden, sind die (politischen) Entscheidungsträger in besonderem Maße gefordert, gleiche Bildungschancen für alle zu ermöglichen.

Die große Bedeutung der Übergänge

Übergänge sind eine große Chance wie auch ein Risiko. Unserer Meinung nach sollte den Übergängen vom Elternhaus in den Kindergarten, vom Kindergarten in die Schule, der sechsten Klasse in die Oberstufe und dann dem Übertritt in eine weiterführende Schule oder in die Lehre ganz besondere Aufmerksamkeit geschenkt werden. Die Rückmeldungen ehemals Betroffener (Kapitel 4.2.1) zeigen deutlich, dass einige von ihnen ihren selektiven Mutismus durch einen Neustart in einer veränderten Umgebung erfolgreich überwinden konnten. Da dort niemand oder nur wenige von ihrer früheren schweigenden Vergangenheit wussten, konnten sie ein neues Kapitel in ihrem Leben aufschlagen. Manchen gelingt dies aus eigener Kraft, viele sind in diesem Übergangsprozess

52 Schulbegleitung (SB) ist kein registrierter Beruf und es gibt in der Schweiz dafür keine geregelte Ausbildung. In manchen Kantonen ist es Voraussetzung, die Ausbildung als Fachkraft Betreuung absolviert zu haben, in anderen Kantonen werden ausschließlich Sozialpädagog*innen eingesetzt. Die Pädagogische Hochschule Zürich beispielsweise bietet Weiterbildungskurse an. SB betreuen, begleiten und beaufsichtigen die Kinder im Schulalltag und entlasten und unterstützen die Lehrenden in ihrem Auftrag.

aber auf zusätzliche Unterstützung angewiesen. So ist es unsere Erfahrung und tiefe Überzeugung, dass ein gut vorbereiteter Übergang zum Beispiel vom Kindergarten in die erste Klasse durch Beratung und Psychoedukation der künftigen Lehrenden dem Kind schon einen ganz anderen, positiven Start ermöglichen und zur großen Chance werden kann.

Wir haben festgestellt, dass es sehr positive Auswirkungen hat, wenn die Lehrende das Kind so weit möglich, bereits vor dem offiziellen Schulstart zu Hause besucht (in seinem sogenannten „Safe Place“ Kapitel 2.1). Während des Besuchs kann die Lehrende beispielsweise mit dem Kind und der Familie dessen Lieblingsspiele spielen, oder macht mit ihm eine gemeinsame Tätigkeit (backen, basteln etc.), wodurch eine Vertrautheit entstehen und eine Bindung aufgebaut werden kann. Dieser sichere Rahmen ermöglicht es dem Kind, die Lehrende kennenzulernen und erleichtert den Übergang zur Schule. Um die Ängste vor dem ersten Kindergarten- oder Schultag zu reduzieren, hat sich eine weitere effektive Methode als wirksam erwiesen: Dem Kind wird die Möglichkeit gegeben, im Voraus alle relevanten Räume wie das leere Klassenzimmer, die Toiletten, die Turnhalle usw. zu besuchen. Dabei wird es von einer vertrauten Person begleitet, die ihm Sicherheit vermittelt.

Eine weitere Möglichkeit besteht darin, dass das Kind in der letzten Woche vor Schulbeginn der Lehrenden dabei hilft, kleinere Aufgaben vorzubereiten. Indem das Kind aktiv in die Vorbereitungen eingebunden wird, entwickelt es ein Gefühl der Mitwirkung und wird gleichzeitig auf den Schulstart vorbereitet. Durch eine ausführliche Vorbereitung wird die Angst vor den vielen neuen Erfahrungen (Kapitel 2.2), die am Schulanfang auf einen warten, deutlich reduziert. Das Gefühl, gut informiert zu sein über den Ablauf, die Orte und die Menschen, trägt dazu bei, dass man sich beim Schulstart entspannter fühlt.

Beiträge in diesem Kapitel

Die Logopädinnen Imelda Jeker, Salome Wyss und Esther Marnelaki beschreiben in ihren Beiträgen Fälle, die einerseits das strukturgeleitete und begründete, aber auch andererseits das kreative Vorgehen in der logopädischen Therapie abbilden – freudvolle Therapieprozesse – angereichert mit einem hohen Engagement aller Beteiligten. Der Vorteil der integrativen Schule – die unmittelbare Verzahnung der Therapie mit dem schulischen Alltag – wird hier sehr deutlich durch die enge Zusammenarbeit mit den Lehrenden. Im Beitrag „Fabiana“ beschreibt einerseits die Mutter den (schulischen) Entwicklungsprozess ihrer betroffenen Tochter, andererseits schildert die behandelnde Psychotherapeutin Florineth-Baatsch Fabianas Weg aus dem Schweigen mit Hilfe eines intensiven Schritt-für-Schritt Coachings ihrer Lehrenden. Der Beitrag der Psychotherapeutin Bürgi Wirth zeigt auf, wie Eltern als wichtiges Modell wirken können, damit sich ihr Kind in eine andere Kultur und Sprache hineinbegeben kann, ohne den Kontakt zu seiner Herkunftskultur zu verlieren. Denn: Mehrsprachigkeit und Mehrkulturalität sind bedeutende Risikofaktoren für selektiven Mutismus, wie Katz-Bernstein in ihrem theoretischen Beitrag eindrücklich vor Augen führt.

Erlebnisse aus der Schulzeit wirken bis heute in den Biografien fort und bleiben unvergessen. Das hören wir in unserem Alltag immer wieder aus den Schilderungen von ehemals Betroffenen – diejenigen die in diesem Buch exemplarisch zu Wort kommen, bilden da keine Ausnahme (Kapitel 4.2.1, 8.3, 8.4, 8.5). Die Schule trägt eine Mitverantwortung, auch bei selektivem Mutismus. Schule kann aufmerksam machen, Notwendiges in die Wege leiten und Brücken bauen. Schule kann soziale Isolationstendenzen verhindern und Schutz vor Anfeindungen und Mobbing bieten. Die Schule sollte mit Experten und Expertinnen zusammenarbeiten. Auf jeden Fall sollte sie aber aktiv werden, denn Gewährenlassen bedeutet Stillstand. Die Schulzeit ist eine enorm wichtige

Zeit für die gesamte persönliche Entwicklung eines Menschen – insbesondere bei Kindern und Jugendlichen mit selektivem Mutismus.

6.1 Elif: Nur Mut – deine Stimme zählt!

Salome Wyss

Der nachfolgende Beitrag zeigt einen Therapieverlauf im Setting der integrativen Schule auf – der Weg vom „Safe Place“ im Therapiezimmer der Logopädin ins Klassensetting. Die Bedeutung der Zusammenarbeit der verschiedenen Disziplinen wird besonders erkennbar. Die Ressourcen und Vorlieben der Schülerin wurden beispielhaft in den Prozess einbezogen, sodass das Mädchen in ihrer Selbstwirksamkeit gestärkt wurde – ein zentraler Wirkfaktor in der Therapie.

6.1.1 Die Kindergartenzeit

Elif kam im Alter von vier Jahren und sechs Monaten in den Kindergarten. Ihre Muttersprache ist kurdisch. Elif war sehr scheu, sprach kein Wort und vermied den Blickkontakt mit ihren Erzieherinnen gänzlich. Nach wenigen Wochen suchten diese das Gespräch mit der Schulischen Heilpädagogin, da sie den Verdacht hatten, dass Elif selektiven Mutismus haben könnte. Sie wünschten sich Hilfe im Umgang mit Elif. Nach weiteren Monaten des Schweigens wurde die Verdachtsdiagnose durch die Schulische Heilpädagogin und den schulpsychologischen Dienst bestätigt. Es wurde entschieden, dass Elif zunächst in einer Mädchengruppe bei der Schulischen Heilpädagogin gefördert wird. Die Logopädische Therapie sollte aufgrund geringer Ressourcen erst im zweiten Kindergartenjahr aufgenommen werden.

Die Schulische Heilpädagogin nahm Elif hierauf einmal wöchentlich einen Vormittag in die Kleingruppe mit Lotta und Hannah, zwei Mädchen aus demselben Kindergarten, auf. In diesem geschützten Rahmen gelang es Elif bereits nach wenigen Therapieeinheiten, erste Wörter in verschiedenen Rollenspielen zu äußern. Dabei flüsterte sie kaum hörbar zuerst den anderen Mädchen etwas zu. Einige Wochen später begann sie auch mit der Schulischen Heilpädagogin zu flüstern. Mit den Erzieherinnen und den anderen Kindern aus der Gruppe sprach Elif zu diesem Zeitpunkt noch nicht. Sie begann jedoch, mit den Peers zu spielen und sich auf ihre ganz eigene Art und Weise im Kindergarten zu integrieren. Elif liebte das Spielen in der Puppenecke. Sie übernahm meistens die Rolle des Kleinkindes und konnte so wortlos am Geschehen teilnehmen. Sehr genau beobachtete sie, was im Kindergartenalltag geschah und versuchte sich, wenn auch konsequent ohne Verbalsprache, an den Gruppenaktivitäten zu beteiligen. Zum Beispiel bei Kreisspielen bewegte sie sich sehr gerne mit. Ihr stets wacher, aufmerksamer Blick und das Strahlen in ihren Augen zeigten uns, dass sie sich immer besser zurechtfand und sich offensichtlich auch wohlfühlte. Ein Leidensdruck war nicht erkennbar.

Bald begann Elif mit Lotta und Hannah auch im Kindergarten zu sprechen, sobald sie sich sicher und vor allem unbeobachtet fühlte. Dies war am besten in der Puppenecke möglich, die über eine Tür verfügte, die auch geschlossen werden durfte. So gelang es Elif, eine tragfähige Beziehung zu den beiden Mädchen aufzubauen. Die Kinder hatten großen Spaß zusammen und es drang vermehrt auch lautes Gekicher von allen drei Mädchen nach draußen. In diesem geschützten Setting übernahm Elif nun sämtliche Rollen: von der Mutter über die Restaurantbesitzerin bis hin zur Tierärztin. Ihre Fantasie und ihre Ideen bereicherten auch das Spiel von Lotta und Hannah nachhaltig. Den Eltern wurde von den Erzieherinnen, die sehr besorgt waren, zusätzlich eine psychologische Begleitung für Elif empfohlen. Dies wollten die Eltern jedoch nicht, da bereits Elifs Schwester im Kindergarten konsequent geschwiegen hatte und nun in der Schule ja auch spräche.

Im zweiten Kindergartenjahr begann Elif schließlich mit einer der beiden Erzieherinnen zu flüstern. Trotzdem stellte sich die Frage, ob die Einschulung in eine Sprachheilschule für das Mädchen nicht sinnvoller wäre. Wir zogen für eine unabhängige Einschätzung der aktuellen Situation eine Logopädin mit viel Erfahrung im Bereich des selektiven Mutismus hinzu. Sie kam in den Kindergarten zu einem Unterrichtsbesuch und beobachtete Elif eingehend. Nach dem Besuch wurde klar, dass die Anmeldung für die Sprachheilschule für Elif nicht indiziert war. Elif verfügte über die oben genannten Ressourcen und Kompetenzen, um an den Angeboten im Kindergarten teilhaben zu können. Zudem war eine Verzögerung der Sprachentwicklung lediglich im Bereich der Artikulation vorhanden. Des Weiteren zeigte Elif bereits erste Fortschritte in der Kommunikation und erreichte ein gewisses Maß an Teilhabe auch ohne Verbalsprache. Optimale Voraussetzungen also, um in der Regelklasse integriert werden zu können.

Im Herbst des zweiten Kindergartenjahres startete eine Kollegin wie geplant mit einer ersten Phase Logopädie. Einige Therapieeinheiten war Elif ganz still, doch bald brach sie ihr konsequentes Schweigen. In Form von „Katzenlauten" begann sie erste hörbare Interaktionen mit der Kollegin. Blickkontakt mied sie weiterhin.

Die logopädische Therapie wurde bis zum Ende der Kindergartenzeit weitergeführt. Meine Kollegin übergab mir die Akten von Elif. Gemeinsam entschieden wir uns, die ersten Wochen abzuwarten und zu schauen, wie sich Elif in der Schule zurechtfinden würde und ab wann und in welchem Setting die Logopädie wieder aufgenommen werden sollte.

6.1.2 Die Einschulung

Elif war begeistert, als sie erfuhr, dass sie in dieselbe Klasse wie ihre Freundinnen Hannah und Lotta kommen würde. Schließlich war es so weit und Elif startete in die erste Klasse bei Frau Wicki und Herrn Hummel. Wie viele Erstklässler*innen war sie aufgeregt und schüchtern. Sie war aber auch voller Vorfreude: Besonders auf das Lesen und Schreibenlernen freute sie sich sehr. Bald benutzte sie ihre Freundinnen als Sprachrohr. Um sich mitzuteilen, flüsterte sie Hannah oder Lotta beispielsweise eine Antwort ins Ohr und eines der beiden Mädchen äußerte das Geflüsterte laut. Diese Unterstützung durch ihre Freundinnen war für Elif damals sehr wichtig, stellte sie doch eine Brücke zur Klassengemeinschaft und zu den Lehrenden dar. Auch zeigte Elif im Mathematikunterricht die Lösungen mit Hilfe ihrer Finger. Eine gewisse Partizipation war so bereits zu Beginn der ersten Klasse möglich. Es war eine Freude, sie zu beobachten, wie sie aufmerksam dem Unterricht folgte und mit einem gewissen Eifer dabei zu sein schien, obwohl sie sich nicht verbalsprachlich äußern konnte. Dieser gelungene Einstieg in die erste Klasse stützte unsere Zuversicht, dass Elif den Weg aus dem Schweigen finden würde.

An einem interdisziplinären Fachaustausch wenige Wochen später entschieden wir gemeinsam mit den beiden Lehrenden und der Schulischen Heilpädagogin, dass Elif baldmöglichst wieder einmal wöchentlich logopädische Therapie erhalten sollte. Über diese Entscheidung waren die Eltern von Elif sehr dankbar. Sie gaben an, dass sie seit dem Übergang in die erste Klasse einen leichten Leidensdruck ihrer Tochter wahrnahmen. Dies insbesondere deshalb, da sich die meisten Kinder in der Schule aktiv meldeten und sich Elif dadurch selbst unter Druck setzte.

Die Lehrenden waren Elif gegenüber stets sehr offen, sie zeigten Verständnis und übten keinerlei Druck aus. Dadurch schufen sie für das Mädchen einen Raum, der ihrer Situation entsprach und eine Entwicklung ermöglichte. Dennoch sprachen sie ihre schweigende Schülerin mit einer gewissen Beharrlichkeit immer wieder direkt an. Damit unterstellten sie ihr unbewusst und indirekt eine positive Entwicklung, was ein wichtiger Wirkfaktor in der Begleitung schweigender Kinder ist.

Elif kannte mich bereits von ihrer Kindergartenzeit. Ich war damals einmal wöchentlich im Kindergarten tätig, hatte aber bisher nie mit ihr gearbeitet. Deshalb war ich ihr nicht vollkommen fremd, als wir kurz nach Schulstart die logopädische Therapie wieder aufnahmen. In den ersten zwei Therapieeinheiten sprach Elif nicht mit mir. Ich spürte aber, dass sie mir gegenüber sehr interessiert und offen war. Sie zeigte stets den Anflug eines Lächelns, als ich sie für die logopädische Therapie im Klassenzimmer abholte und kam mir sofort entgegen. Elif hatte einen wachen Blick und schaute meist schon mit einer gewissen Erwartungshaltung in meine Richtung. Zunehmend setzte sie Gesten ein, um mit mir in Kontakt zu treten. Sie berührte meinen Arm, um meine Aufmerksamkeit zu erlangen. Auch Blickkontakt konnte sie schon bald aufnehmen und für einen kurzen Moment halten. Dabei blickte ich in große, hellwache und interessierte Augen. Ich freute mich auf unsere gemeinsame Zeit in der Therapie. Von den Eltern und der früheren Logopädin wusste ich, dass Elif eine große Katzenliebhaberin ist. Daher entschied ich mich, dieses Interesse zu nutzen.

Bereits in der dritten Therapieeinheit begann Elif von sich aus im Therapiezimmer zu miauen. Sehr fein und noch ganz leise, zaghaft aber doch hörbar und klar. Einen kommunikativen Charakter erkannte ich in dieser frühen Phase noch nicht. Die Wochen darauf waren geprägt vom Thema Katzen: wir malten große und kleine Katzen, kneteten Katzen in allen möglichen Farben, suchten und fanden Katzen und schlichen gemeinsam als Katzen durchs Zimmer. Das Handeln und Spielen war immer sehr lustvoll. Elif zeigte viel Motivation und Freude. Dabei entstanden immer neue „Miau"-Variationen, die zu einer Art eigenständiger, einfacher Geheimsprache mit zunehmender Lautstärke und variabler Tonhöhe wurden. Das Miauen erhielt plötzlich einen kommunikativen Charakter und war für den weiteren Therapieverlauf sehr bedeutungsvoll.

Ich freute mich darüber, dass Elif auf diese Art und Weise Ablehnung und Zustimmung äußern konnte und es ihr sogar gelang, einfache Wünsche zu kommunizieren. Offenbar war es mir gelungen, für Elif einen „Safe Place" (Katz-Bernstein, 2023) zu schaffen. Ich spürte, dass das Vertrauen zwischen uns gewachsen und es Zeit für einen nächsten Schritt war. Kurz vor den Herbstferien versuchte ich die Worte „ja" und „nein" aus dem Miauen heraus zu evozieren. Dazu bastelte ich ein Fragespiel, welches als Antwort lediglich „ja" und „nein" beziehungsweise in Katzensprache „mijaaa" oder „mineiiin" erforderte. Zu diesem „mijaaa" und „mineiiin" war Elif jedoch noch nicht bereit, was sie mir unmissverständlich durch eine sehr deutlich abwehrende Haltung zu spüren gab. Sie senkte den Kopf, verschränkte die Arme und ihr lustvolles miauen verstummte. Ich war einerseits etwas enttäuscht, andererseits aber auch froh, dass Elif mir so genau zeigen konnte, für welche Schritte sie bereit oder eben noch nicht bereit war.

Nach den Herbstferien kommunizierten wir wieder gemeinsam wie gehabt in allen Höhen und Tiefen, mal laut und mal leise in unserer „Katzenmiausprache". Doch bereits kurz darauf überraschte mich Elif sehr, indem sie sich auf etwas Neues einlies. So erweiterten wir unser sprachliches Repertoire um weitere Tierstimmen, mit denen wir experimentierten. Wir grunzten wie Ferkel, wieherten wie Pferde, bellten wie Hunde und gackerten wie aufgeregte Hühner. Gemeinsam eroberten all diese Tiere das Zimmer. Was für eine Freude und ein Vergnügen inmitten unseres Schulhauses. Als Inspiration diente uns das Bilderbuch „Der Bauer ist weg! Mäh! Muh! Quäck!" von Anne Vittur Kennedy (2014).

Einen Monat später spürte ich eine zunehmende Stagnation. Im Hinterkopf hatte ich immer die lange Warteliste mit Kindern, die sich gedulden müssen, um einen Therapieplatz zu bekommen. Deshalb zog ich eine Therapiepause in Erwägung. Gleichzeitig hatte ich aber das Gefühl, dass Elif eigentlich bereit für den nächsten Schritt sei: das Flüstern bei mir im Einzelsetting.

So druckte ich spontan und von meiner Intuition geleitet ein Ausmalbild einer Katze aus. Auf diese Katze malte ich fünf Flecken. Sobald Elif in der Therapie ein Wort flüstern konnte, durfte sie einen Punkt ausmalen. Sobald alle Flecken ausgemalt waren, durfte Elif bestimmen, was sie in der kommenden Therapieeinheit gerne machen würde. Ich beschritt also einen anderen Weg – ein intuitiv initiiertes Experiment startete. Als ich Elif den Plan vorstellte, reagierte sie zuerst wie erwartet: mit eisernem Schweigen. Ich gab jedoch nicht gleich auf, sondern unterbreitete ihr Vorschläge, für eine mögliche gemeinsame „Spezialstunde". Bei den ersten Vorschlägen schüttelte sie nur den Kopf. Meine Ideen überzeugten sie offensichtlich nicht. Als ich aber vorschlug, eine Katze zu basteln, reagierte sie mit einem sehr leisen aber deutlich hörbarem „Ja". Was für eine Überraschung! Was für ein Erfolg! Ich war total perplex und wäre am liebsten vor Freude in die Luft gesprungen. Ich versuchte mir die Freude jedoch nicht anmerken zu lassen und antwortete vollkommen gelassen, als hätte sie schon immer verbal mit mir kommuniziert. Die Idee einer Therapiepause verwarf ich natürlich.

War es tatsächlich diese Katze, die Elif zum Sprechen motivieren konnte? Oder hatte das Mädchen meine aufkommende Idee einer Therapiepause gespürt? Oder zeigte meine Beharrlichkeit ihre Wirkung? Offenbar war die Logopädie für Elif damals wichtig und zentral. Meine Intuition hatte mich zu diesem Schritt verleitet und ich hatte dank unserer guten therapeutischen Beziehung geahnt, dass es tatsächlich funktionieren könnte.

6.1.3 Vom kleinen Kätzchen zur mutigen Löwin

Dieser Tag, an dem Elif zu sprechen begann, blieb unvergessen. Das Eis war gebrochen und Elifs Mitteilungsbedürfnis war von nun an im Einzelsetting der Therapie kaum noch zu bremsen. Mir wurde bewusst, wie sehr mir dieses Mädchen vertraute und wie wichtig ich ihr als Bezugsperson geworden war. Sie erzählte mir Geschichten aus ihrer Lebenswelt und ich erfuhr viel über sie. So sprach sie manchmal Textteile aus der Zeichentrickserie Spongebob nach und lachte herzhaft darüber. Ich erfuhr auch, mit welchen Kindern aus der Klasse sie gerne besser befreundet wäre und welche sie lieber mied.

In dieser Phase erkannte ich erstmals, welchen großartigen Sinn für Humor Elif hatte. Neben dem gegenseitigen Vertrauen war auch dieser Humor eine wundervolle Basis für die weitere Therapiezeit. Gemeinsam hatten wir sehr viel Spaß und konnten viel lachen. Wir konnten aber genauso gut über Dinge sprechen, die Elif damals im Schulalltag beschäftigten. Sie war sichtlich froh, ihre Gedanken, aber auch ihre Sorgen in diesem, unserem geschützten Rahmen äußern zu können. Die Stunden mit Elif schätzte ich sehr und freute mich von Woche zu Woche darauf.

Von den Lehrenden hörte ich, dass Elif auch im Unterricht mutiger geworden war. So traute sie sich mittlerweile auch ihren Freundinnen Hannah und Lotta etwas ins Ohr zu flüstern, wenn andere in Hörweite waren. Die Lehrenden berichteten zudem, dass sich Elif nun immer mehr meldete, aktiv am Unterricht teilnahm und ihre Antworten via Hannah oder Lotta mitteilen wollte. Sie lachte mehr und schien sichtlich Spaß mit ihren besten Freundinnen zu haben. Wer hätte gedacht, dass dieses stille Kind zunehmend den Unterricht durch Kichern und Flüstern stören würde? Dennoch freuten sich alle über den großen Schritt, der Elif damit gelungen war.

Gemeinsam mit der Schulischen Heilpädagogin und den Lehrenden definierten wir nun für Elif weitere mögliche Ziele im schulischen Setting. Diese Ziele stellte ich Elif in Ruhe vor und sie entschied sich für eines, welches sie bald erreichen wollte. Elif wollte es schaffen, ihrer Lehrenden Frau Wicki einmal am Tag „Guten Morgen" oder „Auf Wiedersehen" zu sagen. Zeitgleich konnte sie auch verbalisieren, dass sie sich bei der Begrüßung und Verabschiedung zunächst auf Frau Wicki beschränken wolle. Bei Herrn Hummel brauche sie noch mehr Zeit. Allgemein fiel mir auf, dass Elif schneller Vertrauen in Mädchen und Frauen hatte als in Knaben und Männer.

Auf die Frage, was sie brauche, um ihr auserwähltes Ziel zu erreichen, fiel die Antwort: „Mut". Ja, Mut. Mut hat Elif zu diesem Zeitpunkt schon oft bewiesen. Mit ihren Freundinnen Hannah und Lotta sprach sie mittlerweile auch schon in der Pausensituation, und wenn sie sich ungestört fühlte auch im Klassenzimmer. Das Thema Mut nahm ich sehr gerne in der Therapie auf. Einmal mehr merkte ich schnell, dass Elif sehr genau wusste, was sie wollte und brauchte. Sie konnte mir dies auch klar kommunizieren. Was für eine wertvolle Ressource. Für sie war klar, dass es viel Mut brauchen würde, ihre Lehrende zu begrüßen. Elif benötigte Unterstützung, um das Ziel zu erreichen. Zusammen kreierten wir die Idee, dass eine „Mutkatze" helfen könnte. So bastelten wir zusammen eine „Mutkatze" nach Elifs detaillierten Vorstellungen. Wir pausten eine Katze auf Schrumpffolie ab. Für Elif war es wichtig, dass die Katze aufrecht saß. Anschließend malte Elif ihre „Mutkatze" in ihren Lieblingsfarben bunt an. Bevor die Schrumpffolie in den Ofen kam und stabil und fest wurde, stanzten wir noch ein Loch in die Folie, damit Elif die Katze später als Anhänger um den Hals tragen konnte. Während des Bastelns hatten wir viele Gelegenheiten, gemeinsam über Mut und Ziele zu sprechen. Ich ließ zwei Wochen vergehen, bevor ich spürte, dass nun der richtige Zeitpunkt für Elif gekommen war, ihr Ziel erreichen zu können. Ich wusste, dass nicht nur Elif mir sehr vertraute, sondern dass auch ich ihr voll vertrauen konnte. Und so entschied ich mich, ihr diesen nächsten Schritt zuzutrauen. Elif war entschlossen. Sie legte sich die „Mutkatze" um den Hals und versicherte mir, dass sie am nächsten Vormittag bereit sei, ihre Lehrende leise, aber hörbar zu verabschieden. Elif hatte explizit die Verabschiedung ausgewählt, weil sie sich dafür so lange Zeit lassen konnte, bis alle anderen Kinder das Klassenzimmer bereits verlassen hatten. Es war ihr wichtig, dass sie Frau Wicki allein verabschieden konnte, ohne dass jemand etwas davon mitbekam.

Am selben Abend gab es noch ein Gespräch mit Elifs Eltern und der Lehrenden Frau Wicki. Ich berichtete begeistert über die erfreulichen Fortschritte und die aktuellen Inhalte der Logopädie. Die Eltern freuten sich sehr darüber und berichteten ihrerseits, dass sie auch merkbare Fortschritte erkannten. So würde sich Elif nun öfter mit Klassenkameradinnen verabreden und sogar mit deren Eltern verbal in Kontakt treten. Ich meinte aber zu spüren, dass sowohl Elifs Eltern als auch Frau Wicki daran zweifelten, ob es mit dem Abschiedsgruß am nächsten Tag funktionieren würde. Meine Überzeugung änderte sich nicht. Ich war mir weiterhin sicher, dass Elif genau jetzt diesen Meilenstein erreichen würde. Sie war bereit dazu, sie würde ihr Ziel erreichen. Dieser Wille, mit dem sie gesprochen hatte, ließen in mir keine Zweifel aufkommen. Tatsächlich war es für Elif wie selbstverständlich von da an Frau Wicki „Auf Wiedersehen" zu sagen. Stets begleitet von ihrer „Mutkatze", welche sie über mehrere Wochen lang um den Hals trug. Sie erzählte mir in der folgenden Therapieeinheit stolz davon und begründete mir zeitgleich noch einmal, weshalb es bei der Verabschiedung klappte, sie für die Begrüßung jedoch noch mehr Zeit brauche. Mit ihrer Selbstreflexion und ihren starken metasprachlichen Fähigkeiten überraschte mich das Mädchen immer wieder und so konnten wir intensiv und mit großen Fortschritten weiterarbeiten.

Kurz darauf versuchte ich die Türe im Therapiezimmer der Logopädie offen zu lassen, damit meine Arbeitskollegin Elif auch mal sprechen hörte. Meine Kollegin hörte einiges, doch schon bald realisierte Elif, dass jemand im Zimmer nebenan war und sie verstummte, bis die Tür wieder sicher verschlossen war. Dies zeigte mir, dass es bis zum nächsten großen Schritt noch Zeit brauchte.

Es beschäftige uns noch ein weiteres Thema: Elif zeigte damals eine konstante und konsequente Vorverlagerung von /g/ und /k/. Das hieß, dass sie z. B. „Tanne“ statt „Kanne“ sagte. Elif verfügte über sehr gute metasprachliche Kompetenzen, was bedeutete, dass ihr die Fehler, die sie artikulierte, bewusst waren. So entwickelte sie ein großes Störungsbewusstsein und mied vor allem die Wörter, auf die sich der phonologische Prozess distinktiv auswirkte. Sie begann sich stark selbst zu kontrollieren, was sich eher hemmend auf die Überwindung des Schweigens auswirkte. Diese Art der Artikulationsstörung war zudem ein Risikofaktor für Schwierigkeiten im Erwerb der Schriftsprache, was sich bei Elif bestätigte. Leider kam es kurze Zeit später zu einer rund zweimonatigen Schließung der Schulen aufgrund der Covid-19-Pandemie. Während dieser Zeit hatte ich nur sporadischen Kontakt mit Elif und ihren Eltern.

Als die Schulen wieder geöffnet wurden, kam Elif wie gehabt wöchentlich zu mir. In der ersten Therapieeinheit erzählte sie mir sehr ausführlich von einem Film, den sie mit ihrer Schwester auf Youtube gesehen hatte. Sie war aufgebracht, weil sie dadurch erfahren hatte, dass es Kinder gab, die keine Nahrung und keine Spielsachen hatten. Sie war der festen Überzeugung, diesen Kindern helfen zu wollen. Wir griffen das Thema in der Logopädie auf. Elif beschäftigte das Thema so sehr, dass sie mit der Idee kam, eine Sammelaktion für Kinder in Not zu organisieren. Von Anfang an formulierte sie klar, dass sie ihr Vorhaben nicht einfach direkt vor der Klasse präsentieren konnte. Wieder war eine kreative Lösung gefragt. Ich schlug ihr vor, ein Video zu drehen, in dem sie ihre Idee vorstellen könne und dass wir dieses in Absprache mit Frau Wicki zu gegebener Zeit abspielen konnten. Elif war begeistert und so entstand in wochenlanger Arbeit ein Video, in dem Elif vor laufender Kamera über ihr Projekt erzählte. Als das Video und passend dazu gestaltete Flyer nach etwas mehr als einem Monat fertig wurden, war Elif sofort bereit, es ihren Klassenkamerad*innen zu präsentieren.

Kurz vor den Sommerferien kam der große Moment. Die Lehrende und ich spielten in der Klasse das Video ab. Elif saß mit gebückter Körperhaltung an ihrem gewohnten Platz. Sie wirkte verlegen. Die Klasse war wie gebannt, als sie Elifs Stimme hörte. Für die meisten war es das erste Mal. Einige waren überrascht, denn sie dachten, Elif könne gar nicht sprechen. Alle waren bereit, ein Spielzeug von zuhause mitzunehmen und es Kindern in Not zu spenden. Dies erfüllte Elif mit großem Stolz. Was für ein grandioser Erfolg! Im Anschluss an das Video initiierte Frau Wicki eine „Komplimentenrunde“. Diese war sehr rührend. Ein Junge sagte: „Ich wusste gar nicht, was für eine schöne Stimme du hast“ und Lotta sagte: „Ich musste fast weinen, weil du so viel Mut hattest“. All die Komplimente nahm Elif schweigend zur Kenntnis. Auf ihren Lippen zeichnete sich aber ein Lächeln ab und ihre Augen leuchteten. Sie war sichtlich stolz auf sich und die so großartig umgesetzte Idee. Ich denke, dieser Moment wird für uns beide unvergessen bleiben!

Obwohl wir die Klassenkamerad*innen explizit darum baten, Elif nicht zum Sprechen aufzufordern, geschah dies in den folgenden Wochen immer wieder. Elif zog sich deshalb erneut etwas zurück. Als die Forderungen der Klasse abnahmen, traute sich Elif automatisch wieder mehr zu. Ihr Selbstvertrauen stieg, als sie die ganzen Spenden sah, die bei ihrem Aufruf zusammenkamen. Elif strahlte inmitten der Spielsachen.

6.1.4 Vom Therapiezimmer der Logopädie ins Klassenzimmer

Ab der zweiten Klasse arbeitete ich im logopädischen Einzelsetting wieder vermehrt an der Artikulation. Mir schien, dass Elifs Schwierigkeiten in diesem Bereich eine zusätzliche Hemmschwelle fürs Sprechen in der Klasse darstellten. Hinzu kam die Schriftsprache, da Elif nun auch hier Schwierigkeiten zeigte. Parallel dazu brauchte Elif weiterhin meine Unterstützung beim Überwinden ihres Schweigens. Ich entschied mich, zusätzlich zur Therapieeinheit im Einzelsetting auch im Klassensetting mit ihr zu arbeiten. Ziel war es, Elif bestmöglich im Klassensetting zu unterstützen und zu ermutigen erste Worte zu äußern.

Die Therapieeinheit fand in der Halbklasse statt und dank meiner Hilfe konnte sich Elif immer mehr aktiv einbringen. Zuerst flüsterte sie mir die Antwort ins Ohr, welche ich für sie äußern sollte. Eines Tages spielte sie mit zwei anderen Mädchen aus der Klasse Memory. Ich setze mich dazu, mit der Erwartung, wie gewohnt, ihre geflüsterten Äußerungen laut auszusprechen. Stattdessen traute sich Elif selbst, die Begriffe zu nennen und aktiv und ohne Hemmungen mitzuspielen. Die beiden Mädchen waren sichtlich überrascht und freuten sich sehr, dass Elif mit ihnen spielte und sich dabei verbal äußerte.

In dieser Zeit nutzte Elif auch einen Vorlesestift, um im Mathematikunterricht mitmachen zu können. So sprach ich ihr sämtliche Zahlen von 1 bis 100 auf den Stift. Elif nutzte nun nicht mehr nur ihre Freundinnen als Sprachrohr, sondern auch eine weitere Methode, mit welcher sie sich unabhängig von Lotta und Hannah einbringen konnte. Nach einer kurzen Nutzung des Vorlesestiftes, schaffte Elif bereits einen weiteren Meilenstein: Sie begann direkt mit Frau Wicki zu flüstern. Damit zeigte sie uns, dass sie keine Hilfsmittel zur Kommunikation mehr brauchte. Sie nutzte nun vermehrt ihre eigene Stimme, stets flüsternd, aber für Frau Wicki gut hörbar.

Es wurde offensichtlich Zeit, den nächsten Schritt zu planen: Im Einzelsetting erstellten wir eine Liste mit den Namen der Klassenkamerad*innen und der Lehrenden und Fachpersonen, die mit Elif zu tun hatten. Wir unterteilten die Liste in drei Gruppen: grün, gelb und rot. Mit allen Personen auf der grünen Liste sprach Elif bereits. Mit denjenigen auf der gelben Liste konnte sich Elif vorstellen, bald zu sprechen, und mit den Personen auf der roten Liste wollte sie zu dieser Zeit noch gar nicht sprechen. So wurde deutlich, dass Elif bereits mit vielen Kindern und auch einzelnen Erwachsenen sprach. Auffällig war auch hier, dass sie ausschließlich mit Mädchen und Frauen verbal kommunizierte. Diese Liste nahmen wir während des Schuljahres immer wieder hervor, um sie anzupassen und stetig zu erweitern. Elif sprach tatsächlich mit immer mehr Personen. Sie war selbst erstaunt und stolz, diese lange Liste so vor sich zu sehen. Da die logopädische Therapie im Klassensetting so erfolgreich war, entschieden wir uns dieses Modell um weitere zehn Wochen zu verlängern.

6.1.5 Das Schattentheater und der Verlust von Vertrautem

Im Einzelsetting äußerte Elif den Wunsch, nochmal etwas der Klasse vorführen zu wollen. Ich freute mich, zeigte Elif damit doch ein hohes Maß an Motivation und an Veränderungsbereitschaft. Dieses Mal war es unser Plan, direkt vor der Klasse etwas zu präsentieren. Wie sehr freute ich mich, dass Elif zu diesem großen Schritt, ohne zu zögern und aus eigener Motivation heraus, bereit war. Wir entschieden uns für ein Schattentheater. So würde Elif direkt vor der Klasse sprechen, konnte sich jedoch noch schützend hinter der Kulisse verstecken. Passend zum Thema „Selbstvertrauen stärken" und „Mut" wählte ich die Geschichte „Der Grüffelo" von Axel Scheffler und Julia Donaldson (1999). Darin beweist die kleine Maus großen Mut gegenüber ihren Fressfeinden der Schlange, dem Fuchs und der Eule und schlägt sogar den Grüffelo, ein grässliches Monster, in die Flucht. Elif übernahm die Rolle der mutigen Maus und ich übernahm die restlichen Rollen. Da Elif zu diesem Zeitpunkt noch nicht sicher lesen konnte, unterstützte ich sie, indem ich den Text mit Metacom-Symbolen (©Annette Kitzinger) ergänzt habe. So konnte sie ihre Sätze selbständig als Hausaufgabe auswendig lernen, was sie mit großem Eifer tat. Elif forderte mich jedoch dazu auf, das Wort „Fuchs" aus ihrem Text zu streichen, da ihr sehr bewusst war, dass sie aufgrund ihrer Artikulation teilweise noch „Futs" sagte und ihr das vor der Klasse verständlicherweise peinlich gewesen wäre.

Unser Schattentheater verlangte eine intensive Übungsphase ab. Neben dem Auswendiglernen der eigenen Rolle lernte Elif auch lauter und sicherer zu sprechen und passend zu intonieren. Wir planten, unser Schattentheater im Frühling der Klasse vorzuführen. Leider fiel genau dann Elifs Lehrende, Frau Wicki, krankheitsbedingt für längere Zeit aus. Für Elif war das ein sehr großer Verlust. Ausgerechnet Frau Wicki, mit welcher sie nun seit geraumer Zeit geflüstert hatte. Leider sprach sie ab diesem Zeitpunkt nicht mehr in der Klasse. Sie flüsterte höchstens noch mit Lotta und Hannah, wirkte aber sichtlich bedrückt und weniger selbstbewusst als noch zuvor. Sie zog sich zurück und beteiligte sich kaum noch aktiv am Unterricht.

Dass Elif darunter litt, dass ihre vertraute Lehrende nicht da war, zeigte sich auch darin, dass sie nicht mehr bereit war, das Schattentheater der Klasse vorzuführen. Sie hatte weder zu ihrem Lehrer Herrn Hummel noch zur Stellvertretung eine genügend stabile Beziehung aufbauen können, um diesen Schritt zu wagen. So legten wir die Figuren bis auf Weiteres zur Seite und arbeiteten erneut an der Artikulation und dem Schriftspracherwerb mit dem Plan, das Schattentheater wieder aufzunehmen, sobald Frau Wicki zurückkäme, oder Elif so viel Mut gefasst hätte, das Theater dennoch aufzuführen.

Leider war es Frau Wicki in diesem Schuljahr nicht mehr möglich, die Klasse zu unterrichten. Elif war wild entschlossen, der Lehrende zu ermöglichen, das Schattentheater trotzdem zu sehen. So drehten wir erneut ein Video. Damit kannten wir beide uns bereits bestens aus. Am Schluss des Videos war Elif zu sehen, die sich stolz verbeugte und in die Kamera blickte. Dies war ihre Idee und sie wollte sich so aus dem Schutz der Kulisse heraus nach vorne bewegen und sich zeigen. Das Video zeigte ich Frau Wicki und sie schrieb Elif einen Brief, wie stolz sie auf ihre Leistung sei. Beim Lesen des Briefes liefen Elif die Tränen runter.

Leider entschieden sich Frau Wicki und ich zeitgleich dazu, die Arbeitsstelle zu wechseln. So kam es, dass ich nur noch bis zu den Sommerferien mit Elif zusammenarbeitete. Es fiel mir unglaublich schwer, mich zu verabschieden. Nach Frau Wicki musste Elif nun auch noch von mir Abschied nehmen.

In der letzten Logopädiestunde verabschiedeten wir uns unter Tränen voneinander. Zwei sehr intensive Jahre gingen zu Ende. Zwei Jahre voller Freude, Erfolg, Vertrauen, Zuversicht und Mut. Während dieser Zeit konnte Elif wunderbare Fortschritte erzielen und ich durfte dank ihr eine Menge über selektiven Mutismus, über mich selbst und meine Intuition lernen. Was für eine gegenseitige Bereicherung. Elif konnte sich erfreulicherweise weiter entwickeln, von einer ehemaligen Arbeitskollegin erfuhr ich auf telefonische Nachfrage hin, dass sie zwischenzeitlich uneingeschränkt spricht.

6.1.6 Reflexion

Als besonders wichtig im Therapieprozess erachte ich die wertvolle Beziehung, die zwischen Elif und mir entstanden war. Wir vertrauten uns gegenseitig sehr und wussten, dass wir uns beide an Abmachungen halten würden. Elif spürte wohl auch, dass ich stets an sie und das Erreichen ihrer Ziele glaubte. Nur dank dieser Basis war es mir möglich zu spüren, wann Elif bereit für einen weiteren Meilenstein war. Ich ließ mich von meiner Intuition lenken und traute Elif immer wieder und offenbar in den richtigen Momenten, den nächsten Schritt zu. Auch die unkomplizierte und wertvolle Zusammenarbeit mit Elifs Lehrenden und der interdisziplinäre Austausch mit der zuständigen Schulischen Heilpädagogin und den externen Fachpersonen brachten mich weiter. Die zusätzliche Therapieeinheit im Klassensetting trug vermutlich maßgeblich dazu bei, dass der Transfer ins Klassenzimmer gelang, Elif in der Klasse erste Äußerungen machte und sich immer mehr integrieren konnte.

Elif selbst war ein sehr aufgewecktes und cleveres Mädchen. Sie wollte stets ihre eigenen Ideen umsetzen und merkte bald, dass sie im geschützten Rahmen fähig war, ganz viel aus ihrer intrinsischen Motivation heraus zu erreichen. Zudem konnte sie immer sehr klar formulieren, welche Ziele sie mit welchen Hilfestellungen erreichen wollte. Elifs Eltern wirkten während der ganzen Zeit über sehr entspannt, sie schienen keinerlei Druck auf Elif auszuüben und vertrauten darauf, dass ihre Tochter zu gegebener Zeit zu sprechen beginnt, wie es bereits ihre ältere Schwester geschafft hatte. Dass sie sich am Ende der zweiten Klasse von zwei sehr wichtigen Bezugspersonen verabschieden musste, war ein hemmender Faktor des bis dahin sehr gelungenen Prozesses. Leider führte dies jedoch zu Rückschritten: Elif sprach in der Klasse eine Weile wieder gar nicht.

Kontinuität in der Therapie des selektiven Mutismus ist ein entscheidender Faktor für das Gelingen, aber auch der Stabilität im Umfeld der Kinder. Stabilität und Kontinuität machen die Welt der Kinder mit selektivem Mutismus „safe“. Nach wie vor erinnere ich mich gerne an die spannenden und abwechslungsreichen Therapieeinheiten mit Elif zurück. Gerne hätte ich sie und ihre Eltern noch länger begleitet. Ich hoffe sehr, dass Elif mit ihren Ideen ihr Umfeld weiterhin zu bereichern vermag. Ich bin überzeugt, dass sie mit ihrer Stimme noch viel bewegen kann. Liebe Elif, deine Stimme zählt!

6.2 Leo: Gemeinsam aus dem Schweigen

Imelda Jeker

In diesem Beitrag wird am Beispiel von Leo die logopädische Arbeit mit einem mutistischen Kind im Kontext der Schule dargestellt. Im Zentrum steht die Beschreibung des kleinschrittigen Aufbaus der nonverbalen Kommunikation bis hin zum gesprochenen Wort. Die Abbildung der interdisziplinären Zusammenarbeit der Logopädin mit den Eltern, den Lehrenden, der Psychologin und der Schulleitung findet ebenso ihre Erwähnung. Das hier vorgestellte therapeutische Vorgehen folgt dem entwicklungspsychologisch orientierten Therapiekonzept für Kinder mit selektivem Mutismus. Im vorliegenden Fall ist die logopädische Therapie in die Volksschule eingebettet und findet im Schulhaus statt. Anhand der Falldarstellung werden verschiedene Wirkfaktoren aufgezeigt, die für den erfolgreichen therapeutischen Prozess von zentraler Bedeutung sind.

6.2.1 Vorgeschichte und erste diagnostische Erhebungen

Leo schweigt im Kindergarten. Das Schweigen hat wenige Wochen nach seinem Start im Kindergarten eingesetzt. Seither ist ein Jahr vergangen. Nach den Angaben von Leos Eltern und den Lehrenden im Kindergarten geht er sehr gerne in den Kindergarten. Er kommuniziert mit Gestik und Mimik und kommt über das Handeln mit Kindern in Kontakt. Von sich aus initiiert er keinen Kontakt, er spielt oft und gerne alleine. Während der Kreissequenzen in der Gruppe bedarf es regelmäßig einer expliziten Ermutigung, damit Leo mitmacht. Wenn er mit einer offenen Frage direkt angesprochen wird, erstarrt er. Auf geschlossene Fragen reagiert Leo nonverbal. Bedürfnisse versucht er mit den Augen zu kommunizieren. Die Lehrenden und die anderen Kinder kennen seine Stimme nicht.

Leo wurde im zweiten Quartal des zweiten Kindergartenjahres zur logopädischen Abklärung bei mir angemeldet. Im ersten Jahr beriet und unterstützte die Schulische Heilpädagogin das Kindergartenteam und Leo im Klassensetting. Die Lehrenden standen in engem Kontakt mit den Eltern. Nach den Angaben der Eltern war Leo fest entschlossen, anfangs des zweiten Jahres auch im Kindergarten mit Sprechen zu beginnen. Die Zurückhaltung des Kindergartenteams gegenüber einer zu frühen Abklärung und Intervention und die Zuversicht, dass Leo sein Schweigen überwinden würde, führten dazu, dass im ersten Jahr keine Abklärungen eingeleitet wurden. Als er ins zweite Jahr startete und sich das Schweigen weiterhin unverändert manifestierte, wurde im pädagogischen Team entschieden, Leo logopädisch abzuklären. Gleichzeitig wurde eine externe psychologische Abklärung eingeleitet, um je nach Diagnose die Unterstützungsmaßnahmen im Hinblick auf den Übergang in die 1. Klasse entsprechend auszurichten.

Im November kam Leo im Alter von knapp sechs Jahren das erste Mal zu mir in die Logopädie. Mit den Eltern wurde vereinbart, dass ich Leo zunächst kennen lernen werde und das ausführliche Anamnesegespräch danach stattfinden sollte. Anhand meiner Beobachtungen in den ersten Stunden und den Schilderungen der Eltern und Lehrenden im Kindergarten konnte der Verdacht auf selektiven Mutismus bestätigt werden. Zugleich konnte eine Sprachentwicklungsstörung ausgeschlossen werden, dies auch anhand einer Tonbandaufnahme von Leo, die die Eltern im familiären Kontext problemlos aufnehmen konnten, und anhand dieser ich seinen sprachlichen Entwicklungsstand einschätzen konnte.

Leo kommt mit gebeugter Haltung und gesenktem Blick an der Hand seines Vaters in die erste Stunde. Er scheint sich hinter seinem Vater verstecken zu wollen und sucht Sicherheit auf seinem Schoß. Er zeigt sich äußerst zurückhaltend und schüchtern. Wir steigen mit einer Schatzsuche und einem Parcoursspiel ein. Anfänglich lässt sich Leo nur in Begleitung von seinem Vater auf das Spielangebot ein. Bereits im Verlauf dieser ersten Stunde aber bewältigt er einzelne Bewegungsaufgaben eigenständig. Den Blickkontakt meidet er größtenteils. Auf geschlossene Fragen reagiert er nicht. Zeigegesten sind nicht zu beobachten. Auf Ansprache blickt er kurz hoch, wendet seinen Blick allerdings schnell wieder ab.

Bereits in der zweiten Stunde kann Leo auf geschlossene Fragen mit Nicken oder Kopfschütteln antworten und öffnet sich früher für die Spielangebote. In der dritten Stunde kommt Leo allein in die Therapie. Leo lernt „Schwiigi“, die Schildkröte und „Schnurri“, den Frosch kennen und beginnt nonverbal mit Gestik, Mimik und Tonsignalen zu kommunizieren. Wir interagieren mit Instrumenten. Er imitiert Rhythmen, erfindet eigene Takte und lässt sich auf verschiedene Spielweisen ein. Ein Lächeln ist zu erkennen. Leos Haltung wirkt gelöster.

Fokus der ersten Stunden waren der Beziehungsaufbau und das Schaffen eines Safe Place. Mutismus kann als Schwierigkeit, Fremdheit zu überwinden, beschrieben werden. Ein mutistisches Kind ist auf einen geschützten Raum angewiesen, um an einem sicheren Ort die Fremdheit zu überwinden. Biologische, psychologische und soziale Risikofaktoren können zur Entstehung und Aufrechterhaltung von selektivem Mutismus beitragen. Einige dieser Risikofaktoren konnten bei Leo beobachtet werden. Aus der Familiengeschichte ist bekannt, dass mütterlicherseits die Übersiedlung von einem englischsprachigen Land erfolgt ist. Leo wächst zudem in einem mehrsprachigen Kontext auf. Somit sind soziale Risikofaktoren, wie die der Bilingualität und Migration, gegeben. Die Mutter und Großmutter mütterlicherseits zeigten als Kinder ebenso ein ausgesprochen schüchternes Verhalten, womit die (epi)genetische Disposition als biologischer Risikofaktor vorhanden sein könnte. Auch die für mutistische Kinder typischen Temperamentsmerkmale konnten bei Leo beobachtet werden. Er reagierte auf Menschen außerhalb der Familie von Anfang an schüchtern, zurückhaltend und schweigsam. Leo war ein Kind mit hohen Erwartungen an sich selbst und mit entsprechend hohen Leistungs- und Perfektionsansprüchen. Nach Angaben der Eltern neigte er zu zwanghaftem Verhalten und hatte ein ausgeprägtes Kontrollbedürfnis. Zuhause achtete er sehr genau auf Ordnung und Symmetrie und zeigte sich in seinem Willen oft hartnäckig und ausgesprochen stur.

6.2.2 Prüfen verschiedener Unterstützungsangebote

Während ich Leo kennenlernte, fanden die psychologische Abklärung und weitere interdisziplinäre Fachrunden mit der Schulleitung, den Lehrenden, der Heilpädagogin und mir statt. Dabei zeigte sich, dass Leo regulär in die erste Klasse eintreten wird und keine Grundlage existierte, um an Leo gebundene spezielle Unterstützungsmaßnahmen oder gar den Übertritt in eine Sprachheilschule zu begründen. Aufgrund der externen psychologischen Abklärung wurde eine mutismusspezifische ambulante Psychotherapie empfohlen, um die bestehenden Verhaltensmuster von Leo anzugehen. Zugleich waren sich die an den Fachrunden beteiligten Personen einig, dass ein zeitgleicher Start einer Psychotherapie und einer logopädischen Therapie nicht sinnvoll ist. Die Befürchtung war, dass es Leo überfordern würde, wenn er sich wegen seinem Schweigen gleichzeitig auf zwei unterschiedliche Therapieangebote einlassen müsste. Die Eltern standen also vor der Entscheidung für eines der beiden Therapieangebote. Beim logopädischen Erstgespräch mit den Eltern ging es folglich vor allem darum, das Angebot und die Möglichkeiten der Logopädie vorzustellen.

Im Anschluss an das Gespräch entschieden sich die Eltern, mit einer Psychotherapie außerhalb der Schule zu starten. Die Möglichkeit, die beiden Therapieangebote zu einem späteren Zeitpunkt zu kombinieren, behielten wir uns offen. Die Psychotherapeutin erhielt meine Kontaktdaten, um sich bei Bedarf zu einem späteren Zeitpunkt bei mir zu melden. Ich sah Leo noch einmal, um die Kurzintervention von insgesamt fünf Therapieeinheiten abzurunden.

Die letzte Therapieeinheit der Kurzintervention zeichnet sich durch ein ganz schüchternes Geräusch aus, das Leo eingebettet in eine Spielhandlung von sich gibt. Ich kann ein pustendes „F-Geräusch" evozieren, als Leo in seiner selbstgebauten Hütte für „Schwiigi" mit dem Walkie-Talkie eine Pizza bestellen will. Damit „Schnurri" außerhalb der Hütte die Essensbestellung aufnehmen kann, einigen wir uns auf zwei Codewörter. Das Codewort für Pizza ist „fff" und das Code-Wort für Spaghetti ist „schsch". Nach dieser Stunde verabschiede ich Leo.

Ein halbes Jahr später sollte Leo in die erste Klasse eingeschult werden. Die Schulleitung äußerte Bedenken bezüglich der Beschulung eines Kindes mit selektivem Mutismus. Wie sollte Leo schweigend am Unterricht teilnehmen können und die Lernziele erreichen, wenn er sich verbal nicht mitteilt? Eine externe Fachperson der kantonalen Fachstelle Förderung und Integration, die über viel Erfahrung im Umgang mit mutistischen Kindern verfügt, konnte der Schulleitung die Unsicherheit in Bezug auf dieses Phänomen nehmen. So trat Leo im Sommer regulär in die erste Klasse ein.

In der ersten Schulwoche hatte Leo nach Angaben der Lehrenden seinen Namen und einzelne Worte gesprochen. Danach verstummte er. Er kommunizierte, wie bereits im Kindergarten, nonverbal mit Gesten und Mimik. Die Lehrenden berichteten, wie Leos Haltung im Verlauf der ersten Wochen immer offener wurde und wie er sich nach einiger Zeit bereits in Mathematik meldete und mit seinen Fingern die Lösung zeigte. Sie schilderten, wie Leo offener und frecher wurde und öfter lachte. Er sprach aber nach wie vor weder mit seinen Klassenkameraden noch mit den Lehrenden. Gleichwohl gab sein Verhalten Anlass zur Zuversicht. Die Ressourcen, die Leo zeigte, galt es immer wieder zu erwähnen, löste das Schweigen doch häufig eine Hilflosigkeit bei den Verantwortlichen aus.

Mit dem Fortbestehen des Schweigens äußerten die Eltern den Wunsch, das logopädische Angebot für ihren Sohn ergänzend zur psychotherapeutischen Begleitung in Anspruch zu nehmen. Seit dem Beginn der Psychotherapie stand ich mit der Psychologin im telefonischen Kontakt. Der Fokus ihrer Arbeit lag auf emotionalen und psychischen Prozessen. Es ging um die Wahrnehmung und den Ausdruck von Emotionen, Gefühlen und Wünschen sowie um Leos Ängste, Albträume und seine Neigung zum zwanghaften Verhalten. Nicht nur die Eltern, sondern auch die Psychotherapeutin und ich unterstützten die Wiederaufnahme der Logopädie. Als schulnahes Angebot ermöglicht die Logopädie einerseits eine niederschwellige Brücke von der Therapie in den Schulalltag. Andererseits bietet sie mit ihrem kommunikativ-pragmatischen und entwicklungspsychologischen, linguistischen Ansatz eine produktive Ergänzung zur Psychotherapie. Im November der ersten Klasse wird Leo erneut bei mir angemeldet.

6.2.3 Dialogische Geräusche

Im Januar kommt Leo wieder zu mir in die Logopädie. Er ist zurückhaltend und scheu. Er betritt den Raum mit verschlossener Körperhaltung. Aber: Leo nimmt immer wieder Blickkontakt auf. Bereits im Verlauf der ersten Stunde wird seine Haltung offener und ich kann ein Lächeln beobachten. Ich habe die Möglichkeit, für seine Therapie den Psychomotorikraum zu nutzen, welcher eine Vielzahl an Bewegungsmöglichkeiten bietet. Ich steige über Bewegungsspiele ein. Wir kombinieren die Spiele von Anfang an mit Geräuschen. Zunächst sind es Körpergeräusche wie Klatschen, Klopfen und Schnipsen. Diese werden in den ersten Wochen durch Schnalzen, Pusten und Geräusche mit den Lippen erweitert. Wir spielen Spiele wie „Ich packe in meinen Koffer“ mit Geräuschen und Bewegungen. Die Durchführung bestimmter Bewegungen oder Parcoursabschnitte veranlassen wir durch vorher festgelegte Geräusche und wir erteilen uns Aufträge, wie etwas gebaut werden muss, indem wir Geräusch-Codes nutzen. Leo lässt sich vertrauensvoll und neugierig auf die Spiele ein. An unserer „Geheimsprache“ scheint Leo sichtlich Freude zu haben.

Bewegung im Raum erwies sich als entscheidender Zugang zu Leo. Der Fokus lag dabei nicht auf der sprachlichen Kommunikation, sondern auf dem Handeln. Leo erlebte sich eigenaktiv und selbstwirksam, zwei wichtige Bausteine der Mutismustherapie.

Beim ausführlichen Anamnesegespräch lernte ich die Geschichte von Leo kennen. Leo hat einen älteren Bruder und wächst in einer bildungsnahen Familie aus der Mittelschicht auf. Seine Mutter ist Juristin und sein Vater arbeitet als diplomierter Pflegefachmann in einer psychiatrischen Institution. Zuhause wird Schweizerdeutsch, Deutsch und Englisch gesprochen. Die Familiensprache ist Schweizerdeutsch. Mit der Großmutter, die eine wichtige Bezugsperson von Leo ist, spricht Leo Englisch. Ihre Deutschkenntnisse sind nach Angaben der Eltern rudimentär. Die Großmutter lebte knapp 40 Jahre in einem englischsprachigen Land und kam in die Schweiz, bevor Leos Mutter geboren wurde.

Die Schwangerschaft und Geburt von Leo verliefen nach Angaben der Eltern gut und ohne nennenswerte Zwischenfälle. Leo durchlief eine normale Sprachentwicklung und seine Ausdrucksfähigkeit sei gut ausgebildet. Dies konnte, wie bereits geschildert, anhand von Tonaufnahmen bestätigt werden. Auch motorisch entwickelte sich Leo gut. Er bewegte sich gern und oft. Weiter erzählten die Eltern, dass Leo in einem ihnen bekannten, sprich durchschnittlichen Maße gefremdelt habe. Getrotzt habe Leo wenig und in der Öffentlichkeit überhaupt nicht.

Mit drei Monaten besuchte Leo die Kindertagesstätte. Der Loslösungsprozess verlief ohne Probleme. Er konnte sich jeweils gut von seinen Eltern trennen. Zum Zeitpunkt des Anamnesegesprächs wurde Leo zuhause von den Eltern und von einer Nanny betreut, mit der er von Anfang an verbal interagierte. Gegenüber den Menschen außerhalb der Familie war Leo hingegen von Anfang an schweigsam. In der Kindertagesstätte dauerte es lange, bis Leo zu sprechen begonnen hatte. Zum Zeitpunkt der Anamnese kommunizierte Leo im vertrauten Familienumfeld und dann, wenn die Familie zu Hause Besuch empfing. Mit Personen außerhalb der Familie, wie beispielsweise dem Fußballtrainer, den Lehrenden oder mit der Psychotherapeutin, sprach er nicht.

Leo konnte nach Angaben der Eltern äußerst gut seinen Willen durchsetzen und sehr stur seine Ziele verfolgen. Zuhause zeichnete er sich durch ein sehr strukturiertes Verhalten aus. Er achtete penibel auf Ordnung und Symmetrie. Die Zeitschriften auf dem Wohnzimmertisch wurden von ihm zurechtgerückt und das Zimmer tadellos aufgeräumt. Dies schien ihm Sicherheit und Kontrolle zu geben, was zu diesem Zeitpunkt vermutlich sehr wesentlich für Leo war. Auch die Eltern interpretierten sein Verhalten in diesem Sinne.

Zum Zeitpunkt des Anamnesegesprächs wies Leo neue Verhaltensweisen auf. Er begann zuhause beispielsweise Wände anzumalen oder zeigte Schwierigkeiten mit der Nähe-Distanz-Regulation. Er entwickelte ein sehr körperliches und überschwängliches Verhalten oder erschreckte Familienmitglieder oder Freunde mit einer inadäquaten Intensität. Irritation und Sorge lösten zudem auftretende Formen von Aggression aus.

Die Eltern berichteten, dass Leo bis zu dem Zeitpunkt ungern über sein Schweigen sprach. Er scheine zwar wenig unter seinem Schweigen zu leiden, wolle es aber nach wie vor überwinden. Es habe Phasen gegeben, in denen Leos Schweigen für die Eltern sehr belastend gewesen sei. Seit dem ersten Gespräch nach der Einschulung waren sie jedoch erleichtert. In der Schule kam Leo trotz des Schweigens gut zurecht und die Lehrenden zeigten sich offen und zuversichtlich. Die Eltern waren optimistisch, dass Leo das Schweigen einst überwinden werde. Sie wussten aber, dass letztlich er selbst über den Zeitpunkt entscheiden würde.

Über Leos Freizeit und Spielverhalten berichteten die Eltern, dass Leo gerne Musik und Geschichten hörte. Er konnte sich ins Legospiel vertiefen und beschäftigte sich mit Vorliebe allein. Dies fiel ihm leichter als das gemeinsame Spiel mit anderen Kindern. Im Kindergarten war er erfreulicherweise dennoch sozial integriert, aber Freundschaften begann er erst Mitte der ersten Klasse zu knüpfen. Schließlich ist Leo ein begeisterter Fußballer, eine weitere Ressource, die sich als wichtiger Zugang erweisen würde.

6.2.4 Einsatz der Flüstersprache

In der Logopädie kann sich Leo vermehrt eigenwirksam erleben. Auf der kommunikativen Ebene werden weitere Geräusch- und Lautspiele etabliert. „Schwiigi“, die Schildkröte, kommt eines Tages und stellt ihre fiktiven Sprachen vor. Zu diesen Sprachen gehört beispielsweise „Schnalzisch“, „Windisch“ und „Schnarchisch“. Für die Sprachen werden jeweils die Wörter in Silben gegliedert und für je eine Silbe des Wortes wird ein sprachspezifischer Laut gebildet. Der Laut für die Sprache „Windisch“ ist beispielsweise „fff“. Entsprechend heißt „Son-ne“ auf „Windisch“ „fff-fff“ und „Re-gen-bo-gen“ auf „Schnarchisch“ heisst „ch-ch-ch-ch“. Auf diese Weise spielen wir Silbenspiele, Fussballpunkte werden so verkündet und weitere Bewegungsspiele erfunden. Die Sprachen erweitern sich bis Leo drei Monate nach Therapiebeginn diverse stimmlose Laute produziert. Die Stimmlautstärke bei der Lautbildung ist zu Beginn leise und die Lautbildung zögerlich. Mit einer App, welche die Stimmlautstärke auf eine amüsante Weise sichtbar macht, kann Leo sich auf freudvolles Experimentieren mit den Lauten einlassen und bereits energisch und deutlich die Laute bilden. Auf mein Angebot, auch stimmhafte Laute auszuprobieren, möchte er noch nicht eingehen. Im nächsten Schritt werden die Vokale als Laute der Sprache „Neblisch“ flüsternd erarbeitet, wodurch sich nun Silbengebilde bauen lassen, wie beispielsweise „te“ oder „ku“. Wir entdecken, dass diese Sprachen geschrieben werden können und bereits einzelne Silbengebilde etwas bedeuten (Bsp: „Kuh“, „Tee“, „Fee“). Kurz vor den Sommerferien, ein halbes Jahr nach Therapiebeginn, spielen wir ein einfaches Quartett, bei dem die Farben und die gewünschten Bilder benannt werden müssen, um die noch fehlende Karte zu erhalten. Bis zu diesem Zeitpunkt sind die flüsternden Silbengebilde und Worte immerzu in einem Spielsetting eingebaut und werden nicht spontan geäußert. Sie weisen noch keinen kommunikativen Charakter im Sinne flexibler Gesprächselemente auf.

Der therapeutische Prozess zeichnete sich durch wöchentliche kleine Fortschritte aus, die Leo erzielte. Es gab kaum eine Stunde, in der Leo nicht etwas gewagt hätte, für das er zuvor noch keinen Mut hatte. In den ersten Stunden habe ich mit Leo über den Grund für sein Kommen gesprochen. Leo signalisierte, dass er sein Schweigen überwinden wollte. Das war die Grundvoraussetzung für einen gemeinsamen Prozess. Wir kamen überein, dass das langfristige Therapieziel ein angstfreies Sprechen in der Klasse und mit fremden Personen sein soll. Dieses Ziel und den Prozess bis dahin haben wir in seinem Heft als Weg, der auf einen Berg führt, visualisiert. Ich zeigte ihm auf, dass ich ihn dabei unterstützen könne, das Ziel zu erreichen, dass er aber immer die Freiheit habe zu entscheiden, in welchem Tempo er vorwärts gehen möchte. Diese Haltung erwies sich als grundlegend wichtig. Immer wieder konnte ich ihn an unsere Abmachung erinnern, dass er entscheiden darf, ob er schon bereit ist, die angebotene Herausforderung anzunehmen oder ob er noch Zeit brauchte. Leo konnte sich oft auf nächste kleine Schritte einlassen und spürte sehr gut, wo seine Grenzen waren.

Ich stand im regelmäßigen Austausch mit den Eltern, der Psychologin und den Klassenlehrer*innen. Beim Telefongespräch mit den Eltern Ende Februar, zwei Monate nach Therapiebeginn, berichteten sie, dass Leo auf dem Schulhof mit Freunden verbal zu kommunizieren begonnen hätte und nicht mehr so gründlich darauf achtete, ob er dabei von Erwachsenen oder anderen Kindern gesehen werde. Zuhause habe er kürzlich beim Mittagessen mit einem Freund zum ersten Mal etwas kommentiert, worauf sein Freund spontan feststellte: „Jetzt hab' ich Leo sprechen hören!". Es sei nach Angaben der Eltern eine sichtbare Entwicklung erkennbar.

Im vierten Quartal der ersten Klasse fand ein Elterngespräch mit den Lehrenden und mir statt. Dabei berichteten die Lehrenden, dass Leo während des Unterrichts neuerdings Geräusche mache, welche störend seien, worauf er ermahnt werden müsse. Er habe begonnen im Werken zu summen und lache laut. Seine Körperhaltung sei im letzten halben Jahr deutlich aufrechter geworden. Leos Eltern berichteten, dass er sich mit Freunden verabrede und dass sie im Spiel entweder schreiend oder leise flüsternd kommunizieren würden. Zudem erzählten sie, dass Leo ihnen gegenüber formuliere, dass er in der Schule gerne sprechen würde, er es aber nicht könne. Die seltsamen Geräusche gebe er von sich, damit die anderen Kinder sähen, dass er sprechen könne. Sein ausgeprägter Ordnungssinn zu Hause sei weniger stark ausgeprägt und insgesamt schien Leo entspannter zu sein.

Der Umgang der Lehrenden mit Leos Schweigen war konstruktiv. Sie bemühten sich stets um eine offene und empathische Haltung. Hilfreich dafür waren der regelmäßige Austausch im Team und die Erfahrung einer Lehrenden, die bereits in einer früheren Klasse ein schweigendes Kind begleitete. Wir waren zudem von Anfang an im Kontakt und ich konnte beratend zur Seite stehen. Sehr beeindruckend für mich war, wie gut es den Lehrenden gelang, keinen Druck aufzubauen. Sie gingen mit einer positiven Haltung auf Leo ein und ermutigten ihn, am Unterricht in der ihm möglichen Form teilzunehmen. Leo konnte sich in seinem Tempo entfalten und für das Erreichen der Lernziele wurden stets konstruktive Lösungen gesucht. Vor den Sommerferien der ersten Klasse hatte Leos Klasse ein Buchstabenfest. Jedes Kind durfte in einer Kleingruppe etwas zu einem Buchstaben erarbeiten und eine kleine Präsentation einüben. Leo schrieb zusammen mit seinem Freund ein Gedicht zum Alphabet. Es wurden Wege gesucht, wie Leo trotz seines Schweigens das Gedicht präsentieren konnte.

Schließlich nahm Leo seine Zeilen auf und diese wurden am Buchstabenfest abgespielt. Die Klasse hörte Leos Stimme zum ersten Mal. Ein weiterer Meilenstein war geschafft!

Leo kommt in der letzten Stunde vor den Sommerferien am Ende der ersten Klasse zusammen mit seinem Freund in die Logopädie. Dies habe ich initiiert, um die bevorstehende Präsentation am Buchstabenfest gemeinsam zu üben. Zum Gedicht, das für die Präsentation auf Tonband abgespielt wurde, haben sich die beiden Schüler Gesten, Bewegungen und Handlungen ausgedacht, die zum Text passen. Wir üben diese für das Buchstabenfest. Bei einer Unklarheit meinerseits, auf die ich mit einer offenen Frage reagiere, antwortet Leo spontan flüsternd mit einem Einwortsatz. Gegen Ende der Stunde tuschelt er mit seinem Freund und gibt mir flüsternd mit dem Wort „Fußball" zu verstehen, dass er nun noch Fußball spielen möchte. Zum ersten Mal initiiert Leo ein Spiel durch verbale Kommunikation.

Nach der sechswöchigen Sommerpause gelingt es Leo dort einzusteigen, wo wir vor den Ferien aufgehört haben. Wir experimentieren flüsternd mit Silben, Zahlen und Wörtern, bis vor den Herbstferien erste Spiele auf Satzebene möglich sind. Aber noch ist Leo nicht bereit, mir gegenüber seine Stimme zu zeigen. Alle Wörter und Sätze realisiert er flüsternd. Vereinzelt reagiert er auf Alternativfragen nicht mehr mit Gesten, sondern nutzt sein Flüstern auch im kommunikativen Sinn, um verbal auf Fragen zu antworten. Im November der zweiten Klasse liest Leo flüsternd Sätze vor und jegliche Spiele auf Satzebene können gespielt werden. Ich stelle Leo vor die Wahl: Entweder widmen wir uns weiterhin dem flüsternden Sprechen, mit dem Ziel, uns in einem nächsten Schritt freier miteinander unterhalten zu können oder wir nähern uns den tönenden Lauten an. Er entscheidet sich für das Weiterüben der Flüstersprache. Noch in derselben Stunde produziert er in der ritualisierten Fußballsequenz am Ende der Stunde spontan stimmhafte Geräusche.

Leo liebte Fußball. Am Ende der Logopädiestunde spielten wir wöchentlich etwa zehn Minuten Fußball. Meist konnte er sich in dieser Schlusssequenz am meisten lösen, wurde sehr lebendig und zeigte große Freude. Diese Stimmung ermöglichte es ihm, nächste Schritte zu wagen und in einem ungezwungenen Rahmen sein kontrolliertes Schweigen schrittweise zu überwinden. Wenn er sich unbeobachtet fühlte, etwa wenn ich mit dem Holen des Balles beschäftigt war, probierte er weitere Geräusche, Laute und Wörter aus. Die Punktzahl der Partien, die wir über Wochen bis auf 100 Punkte spielten, verkündeten wir anfänglich mit den von „Schwiigi" gelernten Sprachen (vier-und-zwan-zig zu acht-und-zwan-zig = ch-ch-ch-ch ch ch-ch-ch-ch) und schließlich, indem wir den Punktestand flüsternd kommunizierten.

Die Eltern berichteten im September der zweiten Klasse, dass Leo an Kindergeburtstagen inzwischen mit normaler Stimme mit seinen Freunden spreche. Im Klassenzimmer begann er im Verlauf des ersten Quartals der zweiten Klasse nach Angaben der Lehrenden mit ausgewählten Kindern zu plaudern. Auch in Gruppenarbeiten kommunizierte er verbal. Im Unterricht musste er oft ermahnt werden, weil sein Schwatzen störend wurde. Was für ein erfreulicher Erfolg! Wenn Leo direkt angesprochen wurde, antwortete er nonverbal. Mit Erwachsenen sprach Leo noch nicht.

6.2.5 Über das Räuberflüstern zur Sprechstimme

Das Flüstern etabliert sich in Leos Logopädiestunden als Kommunikationsart. Erste Transferübungen werden im November der zweiten Klasse mit Leo und seinen Lehrenden besprochen. Leo entscheidet selbst über den ersten Schritt. Er wählt das Wort „Tschüss" aus, welches er seinen Lehrenden am Ende des Schulmorgens flüstern möchte. In dieser Woche kommt eine Lehrende auf mich zu und berichtet, dass Leo im Klassenzimmer mit der Praktikantin als erste erwachsene Person gesprochen hätte. Sein Ziel erreicht Leo zwei Wochen später. Auf meine Frage, wie das „Tschüss"-Sagen für ihn gewesen sei, meint er, es sei nur mittelschwer gewesen. Weitere kleine Ziele für das Klassensetting werden gemeinsam besprochen.

Im neuen Jahr, ein Jahr nach Therapiebeginn, werden die stimmhaften Geräusche beim Fußballspiel aufgegriffen. Ich motiviere Leo das Wort „zu" bei der Punkteverkündung wie ein Räuber zu flüstern. Das „Räuberflüstern" ist ein stimmhaftes, raunendes Flüstern. Leo gelingt es, die Stimme langsam einzubeziehen. Diese „entstellte Stimme" ist als Zugang zum stimmhaften Sprechen oft förderlich.

Zeitgleich berichtet der Vater, dass kein Druck mehr spürbar sei, wenn Leo von Menschen angesprochen würde. Leo habe angefangen mit Eltern von Klassenkameraden zu sprechen. Wenn er eine fremde Person antreffe, dann antworte er auf Fragen. Auch zeige Leo keine Abwehrhaltung mehr, wenn er von seinen Eltern auf sein Schweigen angesprochen würde.

Leos Vater erzählte, dass Leo ihm in einem Gespräch anvertrauen könne, dass er spüre, dass alles einfacher würde, wenn er spreche. Kurz darauf begann er mit seinem Fußballtrainer verbal zu kommunizieren. Ein weiterer großer Schritt.

Die Covid-19-Pandemie führt zu einer zweimonatigen Therapiepause. Leo kommt im Mai zurück und wir setzen dort an, wo wir stehengeblieben sind. Das Räuberflüstern wird etabliert. Vor den Sommerferien spricht Leo leise stimmhaft mit mir und erzählt, wohin er in die Ferien fährt. Er spricht sehr leise und nur das Nötigste. Nach den Sommerferien hole ich Leo im Klassenzimmer ab. Er ist nun in der 3. Klasse. Ich richte eine Frage an alle Kinder, die im Türrahmen stehen. Leo antwortet mir spontan mit normaler Stimmlautstärke. Auf dem Weg ins Therapiezimmer erzählt er mir von den Ferien und antwortet auf Fragen. Leo nutzt seine Stimme!

In den darauffolgenden Stunden sind spontane Ausrufe vermehrt zu beobachten. Leo nutzt neben seiner Stimme dennoch immer wieder auch die Flüsterstimme, insbesondere dann, wenn er direkt angesprochen wird. Inzwischen ist das Führen eines Gesprächs möglich. Wir befassen uns mit Sprechvariationen. Wir lernen die „Löwenstimme" (laut), die „Mäusestimme" (hoch) und die „Bärenstimme" (tief) kennen. Wir experimentieren mit unserer Stimme und stellen fest, dass eine Kombination aus der Löwen- und Bärenstimme hilft, gut verstanden zu werden. Im Oktober der dritten Klasse geht es darum, gemeinsam mit Leo das nächste Feinziel zu definieren. Leo formuliert den Wunsch, dass er vor der Klasse sprechen möchte. Wir überlegen gemeinsam, was ihm dabei helfen könnte. Er möchte an der Löwensprache weiterüben. Diese helfe ihm, vor der Klasse zu sprechen. Wenige Wochen später berichtet er von sich aus, dass er vor allen Kindern geredet habe.

Im September der dritten Klasse fand eine Gesprächsrunde mit den Eltern, den Lehrenden, der Psychologin und mir statt. Die Lehrenden berichteten, dass Leo sich vor der ganzen Klasse meldete. Er möchte noch nicht alle Spiele mitspielen und schweigt bei Konflikten. Bei für ihn interessanten Diskussionen mit der Lehrende außerhalb des Unterrichts diskutiere er inzwischen lebhaft und mit normaler Sprechstimme mit. Die Eltern schilderten, dass es spürbar sei, dass es Leo in der Schule besser gehe, seit er im Alltag kommuniziere. Er treffe sich oft mit Freunden und spreche mit ihnen inzwischen ganz normal. Auch die Psychologin berichtete von den Fortschritten in der Psychotherapie. Er äußere sich mit Geräuschen und flüstere einzelne Worte.

Beim telefonischen Austausch mit Leos Psychologin im November wurde das weitere Vorgehen besprochen. Wir waren uns einig, dass beide Therapieangebote in der bisherigen Frequenz nicht mehr indiziert sind. Leo hatte seine Ängste weitgehend abgelegt und zeigte Fortschritte in seinem Ausdruck von Gefühlen und Emotionen. Auf der verbal-kommunikativen Ebene zeigte er in allen Kontexten Fortschritte. Die Psychologin suchte das Gespräch mit den Eltern und Leo. Es wurde entschieden, dass die Psychotherapie per Ende Jahr pausierte und die Logopädie jede zweite Woche weitergeführt wurde.

Im Januar der dritten Klasse besprechen wir das nächste Feinziel der Therapie. Leo wünscht sich, dass seine Stimmlautstärke beim Plaudern und beim sich Melden vor der Klasse noch lauter wird. Zudem bereite ihm das Vortragen eines Referates Sorgen. Ich biete Leo an, dass wir in der Logopädie einen kurzen Vortrag zu einem Tier erarbeiten könnten, den er anschließend mit Unterstützung vor der Klasse vortragen darf, wenn er dies möchte. Leo ist motiviert dabei. Wir recherchieren zum Eichhörnchen und erarbeiten einen kurzen Vortrag. Vor den Fasnachtsferien ist der Vortrag fertig. Leo entscheidet, dass er den Vortrag vor der Klasse vortragen möchte, aber erst nach den Ferien, weil er ihn vorher noch einmal üben will. Ich freue mich, wie sich Leo immer wieder nächste Ziele vornimmt und dabei sehr gut spürt, wann er für die Schritte bereit ist. Nach den Ferien ist Leo bereit. Er hält seinen Vortrag vor der ganzen Klasse. Seine Stimme ist laut und deutlich und die anderen Kinder hören interessiert zu.

Im vierten Quartal der dritten Klasse erarbeiteten alle Kinder einen Vortrag. Leo hatte keine Angst mehr vor der Präsentation. Er konnte sich nach Angaben der Lehrenden auf die Recherche und das Erarbeiten des Vortrags problemlos einlassen und hielt eine weitere souverän vorgetragene Präsentation. Nach den Osterferien kam Leo nur noch jede dritte Woche in die Logopädie. Er sprach inzwischen mit Kindern und Erwachsenen, auch mit den Lehrenden. Der Übergang in die vierte Klasse und somit in die Mittelstufe stand bevor. Auf dieser Primarstufe werden die Klassen neu zusammengestellt, was für Leo bedeutete, dass er nach den Sommerferien mit teilweise neuen Klassenkameraden und mit neuen Lehrenden in die Mittelstufe starten würde. Mit den Lehrenden, den Eltern und mit Leo wurde besprochen, dass ich Leo dabei begleite.

Leos Start in die vierte Klasse verlief reibungslos. Er sprach von Anfang an mit seinen Klassenkameraden und mit den neuen Lehrenden. Nach den Sommerferien bis zu den Herbstferien besuchte er noch dreimal die Logopädie. Es zeigte sich, dass Leo gut auf seine kräftige Stimme zugreifen konnte und im Alltag mit normaler Stimmlautstärke und deutlich artikulierend kommunizierte. Knapp drei Jahre nach Therapiebeginn konnte die Therapie erfolgreich abgeschlossen werden.

6.2.6 Reflexion und Fazit

Abschließend werden die Wirkfaktoren diskutiert, die für die erfolgreiche Therapie von Leos selektivem Mutismus ausschlaggebend waren. Dabei wird auch reflektiert, was allenfalls noch besser gemacht werden kann.

In Leos Umfeld sind als erstes die Bezugspersonen zu nennen. Sowohl den Eltern wie auch den Lehrenden gelang es während des gesamten Prozesses, keinen Druck auf Leo auszuüben, was einen grundlegenden Faktor darstellte. Leo durfte sich in seinem eigenen Tempo entfalten und konnte sich weitgehend ohne Erwartungsdruck entwickeln. Ein weiterer wesentlicher Faktor war die zuversichtliche Haltung, die die involvierten Personen zum Ausdruck brachten. Die Eltern spielten dabei sicherlich eine Schlüsselrolle, indem sie Leo mit Zuversicht und Gelassenheit begleiteten. Auch alle Lehrenden und Fachpersonen waren stets optimistisch, dass Leo sein Schweigen überwinden würde. Weiter zeigt das Fallbeispiel von Leo, wie bedeutend es ist, das Umfeld über das Phänomen des selektiven Mutismus aufzuklären. Insbesondere bei der Schulleitung war die Aufklärungsarbeit wesentlich, um zu zeigen, wie auch ein schweigendes Kind, gegebenenfalls mit unterstützenden Maßnahmen, am Unterricht teilnehmen kann.

Auf der individuellen Ebene von Leo erwiesen sich sein Einbezug in den Therapieverlauf und die Ressourcen, die Leo mitbrachte, als unerlässlich für den Therapieerfolg. Leo konnte von Anfang an als Person angesprochen werden, die selbst eine Veränderung herbeiführen will und ihren Teil zum Therapieerfolg beitragen möchte. Nur mit dieser Bereitschaft zur selbstbestimmten Mitgestaltung war es möglich, ihn in seinem eigenen Prozess zu begleiten. Er wusste, dass er entscheiden werde, wann er nächste Schritte wagen würde, um sein Schweigen zu überwinden. Leo brachte zudem ein hohes Maß an intrinsischer Motivation mit und verfügte über Ressourcen, die ihm in seinem Prozess zugutekommen. Er war ein sprachlich kompetentes, reflektiertes und intelligentes Kind, das sich in anderen Kontexten, wie beispielsweise dem Fußball, als selbstwirksam erleben konnte.

Bezüglich der Rahmenbedingungen von Leos Therapie lassen sich folgende positiven Wirkfaktoren ausmachen: Die gute interdisziplinäre Zusammenarbeit und der kontinuierliche Austausch mit dem pädagogischen Team, den Eltern und der Psychologin waren wesentlich, um Leo gemeinsam in seinem Prozess zu begleiten. Das regelmäßige Gespräch mit der Psychologin ermöglichte gegenseitige Einblicke in die therapeutische Arbeit und erlaubte uns, die Therapieziele abzugleichen, wobei sich die beiden Therapieangebote gut ergänzten. Hinzu kommt, dass die Logopädie in Leos Fall im Schulkontext stattfand. Durch diese unmittelbare Nähe zum Schulalltag ermöglichte sie eine niederschwellige Brücke von der Therapie in die Lebenswelt von Leo. Dies erleichterte sowohl den Transfer der therapeutischen Inhalte ins Klassenzimmer als auch die Zusammenarbeit mit den Lehrenden.

Im Hinblick auf die Rahmenbedingungen ist kritisch anzumerken, dass es wohl sinnvoll gewesen wäre, wenn Leo bereits im ersten Kindergartenjahr therapeutische Unterstützung erhalten hätte. Die Erfahrung zeigt, dass sich ein früher Beginn der Therapie in der Regel günstig auf den Erfolg und die Dauer einer Therapie auswirkt. Daher sollte bei einem Verdacht auf selektiven Mutismus frühzeitig eine erfahrene logopädische und/oder psychotherapeutische Fachperson hinzugezogen werden. Zudem könnte ich mir aus heutiger Perspektive eine frühere Kombination von logopädischer Therapie und Psychotherapie vorstellen. Wie sich zeigte, ergänzen sich die therapeutischen Ansätze sehr gut. Allerdings ist dabei wichtig zu erwähnen, dass bei einem selektiven Mutismus nicht zwingend beide Therapieangebote indiziert sind. Bei Leo war die Kombination aufgrund seiner Neigung zu zwanghaftem Verhalten und seinen Ängsten auf jeden Fall angezeigt.

Im therapeutischen Handeln lassen sich schließlich ebenfalls verschiedene Wirkfaktoren nennen. Voraussetzung ist zunächst die fachliche Qualifizierung der Logopädin. Es ist entscheidend, nach bewährten Konzepten zu arbeiten, sowie Beratungen und Supervision durch erfahrene Fachpersonen in Anspruch zu nehmen, um das eigene therapeutische Handeln regelmäßig zu reflektieren. Ebenfalls von zentraler Bedeutung ist die Zuversicht der Therapeutin im Hinblick auf eine positive Entwicklung. Der therapeutische Optimismus und die damit verbundene Gelassenheit begleiteten mich durch den gesamten Prozess. Wichtig war auch, Zeit in den Aufbau einer tragfähigen therapeutischen Beziehung zu investieren und den Prozess anschließend mit Beharrlichkeit zu begleiten. Schließlich war ein kleinschrittiges, sehr individuell auf Leo zugeschnittenes Vorgehen zentral. Dabei bedurfte es einfallsreicher Ideen, um Leo über seine Interessen abzuholen. Insgesamt haben sich Neugierde, Offenheit und Freude am Ausprobieren als hilfreiche Eigenschaften für die Arbeit mit einem mutistischen Kind erwiesen.

6.3 Fabiana: lebenslustig, eigenwillig, fantasievoll, mutistisch

Fabianas Geschichte wird in diesem Kapitel aus zwei Perspektiven erzählt: die Sicht der Mutter und die Sicht der Psychotherapeutin.

6.3.1 Die Sicht der Mutter: „Unser Kind doch nicht!"

Danielle Cadruvi (Pseudonym)

August 2017

Das Telefon klingelt, es ist die Erzieherin von Fabiana. „Kann Ihr Kind sprechen?", fragt sie. Natürlich kann unser Kind sprechen, sie redet viel zuhause. Unsere Fabiana, fünf Jahre alt, besucht seit zwei Wochen den Kindergarten und das macht ihr Spaß. Sehr gerne spielt sie mit den Kindern und macht alles mit. Aber anscheinend spricht sie dort nicht. Nie. Kein einziges Wort. „Das braucht nur einfach Zeit", denken wir Eltern.

Es folgt ein Extra-Elterngespräch. Die Erzieherin und Schulheilpädagogin stellen uns Eltern Fragen und noch ein paar zusätzliche Fragen. Das ist schon in Ordnung für uns, wir verstehen, dass ein beharrlich schweigendes Kind im Kindergarten Fragen aufwirft. Gemeinsam sind wir alle ein bisschen ratlos. Vielleicht kann die Logopädin helfen?

Ich google „mein Kind spricht nicht im Kindergarten". Ja, da kommt etwas. Ich erzähle meinem Mann davon: „Das gibt es anscheinend, Kinder, die zu Hause reden, aber im Kindergarten oder in der Schule nicht. Das nennt sich selektiver Mutismus. Fabiana hat das aber sicher nicht, niemand in unserer Familie hat das", sage ich. Wir denken nicht mehr daran.

Weitere Wochen und Monate vergehen und Fabiana spricht im Kindergarten immer noch kein einziges Wort. Die Schule erwartet eine ärztliche Abklärung von uns, die wir dann auch erhalten: Bei Fabiana lautet die Diagnose „selektiver Mutismus". Zuhause scherzen wir Eltern: „Das ist halt so, wir beide sind eher introvertiert, und wenn man das multipliziert und hochrechnet, ergibt das ein mutistisches Kind!" Wir lachen. Eine schöne Schwangerschaft ist es gewesen, alle vier Schwangerschaften sind schöner als am schönsten gewesen. In dieser Schwangerschaft, meiner letzten, bin ich 37 Jahre alt.

Fabiana ist ein lebhaftes Mädchen, voller Energie, hat einen starken Willen, spielt gerne drinnen und draußen, sie mag die Sonne und ebenso den Regen – mit und ohne Schuhe, mit und ohne Regenjacke probiert sie ihn aus. Sie mag lange Haare, aber nicht geflochtenes. Wenn sie malt, dann malt sie drollige Wichtel, hohe Häuser oder lange Leitern bis in den Himmel. Und sie redet gerne. Sie redet nicht sehr deutlich und lässt immer wieder mal in einem Satz ein Verb weg, aber sie redet gern und reichlich mit uns Eltern und ihren drei Brüdern. Auch beim Einkaufen, bei Ausflügen redet sie eigentlich überall mit uns. Außer im Kindergarten redet sie auch nicht mit uns.

Und sonst? Hat sie jeweils an den Familienfesten geredet mit ihren Verwandten oder ist es eher ein Reden vor ihren Verwandten mit uns gewesen? Mit ihrer Großmutter hat sie sicher manchmal beim Spielen geredet. Wir rätseln. Richtig aufgefallen ist ihr konsequentes Schweigen erst im Kindergarten.

Wir sechs leben in einem Haus, fast hundert Jahre alt ist es, Jugendstil. Im Garten gibt es Birken, Johannisbeer- und Himbeersträucher, einen Spielplatz mit Hütte, Rutschbahn und Schaukeln, unsere Zwergkaninchen, und neben dem Kastanienbaum steht die kleine Kapelle, die wir selbst gebaut haben. Außerdem haben wir eine kleine Echse: eine Zwergbartagame. Fabiana mag unsere Haustiere, sie springt mit Löwenzahn zu den Zwergkaninchen und streichelt unsere Echse, verzieht ein bisschen ihren Mund, wenn diese eine Heuschrecke frisst. Unsere vier Kinder haben alle ein eigenes Zimmer, Fabiana ein deutlich kleineres als die Knaben. Dafür hat sie ein eigenes Waschbecken mit

Spiegel in ihrem Zimmer und eine Fenstertüre, die direkt auf die Terrasse führt.

Fabiana besucht nun die logopädische Therapie, das soll sie zum Reden motivieren.

Oktober 2018

Die Ärztin ruft mich an und gibt mir zwei Adressen von Therapeutinnen an, die sich auf selektiven Mutismus spezialisiert haben. „Viel Glück", sagt sie, „das wird schwierig". Na toll.

Ich schau mir im Internet die eine Seite an: Grelle Farben wie Alarmstufe drei und die einleitenden Sätze klingen irgendwie deprimierend. Ich verlasse diese Seite und gehe zur nächsten. Ah, ein Baum, gut. „Zauberbaum" heißt diese Praxis. Wie sehr ich Bäume gern habe – die Wurzeln gehen tief in die Erde und die Baumkrone schaut weit in den Himmel. Und dann gibt es ja noch all diese Baumstellungen im Yoga. Ein Bild von der Therapeutin sehe ich, sieht nett aus. Die Entscheidung fällt mir leicht, wir melden uns bei Frau Franziska Florineth.

Dezember 2018

Wir treffen die Therapeutin mit ihrem Hund Eddie. Gleich die ganze Familie solle kommen, meinte Frau Florineth: Wir Eltern, Fabiana (sechs Jahre) und unsere drei Söhne Leonard (fünfzehn Jahre), Michael (zwölf Jahre) und Domenic (neun Jahre) sind alle da. Zu unserem Erstaunen spricht Fabiana im Praxisraum, wo sie mit Domenic spielen darf. Wir lernen von Frau Florineth etwas über das Thema des selektiven Mutismus.

Januar 2019

Die Therapie für Fabiana bei Frau Florineth beginnt: Einmal pro Woche.

März 2019

Fabiana soll als Übung regelmäßig Sprachnachrichten für Frau Florineth machen und ihr senden. Bequem sitze ich mit Fabiana auf ihrem Bett. Wie bringe ich denn mein Mädchen dazu, eine Nachricht aufzunehmen? Drei, vier Wörter bloß. Schon länger sitzen wir so da mit dem Handy – und es passiert nichts. Niemand ist hier bei uns und Frau Florineth weit weg, aber trotzdem: die Vorstellung einer kurzen Aufnahme für die Therapeutin scheint noch viel zu schwierig zu sein. Es geht nicht, ich muss einzelne Wörter vorsprechen und Fabiana spricht sie nach, so funktioniert es.

„Ein Hobby wäre gut, wo Fabiana mit anderen Kindern zusammenkommt", meint Frau Florineth. Fabiana möchte tanzen und entscheidet sich für einen Hip-Hop-Kurs. Das macht ihr sehr viel Spass und schon bald macht sie bei einer öffentlichen Aufführung mit!

Fabiana verabredet sich. Ihr Freund Lucas aus dem Kindergarten kommt zu Besuch. Sie haben es lustig miteinander, beide sind voller Energie und springen im Haus herum. Zuerst redet sie nicht mit ihm, später spricht sie ein, zwei Wörter, wenn eine Türe dazwischen ist. Dann sind beide im gleichen Raum und Lucas sagt „Ja", fasst sie am Arm und ruft nochmals „Ja" und Fabiana spricht ein leises „Ja". Nachher halten sie sich an den Armen, sie hüpfen und beide rufen ständig und immer lauter „Ja, ja, ja, ja!" Seitdem redet Fabiana mit Lucas, wenn er sie besuchen kommt. Im Kindergarten und bei Lucas zuhause spricht sie nicht mit ihm.

Fabiana soll beim Schulpsychologischen Dienst verschiedene Fähigkeitstests machen. Frau Florineth hat sie im Voraus über den Ablauf informiert, um ihr die Angst davor zu nehmen. Fabiana geht vergnügt dorthin und die Tests haben ihr sogar Spaß gemacht.

April 2019

Bald kommt die Einweisung in die erste Klasse! Es gibt eine Besprechung beim Schulpsychologischen Dienst. Fabiana hat die vorangegangenen Tests gut gemeistert und sie soll ganz normal in die Primarschule gehen. Auf Empfehlung von Frau Florineth in Absprache mit dem Schulpsychologen soll Fabiana zur Unterstützung eine Schulbegleitung bekommen, die intensiv mit ihr zusammen in der Schule arbeitet und Übungen macht. Frau Florineth als Coach soll regelmäßig einen Bericht erhalten, damit sie wiederum neue Anweisungen geben kann. Die Schule soll dafür einen finanziellen Ausgleich bekommen.

August 2019

Fabiana freut sich auf die Schule.

Sie geht gerne in die Schule, die Lehrende gefällt ihr. Sie mag die Kinder in der Klasse, versteht sich gut mit den Mädchen und mit den Knaben sowieso. Fabiana ist eine aktive und interessierte Schülerin, fachlich klappt es gut. Sie meldet sich auch gerne, spricht dann aber nicht – sie zeigt. Reden tut sie nicht.

Fabiana soll nun Frau Florineth jeden Tag eine kleine Sprachnachricht senden.

Fabiana ist gerade in lustiger Stimmung. Wir beide schaukeln im Garten, sie springt plötzlich ins Haus, verkleidet sich mit Hut und Schal, kommt zurück und springt wieder auf die Schaukel. Ich nutze ihre lockere Stimmung aus und mache eine kleine Videoaufnahme von ihr. „Hallo Frau Florineth“, ruft sie lachend. Es ist die erste Videoaufnahme, die Fabiana für Frau Florineth macht.

Und wie war das bei mir in der ersten Klasse? Das Reden war kein Thema, das Schreiben war eines. Mal schrieb ich mit der rechten, mal mit der linken Hand. Meiner Lehrenden gefiel das zwar gar nicht, aber sie tolerierte meine Beidhändigkeit.

Frau Florineth hat uns empfohlen, im Alltag viel mit Fabiana zu üben und hat uns dazu ein paar Beispiele genannt. Spontan stelle ich Fabiana eine Zwischenmahlzeit auf die Treppe vor dem Hauseingang. Von da aus soll sie die vorbeigehenden Fußgänger und Fahrradfahrer grüßen. Das klappt schon bald gut und sie ruft diesen ein „Hallo“ zu.

Herbst 2019

Für Fabiana ist die Therapiepraxis „Zauberbaum“ ein beliebtes Ausflugsziel geworden. Sie ist immer frühzeitig bereit, wir plaudern und hören Musik während der Autofahrt nach Winterthur und sie freut sich immer, Frau Florineth und Eddie, den Praxishund, zu sehen. Fabiana spielt sehr gerne all die verschiedenen Spiele mit ihr und genießt die Anwesenheit von Eddie. Reden tut sie nicht.

Während dieser Zeit mache ich einen Spaziergang oder ich lese in einem Buch. Danach gehe ich mit Fabiana zum in der Nähe gelegenen Kiosk, wo sie sich einen kleinen Imbiss aussuchen darf.

Das tägliche „Grüezi“ und „Adieu“ macht Fabiana für ihre Lehrende nun zuhause per Sprachnachricht.

Die Sprachnachrichten und Videoaufnahmen für Frau Florineth fallen Fabiana immer leichter. Sie macht die Aufnahmen zuhause drinnen, draußen, sitzend, stehend und gehend, mal mit Musik, lachend und tanzend kommt sie ins Bild gesprungen, mal mit glibberigem Slime in der Hand, sie erklärt Spiele, macht Rätsel und ein gruseliges Halloween-Video.

„Fabiana soll nun versuchen, eine Aufnahme für mich im Praxistreppenhaus zu machen und soll sie mir kurz vor der Therapiestunde schicken“, wünscht Frau Florineth. Das geht aber noch nicht so einfach. Mit mir spricht Fabiana zwar immer im Treppenhaus der Praxis, aber eine Aufnahme für Frau Florineth ist offensichtlich etwas ganz anderes!

Damit das klappt, übe ich zuhause mit ihr den Ablauf. Fabiana soll sagen, was sie gerade macht: „Ich klingle“, „Ich öffne die Türe“, „Ich gehe die Treppe hinauf“, „Ich bin da“, „Hallo Frau Florineth“. Bald gelingt das auch im Treppenhaus vor Ort und wir können die Aufnahme kurz vor Therapiebeginn Frau Florineth schicken.

Frau Florineth übt ab jetzt regelmäßig mit Fabiana an mehreren Tagen pro Woche kurze Facetime-Gespräche.

Und was läuft eigentlich bei Fabiana in der Schule? Die Lehrende und die Schulbegleitung sind damit beschäftigt, eine gute Vertrauensbasis mit Fabiana zu schaffen. Allerdings wundert sich Frau Florineth nicht, dass Fabiana bezüglich des Sprechens in der Schule kaum Fortschritte macht – die Übungen für Fabiana und die Berichterstattungen der Lehrenden an sie, die Therapeutin, sind nicht ausreichend. Frau Florineth hält fest, dass das fleißige Üben mit Fabiana in der Schule unerlässlich ist, um sie aus dem Mutismus herauszuholen.

Spannend ist dieser Mutismus schon: Schweigen, Stille. Freiwillig gehe ich gerade in die Stille und lausche ihr. Die Kinder sind in der Schule und ich mache Yoga und meditiere. Ich betrachte, ich atme, ich bin. Faszinierend ist die innere Welt.

Viel merke ich nicht von Fabianas Mutismus: Es sind ein paar Elterngespräche mehr, es gibt Übungen und die Fahrten zu Frau Florineth. Eigentlich habe ich keine Ahnung, wie es sich anfühlen würde, wenn Fabiana mich stets nur anschweigen würde. Ich würde wetten: Keine zehn Minuten könnte sie nicht reden.

Wir spielen, gehen einkaufen, schaukeln im Garten und springen ab – wer kommt weiter? Wir lesen Bücher, sie plantscht in der Badewanne, wir backen Plätzchen, wir springen lachend hintereinander her und sie gibt mir typischerweise einen Klaps auf den Po, den gebe ich ihr zurück. Wir basteln kleine Wichtel, im Sommer springen wir unter den Rasensprenger, pflücken Himbeeren, essen ein Eis, und so weiter: Alles ist immer begleitet von Sprache, Wörtern, Kommentaren, Lachen.

„Möglichst überall in der Schule und auf dem Schulgelände soll Fabiana mit einer Begleitperson üben zu reden“, sagt Frau Florineth. Regelmäßig gehe ich dafür nach der Schule mit Fabiana ins Klassenzimmer, damit sie dort redet, Aufnahmen macht und diese ihrer Lehrenden schickt. Dasselbe üben wir auf dem Schulhausplatz, Spielplatz und in der Turnhalle. Das klappt gut!

März 2020

Die Welt hat gerade andere Probleme: Corona, Lockdown, Homeschooling. Auch Frau Florineth hat auf Online-Sitzungen umgestellt. Fabiana springt im Garten mit dem Handy herum, die beiden machen lustige Rätselspiele. In dieser Homeschooling-Zeit hat Fabiana es geschafft, ihrer Lehrenden drei, vier Sätze am Telefon vorzulesen! Auch hat sie an kleinen Videokonferenzen mit nur wenigen Schülern und Schülerinnen einzelne Worte gesagt, einfach nicht ins Bild geschaut. Zudem hat sie verschiedenen Schülern Sprachnachrichten geschickt. Fabiana hat keine Mühe mehr, Sprachnachrichten für irgend jemanden aufzunehmen. Frau Florineth hat das dermaßen gut trainiert mit ihr, dass dies keine echte Herausforderung mehr für Fabiana ist.

26. Mai 2020

Fabianas achter Geburtstag. Wir fahren zu einer römischen Ruine, machen Feuer und grillen. Sie bekommt ein Tagebuch. Nach einigen Einträgen wünscht sie, dass ich ebenfalls hineinschreibe. Es wird unser gemeinsames Tagebuch. Es entstehen kleine Zeichnungen, Einträge und Dialoge. Ich lese, wie es ihr geht, was ihr gefällt, warum sie gerade wütend ist, was sie sich wünscht.

„Ist das noch ein Pullover von uns Knaben, den Fabiana da trägt?“, fragt Leonard nicht so begeistert. Nein, Fabiana trägt einfach gerne Knabenklamotten und -schuhe. Im Kleiderladen läuft sie direkt in die Knabenabteilung. Ich nehme es gelassen, das war bei mir auch so. Die Zeit der Sommerkleidchen wird ganz sicher kommen!

Die logopädische Therapie ist für Fabiana beendet. Sie hat dort nie geredet. Zum Reden in der Schule hat die Logopädie sie nicht motivieren können. Wir finden jedoch, dass Fabiana als aufmerksame Schülerin bezüglich Aussprache und Satzbau davon profitiert hat.

Juli 2020

Sommerferien. Wir sechs genießen wie üblich unsere knapp drei Wochen Ferien in Italien. Abends gehen wir immer fein essen. Eine typische Situation: Wir stehen im Restaurant um den Tisch herum und Fabiana will unbedingt bestimmen, wer wo sitzt. Das gibt sonst ein Drama.

August 2020
Start in die zweite Klasse. Die Lehrenden sind aktiv. Fabiana bekommt nun jede Woche eine extra Übungseinheit mit ihrer Schulbegleitung. Die beiden arbeiten in dieser Zeit allein miteinander. Zudem soll Fabiana zu Hause beinahe täglich eine kurze Facetime-Session mit ihr machen. Das erste Mal soll sie eine Zahl sagen, ins Bild muss sie nicht schauen. Es klappt. Und schon bald kann sie ein Wort sprechen und ins Bild schauen! Zur Belohnung darf sie mit der Schulbegleitung in der Schule einen Kuchen backen. Mündliche Hausaufgaben darf beziehungsweise soll sie zu Hause per Videonachricht machen und ihrer Lehrenden schicken. Viel mehr Übungen bekommt sie nun in der Schule und auch viele Gelegenheiten für kleine Redeübungen werden genutzt! Frau Florineth bekommt nun regelmäßig einen Bericht über den aktuellen Stand und bespricht mit den Lehrenden nächste Schritte. Die Lehrenden bringen auch eigene, gute Ideen mit ein.

„Ein Aufnahmegerät als Hilfsmittel wäre gut für Fabiana“, bringt Frau Florineth ins Spiel, und auch, dass „es möglichst vielen der Klassenkameraden ermöglicht werden soll, nach und nach Fabianas Stimme hören zu dürfen“. Ich gehe nach der Schule mit Fabiana ins Klassenzimmer und lasse sie dort eine Aufnahme mit ihrem eigenen Aufnahmegerät machen. Einige Male muss ich noch dabei sein, damit das gelingt. Dann vergrößere ich den Abstand, indem ich im Treppenhaus warte, während sie die Aufnahme macht. Etwas später warte ich auf dem Schulhof und winke Fabiana, die im Klassenzimmer am Fenster steht, kurz zu. Und irgendwann komme ich gar nicht mehr – sie kann jetzt die Aufnahme allein im Klassenzimmer machen und diese danach vor der Lehrenden oder einem Schüler oder einer Schülerin abspielen lassen! Super! Ich freue mich überschwänglich darüber, als ich davon erfahre und lobe Fabiana zu Hause riesig. „Ja easy“, sagt sie nur. Sie mag nicht zu viel Lob.

Eine besondere Therapiestunde: Fabiana wünscht sich, ein anderes mutistisches Kind kennenzulernen. Auf diesen Wunsch hin organisiert Frau Florineth eine gemeinsame Therapiestunde mit einem mutistischen Knaben. Die beiden Kinder verstehen sich gut und es ist für Fabiana ein ganz tolles Erlebnis!

Sommer/Herbst/Winter 2020
Es ist eine intensive Zeit für Fabiana. Frau Florineth, wir Eltern, die Lehrende und die Schulbegleitung, wir alle wollen Fabiana aus dem Mutismus herausholen. Viele Übungen und Herausforderungen sind es, die Fabiana annehmen muss. Viele Male muss sie sich überwinden, sie ist tapfer und macht gut mit bei all diesen Aktivitäten: Therapiestunden bei Frau Florineth, Übungseinheiten in der Schule, Facetime-Sitzungen mit der Schulbegleitung, ein Aufnahmegerät als Hilfsmittel – so viele Gelegenheiten, die während des Unterrichts in der Schule genutzt werden und dazu die privaten Übungen. Es läuft ähnlich wie beim Schach: zwei Züge vorwärts, beobachten, einen Zug weiter, aufmerksam sein, eventuell einen Zug zurück und dann wieder ein paar kluge Züge vorwärts. Wir können das Spiel gewinnen.

Bei solch einem vollen Übungsprogramm zeigen sich immer wieder neue Fortschritte: Von „Fabiana schaut bei Facetime ins Bild“ und „Fabiana kann in der Schule selbständig Aufnahmen machen“ über „sie kann die Aufnahmen anderen Mitschülern vorspielen“ oder „wenn eine Türe dazwischen ist, kann Fabiana ein Wort zu einem Mitschüler, einer Mitschülerin oder einer Lehrenden sprechen“ bis zu „Fabiana kann mehrere Worte bei leicht geöffneter Tür sprechen“, geht die immer weitergehende Reise ihrer Entwicklung.

Auch mit Frau Florineth spricht Fabiana mit der leicht geöffneten Türe dazwischen: sie kann sie begrüßen und ihren Spielwunsch äußern!

Wir Eltern und Fabianas Brüder haben alle gemerkt, dass Fabiana nicht aus Zuckerwatte besteht. Sie ist durchaus auch ein liebes, süßes Mädchen, das auf jeden Fall. Aber genauso sagt sie lautstark ihre Meinung, führt gerne das

Kommando und ist ein kleines Lausemädchen, das ihren Brüdern die Zunge rausstreckt oder die Gabel beim Mittagessen klaut. Sie versteckt sich hinter der Türe und erschreckt uns beim Vorbeigehen. Sie versteht es geschickt, einen ihrer Brüder zum Plätzchen backen zu motivieren – am Schluss ist es dann gar so, dass der Bruder praktisch die ganze Arbeit hat und Fabiana beinahe alles alleine aufisst. Der sanfte Domenic hat mit der Zeit gelernt, sich zu wehren, Michael hat sowieso das gleiche Temperament wie Fabiana und zum ältesten Leonard schaut sie manchmal ein wenig auf. Dieser sagt zu ihr: „Bald werde ich dich mit dem Auto in die Schule fahren!“

Eine tolle Kinderschar sind sie, die vier Geschwister, wie sie aufeinander zugehen, sich suchen, sich loslassen, sich treffen beim Spielen und Essen, miteinander diskutieren, sich verstehen oder auch mal nicht verstehen, miteinander lachen und gemeinsam älter werden. Viel Liebe haben sie in mein Herz gegossen.

Ganz allgemein lotet Fabiana sehr gerne die Grenzen aus. Sie spürt jedoch auch, wenn sie nahe an eine Grenze gekommen ist. Kurz bevor ich sie zurechtweisen will, sagt sie „aber „schangschung Mami“, („Entschuldigung Mami“). „Schangschung“ steht für die Liebe und Verbundenheit zwischen ihr und mir. Sie hat irgendwann dieses Wort erfunden. Entschuldigung kann sie auch ihrem Bruder Domenic sagen und gibt ihm dabei sogar ein Küsschen auf die Wange. Dieser genießt das durchaus und schmunzelt, bleibt aber ein wenig misstrauisch. Ich weiss schon, er fragt sich gerade, was wohl seine kleine Schwester als Nächstes ausheckt.

Februar 2021

Die Schulbegleitung macht nun Facetime-Übungen mit Fabiana in der Schule.

Abendritual wie immer: Pyjama anziehen, Zähne putzen und danach darf Fabiana mit ihrem Papi spielen. „Fünf Minuten spielen“, sagt dieser. Fünf Minuten sind es nie, mindestens fünfzehn Minuten. Das ist aber schon gut so, ich weiß, wie wichtig ihr diese gemeinsame Zeit mit ihrem Papi ist.

April 2021

Der nächste Erfolg für Fabiana: Die Klasse sitzt im Klassenzimmer im Kreis und Fabiana kann ein Wort sprechen, wenn die anderen wegschauen!!

Mai 2021

Und wieder ein Erfolg: Fabiana will ein paar Worte bei Frau Florineth im Praxisraum reden – und sie kann das!

Der nächste große Erfolg für Fabiana kommt bald danach: Die Lehrende schreibt mir in einer Mail: „Kurz vor ihrem Geburtstag hat Fabiana einen Riesensprung gemacht! Sie hat heute in der Schule gesprochen, ohne Trennwand oder wegschauen! Sie hat sich mehrmals vor der ganzen Klasse gemeldet und geantwortet (nur einzelne Worte, aber immerhin!), uns beiden „Tschüss“ gesagt und einem anderen Kind und mir laut vorgelesen – es war einfach nur ein toller Tag! Die Schulbegleitung und ich haben unseren Augen beinahe nicht getraut und uns riesig gefreut!

Geburtstagsritual in der Schule: Wir Eltern sitzen mit Fabiana, ihrer Lehrenden und allen Schülern im Kreis und feiern Fabianas Geburtstag. Sie ist am 26. Mai 2021 neun Jahre alt geworden. Und nun hören und sehen wir selbst, wie Fabiana ihrer Lehrenden auf verschiedene Fragen mit einem Wort Antwort gibt! Wir staunen, freuen uns sehr, und wir singen alle zu ihrem Geburtstag.

Juni 2021

Fabiana besucht mit ihrer Klasse ihre zukünftige neue Klassenlehrende. Sie gefalle ihr, erzählt Fabiana daheim zufrieden. Auch die Englischlehrende hat sie besucht. Dort meldete sie sich sogar und sagte: „My name is Fabiana!“ Ich weiß, dass Fabiana die englische Sprache sehr mag. Schon lange kann sie auf Englisch bis zehn zählen und kennt einige Farben und Tiernamen. Eigentlich gefalle ihr Englisch viel besser als Schweizerdeutsch, meinte sie neulich. War ihr das Ernst? Wäre Fabiana in England auch ein mutistisches Kind gewesen?

Fabiana wünscht sich ein neues Kuscheltier. Jetzt, wo sie in der Schule und bei Frau Florineth einzelne Worte frei aussprechen kann, zeichne ich einige farbige Wolken und benenne diese mit „Schule", „Schulhof", „Nach-Hause-Weg", „Frau Florineth" und so weiter. Für jedes Wort, das sie direkt zu jemandem sagt, bekommt sie einen Strich in die entsprechende Wolke. Nach fünfzig Strichen bekommt sie ihr Kuscheltier.

August 2021

Nach den schönen Sommerferien (das Meer in Kalabrien ist wirklich wunderschön), beginnt nun die dritte Klasse für Fabiana. Der Start hat ihr offensichtlich gefallen, aber wie geht es wohl mit dem Reden? Nach einer Woche frage ich Fabiana vorsichtig, wie es denn mit dem Reden klappe. „Ich bin doch kein kleines Kind mehr!", antwortet sie nur.

In der zweiten Schulwoche frage ich bei der neuen Lehrenden nach und diese schreibt mir zurück: „Fabiana scheint sich wohlzufühlen und hat uns Lehrende gleich mehrfach überrascht. Sie hat den Willkommensbrief von Sarina der ganzen Klasse vorgelesen und am Montagnachmittag hat sie in der Kooperation der dritten und vierten Klassen vor 62 Kindern ihren Namen gesagt und dass sie gerne Fußball spielt. Ist das nicht großartig? Sie meldet sich oft zu Wort, wenn ich eine Frage stelle und wenn die Kinder der Reihe nach zählen müssen oder eine Anweisung vorlesen müssen, macht sie das, ohne zu zögern."

Ich lese die Mail nochmals. Hat die neue Lehrende Fabiana womöglich verwechselt?

Nein, weitere Wochen vergehen und es bleibt stabil: Fabiana redet in der Schule und sie meldet sich oft zu Wort. Ich weiß das von ihrer Lehrenden, Fabiana selbst erzählt es zu Hause nicht. Ich lobe sie, aber sie reagiert wieder recht cool, wie wenn das Reden in der Schule nun normal für sie wäre.

„Der Wechsel in die dritte Klasse ist Risiko oder Chance für Fabiana", hat Frau Florineth vor Monaten angekündigt. Fabiana hat den Wechsel offensichtlich als Chance genutzt. Wir staunen, wie Fabiana aus ihrem Mutismus aufgetaucht ist.

November/Dezember 2021

Nun hat Fabiana ihrer Lehrenden auch noch vorgesungen und beim Adventsritual in der Schule, wo die Klasse gemütlich Tee trinkt, liest sie eine Geschichte vor. Fabiana bekommt ein dickes Lob von ihrer Lehrenden. Wir staunen immer noch sehr über diese Entwicklung, wie sie den Mutismus verlassen hat. Anscheinend ist die Art und Weise der neuen Lehrenden sowie ihr Unterrichtsstil auch gut für Fabianas Weiterentwicklung.

Wir vermuten, das Erfolgsrezept von Fabiana sieht so aus:

- Für ein gutes Fundament sorgen: Frau Florineth für die wöchentlichen Therapiestunden und als Coach für die Lehrenden und uns Eltern.
- Für viel Spaß und Wohlgefühl stehen: Eddie, der Hund und Co-Therapeut.
- Fürs Training im Schulalltag sind wichtig: Die Lehrende/Schulbegleitung, die Fabiana in der zweiten Klasse reichlich mit kleinen, verschiedenartigen Übungen eingedeckt haben.
- Für die erste Kommunikation mit der Außenwelt helfen: Die Sprachnachrichten und Videoaufnahmen als wichtige Anfängerübungen.
- Für die Selbstständigkeit sorgt: Das Aufnahmegerät als Hilfsmittel in der Schule.
- Fürs Vertrauen dient: Die Möglichkeit zu haben, nach Schulschluss mit mir ins leere Klassenzimmer zu gehen. Sie streifte lächelnd durch die Schulbänke und hat mir erklärt, wer wo sitzt und vom Schulalltag erzählt.

Nicht vergessen wollen wir Fabianas Klassenkameraden, die mit ihrer unkomplizierten und offenen Art Fabiana wohl unwissentlich unterstützt haben. Einerseits haben sie bei den verschiedenen kleinen Übungen im Schulalltag mitgeholfen und freudig den Sprachnachrichten von Fabiana gelauscht. Andererseits haben sie ihr aber auch von Anfang an in der Schule, bei privaten Treffen und mit Geburtstagseinladungen gezeigt, dass sie Fabiana sowieso gerne mögen – sprechend, aber auch nicht sprechend.

Wir wollen Fabiana einen Goldhamster schenken, weil sie das alles so großartig hingekriegt hat. Sie freut sich riesig auf ihn und macht in ihrem Zimmer liebevoll eine Wohnung für ihn bereit. Eigentlich hätte sie am liebsten einen Hund erhalten, aber wir Eltern sind nicht so sicher, wie lange Fabiana und die Kinder Spaß am Gassi gehen hätten.

Zu Frau Florineth geht Fabiana nur noch jede zweite Woche für wenige Monate. Fabiana hat zwar noch 91 Jahre oder 20.000-mal vorgeschlagen, aber sie geht den Kompromiss ein. Sie hat sich den großen, dicken Kuschelhund von Frau Florineth ausgeliehen. Es ist nicht das erste Mal, nicht das zweite oder gar das dritte Mal, sie nennt ihn Fridolin und liebt ihn sehr.

Die Neugier sticht mich jetzt aber doch und ich frage Fabiana in unserem gemeinsamen Tagebuch: „Wie findest du es, dass Du in der Schule jetzt reden kannst?“ Ich schreibe eine Auswahl an Antworten hin, die sie nun ankreuzen kann. Wie gewöhnlich schließe ich das Tagebuch ab und verstecke es. Später schaue ich gespannt nach: „Normal“ hat sie angekreuzt und dann aber wieder korrigiert, „gilt nicht mehr“. Aha, andere Antworten hat sie ausgewählt.

„Es ist nach wie vor wichtig, dass auch privat darauf geachtet wird, dass Fabiana selbst spricht und ihr dies nicht abgenommen wird, wie zum Beispiel beim Getränke bestellen“, gibt uns Frau Florineth mit auf den Weg. Wir sind da zuversichtlich, mittlerweile hat Fabiana auch mit ihrem Zahnarzt und seiner Assistentin gesprochen.

Frühling 2022

Verschiedene Fachpersonen treffen sich in der Schule und diskutieren über die Schwierigkeit von Fabianas Merkfähigkeit und dem Verständnis von Arbeitsabläufen. Die Frage stellt sich nach Fabianas teilweiser Schwäche bei ihrer Aufmerksamkeit und Konzentration.

Wir Eltern nehmen dies zur Kenntnis, zeigen jedoch kein Interesse an weiteren Abklärungen. Da Fabiana uns mittlerweile recht viele gute bis sehr gute Schulnoten in verschiedenen Fächern präsentiert hat, denken wir, dass es um ihr allgemeines Verständnis, ihre Auffassungsgabe und Merkfähigkeit nicht allzu dramatisch stehen kann.

Wir Eltern philosophieren über den Sinn und Unsinn von ständigen Bewertungen, Optimierungen und unserer schnelllebigen Leistungsgesellschaft und sind gespannt, wo unsere Fabiana in zehn, zwanzig Jahren stehen wird. Wir wünschen uns, dass sie authentisch und glücklich bleibt – sie soll einfach vollenden, was sie ist.

Mai 2022

Fabiana übt zu Hause für ihren Buchvortrag und hat bereits einen Schuhkarton passend zu ihrer Gruselgeschichte gestaltet. Sie soll einfach mal drauflosreden und sich an die vorgegebenen Kriterien halten, fordere ich sie auf. Es macht ihr Spaß und sie betont den Text der einen Seite, die sie der Klasse am Schluss noch vorlesen möchte, extra lustig und lacht dazu. Ihre Kuscheltiere Peter Hase und Monty, der Hund, hören auch zu. Es funktioniert wunderbar, aber wie wird das wohl vor der Klasse gehen? Zum Schluss schreibt sie sich einige Stichwörter als Hilfe auf.

Sie hat es geschafft! Freudig erzählt sie zu Hause, dass ihr der Vortrag auch vor der Klasse gut gelungen sei! Ihre Lehrende ist stolz auf sie und Fabiana selbst ist es auch. Sie bekommt eine 5,25 für ihren Vortrag (in der Schweiz ist die Note 6 die beste Note) und wird vor allem dafür gelobt, dass sie oft in die Klasse geschaut und den Vortrag fast auswendig gehalten hat. Wir sind beeindruckt und ihre Brüder ebenso!

25. Mai 2022
Fabiana und ich stehen im Blumengeschäft und schauen uns nach Blumensträußen um. Es ist die letzte Therapiestunde bei Frau Florineth und der Blumenstrauß ist unser Abschiedsgeschenk. Fabiana hat ihr ein paar Zeilen zum Abschied geschrieben. Die beiden backen zum Abschluss leckere Schokoladenmuffins und Fabiana darf zu ihrer großen Freude und Überraschung den Kuschelhund Fridolin, den sie sich schon wieder ausgeliehen hat, als Abschiedsgeschenk behalten! Statt zu Frau Florineth wird sie in Zukunft mittwochs in die Karateschule gehen.

Die Tatsache, dass Fabiana ein mutistisches Kind war, haben wir insgesamt rückblickend relativ gelassen genommen und die bedingungslose Liebe von uns Eltern war und ist ihr sowieso gewiss.

Wir haben uns niemals allein gelassen gefühlt mit ihrem selektiven Mutismus. Frau Florineth sowieso, aber auch die Lehrenden hatten stets ein offenes Ohr für uns. Ein richtig gutes Team war es: Frau Florineth, die Lehrenden, die Schulbegleitung, wir Eltern und Fabiana – wir spielten uns abwechselnd den Ball zu, jeder hatte seinen Teil beizutragen und seine Aufgabe zu erledigen. Es war uns Eltern stets wichtig, dass mit Fabiana zielorientiert trainiert wurde, abgestimmt auf ihr eigenes Tempo, ohne ständige große Erwartungen.

Wir Eltern würden behaupten, dass auf diese Weise jedes mutistische Kind sich überwinden kann, öffentlich zu reden. Es braucht einfach die Zeit, die es braucht.

Mit Sätzen wie: „Warum rede ich mit Lucas [ihrem Freund] zu Hause, aber in der Schule nicht?“ oder: „Ich habe gar keine Angst vor dem Reden, es ist mein Körper, der Angst hat“, hat uns Fabiana damals gezeigt, dass sie sich schon Gedanken über ihr Schweigen in der Schule gemacht hat. Wir sind glücklich, dass Fabiana auch zu jener Zeit trotzdem sehr gerne den Kindergarten und die Schule besucht hat.

Fabiana ist nun begeistert und stolz, dass sie es mit ihrem Mut, ihrem starken Willen und ihrer Ausdauer geschafft hat, den selektiven Mutismus zu verlassen. Es macht ihr viel Spaß, dass sie jetzt in der Schule nicht nur zuhören und sich melden, sondern auch reden und singen kann, dass sie auch in ihrem Lieblingsfach Englisch im mündlichen Unterricht teilnehmen kann und – ganz wichtig natürlich – dass sie mit ihren Freunden plaudern kann.

„Ich weiß nicht, wie viele Übungen es waren, 200 oder 1.000. Ich will nicht aufhören, mit Frau Florineth zu spielen, aber ich will auch nicht aufhören, in der Schule zu reden. Das wäre ja jetzt langweilig.“ (Fabiana)

6.3.2 Die Sicht der Psychotherapeutin: Intensives Coaching der Lehrenden

Franziska Florineth-Baatsch

Hier wird der Therapie- und Entwicklungsverlauf von Fabiana nachgezeichnet, der von Beharrlichkeit geprägt ist: Einerseits Beharrlichkeit bezüglich der Schweigesymptomatik des Kindes, die sich über Jahre hingezogen hat, andererseits Beharrlichkeit gegenüber diesem Schweigen, um der damit verbundenen Hilflosigkeit etwas entgegenzusetzen und sich nicht einfach damit abzufinden. Es forderte von uns allen viel Durchhaltewillen, Kreativität und kostete auch einiges an Energie, um uns von Fabianas vielen „Neins“ nicht entmutigen zu lassen. Erst als alle an einem Strang zogen und Hand in Hand zu arbeiten begannen, zeigten sich beim Kind sichtbare und nachhaltige Fortschritte, die schließlich zum Erfolg führten. Es hat sich sehr gelohnt, dranzubleiben.

Der gesamte Prozess ist detailliert beschrieben, mit der Intention, für die eigene Arbeit, die eine oder andere konkrete Idee und Anregung mitnehmen zu können. Als Ergänzung zur persönlichen Schilderung der Mutter (Kapitel 6.3.1) soll in diesem Kapitel vor allem das Coaching der Lehrenden und der kontinuierliche, kleinschrittige Aufbau des Sprechens in der Schule im Zentrum stehen. Die Beratung der Eltern und der Verlauf in der Therapie werden nur punktuell geschildert.

6.3.2.1 Erstes Jahr der Therapie: Übergang vom Kindergarten in die erste Klasse

Ich lade die ganze Familie Cadruvi in meine Praxis ein. Für einige Kinder mit selektivem Mutismus ist es möglich, an einem fremden Ort und in der Anwesenheit ihrer Familie erste Worte zu sprechen. Tatsächlich spricht Fabiana leise mit ihren Eltern und ihrem älteren Bruder Domenic, während sie am Sandkasten spielen. Ihre Sprache ist für mich schwer zu verstehen. Wenn ich sie anspreche, versteckt sie sich hinter dem Stuhl ihrer Mutter. Sie zeigt Interesse am kleinen Therapiehund Eddie, nähert sich ihm jedoch nicht. Fabiana wirkt bestimmt und burschikos. Sie ignoriert mich sowohl bei der Begrüßung als auch bei der Verabschiedung.

Fabiana ist sechs Jahre alt. Sie besucht im zweiten Jahr den Kindergarten. Sie spricht dort seit eineinhalb Jahren mit niemandem ein Wort, ist sozial aber gut integriert[53]. Fabianas Entwicklung verlief unauffällig. Selektiver Mutismus oder andere Auffälligkeiten sind in der Familie nicht bekannt. Erst durch die Rückmeldung der Erzieherin erfuhren die Eltern, dass ihre Tochter im Kindergarten nicht spricht. Eine entwicklungspädiatrische Abklärung ergab die Diagnose selektiver Mutismus. Seit ein paar Monaten besucht sie wegen ihrer undeutlichen Aussprache, vor allem aber wegen ihres Mutismus eine logopädische Therapie.

Fabiana lebt mit ihren Eltern und drei älteren Brüdern in einer Schweizer Landgemeinde. Der Vater ist Halbinder, hier aufgewachsen und arbeitet Vollzeit in der Versicherungsbranche. Die Mutter, eine Schweizerin, hat eine kaufmännische Ausbildung abgeschlossen und ist seit der Geburt der Kinder Hausfrau. Sie ist gerne mit den Kindern zusammen, praktiziert Yoga und meditiert regelmäßig. Das Familienleben wird von den Eltern als harmonisch und unterstützend beschrieben.

Ich informiere die Eltern über selektiven Mutimus und erkläre, dass regelmäßige Übungen im Alltag wichtig sind, damit Fabiana lernt, ihre Ängste zu überwinden. Die elterliche Unterstützung spielt dabei eine wesentliche Rolle. Als ersten Schritt schlage ich vor, die Erzieherin oder auch Kindergartenkinder, die Fabiana besonders mag, nach und nach zu einem kurzen Besuch nach Hause einzuladen. Viele Kinder mit selektivem Mutismus können in ihrer vertrauten Umgebung, ihrem Safe Place[54], oft leichter mit einer „fremden" Person erste Worte wechseln.

Fabiana darf in der Therapie vorerst drei Sitzungen schnuppern und wir entscheiden dann, ob wir zusammen einmal wöchentlich weiterarbeiten wollen, da die therapeutische Beziehung einen der wichtigsten Wirkfaktoren in der Therapie darstellt. Ich erhalte die Erlaubnis, mit allen für den Prozess relevanten Personen in Kontakt treten zu dürfen. Eine interdisziplinäre, enge Zusammenarbeit mit dem schulischen und privaten Umfeld ist zentral, damit Fabiana ihre Schwierigkeiten überwinden kann.

Erste Therapiestunde

Fabiana will in der ersten Therapiestunde ihre Mutter mit in den Therapieraum ziehen, die Mutter kann dann aber doch vor der Türe warten. Es hat viel Schneematsch und ich bitte Fabiana, ihre Schuhe auszuziehen, sie dürfe Hausschuhe anziehen. Nein, will sie nicht, auch nicht, dass wir die Schuhe putzen. Vehement schüttelt sie den Kopf bei allen meinen Vorschlägen. Schließlich kann sie ihre Schuhe bei der Mutter draußen vor der Tür lassen und verbringt die erste Therapiestunde in Socken. Fabiana steht erst in großem Abstand zu mir. Sie hat in einer Tasche einen kleinen roten Drachen und eine kleine weiße Katze in einem rosa Tragekörbchen mitgebracht. Mit ihrer Einwilligung nehme ich die Sachen aus der Tasche, da

53 Laut Erzieherin und Eltern geht sie gerne hin und ist bei den Kindern beliebt

54 Das Konzept des Safe Place (Kapitel 2.1) ist zentral in der Therapie des selektiven Mutismus.

Fabiana reglos mit der Tasche in der Hand dasteht und mich stumm anschaut. Im Beisein der kleinen Katze und dem Drachen erstellen wir dann gemeinsam eine Liste, was für Beschäftigungen Fabiana in der Therapie sehr gerne, mittel und vielleicht auch gar nicht machen will[55]. Sie kann dies gut und rasch durch verschiedene Daumenbewegungen anzeigen. So stehen Fußball spielen, Tricks mit dem Therapiehund üben und mit ihm spazieren gehen, musizieren und Pizza backen an erster Stelle. Auf keinen Fall will sie mit mir zaubern. Heute will sie selbst jedoch noch nichts von der Liste machen. Ich darf ihr aber ein paar Kunststücke mit dem Therapiehund vorführen. Einmal lacht sie dabei hörbar, als der Hund um einen kleinen Tisch tanzt, um ein darauf liegendes Leckerli zu erreichen. Der Start scheint geglückt.

Fabianas Interesse am Mutismus erwacht

Ich teile den Eltern mit, dass Fabiana in den ersten zehn Therapiestunden bereits deutlich entspannter geworden ist. Sie lacht laut, neckt mich und zeigt Schadenfreude, wenn ich ein Spiel verliere. Zudem lächelt sie häufig und strahlt mich an, während sie mir direkt ins Gesicht schaut, was nicht selbstverständlich ist.

Allerdings verweigert sie entschieden, mir die Hand zu geben. Anfangs lehnt sie meine Spielvorschläge energisch ab und schüttelt den Kopf. Bei erneuter Nachfrage willigt sie gelegentlich doch ein. Zum Beispiel stimmt sie zu, mir ab sofort wöchentlich eine Sprachnachricht über WhatsApp zu schicken.[56] Die Eltern berichten, dass sich Fabiana neu mit dem Thema Mutismus auseinandersetzt. Sie fragt, weshalb sie überhaupt Mutismus hat. **Nicht sie, sondern ihr Körper habe Angst, zu sprechen.** Und – so gerne würde sie mit ihrem Freund Lucas zu sprechen beginnen!

Weitere Abklärungen werden nötig

Die Einschulung steht bevor. Ich habe daher den zuständigen Schulpsychologen und die Logopädin angerufen. Damit Fabiana von einer engen Begleitung im Schulalltag profitieren kann, müsste ein Sonderschulbedarf ausgewiesen werden. Beide Fachpersonen wollen Fabiana nochmals für eine Abklärung sehen und beurteilen.

Die Eltern stehen den Abklärungen erst skeptisch gegenüber. Ich beruhige sie und zeige ihnen die Vorteile für ihre Tochter auf, wenn sie von Anfang an in der Schule gut begleitet und unterstützt werden kann. Ich darf Fabiana dann auf die Abklärungen vorbereiten. Ich erkläre und zeige ihr, was sie an Tests erwartet und spreche ihr viel Mut zu. Fabiana selbst möchte unbedingt in die Schule und nicht nochmals ein Jahr in den Kindergarten. „Also zeige dem Schulpsychologen alles, was du weißt und kannst“, ermutige ich sie.

Fabiana hat die Tests schweigend, jedoch tadellos und gar mit Freude absolviert, höre ich. Sie erhält einen Sonderschulstatus und bekommt für die erste Klasse enge Unterstützung durch eine Schulbegleitung (SB) und auch das Mutismus-Coaching der Lehrenden wird bezahlt. Eine wichtige Ressource. Die Einweisung in eine Sprachheilschule wird verworfen.[57]

55 Diese Auflistung von Vorlieben hilft mir als Therapeutin, zu sehen, was das noch nicht sprechende Kind interessiert und motiviert, und worüber wir ein gemeinsames Arbeitsbündnis schaffen könnten. In den ersten Therapiestunden geht es darum, eine gute, verlässliche therapeutische Beziehung mit dem Kind aufzubauen. Es soll spüren, dass es willkommen ist und mich als verlässlichen Partner wahrnehmen.

56 Gerade bei Kindern mit selektivem Mutismus ist es besonders wichtig, gemeinsam mit ihnen die weiteren Schritte zu besprechen. Das lässt sie am Prozess aktiv teilhaben und gibt ihnen ein Gefühl der Kontrolle. Für eine der Varianten die ich als therapeutisch relevant sehe und ihnen vorschlage, müssen sie sich jedoch entscheiden. Als Therapeutin muss ich dranbleiben und darf keine Angst vor der Angst des Kindes haben. Es ist eine Gratwanderung, die immer wieder von neuem ausgelotet werden muss.

57 Kinder mit selektivem Mutismus werden wegen ihrer Problematik öfters in eine Sprachheilschule eingewiesen, was allein aus diesem Grund keine Indikation darstellt.

Die letzten Monate vor der Einschulung nutzen

Ich habe einen Kindergartenbesuch und ein anschließendes Gespräch mit der Erzieherin und der Logopädin vereinbart, um mit ihnen erste Absprachen[58] zu treffen. Beim Besuch bemerke ich, dass Fabiana gut in die Kindergruppe integriert ist und an allen Aktivitäten teilnimmt. Allerdings übernehmen ihre Kindergartenfreunde, wie in den meisten Fällen, sofort das Sprechen für sie. Dadurch bekommt sie keine Gelegenheit, selbst etwas mitzuteilen. Schon seit fast zwei Jahren schweigt Fabiana im Kindergarten. Ich informiere die Erzieherin ausführlich über selektiven Mutismus. Wir besprechen auch, wie sie die anderen Kindergartenkinder sensibilisieren kann, damit sie Fabiana täglich auf ihrem Weg zu mutigem Sprechen unterstützen. Es sind nur noch wenige, aber entscheidende Monate bis zur Einschulung, in denen laut Erfahrung noch viel passieren kann.[59]

Da Fabiana bereits gut darin ist, Sprachnachrichten zu schicken, ist ihre Erzieherin damit einverstanden, dass ihr Fabiana vor und nach dem Unterricht ein „Hallo" und „Adieu" per Sprachnachricht schickt. Dies soll eine erste sprachliche Kommunikation zwischen ihnen ermöglichen.

Mit der Logopädin spricht Fabiana bisher ebenfalls nicht. Durch Tonaufnahmen der Mutter weiß diese, dass Fabiana undeutlich spricht, Auslassungen macht und eine auffällige Lautbildung hat.[60] Auch die Logopädin erklärt sich bereit, Fabianas Sprachnachrichten zu empfangen und darauf zu antworten, damit sie üben kann und ihre Hemmungen weiter abbaut.

Erste Schritte der Öffnung

Fabianas Eltern haben, wie empfohlen, Lucas, ihren Freund, zum Spielen eingeladen. Zum ersten Mal konnten die Kinder miteinander sprechen und hatten dabei viel Spaß! Seitdem verabredet sich Fabiana auch viel öfter mit anderen Kindern und besucht sie auch in ihrem Zuhause. An der Bushaltestelle spricht sie jetzt mit ihren Eltern weiter, selbst wenn ein Kind dort wartet und sie hören kann. Auf eigenen Wunsch geht sie neu ins Hip-Hop-Tanzen und macht mit der Tanzlehrerin „High five" zur Begrüßung.

Die Erzieherin kam nicht zu einem Hausbesuch und das tägliche Üben der Sprachnachrichten mit Fabiana für ein „Hallo" und „Adieu" wurde von ihr nicht umgesetzt. Ihre Besprechung mit den Kindergartenkamerad*innen erfolgte erst spät. Die Logopädin kommunizierte hauptsächlich schriftlich statt mündlich mit Fabiana, was den Aufbau einer sprachlichen Kommunikation erschwerte.[61]

Fabiana hält sich zuverlässig an die regelmäßigen Sprachnachrichten, die wir in der Therapie vereinbart haben. Anfangs spricht sie einfach drauflos, aber bald fordere ich sie auf, mich zu Beginn der Nachricht persönlich mit Namen zu begrüßen und sich am Ende zu verabschieden. Sie setzt dies schnell um. Ich erfahre allerlei persönliche Alltagsdinge, zum Beispiel welches Faschingskostüm sie ausgewählt hat. Sie mag es besonders, wenn wir uns gegenseitig Rätsel stellen. Taucht eine wichtige Frage in der Therapiestunde auf, bitte ich sie, mir die Antwort in einer gesprochenen Nachricht nachzusenden, was meistens gut funktioniert. In der

58 Gelingt es, eine enge interdisziplinäre Zusammenarbeit aufzubauen, stehen die Chancen sehr gut, dass das Kind seinen selektiven Mutismus überwinden kann.

59 Teilweise zeigen Kinder mit selektivem Mutismus durch die geballte Unterstützung schnell beeindruckende Fortschritte. Große Übergänge, wie z. B. vom Kindergarten in die Schule, können für das Kind eine Chance sein, erstmals, d. h. von Anfang an, sprechend in einer neuen Umgebung zu starten.

60 In der Fachsprache nennt man dies phonetisch-phonologische Artikulationsstörung.

61 Äußere Umstände, auch verschiedene Prioritätensetzungen der Beteiligten, erschweren es teilweise, eine optimale Zusammenarbeit aufzubauen. Es ist auch nicht immer einfach, Verständnis für die Beeinträchtigung aufzubringen.

Therapiestunde selbst schweigt sie weiterhin beharrlich.

Sie zeigt jedoch mehr Bereitschaft, sich auf Neues einzulassen, und reagiert nicht mehr sofort mit einem energischen „Nein"-Kopfschütteln. Dennoch ist es für sie immer noch undenkbar, den Therapieraum zu verlassen, um mit dem Hund spazieren zu gehen oder draußen mit mir Fußball zu spielen, obwohl das zu ihren Favoriten zählen würde.

Übergang in die erste Klasse vorbereiten

Vor den Sommerferien trete ich mit der zukünftigen Lehrenden in Kontakt. Wir besprechen unsere Zusammenarbeit und planen, wie Fabiana einen bestmöglichen Start in der Schule haben kann und wie der erste Schultag gestaltet wird.

Ich berate auch die Eltern, wie sie den Schulstart ihrer Tochter unterstützen können. Es ist ermutigend zu sehen, dass Fabiana seit einigen Wochen mit ihren Eltern, Geschwistern und Puppen Schule spielt, gerne Aufgaben und Rätsel in Vorschulbüchern löst und sich aktiv auf die bevorstehende Einschulung vorbereitet. Sie hat bereits das Schulgebäude und die leeren Räume erkundet und ihre zukünftige Lehrende persönlich kennengelernt.[62]

Die erste Klasse: Beziehungsaufbau im Fokus

Nach den Sommerferien gibt mir Fabiana zur Begrüßung und Verabschiedung zum ersten Mal die Hand. Ich habe ihr meine Hand erneut angeboten und hatte diesmal Erfolg. Auch in der Schule wird eine solche Begrüßung von allen Schülern gewünscht. Die Eltern berichten, dass Fabiana jetzt auf dem Schulhof bereits mehrmals in Anwesenheit anderer Kinder mit ihnen wie mit ihren Brüdern laut sprechen konnte. Außerdem ruft sie jetzt vom elterlichen Garten aus den Fußgängern auf der Straße zur Übung ein „Hallo" zu.

Beim ersten Telefonat mit der Lehrenden erfahre ich, dass Fabiana einen guten Start hatte, sich wohl fühlt und sehr aktiv mitmacht. Sie hebt die Hand, zeigt Zahlen mit den Fingern und formt lautlos Buchstaben mit dem Mund, gibt jedoch keinen Ton von sich. Sie lächelt, lacht aber nicht laut.

Kurz darauf besprechen wir (Lehrende, Schulische Heilpädagogin, Fachlehrende, SB und ich), wie die SB die sechs wöchentlichen Stunden sinnvoll für Fabiana nutzen kann. Als erstes und im Moment wichtigstes Ziel empfehle ich allen, ausreichend Zeit in den Beziehungsaufbau[63] mit Fabiana zu investieren, um eine solide Arbeitsgrundlage zu schaffen. Insbesondere die SB soll in ihren zusätzlichen Stunden durch Spiele und gemeinsame Tätigkeiten erst an einer tragfähigen und vertrauensvollen Beziehung arbeiten, bevor niederschwellige Sprechanlässe geschaffen werden.[64]

Damit Fabiana auch eine Möglichkeit der Begrüßung und Verabschiedung bekommt wie ihre Klassenkameraden und -kameradinnen und bereits ans Versenden von Sprachnachrichten gewöhnt ist, könnte sie der Lehrenden täglich ein „Guten Tag" und ein „Adieu" als Sprachnachricht vor und nach der Schule senden, ebenso die wöchentliche Leseaufgabe.

Grundsätzlich soll Fabiana in allen Bereichen teilnehmen und ihren Beitrag leisten können, entsprechend ihren Möglichkeiten. Die Steigerung erfolgt behutsam und in gemeinsamer Absprache. Die Lehrende wird mir wöchentlich einen kurzen Verlaufsbericht senden, um unseren Austausch und meine Beratung zu unterstützen.

62 Es wirkt angstmindernd, wenn das Kind mit selektivem Mutismus schon vor der Einschulung (z. B. in den Sommerferien) die entsprechenden leeren (Schul)-räume und die Lehrenden unverbindlich kennenlernen kann.

63 Kinder mit selektivem Mutismus sind aufgrund ihrer Angststörung besonders auf gute und verlässliche Beziehungen angewiesen.

64 Erst wenn eine tragfähige Vertrauensbeziehung etabliert ist, kann man mit dem Kind vertieft arbeiten.

Therapie: Von der Sprach- zur ersten Videoaufnahme. Schrittweise Annäherungen

Die Mutter spielt im Garten mit der lustig verkleideten Fabiana und nimmt dabei ein Video auf. Fabiana ist spontan einverstanden, mir dieses erste Video zuzusenden. Eine wundervolle Überraschung![65]

Das fortgesetzte fleißige Üben mit Sprach- und Videonachrichten zwischen den Therapiestunden trägt Früchte, da Fabiana immer lockerer wird. Ich antworte stets schnell auf ihre Videobotschaften. Sie übt nun nicht mehr nur von zu Hause aus, sondern auch vor dem Haus, wo die Therapie stattfindet. Als nächsten Schritt begibt sie sich ins Treppenhaus und schließlich vor die Tür meiner Praxis, um die Nachrichten vor der Therapiestunde zu senden.[66] Die Mutter unterstützt sie dabei und übt gemeinsam mit ihr. Dann teilt Fabiana mir in ihren Begrüßungsvideos zusätzlich mit, was sie unbedingt in der Stunde spielen möchte.

In den Therapiestunden gibt es immer wieder besondere Situationen. Beim Spiel „Plüschtierverstecken“ versteckt Fabiana Tiere für mich, die ich dann suchen soll. Als ich an der Reihe bin, verdeckt sie ihre Augen nicht, sondern bleibt mit offenen Augen stehen, wodurch ich meine Tiere nicht unbemerkt verstecken kann. Sie lehnt es ab, sich umzudrehen oder in eine Ecke zu schauen. Manchmal verweigert Fabiana, das benötigte Material aus dem Schrank zu holen, obwohl sie sich zuvor gewünscht hat, beispielsweise eine Hütte zu bauen. Auch zeigt sie Widerstand, selbst in die Hütte zu gehen, erlaubt jedoch, dass Puppen als Ersatz verwendet werden. Es ist oft unklar, was Fabiana dabei denkt oder warum sie plötzlich blockiert ist. Wichtig ist mir dann, dass sie die Blockaden wieder auflösen kann und wieder handlungsfähig wird. Das verlangt von mir immer wieder viel Flexibilität, Kreativität und Akzeptanz der Situation. Die Erfahrung hat mich gelehrt, dass Ärger da keinen Platz hat.

Ihre Spiele passen gut zum Erleben des selektiven Mutimus, nämlich, dass die Außenwelt als bedrohlich, die Welt als unsicher[67] erlebt wird. So wollen allerlei gefährliche Tiere ihren Safe Place – die Hütte – angreifen und wir verteidigen diese gemeinsam mit aller Vehemenz. Da kann sie laut lachen, heftig kämpfen und ihre Energie spüren. Fabiana spielt häufig mit dem Playmobilspital, in dem wir verletzte und kranke Tiere und Menschen heilen. In den Therapiestunden bleibt sie weiterhin beharrlich stumm.

Videonachrichten mit weiteren Personen, spontane Videoantworten

In der Therapie hebe ich ihre guten Fortschritte hervor: Fabiana schickt mittlerweile Videonachrichten an verschiedene Personen (Logopädin, Lehrende, SB und mich). Mein Plapperschweinchen, das spontan vorgesprochene Sätze aufnimmt und nachplappert, hat es ihr angetan. Fabiana will aber kein Geräusch von sich geben, welches das Schwein wiederholen könnte. Sie ist auch noch nicht bereit, zum Beispiel in die Flöte zu blasen, als Zeichen, dass ich das von ihr Versteckte im Sand nun suchen kann. Sie räuspert sich aber häufiger, was ich als erste Lautäußerungen, neben dem lauten Lachen, im Raum registrieren kann. Sie kann nun bereits problemlos direkt vor der Tür zu meiner Praxis eine Videoaufnahme machen (Begrüßung), mir schicken und sogar spontan antworten, wenn ich nochmals etwas nachfrage. Zum ersten Mal höre ich sie vor der Türe mit der Mutter laut rumalbern.

Startprobleme in der Zusammenarbeit Schule und Therapie

Fabiana ist seit drei Monaten in der Schule. Die regelmäßigen Berichte, die ich von der Schule erhalten sollte, um den schulischen Verlauf eng

65 Es ist für den Prozess außerordentlich hilfreich, wenn Eltern solche Chancen erkennen und nutzen.

66 Das regelmäßige Üben und die Annäherungen an die angstauslösenden Orte bauen beim Kind mit selektivem Mutismus eine Stresstoleranz auf. Das Kind lernt dann auch an diesen Orten zu sprechen, obwohl es noch eine gewisse Angst hat.

67 Kapitel 2.2

begleiten zu können, kommen zunächst nur vereinzelt. Bei einem gemeinsamen Treffen finden wir heraus, dass es daran liegt, dass die SB[68] den Eindruck hat, noch keinen richtigen Zugang zu Fabiana gefunden zu haben. Sie weiß nicht recht, wie sie sie sinnvoll unterstützen kann. Fabiana mag es nicht, getrennt mit ihr zu arbeiten, sie verweigert sich. Auch folgt Fabiana der Lehrenden besser als ihr.

Wir vereinbaren ab jetzt eine sehr enge Zusammenarbeit durch wöchentliche Berichte und vierzehntägige Telefonkonferenzen. Ich empfehle der SB, sich selbst Druck wegzunehmen, den Fokus nochmals auf den Beziehungsaufbau zu setzen, mit Fabiana eine entspannte Zeit zu erleben[69] und erst dann behutsam auch schulische Inhalte anzugehen. Setzt sich die SB außerdem neben und nicht gegenüber von Fabiana, wirkt sie weniger bedrohlich und konfrontativ.

Im Kleingruppensetting arbeitet Fabiana gut mit, durch andere Kinder wird sie animiert mitzumachen. Das Kleingruppensetting soll daher ab jetzt mehr genutzt werden. Ein Kind – später weitere Kinder – können zusammen mit Fabiana und der SB im Gruppenraum (= Safe Place) regelmäßig mit Spielen etwas Zeit verbringen[70]. Der Gruppenraum ist idealerweise direkt ans Schulzimmer angeschlossen.

68 Für eine in der Regel nicht für „solche Fälle" ausgebildete Hilfsperson ist es natürlich höchst anspruchsvoll, eine solche intensive Begleitung zu übernehmen. Sie benötigt eine enge fachliche Beratung und Unterstützung.

69 Dies kann z. B. über ein gemeinsames Projekt erfolgen. Da kann man entspannt miteinander Informationen und Ideen sammeln und dann in Handlungen umsetzen (z.B. Schmetterlingshaus bauen, Kuchen backen, etc.) Das Kind wird dadurch aktiv und kooperativ und es lernt, Verantwortung zu übernehmen. Die Arbeit am Symptom kann in das Projekt eingebunden werden und erhält dadurch einen natürlichen, kommunikativen Rahmen (Katz-Bernstein, 2019).

70 Gemeinsame Spiele sind meistens gut geeignet, um eine Beziehungsbasis zu schaffen. Bewegungsspiele sind besonders gut geeignet, um Kinder mit selektivem Mutismus aufzulockern (Luftballon rumkicken, Wurfsäckchen, Ball über die Schnur, Wettrennen auf dem Pausenhof usw.).

Wir stellen alle in unseren Settings fest, dass Fabiana genaue Anweisungen braucht und vor allem profitiert, wenn man ihr sagt, was man genau erwartet und dies auch einfordert. Immer vorausgesetzt, es sind Dinge, die sie auch bewältigen und darin auch erfolgreich sein kann.[71] Fabiana dreht neu als geheimes Zeichen ein Bild auf ihrem Pult um, wenn sie sich Hilfe holen möchte. Neben der wöchentlichen Leseaufgabe nimmt sie zusätzlich nun mündliche Aufgaben als Hausaufgabe zu Hause auf und schickt sie der Lehrenden zur Beurteilung, was zuverlässig funktioniert.

6.3.2.2 Zweites Jahr der Therapie: Übungen in Therapie und Schule intensivieren

Zusätzlich zur Therapiestunde vereinbaren Fabiana und ich **regelmäßige Videotelefonate** zweimal pro Woche für jeweils fünf Minuten. Wir spielen dann Spiele wie „Ich sehe was, was du nicht siehst", und haben dadurch erstmals direkte Kommunikationssituationen. Fabiana sagt einzelne Worte, sogar kurze Sätze, zeigt sich jedoch noch nicht im Bild.

Wir gehen den nächsten Schritt und versuchen, auch im Treppenhaus per Videotelefonie zu kommunizieren, wenn Fabiana mit ihrer Mutter zum Therapieraum geht. Es funktioniert! Wir tauschen uns darüber aus, was sie spielen möchte, und ich informiere sie, ob der Therapiehund anwesend ist oder nicht. Diese Gespräche werden immer länger. Kurz bevor sie die Tür erreicht, beendet sie das Videogespräch. Einmal öffne ich die Tür zum Therapieraum und höre Fabiana und ihre Mutter laut miteinander reden. Als Fabiana mich plötzlich sieht und realisiert, dass sie direkt vor mir gesprochen hat, erschrickt sie. Ich tue so, als hätte ich nichts bemerkt.

Fabiana fängt an, mich häufig in der Therapie zu necken, versteckt etwas vom Spielmaterial und schaut mich verschmitzt an, wenn ich

71 Alles, was zur Stärkung des Kompetenzerlebens und zur Teilnahme am Unterricht beiträgt, ist sinnvoll.

es suche. Oder sie tauscht unbemerkt die Spielsteine aus und freut sich diebisch, wenn ich über die neue Situation verblüfft bin. Sie teilt mir per Videotelefonie mit, dass sie heute (in der Therapiestunde) mal ein ganz neues Spiel spielen möchte.[72]

Ich frage die Mutter, ob ich zu einem Hausbesuch kommen könnte, in der Hoffnung, dass Fabiana mit mir dort zu sprechen beginnen kann. Der Zeitpunkt schien mir günstig und wäre passend gewesen zum Verlauf der Therapie. Wegen ihrem Hausumbau ist dies jedoch unpassend.

Arbeit mit Handpuppen

Die Lehrende hat Plüschtiere für die Klasse besorgt, und nun lesen alle Kinder ihren Kuscheltieren vor. Fabiana soll sich dabei im Gruppenraum mit dem iPad aufnehmen, aber das funktioniert nicht. Also lesen die SB und Fabiana gemeinsam dem Hund vor. Die SB liest laut vor, während Fabiana mit Lippenbewegungen mitliest. Fabiana übt weiterhin, aufs iPad zu sprechen. Schließlich gelingt es ihr, und sie liest ihrem Hund vor! Die Lehrende hat dann für Fabiana eine neue Hausaufgabe: Jeden Tag soll sie ein kurzes Video von 10 Sekunden, später 20 Sekunden, zu einem bestimmten schulischen Thema aufnehmen. Außerdem soll sie ihre Begrüßung und Verabschiedung nun als Video und nicht mehr als Sprachnachricht aufnehmen.

Damit Fabiana auch umsetzt, was abgemacht wurde, ist es nach wie vor wichtig, dass man ihr klar mitteilt, was von ihr erwartet wird (zum Beispiel, dass sie beim Singen die Lippen bewegt, mitklatscht bei Bewegungsliedern, mit dem Finger mitfährt beim Lesen und anderes).

Videos anhören und später anschauen

Wie könnte es gelingen, dass Fabiana die für die Lehrende täglich aufgenommene Videohausaufgabe (zum Beispiel: Worum ging es in eurem Theaterstück?) gemeinsam mit der SB anhören und in einem nächsten Schritt auch anschauen könnte? Ich schlage vor, dem Mädchen drei Möglichkeiten mit zunehmender Distanzierung anzubieten:

A: Die beiden sitzen nebeneinander.
B: Die SB sitzt hinter dem Verkaufsladen.
C: Die SB sitzt auf dem Fenstersims am Ende des Raumes und schaut zum Fenster hinaus.

Fabiana wählt die Variante C.

Fabianas Antworten können nun erstmals gemeinsam angehört werden. Anschauen darf die Videos vorerst – in einem Zwischenschritt – nur der Plüschhund, dann geht es auch zusammen mit der SB, aber noch nicht im Gruppenraum, sondern erst draußen auf dem Fußballplatz.[73] Die Videos können dann täglich an verschiedenen Orten mit ihr gemeinsam angeschaut werden: beim Tischtennistisch, auf der Bank, vor dem Schulhaus, im Schulhausgang, vor dem Klassenzimmer und schließlich im Gruppenzimmer. Auf diese Weise nähern sie sich behutsam dem Klassenzimmer an. Nicht immer läuft es reibungslos ab, die SB muss Fabiana öfters ermutigen, die neuen Orte auszuprobieren. Als dies verlässlich funktioniert, wird das Setting erweitert: ein Kind darf zum Videoanhören dazukommen. Fabiana wählt aus, welches. Es gelingt.

Die Mutter unterstützt in der Schule

Die Mutter nimmt mit Fabiana in der unterrichtsfreien Zeit Videos im Schulzimmer auf, dem Ort, der für sie noch am meisten Ängste auslöst.[74] Auf dem ersten Video, das sie im Anschluss an die Lehrende schicken, zählt Fa-

72 Mir gefällt, dass sie jetzt viel mehr aus sich herauskommt, etwas frech wird und offen für Neues ist und ihre Flexibilität zunimmt.

73 Wir hatten die Mutter gebeten, mit Fabiana zu besprechen, wo sie sich am besten vorstellen könnte, der SB die Videos zu zeigen. Sie nannte den Fußballplatz.

74 Die Unterstützung der Mutter ist sehr wertvoll, um Fabiana bei der Überwindung ihrer Angst zu helfen. Nach und nach wurde sie so für alle relevanten Orte (Schulzimmer, Turnhalle, Schulhof usw.) desensibilisiert.

biana. Diese Videositzungen werden regelmäßig wiederholt, zweimal pro Woche, mit verschiedenen Aufgaben. Dabei kann Fabiana sich entspannt sprechend im leeren Schulzimmer erleben und daran gewöhnen. Es werden auch Videos aus dem Gruppenraum und der Turnhalle aufgenommen. Als nächsten Schritt nimmt die Mutter während der Schulzeit Videos mit ihr im Schulzimmer auf, zum Beispiel, dann wenn die anderen beim Turnen sind.

Lockdown wegen Covid-19-Pandemie: Umstellung auf Online-Therapie

Die Schule findet von einem Tag auf den anderen nur noch online statt, ebenso die Therapie. Wir alle müssen uns in dieser neuen Situation erst einmal zurechtfinden. Trotzdem bleiben wir Erwachsenen in Kontakt, schreiben uns Nachrichten, telefonieren und besprechen uns. Wir lassen uns auch von einem Lockdown nicht beirren. Wir ermutigen Fabiana, Sprachnachrichten an verschiedene Kinder zu senden, um mit ihnen in Verbindung zu bleiben. Ihre Mutter unterstützt sie dabei. Die Lehrende telefoniert per Videoanruf einige Male mit Fabiana, schickt ihr aber vorher die Fragen, die sie ihr stellen will. Das Mädchen beantwortet diese dann meist mit einzelnen Worten, ohne sich zu zeigen. Später antwortet sie sogar spontan. Sie kann der Lehrende auch einmal eine selbst erfundene Geschichte vorlesen und bei Frage- und-Antwort-Spielen mitspielen. In der Kleingruppe, zusammen mit der Lehrende und ihrer Freundin, überlegt sie sich vorher ein Rätsel, trägt es den anderen beiden vor und rät auch bei deren Rätseln mit.

Die Lockdownzeit hat keine Rückschritte gebracht, im Gegenteil, sie hat sogar weiter dazu beigetragen, dass sich Fabiana zunehmend öffnet und mehr zutraut. Wir sind sehr zufrieden mit ihrer Entwicklung.

Wie macht man Online-Therapie mit einem mutistischen Kind? Ich probiere es einfach aus. Bisher haben wir noch nie länger als fünf Minuten am Stück per Videotelefonie miteinander gesprochen! Ich gehe behutsam vor und vereinbare anfangs zwei kurze Therapiesitzungen pro Woche anstelle einer längeren Sitzung. Glücklicherweise ist sie bereits mit diesem Medium vertraut und lässt sich gut darauf ein. Im Voraus bitte ich sie, sich vier Fragen für mich zu überlegen, und ich werde ebenfalls vier Fragen an sie stellen. Die erste Sitzung dauert 16 Minuten. Fabiana ist im Garten und es gelingt, dass sie meine Fragen kurz beantwortet. Ich frage sie beispielsweise nach ihrem Lieblingsort im Garten. Gleichzeitig möchte sie von mir wissen, wie alt ich bin und warum mein Hund Eddie heißt. Es ist ein gelungener Auftakt.

Persönlich zeigen mag sie sich noch nicht. Ich höre sie aus dem Off sprechen oder sehe höchstens mal eine Hand. So verbringen wir die Lockdownzeit mit gegenseitigen Geräuschrätseln, Scherzfragen, Brettspielen, Origamibasteln und vielem mehr. Mit der Zeit gelingt es auch, eine normale, fünfzigminütige Therapiestunde per Videotelefonie abzuhalten. Einmal ist einer ihrer Brüder dabei, und Fabiana zeigt sich dann zum ersten Mal mit ihrem Gesicht im Video. Zwischen den Therapiesitzungen schickt sie mir spontan nette Videos, zum Beispiel aus ihrem Garten, und grüßt den Hund und mich.

Nach dem Lockdown: Repetition der wichtigsten Schritte

Damit Fabiana wieder gut an den Stand vor dem Lockdown anknüpfen kann, werden mit ihr in der Schule nochmals die wichtigsten Schritte wiederholt: Sprachvideos mit der SB an verschiedenen Orten anschauen und dann nach und nach weitere von Fabiana ausgewählte Kinder einzeln dazunehmen. Zuerst dürfen die Kinder das Video nur anhören, später auch mit Fabiana zusammen anschauen. Fabiana reguliert das. Oft verneint sie erstmal bei einem neuen Vorschlag, die SB bleibt aber hartnäckig dran – und meistens lenkt Fabiana später doch noch ein. Neuerdings streckt sie im Unterricht, wenn sie Hilfe braucht!

Die Klasse spielt: „Wer ist es?" Ein Kind sitzt auf dem Stuhl der Lehrenden und deckt das Foto einer Mitschülerin oder eines Mitschülers auf und die anderen raten, wer es sein könnte. Fabiana meldet sich und zeigt auf das richtige Kind. Ohne zu zögern, nimmt sie selbst den Lehrerstuhl ein und beantwortet alle Fragen der Klasse mit einem Nicken oder Kopfschütteln.

Die Klasse lernt ein Gedicht auswendig. Fabiana soll ihres auf Video aufnehmen und ein Kind auswählen, mit dem sie es anschauen möchte. Sie wählt einen Knaben und gemeinsam mit der Lehrenden schauen sie das Video im Gruppenraum an. Inzwischen kennen bereits drei Kinder der Klasse ihre Videos. Der Kreis der Personen, die ihre Videos sehen, soll erweitert werden.

Verweigerung der Händedesinfektion und Bulldogge Fridolin

Während der anhaltenden Covid-19-Pandemie weigert sich Fabiana als einzige meiner Therapiekinder, ihre Hände vor dem Spielen zu waschen oder zu desinfizieren. Ich involviere ihre Mutter, die ihr hilft, ihre Hände zu reinigen. Diese Vorgehensweise wird über mehrere Stunden wiederholt und erfordert eine schrittweise Annäherung, bis es funktioniert.

Fabiana spielt viel mit dem Puppenhaus, dessen Bewohner von allerlei gefährlichen Tieren, vor allem giftigen Schlangen, belagert werden und sich derer kaum erwehren können. Ein Schlangenfänger (ich) versucht, der Familie zu helfen, doch ein paar wenige Schlangen haben sich – mit Hilfe von Fabiana – zu gut versteckt und werden nicht gefunden. Eine Katastrophe folgt der nächsten, nirgendwo ist man vor den Schlangen sicher: Sie finden sogar ihren Weg in den Krankenwagen und später in die Klinik. Fabiana genießt dieses Spiel und meine Ohnmacht.

Fabiana bezieht nun mehrere Plüschtiere in ihr Spiel mit ein, die entweder als Zuschauer dienen oder aktiv am Spielgeschehen teilnehmen. Besonders wichtig ist ihr Fridolin, meine große Bulldogge. In einer Sprachnachricht fragt sie, ob sie sich Fridolin über den Sommerurlaub ausleihen darf.

Das Aufnahmegerät

Wir möchten Fabianas Selbstständigkeit gegen Ende der ersten Klasse noch mehr fördern: Sie bekommt ein kleines Aufnahmegerät, damit sie unabhängig von Mamas Handy auch in der Schule Aufnahmen machen kann. Sie soll auch lernen, selbst an ihre Videohausaufgaben zu denken, ohne Eintrag ins Aufgabenbuch. Dafür erhält sie Belohnungen: ein Spiel mit der SB oder mit Kindern, oder sie darf auf einem Belohnungsplan Bilder ausmalen.

Auch übt sie beispielsweise, eine von der SB vorgelesene Geschichte nachzuerzählen oder in mindestens vier Sätzen zu sagen, wie ihr der Besuchstag in der Schule gefallen hat, was ihr gelingt.

Fabiana überrascht mit vielen Fortschritten

Die Fortschritte gehen plötzlich so schnell, dass täglich zwei neue Kinder gemeinsam mit Fabiana ihr Video anschauen können. Dafür wählt sie zusätzlich immer neue Orte aus: die Turnhalle, die Bank vor dem Schulhaus oder die Bibliothek.

Die Klasse arbeitet in Dreiergruppen an einem Stop-Motion-Film, der den Eltern beim Sommerfest gezeigt werden soll. Ihre Gruppe arbeitet im Gruppenraum. Die Türe bleibt neu zum Schulzimmer hin leicht geöffnet. Mit ihrem kleinen Gerät nimmt sie ihren Satz auf und spielt ihn jeweils dann ab, wenn er im Film gesagt werden muss. So wird er integriert. Es stört sie nicht mehr, wenn andere Kinder in den Gruppenraum kommen, um etwas zu holen. Beim Sommerfest bleibt sie während der Filmvorführung sehr entspannt.

An einem mutigen Tag nimmt sie freiwillig und spontan für eine Praktikantin, welche die Schule verlässt, ein Abschiedsvideo auf und schaut es anschließend mit ihr zusammen im Gruppenraum an!

Fabiana erwähnt gegenüber ihrer Mutter, dass es ihr sehr hilft, dass die Kinder nun ihre Stimme durch die Videos kennen. Dadurch geht sie nun öfter Freizeitverabredungen mit verschiedenen Kindern ein.

Die 2. Klasse: Große Besprechungsrunde – neue Abmachungen und Ziele

Kurz nach Schulbeginn treffen sich die Lehrende, die SB, die Eltern, die Schulpräsidentin, der Schulleiter, die Schulaufsicht und ich. Ich höre, dass Fabiana voller Motivation ins zweite Schuljahr gestartet ist.

Alle Beteiligten sind äußerst zufrieden mit Fabianas bisherigen Fortschritten, die sie dank unserer engagierten Zusammenarbeit erzielt hat. Die SB erhält glücklicherweise die Bewilligung, Fabiana auch künftig mehrere Wochenstunden unterstützen zu dürfen. Sie und die Lehrende haben inzwischen viele Erfahrungen im Umgang mit Fabiana gesammelt, sehr an Sicherheit gewonnen und auch tolle eigene Ideen entwickelt. Die Coachingtelefongespräche werden daher auf einmal pro Monat reduziert, auftauchende Fragen können jederzeit zusätzlich geklärt werden. Da Fabianas Aussprache inzwischen gut geworden ist, wird die logopädische Therapie abgeschlossen.

Zwei neue wichtige Abmachungen werden getroffen: Erstens soll Fabiana schrittweise lernen, im Schulgebäude ihre Tonaufnahmen ohne die Anwesenheit ihrer Mutter zu machen. Zweitens werden die SB und Fabiana nach der Schule zur intensiven Übung viermal pro Woche kurze Videoanrufe durchführen.

Die Tür wird langsam geöffnet

Während die Mutter zunächst noch vor dem Gruppenraum wartet, nimmt Fabiana im Raum ihre Tonaufnahme auf. Die Mutter entfernt sich nach und nach immer weiter, bis sie schließlich vor dem Schulhaus warten kann. Fabiana macht nun eigenständig Aufnahmen im Schulzimmer und in anderen Räumen, wenn der Rest der Klasse in der Bibliothek oder beim Sportunterricht ist. Die Mutter unterstützt ihre Tochter noch ein paar wenige Male, bis Fabiana schließlich alle Aufnahmen an allen relevanten Orten allein aufnehmen kann.

Diese Aufnahme darf dann ein neues Kind mit ihr im Gruppenraum während des Unterrichtes anhören, dabei bleibt die Tür nun einen Spalt weit zum Schulzimmer hin offen. Ein paar Tage später spielt sie ihre Aufnahme einem weiteren Kind im Schulhausflur vor.

Die SB und die Lehrende erklären Fabiana das neue Ziel: Vier Videoanrufe pro Woche mit der SB, dabei soll Fabiana jedes Mal Zahlen aus einer Liste vorlesen. Klappt das, winkt als Belohnung Kuchenbacken mit der SB.

Die SB beschreibt den Verlauf der Woche:

- Tag 1: Fabiana hat nur gesprochen, ohne sich zu zeigen.
- Tag 2: Sie hat ihre Hand gezeigt, dann gesprochen.
- Tag 3: Sie hat ihr Gesicht vor dem Sprechen gezeigt, während des Sprechens nicht.
- Tag 4: Sie zeigt während des Sprechens das halbe Gesicht.
- Tag 5: Sie zeigt während des Sprechens ihr ganzes Gesicht. Das Ziel ist geschafft, der Kuchen wird gebacken!

In den folgenden Wochen schaut Fabiana immer offener in die Kamera, die Aufgabe lässt sich also erweitern: Eine Frage, die ihr schon am Morgen gestellt wurde, muss sie nachmittags beantworten (zum Beispiel: was habt ihr heute in der Handarbeit gemacht?). Spontane Fragen der SB konnte Fabiana schon früher mit ja oder nein beantworten, nun schafft sie es auch, ganze Sätze zu sagen. Durch das intensive Üben kann sie bald schon fünf Sätze am Stück sagen und auf spontane Fragen mit mehr als nur mit ja oder nein antworten.

Große Therapiefortschritte durch Arim – ehemals mutistisch

Die Mutter teilt mir mit, dass Fabiana den Wunsch geäußert hat, eine Stunde mit mir und einem anderen Kind mit selektivem Mutismus zu verbringen, am liebsten mit einem Jungen. Arim und Fabiana verstehen sich sofort gut. Arim, der früher auch unter Mutismus litt, kann schon seit einiger Zeit mit mir sprechen. Wir beginnen unsere Stunde mit einem kurzen Brettspiel im Therapieraum und spielen dann Fußball im Flur. Anschließend stellen wir Kunstschnee her und gehen gemeinsam auf den Spielplatz, wobei wir den Fußball mitnehmen. Dort haben wir viel Spaß beim Schneeballwerfen, Fußballspielen und Verstecken. Die Stunde hat allen sehr gut gefallen!

In dieser Stunde hat Fabiana mit der Hilfe und dem Vorbild dieses Kindes enorme Fortschritte erzielt. Sie hat zum ersten Mal allein ihre Hände gewaschen, genau wie Arim, der dies selbstverständlich tat. Außerdem hat sie sich getraut, außerhalb des Therapieraums Fußball zu spielen – zuerst im Flur und dann sogar auf dem Spielplatz. Sie hat auch den Mut gefunden, sich allein hinter Büschen zu verstecken. Vor allem aber hat sie deutlich gesehen, dass man mutistisches Verhalten überwinden kann!

Aufgrund der verschärften Corona-Situation habe ich die Therapie wieder auf Online-Sitzungen umgestellt. Überraschenderweise ruft Fabiana mich von sich aus an, als es Zeit für ihre Stunde ist. Wir spielen ein Hasenspiel, das mich auf die Idee bringt, mit ihr Assoziationen zum Begriff „Hase" zu suchen. Es funktioniert: Sie nennt „Karotte" und „Stall". Dann fordert sie mich auf, mir etwas zu einem bestimmten Begriff auszudenken. Wir vereinbaren, dass wir uns für die nächste Stunde jeweils drei Worte überlegen, zu denen die andere spontan Assoziationen bilden soll. Ich bin erstaunt: Zum Stichwort „Schule" nennt sie mir sofort siebzehn Begriffe, zum Wort „Haus" dreizehn! Ich freue mich, dass sie jetzt schon so entspannt und locker denken kann.

Die Öffnung setzt sich fort: spontanes Sprechen üben

Fabiana zeigt nun starkes Interesse an ihren Klassenkamerad*innen und ist im Unterricht aufmerksam und aktiv. Sie ist nicht mehr so wählerisch bezüglich der Kinder. Täglich nimmt sie nun eine „Guten Morgen xy"-Nachricht für ein anderes Kind auf und spielt es diesem im Flur oder im Gruppenraum vor. Die Tür bleibt dabei leicht geöffnet. Später kann die Tür beim Abspielen ganz geöffnet bleiben, sodass sie ihre Aufnahme mehreren Kindern gleichzeitig zeigen kann. Neben der Begrüßung stellt sie dem Kind noch eine kurze Frage.

Schließlich hat sie mit ihrem kleinen Aufnahmegerät fünfzehn selbst ausgedachte Fragen für fünfzehn verschiedene Kinder aufgenommen und sie diesen an verschiedenen Orten vorgespielt. Dies innerhalb von zwei Wochen!

Fabiana erhält nun Unterstützung, um über Videokommunikation das spontane Sprechen zu üben. Beim Lesespiel wird das Sprechen erst noch wenig benötigt: Die SB und Fabiana haben jeweils ein Blatt mit verschiedenen kurzen Worten vor sich liegen. Die SB zieht eine Karte vom Stapel und zeigt sie in die Kamera. Wer zuerst das gesuchte Wort auf seinem Blatt findet, ruft „Ich" und erhält einen Punkt. Beim Schweinchenspiel werden zwei Würfel geworfen, und die Zahlen müssen schnellstmöglich zusammengezählt werden. Die Person mit der höheren Summe darf ein Stück des Schweinchens zeichnen. Fabiana soll in einem Satz sagen, was sie malen möchte, z. B. „Ich male den Bauch". Beim Waldspiel soll sie der SB eine Frage stellen, z. B. „Frisst der Bär das Ahornblatt?". Fabiana meistert alle Hürden gut.

Mit Hilfe einer App dreht die Klasse in Kleingruppen kurze Videoclips. Fabiana nimmt ihren Teil vorher zu Hause auf Video auf und spielt ihn dann an der gewünschten Stelle ab. Das fertige Video, auf dem man sie hört, aber nicht sieht, darf die ganze Klasse anschauen.

6.3.2.3 Drittes Jahr der Therapie: In Riesenschritten zum Durchbruch

Die Lehrenden bemerken, dass Fabiana mehr Emotionen zu zeigen beginnt. Sie wirkt trotz der vielen Übungen entspannt.

Tägliche Videoanrufe während dem Unterricht

Die bisher in der Freizeit durchgeführten Videoanrufe zwischen der SB und Fabiana sollen nun vermehrt in die Schule verlagert werden, um eine örtliche Annäherung zu erreichen. Dazu sind die beiden täglich 10 bis 20 Minuten per Videoanruf verbunden, manchmal sind andere Kinder mit einbezogen. Fabiana ist dabei allein im Gruppenraum. Sie muss zum Beispiel Texte vorlesen, zu einem Bild Sätze sagen oder Personen beschreiben. Während des Unterrichts gibt die Lehrende Fabiana möglichst oft Aufgaben (zum Beispiel sich gegenseitig das Einmaleins abfragen), wo sie sich in den Gruppenraum zurückzieht und mit dem anderen Kind, das sich im Schulzimmer befindet, über Videoanruf kommuniziert. Oder Fabiana liest den anderen Kindern eine selbstgeschriebene Geschichte vor. Diese Aufgaben meistert sie sehr gut. Nach vier Wochen kann sie diese Videoanrufe bereits mit offener Tür mit einzelnen Kindern, der SB oder auch der Klasse durchführen.

Sprechen ohne Aufnahmegerät

Fabiana befindet sich im Lehrerzimmer und spricht so laut, dass ein anderes Kind im Flur sie trotz wenig geöffneter Tür hören kann. Die beiden unterhalten sich miteinander. Selbst wenn jemand zufällig ins Lehrerzimmer kommt, setzt Fabiana ihr Gespräch mit dem Kind im Flur fort.

„Türreden“ mit Kindern und Erwachsenen

Fabiana sitzt auf der einen Seite der offenen Tür, das andere Kind auf der anderen Seite. Dabei sprechen sie miteinander und lösen gemeinsam verschiedene Aufgaben, sehen sich aber nicht. Das übt die ganze Klasse mit ihr. Die Lehrende nutzt diese Möglichkeit nun auch, wenn sie Fabiana etwas fragen möchte. Es erleichtert ihr den Unterricht, da sie nun besser erkennen kann, womit Fabiana Probleme hat. Sind Lehrende und Fabiana auf ein Heft konzentriert, antwortet Fabiana teilweise auch schon direkt, ohne sich hinter der Türe zu verstecken, vor allem, wenn es um eine Zahl oder ein simples Ja oder Nein geht. Wenig später sagt sie der Lehrenden und auch anderen Lehrenden jeden Tag „guten Morgen“ und „auf Wiedersehen“. Dabei steht die Lehrende jeweils hinter der Tür und Fabiana im offenen Raum.

Rücken zudrehen

Ein Kind bringt den Vorschlag, man könnte sich einfach umdrehen, wenn Fabiana etwas sagen möchte. Das funktioniert sofort. Ein Knabe, den sie besonders mag, kann sie sogar direkt ansprechen, ohne dass er sich erst umdrehen muss. Nach wenigen Tagen ist Fabiana in der Lage, vom Gruppenraum aus spontan mit der gesamten Klasse zu sprechen.

Ein Monat später ist der Durchbruch geschafft: Fabiana spricht frei in der Klasse! Sie begrüßt und verabschiedet nun alle Lehrenden, mit denen sie zu tun hat. Sie beantwortet Fragen mit Worten oder kurzen Sätzen, wenn auch noch etwas leise. Sie meldet sich freiwillig im Unterricht und beteiligt sich aktiv. Bei Spielen oder Gruppenarbeiten spricht sie mit anderen Kindern, sowohl einzelne Worte als auch ganze Sätze. In Einzel- oder Zweiersituationen ist sie bereits ziemlich entspannt und kann sich spontan äußern. Die Lehrende genießt es, dass sie Fabiana jetzt einfacher Dinge erklären kann, da sie nun direkt auf Fragen antwortet. Bei der Abschlussfeier kann Fabiana vor der versammelten Elternschaft sogar Namen laut aufzählen.

Großartig, Fabiana hat's gepackt! Es sind noch wenige Wochen bis zur dritten Klasse und einem Lehrerwechsel.

Rasante Fortschritte in der Therapie

Ein jeweils bedeutender neuer Fortschritt pro Monat (Januar bis Juli) wird notiert: Fabiana wagt sich zum ersten Mal zusammen mit ihrer Mutter und mir auf einen Spaziergang mit dem Hund. Gegen Ende des Spaziergangs überwindet sie ihre Scheu und nimmt selbst die Leine in die Hand, um den Hund zu führen. Die Therapietür steht einen kleinen Spalt offen. Sie schafft es zum ersten Mal, ihr Video mit der Nachricht für mich vor der wenig geöffneten Tür aufzunehmen. Beim nächsten Mal sendet sie auf diese Art bereits zwei kurze Videos. Sie äußert dabei den Wunsch, die Bulldogge Fridolin ausleihen zu dürfen. Sie möchte Fußball spielen. Wir können den Therapieraum dafür heute verlassen und im Korridor spielen. Jedoch sind die Nachbarn zu Hause, und ich erkläre ihr, dass wir heute auf den Spielplatz gehen müssen, um die Nachbarn nicht zu stören. Fabiana akzeptiert das jetzt ohne Probleme. Der Blickkontakt ist direkter geworden.

Ich bin erneut erstaunt: Fabiana hat sich von ihrer früheren Frisur verabschiedet! Die Ponyfransen hingen lange wie ein Vorhang vor ihrem Gesicht, aber jetzt hat sie ihre Haare kürzer geschnitten, und ihr Gesicht ist plötzlich frei.

Die Tür zum Therapieraum kann jetzt offenstehen und es ist möglich, dass wir per Videoanruf direkt miteinander sprechen. Sie kann zwei längere Sätze formulieren und mir ihren heutigen Spielwunsch mitteilen.

Die Mutter kündigt an, dass Fabiana den Versuch unternehmen möchte, bei leicht geöffneter Tür **direkt** mit mir zu sprechen. Und tatsächlich gelingt es. Wir unterhalten uns mehrere Minuten zwischen Tür und Angel! Als Anerkennung für ihren Erfolg und ihren Mut schenke ich ihr einen kleinen Hundeanhänger. Das nächste Mal sprechen wir wieder mehrere Minuten an der Tür über ihre Spielewünsche, über ihre Haustiere und anderes. Vieles beantwortet sie, manches auch nicht.

Fabiana möchte versuchen, mit mir zu sprechen, richtet mir die Mutter aus. Ich soll ihr eine Frage stellen und mich dann von ihr abwenden, um ihre Antwort zu hören. Wir spielen ein Spiel und ich stelle ihr mehrmals Fragen und drehe mich um. Es passiert nichts. Als ich sie dann frage, ob sie das Spiel nochmals spielen möchte und mich dabei umdrehe, sagt sie plötzlich laut „Ja!“. So kann sie im Verlauf der Stunde mehrere Worte laut äußern. Ich lobe sie und sage ihr, dass sie heute etwas sehr Großes und Wichtiges geschafft habe, wofür ich ihr eine Erinnerung schenken möchte. Sie lehnt erst alle vorgeschlagenen Erinnerungsstücke, wie eine Muschel, eine Murmel oder einen Stein ab – mit dem kleinen Glücksbärchen ist sie dann einverstanden.

In die nächste Stunde bringt sie einen ferngesteuerten Hund mit, der bellt, läuft, trinkt und Pipi auf meinen Teppich macht. Letzteres freut sie riesig. Sie kann jetzt einzelne Worte sagen, auch wenn ich mich noch gar nicht umgedreht habe. Mit etwas Ermutigung und ohne, dass ich sie dabei anschaue, sagt sie dann in einem Spiel den ersten ganzen Satz vor mir: „Ich befreie gelb“. Sie wirkt dabei gelöst und fröhlich.

In unserer letzten Stunde vor den Sommerferien spielen wir Fußball im Flur. Fabiana schießt mutig und kraftvoll. Sie antwortet oft auf meine Fragen. Sie lacht und strahlt. Bei einem unserer Spiele ruft sie spontan „Yes!“ und „Cool!“, als sie eine meiner Figuren trifft. Sie äußert den Wunsch, während der langen Ferien die Bulldogge Fridolin auszuleihen.

Unterstützung im neuen Schuljahr noch notwendig?

Nach Rücksprache mit dem Schulpsychologen diskutieren wir die Möglichkeit einer weiteren Unterstützung durch eine SB für Fabiana im kommenden Jahr. Trotz ihrer beachtlichen Fortschritte halten wir eine reduzierte Unterstützung für sinnvoll, da Fabiana mit neuen Lehrenden und einer neuen Klassenzusammensetzung konfrontiert sein wird. Wir hoffen, dass die bisherige SB als Konstante für Fabiana erhalten bleibt.

Vorbereitung auf die dritte Klasse: sich sprechend ans neue Schulzimmer gewöhnen

Ich empfehle Fabiana, auch im zukünftigen, leeren Klassenzimmer der dritten Klasse das Sprechen üben zu lassen, damit sie sich bereits an diesen Ort gewöhnt und sich auch mit der neuen Lehrenden unverbindlich vertraut machen kann. Die SB und die Lehrende üben mehrmals mit ihr, sich im neuen Klassenzimmer laut zu äußern. Sie darf der neuen Lehrenden bei Vorbereitungen helfen, was zu ersten Annäherungen führt. Seit Fabiana mehr spricht, bemerkt die Lehrende, dass sie Schwierigkeiten mit dem Hörverständnis hat und auch im mathematischen Bereich unsicher ist. Die SB kann nun verstärkt mit ihr an schulischen Inhalten arbeiten.

Übergabegespräch mit dem neuen Lehrerteam

Wir hoffen, wissen aber nicht, ob Fabiana das mutige Sprechen auch in der dritten Klasse beibehalten wird. Übergänge sind sowohl Chance als auch Risiko. Daher informieren wir das neue Team darüber, welche Interventionen und Zugänge in der Begleitung bisher nützlich waren: als Grundlage ein verlässlicher Beziehungsaufbau (z. B. über Spiele), tägliche Sprechübungen, das Kleingruppensetting nutzen (sie kann sich leichter überwinden), mit ihr dranzubleiben u. v. a. Vor Schulstart wäre ein Hausbesuch bei der Familie durch die Lehrende optimal, um Fabiana in ihrem Safe Place kennenzulernen. Das erhöht die Chance deutlich, sich von Anfang an sprechend zu begegnen. Die neuen Lehrenden sind zuversichtlich. Sie konnten Fabiana kürzlich schon in einer Projektwoche etwas näher kennenlernen. Fabiana habe sie bereits laut begrüßt. Das erfüllt uns alle mit großer Freude!

Fabiana – „jetzt alles normal …“? Austausch mit der neuen Lehrenden

Seit vier Wochen ist Fabiana in der dritten Klasse und die Lehrende ist überglücklich über den erfolgreichen Start. Fabiana spricht sowohl mit ihr als auch mit den anderen Kindern. Zunächst war sie etwas zurückhaltend, doch mittlerweile verhält sie sich wie eine typische Drittklässlerin. Selbst bei Schulbesuchen durch „fremde Personen“ beteiligt sie sich weiterhin aktiv am Unterricht, genau wie alle anderen Schülerinnen und Schüler und verstummt nicht wieder. Ein bemerkenswerter Moment war beim Skateboardunterricht, als sie sich von einem fremden Skateboardlehrer am Arm unterstützen ließ, was sie früher nie zugelassen hätte. Sie konnte dabei entspannt bleiben. Und als sie im Sportunterricht ein Tor schoss, jubelte sie vor Freude und strahlte übers ganze Gesicht. In den nächsten Wochen wird der Schulpsychologe vorbeikommen, um zu klären, ob der Sonderschulstatus auf Ende des Schuljahres aufgelöst werden kann.

Fabiana zeigt nach den Sommerferien und dem geglückten Start in der dritten Klasse auch in der Therapie neuen Mut: Wir können gleich nach draußen gehen und Fußball spielen. Sie gibt mir laut Antworten, obwohl zwei fremde Kinder in der Nähe spielen.

Als die Situation bei Fabiana nach dem Übergang in die neue Klasse wochenlang stabil bleibt, kündige ich ihr an, dass ich demnächst auf einen 14-tägigen Rhythmus[75] umstellen möchte. Sie bekommt feuchte Augen und meint, sie wolle noch 91 Jahre zu mir kommen.

Fabiana gibt nun immer eine kurze Antwort auf meine Fragen, erzählt aber noch nicht etwas von sich aus. Mit ihrem Einverständnis übe ich mit ihr, längere Sätze zu bilden. Sind ihre Antworten zu kurz, spreche ich ihr längere Sätze vor. Das geht gut. Ich schaue sie dabei nicht an, sonst stockt sie.

Bericht der Mutter

Während der Sommerferien hat Fabiana selbständig Getränke an der Hotelbar bestellt und mehrmals nach der Speisekarte gefragt. Sie zögerte auch nicht, vor anderen Menschen lautstark mit ihren Brüdern zu streiten.

Nach der Therapiestunde begleitet die Mutter Fabiana zum Kiosk, wo sie sich immer etwas aussuchen kann und einzelne Worte mit der Kioskfrau austauscht. Ich bitte die Mutter darum, im Alltag noch mehr das spontane Sprechen mit Fabiana zu üben. Die Mutter ist besorgt und befürchtet wieder Rückschritte, wenn sie das Thema selektiver Mutismus zu sehr gegenüber Fabiana betont. Ich empfehle der Mutter, sich am Abend jeweils gegenseitig über den vergangenen Tag und die Erlebnisse zu erzäh-

75 Übergänge sind eine Chance wie auch ein Risiko. Da der Übergang bei Fabiana geglückt ist und es stabil bleibt, möchte ich die Termine ausdünnen und Fabiana etwas „abnabeln“.

len, damit Fabiana lernt, ihre Erlebnisse zu reflektieren und anderen davon zu erzählen. Fabiana hat einen kleinen Hamster als Haustier geschenkt bekommen, da sie den Übergang in die dritte Klasse so gut gemeistert hat. Obwohl sie sich darüber freut, wäre ihr größter Wunsch eigentlich ein Hund gewesen.

Das erste viertel Jahr in der dritten Klasse

Die Lehrende berichtet über eine anhaltend positive Entwicklung bei Fabiana. Alle Lehrenden freuen sich sehr darüber, dass Fabiana nun aktiv und häufig auf sie zukommt und gut formulierte, vollständige Sätze verwendet, wenn sie etwas wissen möchte oder Hilfe benötigt. Sie schaut viel seltener bei anderen ab. Sie hat gelernt, sich selbst zu helfen und ist nicht mehr blockiert, wenn sie auf Schwierigkeiten stößt.

In naher Zukunft plant der Schulpsychologe einen Besuch bei Fabiana. Der Schulpsychologe und ich besprechen, ob der **Sonderschulstatus** auf das neue Schuljahr bei Fabiana aufgelöst werden könnte. Wir befürworten dies beide. Während des Unterrichtbesuchs hat der Schulpsychologe beobachtet, dass Fabiana sich häufig verbal beteiligt und problemlos Hilfe sucht. Er hat sie auch mehrmals laut lachen gehört. Sie wirkte entspannt und wohl.

Die Lehrende teilt mir mit, dass sie zusammen mit den Eltern und Fabiana ein **Schulgespräch** durchführen möchte. Ich empfehle ihr, das Gespräch mit Fabiana vorzubereiten, damit sie weiß, welche Fragen auf sie zukommen, und eine größere Chance hat, spontan darauf zu antworten. Es wird für Fabiana wahrscheinlich eine große Herausforderung sein, aber es bietet ihr die Möglichkeit, ihr erstes Schulgespräch positiv und erfolgreich zu erleben.

In der kommenden Therapiestunde schlage ich Fabiana vor, das bevorstehende Schulgespräch mit Hilfe von Playmobilmännchen zu üben. Sie ist begeistert von der Idee und wählt passende Figuren für die verschiedenen Personen aus. Ich übernehme die Rolle der Lehrende und stelle ihr verschiedene Fragen, zum Beispiel, wie es ihr in der Schule gefällt, welche Fächer sie mag oder nicht mag und mit wem sie gerne in der Gruppe zusammenarbeitet. Fabiana gibt zunächst kurze Antworten, und ich übe mit ihr, längere und ausführlichere Antworten zu geben. Dabei haben wir viel Spaß. Nach dem „Schulgespräch" fängt Fabiana an, mit den Elternfiguren allerlei Schabernack im „Schulzimmer" zu treiben und lacht laut.

In der nächsten Stunde schlage ich vor, mit dem Hund spazieren zu gehen. Zunächst zögert Fabiana, aber nachdem sie mit ihm Tricks gemacht und Verstecken gespielt hat, willigt sie doch noch ein. Sie findet ein gutes Gleichgewicht zwischen der Maßnahme, dem Hund Freiheit zu lassen und sich durchzusetzen. Am Ende möchte sie stolz am Auto ihrer Mutter vorbeigehen, um zu zeigen, wie gut sie mit dem Hund spazieren geht.

Beim nächsten Mal sitzt sie allein vor der Therapietür und geht auch wieder, ohne dass die Mutter sie bei mir abholen muss. Sie fragt, ob wir draußen (!) Fußball spielen könnten. In ihren spontanen Äußerungen wird sie immer lockerer. Mehrmals ruft sie „Tor" und „Ja!" und freut sich lautstark über ihre Erfolge. Es scheint ihr nun egal zu sein, ob die Menschen in den angrenzenden Wohnblöcken sie dabei hören.

Abschluss der Therapie

Die letzten Therapiestunden finden statt. Fabiana ist weiterhin sehr offen, fröhlich und ab und zu auch etwas frech zu mir. Sie redet nun viel spontan und bildet auch lange Sätze. Für die letzte Therapiestunde wünscht sie sich, dass wir zusammen Schokoladenmuffins backen. Wir verbringen eine schöne letzte Stunde miteinander. Zum Abschied schenke ich ihr die Bulldogge Fridolin, die sie so oft ausgeliehen hat. Sie strahlt übers ganze Gesicht. Kurz darauf erhalte ich einen Brief von ihr, in dem sie mir zwei beigefügte Zeichnungen schickt. Auf jeder Zeichnung ist eine kleine Figur abgebildet, eine mit dem Namen „Tick" und die andere mit dem Namen „Lou". Unter den Zeichnungen steht die Nachricht: „Danke, Franziska".

6.3.3 Reflexion

„Auch aus Steinen, die einem im Weg liegen, kann man etwas Schönes bauen“ (Goethe)

Obwohl ich mich mittlerweile schon seit über zwei Jahrzehnten mit selektiv mutistischen Kindern und Jugendlichen beschäftige, bleibt mir die Begleitung von Fabiana als besonders herausfordernd in Erinnerung. Es war ein sehr langer Prozess, der sich über drei Jahre hinzog und unsere Geduld immer wieder auf die Probe stellte.

Diese lange Zeit der Begleitung gründet sicher auch in der Persönlichkeitsstruktur von Fabiana. Diese brachte mit sich, dass sie vorgeschlagene Ideen oft hartnäckig und vehement ablehnte, sich zum Beispiel monate- oder sogar jahrelang weigerte, überhaupt einmal mit mir auf den Flur oder vor die Tür zu gehen, um draußen zu spielen oder mit dem Hund spazieren zu gehen. Oder in der Schule erst durch klare Ansagen und viele kleine Aufbauschritte bereit war, das Gewünschte umzusetzen.

Das löste bei allen Beteiligten oft Frustrationen aus, die einen professionellen Umgang und eine Reflexion erforderten, damit das Kind deswegen nicht abgelehnt wurde.

Durch zahlreiche Übungseinheiten haben wir immer wieder von Neuem und in Minischritten versucht, Fabiana mit ihren Ängsten und den stressauslösenden Situationen zu konfrontieren und sie allmählich an die Herausforderungen zu gewöhnen. Dabei mussten wir sehr achtsam ihre inneren Prozesse beobachten und uns diesen weitgehend anpassen. Mit viel Durchhaltevermögen, aber auch Kreativität und Humor versuchten wir, ihr dabei zu helfen, ihre Ängste und mangelnde Flexibilität zu überwinden und sich den nächsten kleinen Schritt zuzumuten und auch zuzutrauen.

Obwohl wir von Fabiana viel forderten, signalisierte sie uns im ganzen Prozess immer wieder, dass wir auf dem richtigen Weg sind: sie besuchte trotz allen Anforderungen und Übungen die Schule und auch die Therapiestunden immer mit großer Freude.

Im ersten Jahr der Therapie kam erschwerend hinzu, dass mit der Schule noch kein gutes Arbeitsbündnis geknüpft war, wir unregelmäßig im Austausch standen und eine gemeinsame und kollegiale Zusammenarbeit noch nicht etabliert war. Der Turnaround wurde bei einer gemeinsamen Krisensitzung geschafft: Die Lehrende der ersten Klasse und die SB stimmten jetzt der Vereinbarung zu, einen kurzen wöchentlichen Bericht zu verfassen und mit mir vierzehntäglich Telefongespräche für einen Erfahrungs-, Meinungs- und Gedankenaustausch durchzuführen. Ab diesem Zeitpunkt hielten sie die Abmachung zuverlässig ein. Wir begannen daraufhin, nun Hand in Hand zu arbeiten. Die SB und die Lehrende ließen sich bezüglich des selektiven Mutismus von mir regelmäßig coachen und stellten sich dieser herausfordernden und auch schwierigen Aufgabe mit hoher Sensibilität und Entschlossenheit. Sie festigten die Beziehung mit Fabiana durch Vertrauen, Humor und Konsequenz. Durch die vielen Erklärungen zum selektiven Mutismus und unseren regelmäßigen Austausch erwuchsen viele kreative Ideen, wie Fabiana konkret im Alltag unterstützt und gefördert werden könnte. Meine Ermutigungen in harzigen Phasen stärkten den Durchhaltewillen. Die Sicherheit der Lehrenden nahm im Umgang mit Fabiana immer mehr zu und gab damit auch ihrer Schülerin einen sehr guten Halt.

Die Schule, das Elternhaus und auch ich als Therapeutin waren in diesem Fall hoch engagiert. Eine besonders wertvolle Ressource waren Fabianas Mitschülerinnen und Mitschüler. Sie leisteten einen ganz wichtigen Beitrag durch ihre unaufgeregte, wohlwollende und tatkräftige Unterstützung während des gesamten Prozesses.

Die Begleitung und Unterstützung waren für alle Beteiligten aber auch stets ein großer zeitlicher und kräftemäßiger Aufwand. Die SB und die Lehrende mussten sich eng und oft absprechen, jeder kleine, weitere Schritt war zu planen und die Telefongespräche zwischen uns passten einzig über Mittag. Die Eltern fuhren das Kind wöchentlich eine weite Strecke in die Therapiestunde, nahmen mit Fabiana Sprach- und Videonachrichten auf, übten mit ihr in der Schule und kamen zu gemeinsamen Gesprächen in die Schule und in die Therapie.

Ich ertappte mich mehrmals beim Gedanken, am liebsten alles aufgeben zu wollen. Da anfänglich die Zusammenarbeit mit der Schule fehlte, schien mir der Berg plötzlich zu hoch und zu mächtig, um ihn allein erklimmen zu können. Die wichtige Zusammenarbeit, die dann doch noch mit der Schule aufgebaut werden konnte und der unerschütterliche Glaube, die große Geduld und die Zuversicht der Eltern, dass ihr Kind das Problem irgendwann mit unserer Hilfe überwinden würde, gaben mir immer wieder neue Hoffnung. Auch spürte ich seitens der Eltern nie einen Erwartungsdruck auf mir lasten, was wesentlich half, dranzubleiben und durchzuhalten und meine therapeutischen Fähigkeiten nicht auch noch in Frage zu stellen.

Von Fabiana, mit ihrer besonderen und faszinierenden Art, spürten und erlebten wir trotz allem immer wieder eine Bereitschaft, mitzuarbeiten. Das ließ uns weitermachen. Diese Ambivalenz scheint für selektiven Mutismus typisch zu sein.

Die mutige und selbstbewusste Bulldogge Fridolin, ein großer Plüschhund, war in der ganzen Therapiezeit ein wichtiger Wegbegleiter. Er diente Fabiana als sicherheitsspendendes Übergangsobjekt von der Therapie zur Außenwelt. Ihre Wahl passte gut. Bulldoggen wird nachgesagt, dass sie treu, sensibel aber auch stur und dickköpfig sind, worauf man am besten mit Humor, liebevoller Konsequenz und viel Durchhaltevermögen reagieren soll.

Literatur

Braun, W., Hunziker, I. & Iten, I. (2018). *Schweigekompass – HfH. ICF orientierte Entscheidungshilfe für Fachpersonen zur Früherkennung von selektiv mutistischen Kindern im Alter von 4,0 bis 7,6 Jahren.* Interkantonale Hochschule für Heilpädagogik (HfH), Zürich.

Katz-Bernstein, N. (2019). *Selektiver Mutismus bei Kindern. Erscheinungsbilder, Diagnostik, Therapie* (5. Auflage). Reinhardt.

Katz-Bernstein, N. (2023). *Selektiver Mutismus bei Kindern: Erscheinungsbilder, Diagnostik, Therapie* (6. Aufl.). Reinhardt.

Kennedy, A. V. (2014). *„Der Bauer ist weg! Mäh! Muh! Quäck!"*. Magellan.

Starke, A. & Subellok, K. (2016). *Dortmunder Mutismus Screening-DortMus-Schule.* https://www.dortmus.tu-dortmund.de/dortmus/DortMuS-Schule.pdf

Starke, A. & Subellok, K. (2018). *Dortmunder Mutismus Screening – DortMus-Kita.* https://www.dortmus.tu-dortmund.de/dortmus/DortMuS-Kita.pdf

Scheffler, A. & Donaldson, J. (1999). *Der Grüffelo.* Julius Beltz.

Tabors, P. (2008). *One Child, Two Languages: A Guide for Early Preschool Educators of Children Learning English as a Second Language* (2nd edition). Paul H. Brooks Publishing.

7 Mutismus, Mehrsprachigkeit und Interkulturalität

Nitza Katz-Bernstein

„Once you cross the ocean, there is no one home anymore!“ (Martin Katz)

Schon am Anfang des Lebens sind wir in der Lage, zwischen vertraut und fremd zu unterscheiden. Das sichert unser Überleben. Daher fremdelt schon ein Baby, wenn es ein unbekanntes Gesicht erblickt. Im „Safe Place“ der Familie, kennt jedes Kind die Familienmitglieder, wichtige Orte und Plätze, Gegenstände und ihre Verortung in Zeit und Raum. Es sind alles Anker, die ihm in seiner Realität Sicherheit spenden. In den ersten fünf Lebensjahren ist die gesamte Sprachentwicklung auf der allmählichen Versprachlichung von bekannten Interaktionen und einem Lernen von sozialen Kooperationen aufgebaut (Bruner, 2008; Tomasello, 2011, 2020, u.a.m.).

7.1 Grundlage: Entwicklungspsychologie

In der aktuellen **Entwicklungspsychologie** wird die Gratwanderung zwischen individueller und sozialer Entwicklung beschrieben, die der menschlichen Spezies bis ins hohe Alter eigen ist (Schneider & Lindenberger, 2012). Jeder Schritt nach „draußen“ bedeutet, aus einer „Sicherheitszone“ herauszutreten, die neue Umwelt zu erkunden, sich neu zu orientieren. Neugier und Entdeckungsfreude helfen dabei, sich dem Fremden anzunähern. Genauso können Angst, Scheu und Vermeidung als Reaktion auf das Fremde auftreten.

Schon kleine Kinder brauchen oft die Handreichung einer nahestehenden Person, um sich für das Fremde zu interessieren. Entdeckungsfreude wird in einer geborgenen Umgebung oder in der Begleitung einer zuversichtlichen, dem Kind vertrauten Person geweckt. Zentral dabei ist, dass das Selbstwertgefühl des Kindes durch den Glauben an den Erfolg mit einem „Das schaffst Du!“ aufgebaut wird, ihm aber auch zusätzlich immer wieder fremde, neue Erfahrungen zugemutet werden (Kapitel 2.2).

Über die Familie hinaus herrscht eine gemeinsame Sprache, die das Kind täglich umgibt und die es sich allmählich aneignet. Es herrschen kulturspezifische Gepflogenheiten, zum Beispiel, wie man Menschen begegnet, sie begrüßt und wieder verabschiedet. Weiter besteht eine gegenseitige Übereinstimmung darin, welche Gesten, mimischen Ausdrücke verwendet und welche Nähe und Distanz noch als angenehm empfunden werden. Das Kind lernt, welche kommunikativen Rituale gebraucht werden, es wächst in diese allmählich hinein. Dies alles vermittelt ihm eine kulturspezifische Sicherheit. Es erwirbt ein Wissen darüber, was in welchem Kontext geschieht: Wie man im Supermarkt einkauft, bezahlt, die Dinge einpackt.

Wie man auf dem Spielplatz nach besonderen Regeln und in welcher Reihenfolge neben anderen Kindern klettert und rutscht. Wie man beim Arzt wartet, sich auszieht, um untersucht zu werden, wie man den öffentlichen Verkehr benutzt, die Straße überquert und vieles mehr ... Dabei lernt das Kind seine Individualität und seine Ressourcen als Quelle der sozialen Zugehörigkeit zu nutzen, um sich verbunden zu fühlen. Hinzu kommen Kleiderstil, religiöse Bräuche und Glaubensbekenntnisse, auch solche, die im Widerspruch zur eigenen familiären Kultur stehen können. Dies alles kann Loyalitätskonflikte erzeugen.

Man stelle sich vor, dass ein Kind diese vertrauten, täglichen Selbstverständlichkeiten plötzlich durch Flucht oder Migration verliert – die Sprache, die Kommunikation, seine Landsleute, all die gewohnten Kontexte.

Zuhause mag es noch vertraut sein, sobald es sich aber vor die Tür begibt, umgibt es die Fremdheit mit einer ungeheuren Wucht. Daran muss sich das Kind erst einmal gewöhnen. Genügend Gründe, um die neue Kultur zu meiden und sich dieser gegenüber zu verweigern.

Die jeweilige **Sprache** ist die grundlegende Voraussetzung für jede Form der sozialen und institutionellen Teilhabe.

Tomasello beschreibt den Menschen als einen „intentionalen, sozialen Akteur", der bei seinem sprachlichen Akt eine Absicht verfolgt, und zwar auf folgende Weise:

„Indem die Aufmerksamkeit [...] des Empfängers auf etwas gelenkt wird, sollen die referentiellen Akte ihn veranlassen, die soziale Intention des Kommunizierenden zu erschließen – dasjenige, was der Empfänger nach dem Willen des Kommunizierenden tun, wissen oder empfinden soll" (Tomasello, 2011, S. 72).

Dies basiert auf aktuellen Untersuchungen der Sprachentwicklung, die über jegliches sprachliche grammatikalische Wissen und/oder Semantik hinausgehen. Auch die kognitiven Abstraktionsstufen von Piaget (1988) sind diesbezüglich ungenügend, so aktuelle Forscher, um die pragmatische, sozial-konstituierende Dimension und Sozialisation der sprachlichen Verständigung nachvollziehen und anwenden zu können.

Bei Kindern mit selektivem Mutismus ist dieses Wissen besonders zutreffend, weil damit die beiden wichtigsten Risikofaktoren angesprochen werden: Einerseits die Auffälligkeiten in der sprachlichen Entwicklung (50 bis 70 Prozent laut aktueller Erhebungen), andererseits die Mehrsprachigkeit und multikulturelle Adaptation (Starke, 2014).

Zwei verschiedene Formen der **Mehrsprachigkeit** sollen hier benannt werden:

- Mehrsprachig aufwachsen: Ein solches Kind muss, je nach Referenzperson, eine doppelte Sprachentwicklung durchlaufen. Hilfreich scheint es, wenn sich die vertraute Person konsequent in ihrer Sprache mit dem Kind verständigt. Dies ermöglicht dem Kind, ein kontextuelles, sozial stabiles Bezugssystem zur zweiten Sprache aufzubauen. Es ist oft erstaunlich, wie flexibel das Kind diese Doppel-Sprachigkeit als Ressource erwirbt, die ein Leben lang anhält. Sie enthält aber auch Konfliktstoff, Loyalitätszweifel u.a.m. Durch Schwierigkeiten im Spracherwerb können diese Prozesse deutlich erschwert werden.
- Erwerb einer neuen Sprache in der Kindheit: Dieser Erwerb kann unkompliziert und gewinnbringend verlaufen. Vorausgesetzt, die neuentdeckte Sprache kann ohne Furcht vor Ausschluss, Mobbing und/oder eigenen oder fremden Perfektionsansprüchen (z.B. von Angehörigen und/oder Fachpersonen) erlernt werden. Gerade bei selektivem Mutismus (Kapitel 8.5), scheinen diese Faktoren die Störung mit zu verursachen, sie aufrecht zu erhalten, oder Angsttendenzen zu verstärken.

7.2 Mehrkulturelle Identität

In ihrer Untersuchung erforschte Starke (2014) den Zusammenhang zwischen selektivem Mutismus und der Anpassungsfähigkeit der Angehörigen an die neue Kultur und stellte fest, dass es eine Verbindung zwischen der Sprechvermeidung der Betroffenen und ihrem Gefühl der Fremdheit gegenüber der neuen Kultur gibt. Dies liefert einen Beweis für diese Verknüpfung. Das Gefühl, mehr als ein „Home" zu haben, zeigt eine gute, ressourcenorientierte Bewältigung und bildet einen Schutzfaktor gegenüber Störungen einer multikulturellen Identität. Eine solche Entwicklung hat aber auch immer ihren Preis, sagt die Resilienzforschung (Rutter, 1987). Die Mehrdeutigkeit und Realität einer varianten, flexiblen Bewertung, muss ertragen werden. Oft bedarf eine solche Bewältigung einer therapeutischen Unterstützung.

Die Autorin, selbst im Jugendalter migriert, gewann das Vertrauen von Ali Samadi (Kapitel 8.5), als sie ihm als Therapeutin ein „Geheimnis anvertraute". Nämlich, dass wir Migranten-Kinder einen Vorteil gegenüber Schweizer-Kindern hätten: Wir könnten, je nach Situation, unsere Zugehörigkeit wechseln, zu unserem Vorteil ... beides sei doch stimmig! Er solle jedoch dieses Geheimnis bitte nicht verraten. Seit dieser Stunde sprach Ali in korrektem Schweizer-Dialekt frei im therapeutischen Kontext. Längere Zeit beschäftigten wir uns therapeutisch damit, jeweils Vor- und Nachteile der betreffenden Kultur aufzuzeichnen, als Teil der Bewältigung.

Als ich ihn fragte, wo sein „sicherer Ort" sei („Safe Place", nach Oaklander, 1981, sowie eigene weitere Entwicklung siehe Katz-Bernstein, 1996, 2023), malte er ein schönes Schiff, gut ausgerüstet mit Waffen, das zwischen Ländern und Ozeanen segelte.

Die Autorin wuchs als Tochter von kriegsgeflüchteten Eltern auf, die nach dem 2. Weltkrieg im Jahre 1948 in Israel halfen, ein Kinderdorf für Flüchtlingskinder aus Europa aufzubauen. Die Autorin war damals noch ein Kleinkind. Nach heutigen Maßstäben waren alle Bewohner*innen dieses Dorfes traumatisiert. Aus dieser Zeit sind Erkenntnisse für die spätere therapeutische Tätigkeit entstanden, die bis heute ihre Gültigkeit behalten haben.

Krieg, Trauma, Flucht

Die Gewissheit und Zusicherung, geschützt zu sein und auch zu werden, in einem „Safe Place" zu sein, war in der damaligen Situation zunächst zentral. Danach kam die Bewältigung des Alltags und die Normalität des Handelns und Verhaltens im sozialen Rahmen, noch vor jeder Trauma-Technik oder Exposition. So entstand das Schild „Bitte nicht stören" an der Tür des Therapieraumes oder das Bauen des Safe Place als „Raum im Raum", als Versteck- und Schutzraum in der Therapie – bei älteren Kindern und Jugendlichen auch als geführte Imaginationsübung – mit selbstregulierten Distanz und Nähe-Regeln. Genauso wichtig war es, in der Therapie herauszufinden, welches ressourcenorientierte Handeln, wie z. B. Basteln, Erzählen oder Malen, das Kind kreativ werden ließen. Im Sinne eines Projekts durchgeführt mit einem „Resultat", wie einer Zeichnung, Basteleien, oder gebackenen Kekse, die man schön eingepackt verschenken konnte. Oder als gezeichnete Erzählung, die zu einem selbst gestalteten Geschichtenbuch wurde, welches man zeigen oder auch daraus vorlesen konnte. Neben speziellen Techniken ist somit die Ressourcenaktivierung in ihrer Umsetzung in einer strukturierten Kontinuität zentral (Katz-Bernstein, 2008). Dazu kommen, je nach Alter und Möglichkeit, bekannte Coping-Strategien zur Bewältigung des Traumas.

Fazit

Eine interkulturelle Kompetenz aufzubauen, ist eine Aufgabe mit eigenen Herausforderungen und Schwerpunkten, die durch eine Therapie erlernbar ist. Die Fälle, die in diesem Buch beschrieben werden, spiegeln und verdeutlichen solche Prozesse.

Literatur

Bruner, J. S. (2008). *Wie das Kind sprechen lernt*. Huber.

Katz-Bernstein, N. (1996). Das Konzept des „Safe Place" – ein Beitrag zur Praxeologie Integrativer Kinderpsychotherapie. In B. Metzmacher,

H.G. Petzold & H. Zaepfel (Hrsg.), *Praxis der Integrativen Kindertherapie, Integrative Kindertherapie in Theorie und Praxis* (Bd. 2, S. 111–142). Junfermann.

Katz-Bernstein, N. (2008). Beziehungsgestaltung in der Kinder- und Jugendlichenpsychotherapie zwischen Dyade und sozialer Triangulierung. In M. Hermer & B. Röhrle (Hrsg.), *Handbuch der therapeutischen Beziehung* (Band 2, S. 1551–1589). DGVT.

Katz-Bernstein, N. (2023). *Selektiver Mutismus bei Kindern: Erscheinungsbilder, Diagnostik, Therapie* (6. Aufl.). Reinhardt.

Oaklander, V. (1981). *Gestalttherapie mit Kindern und Jugendlichen.* Klett.

Piaget, J. (1988). *Einführung in die Genetische Erkenntnistheorie.* Suhrkamp.

Rutter, M. (1987). Psychosocial resilience and protective factors. *American Journal of Orthopsychiatry, 57*, 316–331. https://doi.org/10.1111/j.1939-0025.1987.tb03541.x

Schneider, W. & Lindenberger, U. (2012). *Entwicklungspsychologie.* (7. Aufl.). Beltz.

Starke, A. (2014). *Selektiver Mutismus bei mehrsprachigen Kindern. Eine Längsschnittstudie zum Einfluss kindlicher Ängste, Sprachkompetenzen und elterlicher Akkulturation auf die Entwicklung des Schweigens* (Dissertation). Technische Universität Dortmund. http://hdl.handle.net/2003/34084

Tomasello, M. (2011). *Die Ursprünge der menschlichen Kommunikation.* (4. Aufl.). Suhrkamp.

Tomasello, M. (2020). *Mensch werden. Eine Theorie der Ontogenese.* Suhrkamp.

8 Fallgeschichten

Die folgenden Fallgeschichten stammen aus unseren Praxen, sind zum Teil mit Interviews hinterlegt und stellen die vielfältigen methodischen Ansätze und Interventionen in der Psychotherapie und Logopädie des selektiven Mutismus dar.

8.1 Yasmina: verstummt zwischen zwei Kulturen

Babette Bürgi Wirth

Yasmina wurde mir im Rahmen meiner Tätigkeit als Psychotherapeutin mit Spezialisierung auf selektiven Mutismus in einer kinder- und jugendpsychiatrischen Praxis vorgestellt. Yasminas Eltern stammen aus dem Nahen Osten und waren zu unterschiedlichen Zeiten in die Schweiz immigriert. Die Familiensprache ist Arabisch und Yasmina schien auf dem Übergang von der Kultur und Sprache ihrer Familie zur Kultur und Sprache ihres schulischen Lebensraumes verstummt zu sein. So sprach sie außerhalb ihrer Familie kein Wort.

Die folgenden Darstellungen beschreiben Yasminas Therapieverlauf, der als Beispiel für einen gelungenen, aber nicht typischen Verlauf für ein Kind mit selektivem Mutismus und Migrationshintergrund stehen kann. Dass wir in unserer Arbeit mit selektiv mutistischen Kindern oft Familien mit Migrationshintergrund begegnen, erstaunt nicht, denn Migration bildet bekanntlich einen Risikofaktor für das Entstehen von selektivem Mutismus (Katz-Bernstein et al., 2019). Die Arbeit mit selektiv mutistischen Kindern gestaltet sich grundsätzlich sehr unterschiedlich und facettenreich. Auch wenn die betroffenen Kinder alle dieselbe Diagnose erhalten, unterscheiden sie sich bezüglich der Entstehungsgeschichte (Risikofaktoren, auslösende und aufrechterhaltende Faktoren) und der Ausprägung ihres Schweigens und damit vor allem im Hinblick auf das passende therapeutische Vorgehen. Das Prinzip der Unterschiedlichkeit gilt insbesondere für selektiv mutistische Kinder, deren Familien einen Migrationshintergrund vorweisen. So begegnen wir als Therapeut*innen zum einen (wohlhabenden) Expat-Familien, zum anderen Familien, die auf der Suche nach Arbeit aus verschiedenen Ländern gekommen sind, sowie Familien, die unter traumatisierenden Umständen die Schweiz erreicht haben, um hier in (ersehnter) Sicherheit ihre Kinder aufziehen zu können. Je nach Migrationsgeschichte sind unterschiedliche therapeutische Vorgehen gefragt.

Die folgende Falldarstellung zeigt die Geschichte einer Familie, die in die Schweiz gekommen war, um Arbeit zu finden. Yasminas Familie war zu Beginn der Therapie bereits recht assimiliert. Die Mutter sprach praktisch einwandfreies Schweizerdeutsch, beide Elternteile hatten Arbeit und waren aufgrund ihres älteren Sohnes bereits mit den Abläufen im schulischen Setting vertraut. Die Eltern pflegten aber kaum Kontakte mit schweizerischen Familien, sondern bewegten sich neben der Arbeit vorwiegend im vertrauten Verwandtenkreis und besuchten während der langen Sommerferien vorzugsweise ihr Herkunftsland.

Der Therapieverlauf gliederte sich in verschiedene Phasen: Vorerst ging es darum, Yasminas Stimme auf Arabisch in den Praxisraum zu bringen. Anschließend sollte sie den großen Schritt schaffen, erstmals mit einem Menschen, der nicht zu ihrer Familie gehörte, zu sprechen (zunächst auf Arabisch, dann auf Deutsch). Dieses neue Sprechvermögen wurde vorerst im geschützten Rahmen konsolidiert, bevor es anschließend in das schulische Umfeld transferiert wurde. Schließlich besuchte Yasmina eine Gruppentherapie, da im Laufe der Therapie immer deutlicher wurde, dass ihr im Kontakt mit Kindern soziale Kompetenzen fehlten.

Die Schilderungen der Verläufe werden mit Erläuterungen und Überlegungen zum Vorgehen ergänzt.

Erstgespräch

Das erste Gespräch diente dazu, Yasmina und ihre Familie kennenzulernen. Zu diesem Zeitpunkt war Yasmina siebeneinhalb Jahre alt und hatte gerade die ersten drei Monate in der ersten Klasse absolviert. Sie wuchs zusammen mit ihrem älteren Bruder auf, der damals die zweite Klasse besuchte.

Yasminas Eltern stammen aus dem Libanon. Die Mutter war als junges Mädchen zusammen mit ihrer Herkunftsfamilie in die Schweiz übersiedelt. Ihre Eltern und Geschwister lebten in ihrer unmittelbaren Nachbarschaft. Yasminas Mutter sprach inzwischen fließend Schweizerdeutsch mit leichtem Akzent. Sie hatte in der Schweiz eine Ausbildung absolviert und bereits im erlernten Beruf gearbeitet, war zum Zeitpunkt von Yasminas Anmeldung in der Praxis jedoch zeitweilig auf Arbeitssuche, was durch folgende Umstände erschwert wurde: Yasminas Mutter wollte Teilzeit arbeiten, um genügend Zeit für Yasmina und ihren Bruder zu haben. Außerdem beschäftigte sie die Frage, ob sie mit oder ohne Kopftuch auftreten sollte. Im Laufe der Jahre der Therapie entschied sie sich dazu, nur mit Kopftuch auszugehen, was für einige Arbeitgeber und Arbeitgeberinnen offenbar nicht in Frage kam.

Yasminas Vater war bereits erwachsen, als er in die Schweiz immigrierte. Nur wenige Jahre nach seiner Übersiedelung in die Schweiz kamen sein Sohn und dann seine Tochter zur Welt. Nachdem er längere Zeit als Hilfskraft in einem Betrieb gearbeitet hatte, offerierte ihm sein Arbeitgeber eine Lehrstelle. Zum Zeitpunkt von Yasminas Anmeldung in der Praxis befand sich der Vater in der Ausbildung und hatte die Abschlussprüfungen vor sich. Er sprach bei Begegnungen wenig und einfaches Deutsch. Seine Familie lebte verstreut in Europa, er hatte keine nahen Verwandten in der Schweiz.

Die Familiensprache ist Arabisch, wobei Yasminas Mutter betonte, dass Yasmina in ihrer Muttersprache eine unauffällige Entwicklung gehabt hat. Zudem berichtete sie, dass Yasmina mit ihrem Bruder einwandfrei Schweizerdeutsch spricht.

Yasmina ist mit drei Jahren in eine Spielgruppe eingetreten und hat diese während zwei Jahren zunächst zweimal, später viermal pro Woche besucht. Sie ist in der Spielgruppe erstmals mit der deutschen Sprache in Kontakt gekommen, da die Familie praktisch keine Kontakte zu Deutsch sprechenden Familien hatte. Sie hat in der Spielgruppe kein Wort gesagt.

Mit fünf Jahren hat Yasmina begonnen, den Kindergarten zu besuchen. Dort hat sie die Kindergärtnerin begrüßt und habe auch verbal angemeldet, wenn sie auf die Toilette gehen muss. Im zweiten Kindergartenjahr hat sie eine neue Kindergärtnerin erhalten, die sich gegenüber Yasmina feinfühliger gezeigt hat. Zudem ist eine Logopädietherapie und eine Psychotherapie für sie eingerichtet worden. Trotzdem ist sie immer stiller und verhaltener geworden. Inzwischen ist sie in der ersten Klasse und spricht noch immer nicht. Die Lehrenden hatten deshalb eine erneute therapeutische Unterstützung für Yasmina angeregt.

Auch Yasminas Eltern wollen alles dafür geben, dass Yasmina in der Schule sprechen kann.

Im Erstgespräch wurde deutlich, dass Yasminas Familie bezüglich ihrer Migration schon viel erreicht hatte: Die Eltern sprachen mehr oder minder Schweizerdeutsch, was den Therapieverlauf vereinfachen würde, da keine Übersetzungshilfen benötigt wurden. Beide Elternteile hatten zudem Arbeit und schienen mit den meisten Abläufen ihres Gastlandes vertraut zu sein und somit in diesem Bereich keine zusätzliche Unterstützung zu benötigen. Sorgen bereitete der Umstand, dass Yasmina trotz therapeutischer Unterstützung im zweiten Jahr ihrer Kindergartenzeit keine Fortschritte, sondern eher Rückschritte gemacht zu haben schien. Dies wies auf eine Chronifizierung oder Verhärtung der Symptomatik hin, was die Therapie eher erschweren würde. Da aber nicht nur die Mutter, sondern auch Yasmina großes Interesse an konkreten Techniken zeigte, die zu positiven Veränderungen führen sollten, bot sich hier eine erste Plattform für Interventionen an. So ließ Yasmina nämlich über ihre Mutter ausrichten, sie wolle in der Therapie nicht nur spielen, sondern endlich lernen, mit „Fremden" zu sprechen. Um auch ein Bild von Yasminas Verhalten im aktuellen schulischen Umfeld zu erhalten, wurde mit den Lehrenden ein Schulbesuch vereinbart.

Schulbesuch

Yasmina absolvierte ihr erstes Schuljahr in einer altersdurchmischten Klasse. Neben etwa acht Kindern der ersten Klasse gab es jeweils ebenso viele Kinder der zweiten und dritten Klasse. Jedes Kind hatte seinen persönlichen Platz, der mit einem kleinen „Museum" ausgestattet war. So stellten die Kinder in einer kleinen Schachtel Dinge aus, die ihnen wichtig waren. Yasminas Schachtel war leer. An den Schränken des Schulzimmers hingen Porträts von allen Kindern. Yasminas Bild fehlte. Die Mutter berichtete, dass sich Yasmina nach einem Vorfall im Kindergarten, als die Kindergärtnerin gesagt hat, dass Yasmina kein schönes Lächeln habe, nicht mehr fotografieren ließ.

Yasmina bewegte sich beim Schulbesuch frei im Schulzimmer. Das heißt, sie kam auf Aufforderung in den Klassenkreis und zog sich an ihren Platz zurück, um einen Arbeitsauftrag zu erledigen. Sie setzte dabei die ganze Zeit eine unbewegte Miene auf, die keinerlei Auskunft darüber gab, wie sie sich fühlte. Sie vermied es, sich zu den Lehrenden zu begeben, trat auch kaum mit anderen Kindern in Kontakt und beteiligte sich nicht am gemeinsamen Singen.

In der großen Pause auf dem Schulhof kam es – so berichteten die Lehrenden – ab und an zu Konflikten mit anderen Kindern, bei welchen Yasmina von ihrem großen Bruder beschützt wurde, der diese Aufgabe sehr ernst zu nehmen schien.

In der kleinen Pause, die im Klassenzimmer verbracht werden durfte, ließ sich Yasmina hingegen – so konnte beim Schulbesuch beobachtet werden – auf ein Spiel mit einem anderen Mädchen ein und sie knetete wie die anderen Kinder eine kleine Figur für die Lehrende.

Die Lehrenden beklagten eine große Ohnmacht und Hilflosigkeit bezüglich Yasminas Verhalten und ihrer Sprachlosigkeit. Sie hätten auf verschiedenste Weise versucht, Yasmina zum Sprechen zu bewegen. Einmal sei Yasmina in Tränen ausgebrochen und davongelaufen. Sie wüssten nicht, wo Yasmina im Lesenlernen stehe, und vor allem hätten sie keine Ahnung, wie es ihr in der Klasse gehe. Sie sei absolut undurchschaubar.

Wie der Schulbesuch offenbarte, gab es neben Yasmina und ihrer Familie weitere wichtige Klient*innen für die Therapie. Die Lehrenden wünschten dringend Unterstützung und konkrete Umsetzungsideen, damit auch im schulischen Umfeld schon früh Interventionen durchgeführt werden konnten.

8.1.1 Therapiephase 1: Erste Interventionen in Schule und Therapie

Um zu erfahren, wie es Yasmina in der Schule ging, erhielt Yasmina in der Therapie die Aufgabe, im Beisein ihrer Mutter mithilfe von Smileys mitzuteilen, was ihr in der Schule gefiel und was nicht: Sie hatte Freude am Lesen und Rechnen, ging gerne in die musikalische Grundausbildung und noch viel lieber ins Schwimmen und ins Turnen, wo sie sich – so die Lehrenden – sehr begabt zeigte. Etwas schwerer fielen ihr das Schreiben, der Kontakt zu den Lehrenden sowie die große Pause und der Schulweg. Und große Angst bereitete ihr das Sprechen. Yasmina war damit einverstanden, dass diese Informationen den Lehrenden übermittelt wurden.

Zusammen mit der Mutter sollte Yasmina ihr „Museum" an ihrem Platz in der Schule gestalten. Sie zeigte sich dazu bereit, nachdem ihr versichert worden war, dass sie alle dafür verwendeten Gegenstände später wieder mit nach Hause nehmen könne. Auch sollte sie täglich in einem Tagebuch, das die Lehrenden einsehen durften, Auskunft darüber geben, wie es ihr in der Schule ergangen war. Die beteiligten Bezugspersonen erhofften sich dadurch, mehr über Yasminas Befinden in der Schule zu erfahren. Von dieser Aufgabe schien Yasmina aber eher überfordert. Sie ließ über die Mutter ausrichten, dass ihr in der Schule „alles" gefalle.

Auf Wunsch von Yasminas Mutter wurde die Klasse bereits zu diesem Zeitpunkt von den Lehrenden über selektiven Mutismus informiert, und zwar ohne, dass Yasmina dabei anwesend war. So sollte vermieden werden, dass Yasminas Schweigen von den Gleichaltrigen missverstanden werden würde und sie somit längerfristig in eine Außenseiterinnenrolle geriet.

Im therapeutischen Setting ging es einerseits darum, einen vertrauensvollen Kontakt zwischen der Therapeutin und Yasmina und ihrer Mutter aufzubauen, und andererseits darum, Yasmina zu ermöglichen, ihre Stimme möglichst bald im Praxisraum zu zeigen. Yasminas Mutter war vorerst meist anwesend. Sie trat modellhaft in einen guten Kontakt mit der Therapeutin und entschied vorerst für ihre Tochter, wenn die Therapeutin mehrere Vorgehensmöglichkeiten zur Auswahl stellte. Sie gestaltete spaßvoll die ersten Sprechübungen (in der Muttersprache mithilfe des Buches „Hier stimmt ja fast gar nichts!", ohne die Anwesenheit der Therapeutin).

Innerhalb kürzester Zeit gelang Yasmina auf diese Weise das Sprechen auf Arabisch in der Praxis.

Yasmina ließ sich schon in der zweiten Stunde darauf ein, mit der Therapeutin allein ein Spiel zu spielen. Sie konnte dabei den Blickkontakt halten, zeigte jedoch noch wenig Mimik und kaum Gefühlsregungen.

Schon bald (vierte Sitzung) bot sich als nächster Interventionsschritt an, dass die Tür leicht geöffnet werden sollte, wenn Yasmina mit ihrer Mutter im Praxiszimmer sprach. Yasmina schüttelte zunächst den Kopf, ließ sich aber von der Mutter davon überzeugen. Denn der Mutter konnte es nicht schnell genug gehen.

Yasmina ließ sich zudem kurze Zeit später (achte Sitzung) darauf ein, auf Deutsch einen Text aus der Schule auf einem Diktiergerät vorzulesen. Die Mutter hatte ihr diesen Vorschlag (nach einem Gespräch mit der Therapeutin ohne Yasmina) neben einem weiteren (mit der Mutter in der Schule in Abwesenheit der Lehrenden sprechen) zur Auswahl angeboten. Yasmina schien das Sprechen vorläufig auf das therapeutische Setting begrenzen zu wollen. Die Mutter berichtete aber, dass die Aufnahme Yasmina viel Überwindung gekostet habe. Als die Aufnahme dann im Beisein der Therapeutin abgespielt wurde, verkroch sich Yasmina auf dem Schoß ihrer Mutter und weinte ein paar Tränen. Sie ließ sich jedoch beruhigen und wünschte anschließend, mit Knete zu spielen.

Inzwischen hatte Yasmina einen sogenannten Safe Place (Katz-Bernstein et al., 2019) kennengelernt: Dazu hatte sie sich ein Zelt ausgewählt und es mit verschiedenen Gegenständen ausgestattet. Von diesem Zelt aus trat sie nonverbal in Kontakt mit der Therapeutin, Abgrenzung spielte dabei eine große Rolle.

Am Ende einer Therapiestunde wurden jeweils alle Fortschritte, die Yasmina während oder außerhalb der Therapie geschafft hatte, in ihrem Therapieheft gewürdigt und mit einem Sticker versehen.

In dieser Phase wurden in verschiedenen Bereichen Interventionen durchgeführt: Im schulischen Umfeld ging es darum, den Lehrenden ein gewisses Wissen über Yasmina zu vermitteln und ihnen so einen Zugang zu dem Mädchen zu ermöglichen, was für eine positive Beziehung und Bindung dringend notwendig war. Außerdem galt es, dafür zu sorgen, dass Yasmina sich auf eine Integration in die Klasse einließ und sich traute, Raum einzunehmen und Einzelheiten über sich preiszugeben. Mit Letzterem tun sich Kinder mit selektivem Mutismus nicht nur bezüglich der Stimme schwer.

Im therapeutischen Setting wurden die Grundsteine für eine vertrauensvolle Beziehung gelegt, die auch Misserfolge und/oder Rückschritte aushalten können sollte. Zudem wurde Yasmina zugemutet, mit der Hilfe der Mutter ihre Stimme einerseits auf Arabisch im Praxisraum und andererseits auf Deutsch via Sprachaufnahme einer Person, die nicht zur Familie gehörte, indirekt zu zeigen. Der Einbezug der Mutter bot sich an, weil die Mutter diese Übungen in einer humorvollen und doch fordernden Art gestalten konnte und Yasmina nur in Bezug auf das Sprechen auf die Anwesenheit ihrer Mutter angewiesen war, sich sonst aber gut von ihr trennen konnte.

Die Sprachaufnahmen wurden bereits zu diesem frühen Zeitpunkt der Therapie eingeführt, um den Lehrenden schnellstmöglich einen Einblick in Yasminas Lesefertigkeiten zu ermöglichen.

Mithilfe des „Safe Place" erlebte sich Yasmina in der Begegnung mit einer ihr noch wenig bekannten Person, ohne dass es konkret ums Sprechen ging – und lernte zu steuern, wie viel Kontakt und Nähe sie aushielt und wo Grenzen für sie nötig wurden. In einer nächsten Phase sollte Yasmina beim Sprechen noch mehr Nähe zur Therapeutin zulassen lernen.

8.1.2 Therapiephase 2: Stimme der Therapeutin preisgeben

Nach zweiwöchigen Ferien konnte mit den nächsten Interventionen fortgefahren werden, ohne dass – wie es oft nach einer Unterbrechung vorkommen kann – auf Rückschritte reagiert werden musste. Yasmina erklärte sich damit einverstanden, dass die Therapeutin, während Yasmina mit ihrer Mutter sprach, vorerst vor der Tür saß, später im Türrahmen (zehnte Sitzung, mit dem Rücken zu ihr) und in weiteren Sitzungen immer mehr in den Therapieraum „eindringen" durfte. Schließlich saß die Therapeutin mit am Tisch und Yasmina sprach noch immer mit ihrer Mutter, nach wie vor, auf Arabisch.

Obwohl Yasmina in der Zwischenzeit mehrmals Aufnahmen mitgebracht hatte, bei welchen sie auf Deutsch Texte aus der Schule vorgelesen hatte (siehe dazu weiter unten), schien es für sie „unmöglich" zu sein, mit der Mutter in der Anwesenheit der Therapeutin deutsch zu sprechen. Deshalb erfolgte der Vorschlag, die „Sliding-in-Technique" (auch Stimulus-Fading genannt, siehe dazu Johnson & Wintgens, 2016), die bei Yasmina in den vergangenen Wochen beim freien Sprechen in der Muttersprache angewendet worden war, beim Sprechen auf Schweizerdeutsch zu wiederholen.

Neu sprach Yasmina somit mit ihrer Mutter auf Deutsch im Praxisraum, während sich die Therapeutin vorerst zurückzog, sich dann aber in kleinen Schritten verteilt über verschiedene Sitzungen ins Zimmer hineinbewegte und schließlich mit am Tisch saß (noch ohne Blickkontakt, 18. Sitzung). Hierbei mussten sowohl die Mutter als auch die Therapeutin große Geduld aufbringen. Es wurde deutlich, dass Yasmina dieser Schritt wirklich schwerfiel.

Weiterhin wurden Leseaufnahmen abgespielt. Immer weniger musste sich Yasmina dabei von der Therapeutin abwenden oder den Blick senken. Auch ließ sie sich darauf ein, diese Aufnahmen den Lehrenden abzugeben. Die Lehrenden zeigten sich sehr gerührt und freuten sich über die neu erlernte Fähigkeit von Yasmina, vor allem, als sie sich beim Abspielen nicht mehr zurückzog, sondern bei den Lehrenden blieb (17. Sitzung).

Natürlich wünschte Yasmina neben diesen Interventionen immer noch andere Tätigkeiten. Gerne spielte sie UNO, das sie vom Hort und von zuhause kannte, und strahlte neu übers ganze Gesicht, wenn sie gewann. Außerdem war sie daran interessiert, einen Papagei zu nähen, mit der Aussicht, dass dieser mit ihrer Stimme alles nachplappern würde, was von der Therapeutin gesprochen wurde.

Als es dann darum ging, den Papagei bei einer Sprechübung anzuwenden, konnte Yasmina das erste Mal deutlich eine eigene Meinung zeigen. So gab sie zu verstehen, dass der Papagei nicht nachsprechen wolle, was die Therapeutin auf Schweizerdeutsch sagte, sondern vielmehr wolle der Papagei der Therapeutin Arabisch beibringen! Und so sprach Yasmina erstmals mit der Therapeutin in Abwesenheit der Mutter, und zwar auf Arabisch, stellvertretend für den Papagei. Der Papagei benannte Farben, die Therapeutin musste nachsprechen. Um diesen Schritt zu bewältigen, musste die Therapeutin zuerst vor die Tür, kam dann mit dem Rücken zu Yasmina ins Zimmer und durfte sich dann vor Yasmina stellen, während Yasmina die Therapeutin durch ein Prisma-Glas anschaute (18. Sitzung) – als Zwischenschritt, um sie später direkt anschauen zu können.

Bewusst wird das Vorgehen hier im Detail geschildert, um aufzuzeigen, in welch kleine Schritte die Anforderungen zuweilen aufgeteilt werden müssen, damit die betroffenen Kinder das Sprechen mit Personen, die nicht zu ihrer Familie gehören, bewältigen können.

Als große Überraschung erwies sich dabei die Tatsache, dass Yasmina die „Sliding-In-Technique“ zweimal absolvieren musste, um ins deutsche Sprechen kommen zu können. Es kann davon ausgegangen werden, dass sich Yasmina nicht nur für ihre Stimme schämte, sondern auch für das Sprechen der Zweitsprache. So zeigte sie, bevor sie das Sprechen in der Zweitsprache wagte, ein großes Bedürfnis nach Sicherheit spendenden Umständen, welche Stressreaktionen des autonomen Nervensystems regulieren (Melfsen et al., 2021). Vermutlich bedeutete das freie Sprechen der deutschen Sprache eine noch viel größere Herausforderung als das Vorlesen.

In Situationen, in denen die betroffenen Kinder nach kleinsten Interventionsschritten verlangen, um Fortschritte erzielen zu können, gilt es, als Therapeut*in ein großes Ausdauervermögen und viel Geduld vorzuweisen und sich selbst so regulieren zu können, dass die Klient*innen nicht durch unsere Unmuts-, Ungeduldsoder Ohnmachtsäußerungen verunsichert oder entmutigt werden.

Nun hatte es Yasmina geschafft, im Beisein der Therapeutin auf Deutsch und Arabisch einzelne Wörter zu äußern. Als Nächstes galt es, dieses Sprechen zu konsolidieren und auszuweiten.

8.1.3 Therapiephase 3: Vom Einwortsatz zum freien Plaudern

In den darauffolgenden Wochen wurden Spiele („Nanu!“, „Silben-Rallye“, „Na Logo!“) eingesetzt, bei denen Yasmina nur ein Wort auf Deutsch sagen musste. Die Mutter konnte sich dabei immer mehr zurückziehen. Vorerst saß sie im Zimmer (nicht mehr am Tisch), dann im Türrahmen, dann vor der Tür und schließlich war der Schritt geschafft und Yasmina sprach einzelne Wörter auf Deutsch mit der Therapeutin, ohne dass die Mutter anwesend sein musste. Dabei versteckte Yasmina zunächst ihren Mund und sprach hinter dem Handrücken (21. Sitzung).

Bald darauf (23. Sitzung) waren in den Spielen „Wer ist es?“ und „Sprechdachs“ erste kurze Sätze auf Deutsch möglich, der Mund blieb noch verdeckt. Dies konnte in den darauffolgenden

Sitzungen so erweitert werden, dass Yasmina beispielsweise Unterschiede auf einer Abbildung benannte oder zu Smileys abwechselnd mit der Therapeutin berichtete, was Erfreuliches, Trauriges oder Ärgerliches in der vergangenen Woche vorgefallen war.

Obwohl sich Yasmina (23. Sitzung) dazu bereit erklärt hatte, den Lehrenden live vorzulesen, wich sie dieser Aufgabe vorerst aus. Sie schaffte es nicht, das entsprechende Schreiben der Therapeutin mit einem Vorschlag für das Vorgehen der Lehrenden zu übergeben, auch dann nicht, als trotzdem ein Treffen zustande gekommen war. Offenbar war der Schritt, ohne die Mutter oder die Therapeutin ihre Stimme im Schulhaus erklingen zu lassen, noch immer zu groß.

In der Therapie aber sprach Yasmina immer entspannter in ganzen Sätzen, den Mund musste sie nicht mehr verdecken und sie konnte die Therapeutin beim Sprechen ansehen. Mit leuchtenden Augen berichtete sie der Therapeutin vor den Sommerferien, worauf sie sich im Hinblick auf die bevorstehenden Ferien im Libanon besonders freute.

Auch als Yasmina es geschafft hatte, erste Worte zur Therapeutin auf Deutsch zu sagen, ohne dass die Mutter anwesend sein musste, bedeutete dies noch nicht, dass sie entspannt plaudern konnte. Spiele, bei denen gesprochen werden musste, unterstützten diesen Prozess und halfen Yasmina dabei, ihr Sprechvermögen mit Spaß auszuweiten.

8.1.4 Therapiephase 4: Das Sprechen in die Schule bringen

Als Yasmina nach sechs Wochen Ferien das erste Mal wieder in die Therapie kam, war ein Rückschritt bemerkbar. Ihr Gesicht war wie versteinert und es kam vorerst kein Laut über die Lippen. Doch Yasmina fand mithilfe von vertrauten Übungen und Spielen zum Sprechen zurück, auch ohne, dass die Mutter anwesend sein musste. Wieder wünschte sie Regelspiele zu spielen und wurde dabei richtig frech – ein Phänomen, das der Therapeutin vom Spiel mit anderen Kindern mit selektivem Mutismus bekannt war. Die Therapeutin sollte gefälligst im Spiel verlieren, der Sieg wurde genossen und damit vermutlich das eigene Gefühl der Hilflosigkeit und der Unterlegenheit kompensiert. Yasmina erklärte sich zudem bereit, ihrer Klasse mithilfe des Diktiergeräts von den Ferien zu erzählen. Dieser große Schritt wurde sicher auch dadurch ermöglicht, dass Yasmina inzwischen eine gute Freundin in der Klasse gefunden hatte, die sie auch in Pausenspiele integrierte.

In den nun folgenden Therapiesitzungen wurde immer deutlicher, dass das freie Sprechen im Einzelsetting für Yasmina keine Herausforderung mehr darstellte. So konnte bis zu den Herbstferien das Sprechen in der Schule vorbereitet werden.

Bei einem erneuten Schulbesuch zeigte sich, dass aber auch hier in kleinen Schritten vorgegangen werden musste. Yasmina schaffte es zwar, mit der Therapeutin im Schulhaus zu sprechen, wenn sie zu zweit und in einem separaten Raum waren, sobald aber ihre Freundin dazu geholt wurde, verstummte sie.

Bei einer weiteren Sitzung im vertrauten Praxisraum besprachen Yasmina und die Therapeutin, wie sie beim nächsten Mal vorgehen wollten, wenn Yasminas Freundin dazukam und Yasmina mit ihr sprechen sollte. Yasmina konnte dabei auf ihre Erfahrungen zurückgreifen, die sie mit der Therapeutin in der Praxis gemacht hatte, und wünschte, dass ein ganz ähnliches Vorgehen im Schulhaus durchgeführt werden sollte: Sie wollte mit der Therapeutin in einem separaten Raum sprechen, ihre Freundin sollte zuerst draußen sitzen und zuhören.

Was Yasmina zu dieser Zeit aber bereits zuließ, war das Vorspielen von Aufnahmen auf dem Diktiergerät vor der ganzen Klasse. So hatte sie ihre Ferienerlebnisse auf das Diktiergerät gesprochen, sprach Zeichnungsdiktate darauf und berichtete mithilfe einer Aufnahme von den Herbstferien. Sie hatte schon viele Schilderungen von Ferienerlebnissen ihrer Klassenkameraden und -kameradinnen wie auch

Zeichnungsdiktate von ihnen gehört, endlich konnte sie nun selbst auch etwas beitragen.

In Absprache mit den beiden Lehrenden wurde nun eine Sequenz eingeleitet, in der die Therapie abwechselnd im Schulhaus und im Praxisraum stattfand. Für die Termine im Schulhaus nahm sich Yasmina jeweils vor, mit bestimmten Kindern ins Sprechen zu kommen. Die Lehrenden organisierten dafür einen separaten Raum in der Nähe des Klassenzimmers. Bei den Terminen in der Praxis wurden die neuen Erfolge im Therapieheft gewürdigt, aber auch Schwierigkeiten thematisiert, und es wurde überlegt, mit wem Yasmina als Nächstes sprechen wollte.

Für den ersten Termin im Schulhaus kam Yasmina interessanterweise mit einem anderen Vorschlag als ursprünglich angedacht: Sie wollte als erstes mit Taher sprechen, einem Jungen mit Arabisch als Muttersprache. Dies wurde ermöglicht. Die beiden spielten mit Unterstützung der Therapeutin ein Spiel, bei dem sich eins der beiden Kinder eine Person aus der Klasse ausdenken sollte und das andere mittels Fragen den richtigen Namen herausfinden musste. Die beiden führten das Spiel zuerst eine Runde auf Arabisch, dann auf Schweizerdeutsch durch. Yasmina strahlte!

Anschließend wurde in derselben Stunde Juna, Yasminas Freundin, ins Spiel einbezogen. Obwohl Yasmina in den vergangenen Monaten viel mehr Zeit mit Juna verbracht hatte als mit Taher, fiel ihr das Ins-Sprechen-Kommen mit Juna deutlich schwerer. Als Yasmina Fragen zum Kind stellen sollte, das sich Juna ausgedacht hatte, brachte sie vorerst keinen Ton heraus. Die Therapeutin bat Juna deshalb, sich umzudrehen, so dass Yasmina beim Sprechen keinen Blickkontakt halten musste, und half Yasmina bei den Ideen für mögliche Fragen. Es folgten erste kurze Fragen mit halblauter Stimme. So war ein weiterer wichtiger Schritt geschafft.

Um zu gewährleisten, dass Yasmina ab diesem Zeitpunkt mit Taher und Juna auch ohne die Anwesenheit der Therapeutin sprechen konnte, verließ Letztere nach erfolgreichem Sprechen von Yasmina den Raum für eine Weile. Und tatsächlich schaffte es Yasmina danach, sowohl mit Taher wie auch mit Juna bei sich zuhause und im schulischen Setting zu sprechen, wenn sie allein mit ihnen war.

Die folgenden Sitzungen im Schulhaus fanden auf Wunsch von Yasmina immer nach demselben Schema statt: Die Lehrenden schickten die gewünschten Kinder einzeln in einen separaten Raum und Yasmina spielte dort mit ihnen im Beisein der Therapeutin (und auch während kurzer Abwesenheiten der Therapeutin) das Spiel „Wer bin ich?". Wie schon bei Juna fiel es Yasmina nicht leicht, sich auf das Sprechen mit den Kindern ihrer Klasse einzulassen. Ihr Oberkörper war jeweils angespannt, der Blickkontakt wurde vorerst vermieden, das Sprechen fiel leise aus. Oftmals musste sich das Kind zuerst mit dem Rücken an den Tisch setzen, was von den Kindern fraglos akzeptiert und umgesetzt wurde. (Die Kinder freuten sich bis auf einige Ausnahmen alle sehr darauf, wenn Yasmina sie zum Spielen und Sprechen ausgewählt hatte.)

Auch die Lehrenden kamen einzeln zum Spielen und Sprechen. Hier zeigte Yasmina weniger Berührungsängste.

Im Anschluss an diese Treffen funktionierte das Sprechen mit den Kindern auch außerhalb des Raumes. Mit den einen sprach Yasmina mehr, mit den anderen weniger, zunächst aber nur, wenn sie zu zweit waren. Die Lehrenden wurden angeleitet, es so zu steuern, dass Yasmina ab und an Gelegenheit bekam, auch Schulisches beispielsweise in Form von Partnerarbeiten mit jenen Kindern zu bewältigen, mit denen sie neu sprechen konnte.

Die Sitzungen in der Praxis mussten nun auch dafür genutzt werden, mit Yasmina soziale Aspekte zu besprechen. Yasminas Freundin Juna hatte sich bei den Lehrenden berechtigterweise darüber zu beklagen begonnen, dass sie auch mit anderen Kindern die Pause verbringen und nicht nur mit Yasmina spielen wolle. Für Yasmina brach eine Welt zusammen. Sie reagierte mit Wut und Tränen und war offensichtlich stark verunsichert.

Im Rahmen eines „Pausenprojekts" wurde Yasmina von den Lehrenden dazu angewiesen, sich in der Pause auch auf ein Spiel mit weniger vertrauten Kindern einzulassen. Dies verlief nicht immer unproblematisch: Yasmina eckte an, zeigte sich manchmal etwas aggressiv und dabei wenig einsichtig. Die schwierigen Situationen wurden in den Einzeltherapiesitzungen zusammen mit der Therapeutin besprochen. Yasmina sah sich oft als Opfer und wurde dabei von ihrem Bruder bekräftigt, der Yasmina nach wie vor in den Pausen beschützte.

Ein Gespräch mit der Mutter wurde nötig, die einerseits Verständnis für die Klagen der Klassenkameraden und -kameradinnen zeigte, andererseits ihre Tochter aber auch in Schutz nahm und ebenfalls beklagte, dass Yasmina das Opfer sei. Sie wies aber auch darauf hin, dass Yasmina nichts über diese Vorfälle zu Hause berichtete. Es wurde offenbar, dass sich Yasmina schämte und vermeiden wollte, dass sie zusätzlich gerügt wurde.

Trotz dieser Vorfälle lief das „Ins-Sprechen-Kommen" mit den restlichen Kindern aus der Klasse ohne Probleme. Mit der Zeit wurde es sogar möglich, dass jeweils zwei Kinder gleichzeitig zum Spielen und Sprechen kamen. Insgesamt waren sechs Therapiesitzungen im Schulhaus nötig, bis Yasmina mit allen Kindern und den beiden Lehrenden sprechen konnte.

Hier wurde ein Vorgehen gewählt, das in dieser Form nicht immer realisierbar ist: Die Therapeutin diente für den Transfer des Sprechens als Brückenperson und besuchte Yasmina an jenem Ort, wo das Sprechen möglich werden sollte. Diese Maßnahme konnte umgesetzt werden, weil beide Lehrenden dazu bereit waren und die Schule in der Nähe der Praxis lag und deshalb die Termine im Schulhaus die zeitlichen Möglichkeiten der Therapeutin nicht allzu sehr strapazierten. Alternativ hätte eine Logopädin, eine Heilpädagogin oder eine der beiden Lehrenden diesen Prozess mit Yasmina durchführen können. Dazu hätte Yasmina die betreffende Person vorher in die Praxis eingeladen, um mit ihr dort ins Sprechen zu kommen.

Es war Yasminas ausdrücklicher Wunsch, dass die Treffen mit den Kindern auf immer dieselbe Weise durchgeführt wurden. Es schien ihr die nötige Sicherheit zu vermitteln.

Nicht selten wird erst im Laufe einer Therapie eines selektiv mutistischen Kindes deutlich, dass ihm soziale Fertigkeiten und Kompetenzen fehlen. Das war auch bei Yasmina der Fall. Dieser Umstand erstaunt nicht, wenn man bedenkt, dass die betroffenen Kinder dem Kontakt und Spiel mit anderen Kindern oft ausweichen, weil sie sich dazu nicht befähigt fühlen, da sie nicht mit ihnen sprechen können.

8.1.5 Therapiephase 5: Das Sprechen im Schulzimmer konsolidieren

Nachdem Yasmina mit Kindern oder Lehrenden im schulischen Setting einzeln sprechen konnte, galt es nun, dass sie dies auch in vorerst kleineren Gruppen, dann in der Halbklasse und schließlich in der ganzen Klasse bewältigen konnte.

Auch dieses Vorhaben wurde in kleine Schritte eingeteilt (siehe **Tabelle 8-1**, auch in der Mediathek). So sollte Yasmina beispielsweise in kleinen Gruppen zuerst nur vorlesen, bevor sie einfache Fragen beantworten und schließlich komplexere Inhalte formulieren sollte. Oder das Vorlesen sollte zuerst in kleinen Gruppen, dann in der Halbklasse und schließlich in der ganzen Klasse erfolgen.

Die Tabelle wurde den Lehrenden, der Mutter und Yasmina erläutert und Yasmina erklärte sich bereit dazu, dieses neue Vorhaben in Angriff zu nehmen. Die Therapie fand in den folgenden Monaten ausschließlich im Praxisraum statt. Yasmina führte zusammen mit den Lehrenden Protokoll darüber, wie das Sprechen in immer größeren Gruppen und bei immer komplexeren Inhalten verlief, die Fortschritte wurden jeweils im Therapieheft gewürdigt.

Tabelle 8-1: Sprechsituationen ermöglichen – Yasmina

Aspekt	Stufe 1	Stufe 2	Stufe 3	Stufe 4
Gruppengröße	Kleingruppe	Halbklasse/ nur Mädchen nur 2. Klasse	ganze Klasse (Kreis)	ganze Klasse (am Pult)
Umfang der Äußerung	ein Wort	mehrere Wörter	ein Satz	mehrere Sätze/ plaudern
Komplexität der Äußerung	etwas vorlesen	einfache Fragen beantworten/ einfache Inhalte ansprechen	über etwas berichten	komplexere Fragen beantworten/über komplexere Inhalte berichten
Nächste Ziele (mögliche Beispiele)	• Yasmina spricht in Kleingruppe über komplexere Inhalte. • Yasmina sagt in Halbklasse ein Wort bei Aufzählspiel (z. B. durchzählen). • Yasmine liest etwas nur den Mädchen vor.			

Ab und an mussten im Therapiesetting zudem erneut Konfliktsituationen besprochen werden, die sich im Schulalltag ergeben hatten. Zudem wünschte die Mutter, dass die Therapeutin mit Yasmina überlegte, wie sie auch mit Nachbarkindern ins Sprechen kommen könnte. Auch hier brachte Yasmina selbst die zündende Idee: Sie wollte die Kinder einladen und mit ihnen ein Tierratespiel spielen, ihr großer Bruder sollte dabei sein. Bereits eine Woche später konnte das Sprechen mit Nachbarkindern im Therapieheft gewürdigt werden.

Die Mutter forderte nun von Yasmina, dass sie auch in Geschäften, beim Kinderarzt und an anderen Orten spreche. Die Therapeutin coachte die Mutter so, dass diese adäquate Forderungen stellte und Yasmina auch hier Erfolge verbuchen konnte.

Vor den Sommerferien (Ende zweite Klasse) führte Yasminas Klasse eine Theateraufführung auf. Yasmina sollte einen Satz sagen. Zusammen mit der Therapeutin überlegte sie, wie sie das bewältigen könnte: Sie wünschte sich, bei diesem Satz nicht allein, sondern mit einer Freundin an ihrer Seite auf der Bühne zu stehen. Zudem wurde überlegt, wohin sie den Blick wenden sollte, wenn sie auf der Bühne stand und sprechen musste. Mittels Imaginationen wurde der bevorstehende Auftritt mehrere Male durchgegangen und zwei Hauptproben mit kleinem Publikum verhalfen Yasmina ebenfalls zu einem Gelingen. Voller Stolz zeigte die Mutter ein Video von Yasmina auf der Bühne, die dort zwar etwas angespannt wirkte, ihren einen Satz aber laut und deutlich sagen konnte.

Auch wenn es Yasmina in der vorherigen Therapiephase geschafft hatte, mit den einzelnen Kindern zu sprechen, bedeutete dies (noch) nicht, dass sie im Klassenverband sprach. Mit der Tabelle 8-1 bekamen die Lehrenden deshalb eine Anleitung, wie sie Yasmina diesbezüglich immer etwas mehr herausfordern konnten. Solche Sprech-Lern-Situationen zu bewältigen, verlangt von den Lehrenden einen Zusatzaufwand, der verständlicherweise nicht immer zu bewerkstelligen ist. Gleichwohl ist darauf hinzuweisen, dass selektiv mutistische Kinder in der Regel auf solche Extra-Arbeit angewiesen sind, um Fortschritte erbringen zu können.

8.1.6 Therapiephase 6: Soziale Kompetenzen in der Gruppentherapie aufbauen

Auf Wunsch der Lehrenden, die sich – nachdem Yasmina das Sprechen in der Klasse in verschiedensten Settings bewerkstelligen konnte – nach wie vor Sorgen um Yasminas soziale Fertigkeiten machten, nahm Yasmina noch für weitere acht Sitzungen an einer Gruppentherapie teil. Die Eltern zeigten sich einverstanden mit diesem Vorgehen, sie wünschten sich für ihre Tochter „nur das Beste".

In der Gruppentherapie musste Yasmina vorerst das Sprechen mit und vor weiteren fünf Kindern im gleichen Alter „erlernen". Zuerst sollte sie lernen, ihre Bedürfnisse adäquat anzumelden oder sich abzugrenzen, bevor sie dann in von den Therapeutinnen begleiteten Interventionen mit den anderen Kindern in Kontakt trat, mit ihnen Spiele spielte und verschiedene Situationen in Rollenspielen übte.

Mittels Hausaufgaben wurden die erlernten Inhalte auch auf den schulischen Alltag übertragen, dazu war die Therapeutin regelmäßig mit den Lehrenden im Kontakt. Der letzte Eintrag im Therapieheft, das auch in den Gruppentherapiesitzungen weitergeführt wurde, enthielt ein Foto, das die Mutter aufgenommen hatte: Yasmina zeigt dabei ihr Lachen!

8.1.7 Fazit

Fast drei Jahre dauerte die Begleitung von Yasmina, was einigen Lesenden vermutlich als „zu lang" vorkommen mag. Tatsächlich ist aber der Schlüssel dieser Therapie (und der Therapie anderer Kinder mit selektivem Mutismus), dass die Herausforderungen in kleinste und somit machbare Schritte zerlegt wurden. Macht man sich die beiden entscheidenden Faktoren dieser Therapie bewusst – das Vorgehen in kleinsten und somit bewältigbaren Schritten sowie das Vermitteln von Sicherheit in den verschiedenen Settings –, wird die Länge einer solchen Therapie nachvollziehbar.

Die Therapie von Yasmina blieb trotz der vielen Sitzungen immer lebendig, abwechslungsreich und manchmal auch überraschend – dank Yasmina, die sich mit ganzem Herzen auf die Therapie einließ, aber auch dank ihrer Mutter, die einen großen und energischen, aber auch feinfühligen Einsatz zeigte. Selten verlangte sie zu viel von ihrer Tochter, dennoch stellte sie Forderungen, auch wenn sie spürte, dass Yasmina (stark) zögerte. Hilfreich war dabei auch, dass die Mutter die schweizerdeutsche Sprache bereits beherrschte und so für ihre Tochter bezüglich der Kommunikation ein gutes Modell sein konnte. Yasminas Mutter bot ihrer Tochter nicht nur eine fordernde und gleichzeitig Sicherheit spendende Unterstützung, sondern zeigte ihr auch auf, wie sie sich in eine andere Kultur hineinbegeben konnte, ohne den Kontakt zur Herkunftskultur zu verlieren. Dass die Mutter zudem darauf bestanden hatte, dass Yasmina auch lernte, mit Nachbarskindern zu sprechen, war entscheidend dafür, dass Yasmina auch außerhalb der Schule den Schritt in die andere Kultur geschafft hatte. So bewegte sich Yasmina nun in ihrer Freizeit nicht mehr nur im Verwandtenkreis und damit in der eigenen Kultur, sondern sie hatte auch einen Freundeskreis gewonnen, der der Kultur des Gastlandes angehörte.

Ebenso hilfreich wie die Unterstützung der Mutter waren die Bemühungen der Lehrenden, die sich gelassen und offen auf die kleinsten Schritte in der Therapie einließen und gerne Extra-Arbeit in Kauf nahmen, um Yasmina weiterhelfen zu können.

Yasmina konnte so ein Netz von Bezugspersonen erleben, die sie einerseits herausforderten und sie andererseits unterstützten und ihre Fortschritte würdigten. Yasmina zeigte kaum Widerstand, sondern brachte schon bald eigene Ideen oder Wünsche adäquat ein. Zudem ließ sie sich (ab und an mit einem gewissen Zureden der Mutter) willig auf neue Herausforderungen ein. Das kann vielleicht erklären, weshalb der Therapeutin, der Mutter und den Lehrenden kein einziges Mal die Geduld ausging.

8.2 Lea: „Ja, man darf auch schweigen!"

Esther Marnelaki

Eine gelungene Zusammenarbeit zwischen Elternhaus, Schule und Logopädin, geschildert aus der Sicht der Logopädin sowie aus der Perspektive der Mutter.

8.2.1 Die Sicht der Logopädin

Lea war mit Jahrgang 2016 das jüngere Mädchen der Familie. Ihre um 18 Monate ältere, fürsorgliche Schwester habe für Lea bisher oft das Sprechen übernommen. Die Kinder waren in der Schweiz geboren worden. Ihre Eltern sprachen beide Englisch, was auch die Familiensprache war. Sie waren sehr um Integration bemüht, beteiligten sich aktiv im Dorf und Leas Mutter sprach bereits sehr gut Deutsch.

Lea besuchte ein Jahr vor ihrem Start im Kindergarten die Spielgruppe. Sie entwickelte bezüglich ihrer Schwierigkeiten mit der verbalen und nonverbalen Kommunikation einen immer größeren Leidensdruck. Die Mutter berichtete, dass Lea nach einem Besuch bei einer Freundin, bei der es ihr nicht gelungen war, laut zu sprechen, einen Tobsuchtsanfall hatte. Ende des ersten Kindergartenjahres wurde Lea zur logopädischen Abklärung angemeldet. Wir begannen daraufhin mit der logopädischen Therapie.

Die ersten zwei Therapiestunden waren ein gegenseitiges Abtasten. Dann kam bei mir der Moment, in dem ich „angebissen" hatte, in dem mir klar wurde, dass ich diese Herausforderung annehmen wollte und mich darauf freute. Es wurde mir wieder einmal bewusst, dass es für jede Zusammenarbeit das ausdrückliche „Ja" von allen beteiligten Seiten brauchte. Ich war mir sicher, dass Lea das Schaffen würde, und das Gefühl hatte mich seither nie mehr verlassen.

Auf einem Kindergartenausflug traf ich Lea zum ersten Mal. Als die Lehrende etwas erzählte, stand Lea im Kreis, angespannt, den Kopf gesenkt, ohne Blickkontakt aufzubauen, scheinbar völlig teilnahmslos. Sie sprach mit niemandem, beteiligte sich jedoch sichtlich gerne an Bewegungsspielen, spielte oft auch allein. Sie versuchte mehrmals mit einer Lehrende Kontakt aufzunehmen, indem sie sie kitzelte oder am Ärmel zupfte. Sehr auffällig war, wie sich Lea von den Anderen manipulieren ließ und wie die Kinder dies mit großer Selbstverständlichkeit taten. Es wurde ein Gegenstand gesucht und die Kinder wühlten in Leas Rucksack, den sie auf ihrem Rücken trug, ohne sie um Erlaubnis gefragt zu haben. Lea stand ganz verkrampft dort und ließ es über sich ergehen. Sie verfügte über keinerlei Strategien, sich dagegen zu wehren.

Lea litt immer mehr darunter, dass die Kinder im Kindergarten zunehmend nicht mehr mit ihr spielen wollten und sie ziemlich isoliert war. So versuchte sie oft eine Kontaktaufnahme mit anderen Kindern, indem sie sie neckte, zum Beispiel ein bisschen schubste, was die Kinder dann aber oft nicht mehr lustig fanden. Die Lehrende erzählte, dass sich die Kinder anfänglich auf ihre Weise große Mühe gegeben hatten, Lea zum Sprechen zu animieren. Als dies dann nicht gelang, wendeten sie sich mehr und mehr von ihr ab.

Therapieverlauf: Spielverhalten in der Therapie

Lea war auch in der Therapie zu Beginn wie versteinert. Ihr Blick war nach unten gerichtet und ihr Verhalten sehr kleinkindlich. Oft spielte sie, zum Beispiel beim Puppenstubenspiel, allein, spielte das Spiel nach eigener Regie. Wenn meine Figur mit einbezogen wurde, wurde diese „rumdirigiert".

Lea schien es nicht zu stören, wenn wir beim Spiel beide nicht sprachen. Spielsachen, die Lea haben wollte, entriss sie mir einfach. Darauf angesprochen, dass ich nicht wollte, dass die Kinder im Kindergarten meinten, sie sei noch ein kleines Baby, denn dies würden nur die ganz kleinen Kinder tun, bot ich ihr an, den

Wunsch, etwas zu bekommen, zum Beispiel mit den Augen auszudrücken. Lea stieg sofort darauf ein und schaute mir jeweils ganz tief in die Augen. Wenn ich nicht gleich darauf reagierte, blinzelte sie intensiv. Wenn Lea des Spiels überdrüssig wurde, packte sie es einfach weg. Wir machten ein Zeichen ab, das signalisieren sollte, wenn eine Spielerin nicht mehr weiterspielen wollte. Lea nahm diese Vorschläge sofort an und setzte sie um.

Wir planten, das Puppenhaus gemeinsam neu einzurichten und einander mit den Augen zu „fragen“, ob unsere „Einrichtungsideen“ bei der Anderen auf Einverständnis stießen. Lea begann diese nonverbalen Kommunikationsformen geschickt anzuwenden und war richtig glücklich und mit viel Elan dabei. In Rollenspielen verhielt sich Leas Figur oft „lustvoll“ aggressiv und respektlos meinen Figuren gegenüber. Sie hatte klar die „Oberhand“. Eier wurden auf deren Kopf aufgeklopft usw. Die Frage: „Wäre der nun wirklich von Kopf bis Fuß vollgekleckert?“, wurde von ihr genüsslich mit einem Nicken bejaht.

Lea hielt sich bei Spielen oft nicht an die Regeln, nahm zum Beispiel nach einer verlorenen Partie die „Belohnung“ einfach an sich. Der Papagei, (durch mich gespielt), spiegelte ihr Verhalten und flüsterte ihr die Regeln nochmals ins Ohr. Meine Frage: „Habt ihr ein Geheimnis, ihr zwei?“, wurde schmunzelnd von ihr bejaht. Der Papagei half Lea in der nächsten Runde beim Spiel und wir hielten uns alle drei an die Regeln. Auch nachdem am Thema „Regeleinhaltung“ gearbeitet worden war und Lea auf diesem Gebiet große Fortschritte gemacht hatte, griff sie immer wieder in Situationen, in denen sie sich unsicher fühlte, auf Regelbrüche zurück.

Jede von uns hatte sich einen Ort eingerichtet, zu dem die Eine nur mit Erlaubnis der Anderen Zutritt hatte. Der Papagei klopfte an Leas Tür und wollte eingelassen werden. Leas Hase verweigerte dem Papagei den Eintritt. Lea strahlte dabei und schüttelte energisch den Kopf. Als ihr Hase ins Nest des Papageis kommen wollte und dieser ablehnte, preschte der Hase einfach rein. Das Schimpfen des Papageis und sein Insistieren, dass diese Regel für alle gelte, sah der Hase dann ein und zog sich zurück. Leas Hase nahm den Geburtstagskuchen, den wir zuvor auf der gemeinsamen Spielwiese für unsere Tiere vorbereitet hatten, in sein Nest und begann ihn dort aufzuessen. Als der Papagei zu weinen begann, hoppelte der Hase zum Papageiennest, klopfte an und wurde eingelassen. Er tippte den Papagei sanft an und brachte ihm ein Stück Kuchen mit. Das Happy Birthday-Lied wurde gemeinsam getrötet und Lea freute sich sehr darüber.

Leas Mutter berichtete, dass sich Lea öfter über unangenehmes Verhalten der anderen Kinder ihr gegenüber beklage und dass die Kinder einfach nicht mehr damit aufhören würden. Dies konnte als Fortschritt betrachtet werden, da Lea begann, sich gegen das Manipuliertwerden aufzulehnen. Im Rollenspiel spielte Leas Figur ein Mädchen, das meine Figur plagte. Meine Figur versuchte Einhalt zu gebieten, indem sie ganz zaghaft mit der Hand das Stopp-Zeichen machte. Als Leas Figur gefragt wurde, ob sie das beeindruckt habe, schüttelte sie verneinend den Kopf. Dann begann meine Figur, sich richtig eklig zu benehmen und Lea versuchte zu Beginn, sich auch nur ganz sanft zu wehren. Die Figur hielt, sichtlich unbeeindruckt, an ihrem mühsamen Verhalten fest. Da nahm sich Lea das Kazoo. (Das Kazoo ist ein kleines Membranophon. Durch Ansprechen oder Ansingen wird eine Membran in Schwingung versetzt und damit der Ton der eigenen Stimme verändert). Sie veranstaltete einen Riesenkrach damit, was natürlich Eindruck machte und den gewünschten Erfolg brachte. Meine Frage, ob Lea dies im Kindergarten so versuchen wollte, verneinte sie. Wir einigten uns auf eine Geste, aber Lea war nicht überzeugt davon, dass dies in der Gruppe funktionieren könnte. Beim nächsten Mal fragte ich Lea, wie es ihr damit ergangen sei. Es war kein Erfolg gewesen. Ich sagte ihr, dass von meiner Seite her dieser Vorschlag etwas voreilig gewesen sei. Wir würden dies erst noch ganz oft zusammen üben. Sie könne es im Kindergarten dann anwenden, wenn sie sich dafür bereit fühle.

Auch das Grimassenschneiden, das Blasen, zum Beispiel das Mundharmonika Spielen, waren für Lea eine große Mutprobe. Wir hatten Bilder mit Esswaren vor uns und jede hatte ein Kazoo in der Hand. Man konnte bei den Bildern entweder Wohlgefallen „mmm" oder eben das Gegenteil, „wähh", ausdrücken. Lea fand das Spiel lustig und war sehr motiviert mitzumachen. Sie blies ins Kazoo, natürlich ohne den gewünschten Effekt, da beim Membranophon ohne Stimmeinsatz die Membran nicht in Schwingung versetzt wird (s. oben). Nach mehrmaligem Vorzeigen gelang es ihr auch, die Stimme einzusetzen. Es kam ein Ton aus ihrem Kazoo. Sie zuckte merklich zusammen und schaute mich erschrocken an, als sei sie bei etwas Schlimmem ertappt worden. Vermutlich waren der Spaß, den sie dem Spiel abgewinnen konnte und das Ausbleiben einer Reaktion von meiner Seite darauf, dass „da etwas zu hören war, die Faktoren, die es ihr ermöglichten, mutig zu sein und weiterzumachen. Sie war dann sehr ausdrucksstark, vor allem beim „Wäääh", und ihre körperliche Verspannung lockerte sich zusehends. Als Lea bereits gut ohne das Kazoo zurechtkam, sagte sie: „Ich brauche das Kazoo nicht mehr, wir können es wegwerfen". Wir einigten uns darauf, es an einem ganz speziellen Ort aufzubewahren.

Wir führten gemeinsam ein Heft, in welches wir Fotos einklebten oder Zeichnungen zu Aktivitäten der Therapie anfertigten. Ich schrieb einen Kommentar zu einem Bild und bot mich an, Leas Ideen ebenfalls aufzuschreiben. Zu Beginn, ohne Blickkontakt, sagte Lea ganz zaghaft und sehr leise ein Wort und es wurde sofort von mir – der „emsigen Sekretärin" – aufgeschrieben. So fand Lea Gefallen daran und diktierte viele Wörter, schon bald in „normaler" Lautstärke. Als das Thema ausgeschöpft war, diktierte sie immer weiter und „las" das Gesagte dann selbst vor. Das Heft zwischen uns und die Diktiersituation, bei der das Gegenüber sehr beschäftigt und Blickkontakt nicht gefragt war, schienen befreiend gewirkt zu haben.

Um eine Begrüßung zu vermeiden, schlich sich Lea zu Beginn jeweils an mir vorbei ins Zimmer. Also platzierten wir am Eingang vier Tafeln, die eine Auswahl an Begrüßungsmöglichkeiten anboten (mit der Hand, mit dem Fuß, flüsternd oder laut sprechend). Beim ersten Mal wählte Lea direkt das Flüstern aus. Es war eher ein stimmloses Flüstern, aber sie bewegte ihre Lippen dazu. Einige Sitzungen später stand Lea vor der Tür, marschierte auf die Bilder zu, tippte ganz lässig auf das Bild „laut sprechen", rief mir förmlich ein „Hallo" entgegen und trat fast hüpfend ins Zimmer ein. Ihre Körpersprache war verändert. Leas Gang hatte etwas „fest Entschlossenes", Übermütiges, richtiggehend Wippendes. Sie setzte sich, ohne zuerst ein paar Regelbrüche machen zu müssen, an den Tisch und war bereit für das Spiel.

Transfer in den Alltag

Dann meldete mir ihre Mutter, dass Lea ihr gegenüber geäußert habe, dass es ja eigentlich nichts bringen würde, wenn sie mit mir sprechen könnte. Denn im Kindergarten sei das Problem damit ja nicht gelöst. Diese Äußerung schien auch die Eltern zu verunsichern und wir trafen uns zu einem Elterngespräch. Die Elternkontakte und Gespräche waren ein sehr wichtiger Bestandteil der Therapie. Bei diesem Gespräch klärten wir die geplanten Schritte für den Transfer des im Therapiezimmer Gelernten in den Alltag.

Lea und ich luden die Lehrende des Kindergartens, die Lea sehr liebte und mit der zu sprechen sie sich so sehr wünschte, zu uns ins Therapiezimmer der Logopädie ein. Das Ziel war, gemeinsam mit dem Kazoo „lustige Spiele zu spielen". Lea hielt sich nicht mehr an die Regeln und die Sitzung geriet etwas außer Kontrolle. Ebenfalls kam zwischen der Lehrende und mir eine gewisse Unsicherheit auf, wer nun für das Einfordern der Regeln zuständig sei.

Zu diesem Zeitpunkt war das eine Situation, in der wir alle drei überfordert waren. Mir wurde bewusst, dass ich „Tempo rausnehmen“ musste, dass dies ein Vorgreifen eines „Endziels“ gewesen war. Nach dieser Erfahrung wurde es für mich einfacher, in jeder Stunde ausschließlich darauf zu achten, wo Lea gerade stand, um den nächsten Schritt darauf basierend zu planen. Wir luden eine Freundin von Lea ins Therapiezimmer der Logopädie zum Spiel ein. Lea zeigte zu Beginn wieder ein sehr kleinkindliches Spielverhalten und ihre Gefährtin war etwas hilflos und befremdet. Lea konnte, mit Hilfe einer Puppe, die zum Puppenhausspiel einlud, ihre Barriere überwinden, begann zusammen mit dem anderen Kind das Puppenhaus einzurichten und schaffte es bald, dabei laut zu sprechen. Das Mädchen kommentierte dies zuerst erstaunt. Nachdem ihr versichert wurde, dass Lea sehr gut sprechen könne, ließ sie sich auf das Spiel ein. Es war sehr schön zu beobachten, wie Lea zu einem altersgemäßen Spielverhalten fand, mit dem Kind den Spielverlauf verbal mitplante, Äußerungen wie: „Wärst du jetzt die Mutter?“ oder: „Kann ich diese Puppe haben?“ usw. dazu gehörten und wie Lea für das Kind zu einer interessanten und fantasievollen Mitspielerin wurde.

Lea wünschte sich, eine andere Freundin in die Logopädie einzuladen. Auf die Frage, ob sie Hilfsmittel oder andere Unterstützung brauche, konnte sie ganz klar sagen: „Zu Beginn möchte ich durch das Kartonrohr sprechen und etwa in der Mitte der Therapieeinheit werde ich die Rolle dann auf die Seite legen.“ Manchmal konnten Themen über den direkten Zugang gut abgesprochen werden, dann verweigerte sich Lea wieder. Wir hatten schön verzierte Kartonrollen auf Lager, da Lea zu Beginn der Therapie einen Gegenstand zwischen ihrem Mund und der Therapeutin gebraucht hatte, um mit Stimme sprechen zu können. Für ihre Freundin hatte sie ebenfalls eine Rolle zurechtgelegt. Lea sprach am Anfang der Stunde drei Sätze durch das Rohr, legte es weg und sprach für den Rest der Sitzung laut.

Wir hatten beschlossen, im Kindergarten, mit vier Kindern ihrer Wahl, in einem separaten Raum ein Spiel zu spielen. Dies war in einem Stadium, in dem sich Lea, wenn wir uns zu zweit bei geschlossener Türe in einem Raum im Kindergarten aufhielten, mit mir nur flüsternd unterhielt und, wenn im Korridor Schritte zu vernehmen waren, verstummte. Die Kinder spielten Tiere und ich wollte mich schlafen legen. Kaum hatte ich mich hingelegt, begannen die Kinder zu schreien. Lea konnte in dieser Gruppe ihre Stimme laut werden lassen, scherte aber immer wieder aus, um sich zu verstecken oder sich nicht an Regeln zu halten. Dabei zeigte sie ein kleinkindliches Verhalten. Mein Versuch, das Verstecken ins Spiel einzubauen, hatte keinen Erfolg, da die anderen Kinder nicht vom Spielablauf lassen wollten. Es war zu beobachten, wie sie sich „genervt“ fühlten und Lea als Spielpartnerin an Attraktivität verlor. Dies war für mich ein Zeichen, Lea wahrscheinlich etwas viel zugemutet zu haben und künftig Spiele mit mehr Struktur zu planen. Trotzdem konnte sie es als Erfolg verbuchen, im Kindergarten so „laut geworden“ zu sein.

Eine der nächsten Sitzungen fand wiederum im Kindergarten statt, zusammen mit drei Kindern nach Leas Wahl, an einem Nachmittag, an dem keine Lehrende im Haus war. Wir spielten zuerst das Spiel: „Na Logo“, bei dem die Kinder einen Begriff erraten mussten, den eine Mitspieler*in durch Pantomime, verbal erklärend oder zeichnend auszudrücken versuchte. Zu Beginn hielt Lea einen Bleistift in der Hand und spielte damit, scheinbar völlig unbeteiligt. Dann plötzlich rief sie die richtige Lösung. Ein Mädchen kommentierte: „Hä? Kannst du sprechen?“ Dies schien Lea unangenehm zu sein, und auf meine Erklärung, dass Lea sehr gut sprechen könne und heute mutig gewesen sei und es auch im Kindergarten geschafft habe, war das Thema erledigt. Die Kinder fanden es bei einigen Begriffen richtig schwierig, diese pantomimisch darzustellen und fragten immer wieder nach, ob sie das nun wirklich ganz ohne Sprechen machen müssten. Lea konnte sie mit richtig fantasie- und ausdrucksvollen Pantomimen beeindrucken. Während des ganzen Spiels zeigte Lea eine entspannte Körpersprache und unterhielt sich mit den Mädchen laut sprechend. Plötzlich öffnete sich die Tür und ein Junge der Klasse kam rein, was nicht geplant war.

Lea schaute auf, stutzte, ein kurzer Moment der Unsicherheit war zu spüren, dann wandte sie sich wieder dem Spiel zu und sprach unbeirrt und „wild entschlossen" laut weiter. Sie sprach ausgiebig, so als wollte sie den Sprachfluss nicht abbrechen lassen. Dies war ein wahrhaft magischer Moment. Ihre Kraft und ihr Willen, vorwärtszukommen und die Situation aktiv zu meistern und nicht den Rückzug zu wählen, waren beeindruckend. Der Junge stutzte und erklärte mir, dass Lea doch gar nicht sprechen könne. Die Antwort, dass Lea sehr gut sprechen könne und sich heute entschieden habe, dies auch in dieser Gruppe zu tun, genügte ihm ebenfalls. Er setzte sich neben Lea und die beiden hatten richtig Spaß.

Therapeutische Einheiten im Kindergarten im Kreis waren für Lea immer noch eine große Herausforderung, und nach Informationen der Lehrende hielt sie ihren Blick immer noch oft gesenkt. Wir trafen uns mit drei anderen Kindergartenkindern im Kindergarten, wiederum zu einem Zeitpunkt, bei dem niemand sonst im Haus war. Mit von der Partie war Max, die Handpuppe, die oft lieber schweigen wollte. Die Kinder saßen im Kreis, ich nahm den Platz der Lehrende ein. Die Kinder durften der Reihe nach ihr Lieblingsessen benennen. Als Max an der Reihe war, schwieg er und ich sagte den Kindern: „Max möchte nicht laut sprechen. Darf er das eigentlich?" Lea schaute mich etwas überrascht an, die anderen Kinder antworteten nicht und Lea sagte: „Ja, das darf er schon". Nachdem dies von meiner Seite bestätigt wurde, pflichteten ihr die Kinder bei. Auf die Frage, was man da machen könnte, da Max ihnen sehr gerne auch sein Lieblingsessen verraten würde, stand Lea auf, kam zur Maxpuppe und sagte: „Du kannst es mir auch einfach ins Ohr flüstern", was Max dann gerne tat. Lea war das Sprachrohr für Max und informierte ihre Freundinnen mit lauter Stimme, dass Max am liebsten Pizza isst. Einer der Momente, in denen Lea und ich wahrscheinlich gleichermaßen auf sie stolz waren.

In der Therapie klagte Max Lea sein Leid: „Ich kann einfach nicht sprechen im Kindergarten. Du kannst das bereits, ich habe dich gehört! Wie machst du das"? Lea antwortete: „Ich spreche einfach". Darauf machte Lea für Max das Mutritual, das wir manchmal eingesetzt hatten. „Mut, Mut, Mut, Mut, du tust mir gut!"

Im Kindergartenalltag schaffte es Lea bis zum Ende des zweiten Kindergartenjahres nicht, mit einer erwachsenen Person laut zu sprechen. Sie flüsterte aber ziemlich laut mit den Kindern, auch wenn die Lehrende anwesend war, manchmal sogar im Kreis. Handpuppe Max fragte Lea nach dem Stand der Dinge im Kindergarten. Sie antwortete: „Im Kindergarten? Nein, da rede ich nicht. Ich will das so!" Darauf Max: „Ist das denn eigentlich besser so?", Lea: „Ich mache es dort nicht!"

Kurz vor Kindergartenende, beim Kennenlernen der zukünftigen Lehrenden, kam Lea ins Therapiezimmer der Logopädie und versteckte sich sofort unter dem Trampolin. Nach kurzem Zureden, dass wir ihr Lieblingsspiel spielen werden, um der Lehrende mal zu zeigen, wie toll sie schon rechnen könne, kroch sie hervor und setzte sich hin. Sie drehte dann ihren Stuhl hoch und runter und wurde gebeten, ihn wieder auf Spielhöhe einzustellen. Lea reagierte nochmals mit einem Regelbruch. Diesmal konnte es auch als Testballon verstanden werden, um zu schauen, ob die Regeln bei der zukünftigen Lehrende immer noch gelten. Nach zweimaliger Bitte, sich doch an die Regeln zu halten, ließ sich Lea darauf ein und hatte großen Spaß beim Spiel, war ganz gelöst und sprach in adäquater Lautstärke.

Lea bekam Fotos ausgehändigt, die Gegenstände des Schulhausgebäudes zeigten. Zusammen mit der Lehrende machte sie sich auf den Weg und zeigte und erklärte dieser das Schulhaus. Es war sehr schön zu sehen, dass es ihr gelang, in kurzer Zeit einen Kontakt zu einer ihr gänzlich unbekannten Person aufzubauen.

Ebenfalls war es beeindruckend, wie schnell Lea ihren sicheren Rückzugsort unter dem Trampolin verlassen konnte. Wie große Fortschritte sie diesbezüglich doch gemacht hatte! Einmal mehr wurde klar, wie sehr überfordert sie sich früher in ähnlichen Situationen gefühlt haben musste.

Ein anderes Kind hatte einmal beim Therapieabschluss auf die Frage, welchen Ratschlag ich anderen Kindern, die auch lernen möchten, laut zu sprechen, geben könnte, geantwortet: „Man muss ganz schön mutig sein!" Dies erzählte ich Lea und bat sie ebenfalls um Rat. Sie meinte: „Ja, mutig und frech!".

Reflexion

Mein Glaube an Leas Fähigkeiten war wahrscheinlich eine wichtige Voraussetzung dafür, dass die Eltern Vertrauen zu mir aufbauen und sich darauf verlassen konnten, dass ich „den Weg schon kenne" und ihre Ansprechperson bleibe, sollten ihre Zuversicht und das Vertrauen zwischendurch ins Wanken geraten. Ebenfalls erachte ich es als wichtig, immer wieder zu betonen, dass es in der Therapie darum geht, das Potenzial des Kindes entfalten zu helfen. „Was Ihr Kind wieder geschafft hat!", hilft, so denke ich, den Eltern, richtig stolz auf ihr Kind zu sein und daran glauben zu können, dass es noch zu viel mehr fähig ist.

Die Information beim ersten Elterngespräch, dass ich in Supervision gehen werde, weil es mir wichtig sei, auch mein eigenes Verhalten mit jemandem reflektieren zu können, hat meiner Meinung nach ebenfalls dazu beigetragen, dass die Eltern mir ihr Kind „anvertraut" haben. Je besser die Basis abgestützt ist, desto besser trägt sie. Die Supervision bei Frau Nitza Katz-Bernstein, ihre Hilfestellungen und Anregungen, basierend auf einem so reichen Erfahrungsschatz, waren sehr hilfreich. Um mit Stagnationen oder Rückschlägen umgehen zu können, war das Wissen um die Möglichkeit eines Austauschs in der Supervision wichtig.

Lea auf ihrem Weg zu begleiten war so spannend, dass die Neugier auf das, was als Nächstes kommt und der Glaube an ihre Fähigkeiten kaum Angst vor Stagnation oder Rückschlägen aufkommen ließen.

Die enge Zusammenarbeit mit den Eltern war zentral. Ihre Feedbacks beispielsweise über Bemerkungen, die Lea zuhause gemacht und wie sie sich über die Therapiestunde geäußert hatte, waren sehr wertvoll. Ich konnte mich auch immer darauf verlassen, dass keine meiner Informationen zum Kind durchdrangen. Zudem vereinfachte es der häufige Austausch, das Befinden der Eltern zu ermitteln, um schon im Ansatz aufkommende Unsicherheiten, Vertrauenseinbrüche oder Ängste ansprechen zu können.

Die Analyse nach jeder Therapie, was gut gelaufen war, worauf wir aufbauen könnten, welche Hilfestellungen Lea für den nächsten Schritt bräuchte und welchen nächsten Schritt ich Lea vorschlagen könnte, war für mich sehr wichtig. Ich habe versucht, jedes Mal einen kleinen Schritt weiterzugehen, einen Faktor zu verändern, zum Beispiel eine neue Person dazu zu nehmen, die Lokalität zu ändern, ein neues Spiel zu spielen und gleichzeitig die restlichen Faktoren beizubehalten, um den bekannten Rahmen als Sicherheit bestehen zu lassen. Manchmal war der nächste Schritt auch einfach, mal Tempo rauszunehmen.

Lea ging oft auf den direkten Zugang, das Besprechen einer Situation oder eines Verhaltens, nicht ein, zum Beispiel wenn es um Themen ging, die das Einhalten von Regeln oder Disziplin betrafen und um Schritte, die ihr Angst machten.

Es wurde immer wieder klar, wie wertvoll das Rollenspiel in der Therapie ist und wie viele Inhalte für das Kind auf diese Weise lustvoll erarbeitet werden konnten. In Gruppensituationen empfand ich es manchmal als Herausforderung, konsequent zu bleiben, wenn es zum Beispiel darum ging, dass alle die Regeln einhalten mussten und Lea nicht mehr zu erlauben als anderen Kindern. Mir wurde ebenfalls bewusst, wie nötig das Festhalten am abgesteckten Rahmen war, denn jedes Mal, wenn ich die Grenzen etwas „verwischte", schien dies Lea zu verunsichern und sie scherte aus. Es galt auch zu verhindern, dass Lea unbewusst Nutzen aus dem Schweigen und der Gesamtsituation zog.

Beeindruckend war, wie die Aggressivität in Rollenspielen, das kleinkindliche Verhalten und die „Regelbrüche“ in dem Maße abnahmen, in dem Leas Kompetenzen in nonverbaler und verbaler Kommunikation zunahmen.

Die Lehrenden und das Personal der KiTa waren sehr offen für eine Zusammenarbeit und für Informationen zum Thema „selektiver Mutismus“. Zum Beispiel darüber, dass niemand „daran schuld ist“. Nach meiner Erfahrung bringt der Ratschlag: „Macht es nicht zu eurer Aufgabe, das Kind zum Sprechen zu bringen“, oft eine große Erleichterung und Entspannung. Er dämmt die Erwartungshaltung und das „auf den Mund schauen, ob da was kommt“, das auf die Kinder so belastend wirkt, ein.

Abschließend möchte ich gerne festhalten, dass ich mit Lea einmal mehr erleben durfte, wie bereichernd, spannend und facettenreich die Therapie mit einem selektiv mutistischen Kind ist.

8.2.2 Die Sicht der Mutter

Lea ist unsere zweite Tochter. Sie wurde in der Schweiz als Kind englischer Eltern geboren. Englisch ist die Sprache, die zu Hause gesprochen wird. (Der Beitrag ist eine Übersetzung. Anm. der Autorin). Ihr Kontakt mit der deutschen Sprache beschränkte sich als Baby auf das Spielen mit der Nachbarstochter und zahlreiche Mutter-Baby-Kurse. Im Jahr, bevor sie in den Kindergarten kam, besuchte sie an zwei Vormittagen pro Woche eine Schweizer Spielgruppe, an einem Tag pro Woche eine Krippe, in der schweizerdeutsch gesprochen wurde, sowie das wöchentliche MuKi Turnen mit mir. Lea sprach dort nur selten (gelegentlich ein Wort auf Englisch), aber wir nahmen an, dass sie gerade erst die Sprache erlernte (ihre Schwester hatte anfangs auch nicht viel gesprochen), meistens ging sie gerne hin. Beim MuKi Turnen war sie sehr eifrig dabei und genoss die Aktivitäten, machte aber nie beim Eingangslied mit. Sie stand dann ruhig an meiner Seite.

Dass es bei Lea mehr als nur um „Schüchternheit“ ging oder nur eine Frage des Vokabellernens war, wurde uns erst klar, als wir sie ein paar Wochen später im Kindergarten erlebten. Sie hatte eine wunderbare, warmherzige und erfahrene Erzieherin und ging mit ihrer Schwester in den DaZ-Unterricht im Kindergarten, wo sie gelegentlich sprach. Ihre Erzieherin erzählte uns dann aber, dass sie nicht mitsinge oder nicht spreche, und wieder nahmen wir an, sie sei nur schüchtern.

Wir waren dann aber regelrecht schockiert, als wir Lea im Kindergarten sahen, denn sie schien nicht nur still, sondern „eingefroren“ zu sein, wenn jemand mit ihr sprach, sie fühlte sich ungewöhnlich unwohl, wenn man ihr Fragen stellte oder ihr Aufmerksamkeit schenkte, und sie sprach nicht einmal mit anderen Kindern, obwohl wir wussten, dass sie den Wortschatz hatte.

Bei der Besprechung mit der Erzieherin bezüglich des Sprachstandes unserer Tochter wurde empfohlen, eine weitere Untersuchung durchzuführen. Das überraschte mich nicht. Ich hatte auch bereits begonnen zu recherchieren, was wir zu Hause tun könnten, damit sie sich wohler fühlte.

Als mir klar wurde, dass Lea größere Schwierigkeiten hatte, fühlte ich mich schuldig. Einerseits weil ich sie in eine von ihrer älteren Schwester getrennte Kindergartenklasse gesteckt hatte. Der Grund dafür war gewesen, dass sie nicht miteinander Englisch sprechen und sich dadurch sozial selbst ausschließen sollten und andererseits Schuldgefühle, weil ich ihr besonderes Verhalten nicht früher bemerkt hatte. Ich überlegte, ob wir Lea in sozialen Situationen unfair unter Druck gesetzt und dadurch die Blockade irgendwie verursacht hatten. Ich fragte mich auch, ob ich daran schuld war, denn ich hatte Lea daran gehindert, in der Spielgruppe am Daumen zu lutschen (eine Angewohnheit, die sie leider wieder aufgenommen hat).

Mein Mann und ich konnten mit Lea über ihren Mutismus sprechen – manchmal ist sie erleichtert darüber zu sprechen, und manchmal sagt sie uns, sie wolle jetzt nicht mehr darüber reden. Lea erklärte es folgendermaßen: „Ich kann in der Schule nicht sprechen, weil dort zu viele Leute sind und es zu laut ist, um zu sprechen“. Ich erinnere mich, dass wir einmal über Dinge sprachen, die die Erzieherin am Wochenende gerne machte, und ich sagte: „Ich wette, du würdest Frau Maag gerne von unserer Zeit im Schnee erzählen, und du bist traurig, dass du es ihr nicht sagen kannst“. Lea schaute mich erstaunt an und sagte: „Woher weißt du das, Mama – dass ich mich so fühle?“ Lea sieht ihre Erzieherin als „zu groß“ an, um mit ihr zu sprechen. Sie hat diese Worte auch meinem Mann gegenüber benutzt. Es ist klar, dass die Erzieherin sich von Herzen wünscht, dass Lea im Kindergarten mitmacht und redet – um Leas Willen, nicht um ihrer selbst willen – und Lea empfindet das als Druck. Daran ist niemand schuld und ich würde mir wünschen, dass sich das eines Tages auch ändert.

Zu meiner Erleichterung habe ich festgestellt, dass es eine ganze Menge Literatur für Eltern und Fachpersonen gibt – und auch einige gut gestaltete Förderbücher mit Geschichten für die Kinder selbst, die sie mit Familie und Freunden lesen können (*Can't Talk, Want to Talk* zum Beispiel). Das hat Lea und ihrer Schwester – und uns als Eltern – geholfen, konstruktive Gespräche über Gefühle und die Sichtweise anderer Kinder zu führen und zu erfahren, was Lea hilft und was nicht und was sie ausprobieren könnte.

Lea begann vor einem Jahr mit Logopädie und dank der warmherzigen, humor- und verständnisvollen Herangehensweise ihrer sachkundigen und fürsorglichen Logopädin und auch dank der Erzieherin, hat sie inzwischen große Fortschritte gemacht.

Nachdem die Logopädin eine spielerische Beziehung zu Lea aufgebaut und sie zur Mitarbeit motiviert hatte, spielte die Logopädin mit Lea, um zunächst die Freude an der Erzeugung von Lauten (mit dem Mund oder anderweitig) zu fördern und vor allem ihre vielseitigen Kommunikationsfähigkeiten zu stärken. Lea arbeitete an ihrer Körpersprache und daran, die Dinge, mit denen sie spielte, zu schützen und zu signalisieren, dass sie teilen wollte und besondere Zeichen zu setzen, damit die Erzieherin verstand, wenn sie ihr etwas mitteilen wollte. Sobald Lea mit einem „Kazoo“ oder einer einfachen Trompete differenzierte Töne erzeugen konnte, lud sie einen Freund ein und machte weitere Fortschritte, bis sie flüstern und sprechen konnte. Als es für Lea passte, wurden die Spiele in den leeren Kindergarten verlegt, wo nach und nach weitere Kinder hinzukamen.

Als Eltern begannen wir mit Leas Einverständnis jede Woche ein Kind aus ihrer Klasse für kurze Zeit zum Spielen zu uns einzuladen. Es gab Tage, an denen Lea von Anfang an in der Lage war, mit den Kindern zu sprechen, aber auch solche, an denen sie nicht mit ihnen interagieren wollte. Aber mit der Zeit wurde es besser. Am Anfang spielten oft ich oder Leas Schwester mit dem eingeladenen Kind, während Lea allein blieb. Mein Ratschlag wäre, eine kleine Bastelarbeit oder ein attraktives nonverbales Spiel zur Hand zu haben, um die Dinge in Gang zu bringen, da das freie Spiel normalerweise etwas Reden erfordert.

Lea wollte nicht reden.

Lea redete zu Hause nicht, wenn die Eltern des Kindes in der Nähe waren oder sich einmischten, aber nach kurzer Zeit wollte sie unbedingt zu anderen Kindern zum Spielen gehen. Ich versuchte, den jeweiligen Eltern vorher zu erklären, dass sie wahrscheinlich gar nichts sagen würde, und einige Eltern waren in dieser Hinsicht entspannter als andere. Wenn es aber vorkam, dass Lea von einem Elternteil zu einer Antwort gedrängt wurde und sie in dem Moment nicht in der Lage war, etwas zu sagen, brauchte sie nachher Stunden, um sich wieder zu beruhigen.

Im Nachhinein betrachtet hätte ich diesen Eltern Leas Schwierigkeiten besser erklären können, aber ich wollte/will nicht, dass sie der selektive Mutismus definiert. Diese Einzelgespräche zu Hause, über ein Jahr verteilt, waren der Schlüssel, dass die Kinder die „echte", lustige und gesprächige Lea kennenlernen konnten. Sie haben ihr geholfen, langsam zu einer akzeptablen Spielkameradin im Kindergarten zu werden. Lea hat jetzt einen engen Freund und zwei weitere Freundinnen in ihrer Klasse sowie ein paar andere Kinder gefunden, mit denen sie auch außerhalb der Schule eng befreundet ist. Sie ist jetzt so weit, dass sie sich auch mit den Eltern ihrer Freunde, die sie nicht unter Druck setzen, in deren Haus und bei uns zu Hause unterhalten kann.

Lea hatte auch darum gebeten, an einem Tag in der Woche statt eines außerschulischen Hobbys in den Hort gehen zu dürfen, was wir erlaubten. Eine ihrer Schulfreundinnen ging dorthin. Es war für Lea eine Chance, die Beziehung zu diesem Mädchen zu vertiefen, ohne viele andere Mädchen um sich herum zu haben und mit mehr Raum, in dem sie flüstern oder einfach allein spielen konnte. Wenn sie außerhalb des Hauses kommuniziert (winken, nicken oder sprechen usw.), unterstützen wir alle Versuche und ermutigen Lea, sich an diese positiven Erfahrungen zu erinnern, damit sie in anderen Situationen darauf aufbauen kann.

Heute ist es so, dass Lea sich zu Hause mit einer Gruppe von Freunden auf Deutsch und Englisch unterhalten und spielen kann, auch wenn andere Erwachsene dabei sind. Kürzlich feierte sie ihren sechsten Geburtstag in unserem Garten mit vier Schulfreunden (wir haben es absichtlich überschaubar gehalten) und war dort das lauteste Kind. Ich bin auch zwei Facebook-Gruppen beigetreten, die mit selektivem Mutismus zu tun haben. Es war interessant, die Erfahrungen und Herausforderungen anderer Familien und Kinder zu sehen, zu kommentieren und die Unterstützung, die wir erhalten haben, als Privileg zu empfinden.

Lea wird im August eingeschult. Sie muss noch Fortschritte im Klassenzimmer und im Umgang mit Menschen außerhalb des Hauses machen – mit anderen Kindern, die sie nicht kennt, mit Sporttrainern usw. Wir setzen große Hoffnungen in ihren Schulanfang und in eine weitere außerschulische Aktivität, respektieren aber, dass sie genügend Zeit zum Spielen und auch elterlichen Trost braucht.

Lea ist einfallsreich und witzig und möchte sich mitteilen – und sie hat etwas zu sagen – und deshalb sind wir zuversichtlich, dass sie weitere Fortschritte machen wird, solange sie weiterhin von verständnisvollen Erwachsenen umgeben ist.

8.3 Florin Heisenberg: Therapiebericht, Rückblick und Interview

Andrea Muchenberger-Gebauer

„Inmitten der Schwierigkeiten liegt die Möglichkeit" (Albert Einstein)

Florin, geb. 1996, erhielt die Diagnose des selektiven Mutismus von seiner Zahnärztin. Mit 10 Jahren bekam er von einer Kinder- und Jugendpsychiaterin einen „deutlich auffälligen" IQ-Wert diagnostiziert – heute hat er das Studium der Physik mit Auszeichnung abgeschlossen und ist auf dem Weg zur Promotion. Sein Weg dahin war mit einigen Schwierigkeiten verbunden.

Das Kapitel bildet den Weg vom Kindergarten über die Sprachheilschule an die Universität ab. Es erfolgt ein Einblick in das logopädische Vorgehen. Das Interview, welches für diesen Beitrag mit Florin und seinen Eltern geführt wurde, ermöglicht einen retrospektiven Blick aus der Sicht der Betroffenen.

8.3.1 Kindergarten und Schule

Im Interview schilderte Florin, dass er wenig Erinnerungen an die Zeit im Kindergarten habe. Er meinte, sich erinnern zu können, dass er diesen gerne besucht habe. Auf die Frage, ob es einen Ort im Kindergarten gab, an dem er sich besonders wohl gefühlt habe, nannte Florin die Bauecke und überhaupt bei den Spielsachen.

Die Eltern berichteten im Interview, dass Florin laut Aussagen der Erzieherin sehr zurückgezogen gewesen sei. Wenn er etwas gemalt habe, habe er es verdeckt. Er habe gar nicht gesprochen, die Erzieherin habe beobachtet, wie Florin mit seinen Eltern gesprochen habe, nachdem er abgeholt worden war. Florin sei zusammen mit seinem Freund Peter, ein Junge aus der Nachbarschaft, gerne in den Kindergarten gegangen. Diese Freundschaft zu Peter bestand über viele Jahre hinweg. Die Eltern meinten, dass es sehr wichtig gewesen wäre, wenn die Erzieher*innen über den selektiven Mutismus informiert gewesen wären und gewusst hätten, was förderlich im Umgang mit ihrem Sohn gewesen wäre. *„Das formuliert Florin uns gegenüber selbst auch so. Das formuliert er klar. Er sagt auch, dass er Glück hatte, dass er so kompetente Eltern hatte, die später, als die Diagnose bekannt war, das Umfeld immer wieder informiert haben“* (Mutter)

Florin besuchte aufgrund des Schweigens nach dem Kindergarten die Grundschulförderklasse für ein Jahr. Eine Diagnose war noch nicht gestellt.

Erste bis vierte Klasse: Beschulung in der Sprachheilschule – zwanzig Kilometer vom Wohnort entfernt

Weiterhin gab es keine Diagnose. Aufgrund der Symptomatik hat man sich aber für die Beschulung in der Sprachheilschule entschieden.

Auszug aus dem Interview mit Florin

Erinnerst Du Dich noch an deine Einschulung?

> Nein.

Kannst Du Dich an Situationen erinnern, die Du als hilfreich und unterstützend wahrgenommen hast? Oder an Lehrende, die Dir das Gefühl gegeben haben, Dich zu verstehen, die wussten, was für Dich hilfreich war?

> Ich denke, die Lehrenden waren verständnisvoll.

Auszug aus dem Interview mit den Eltern

> Aufgrund der Entfernung der Schule zum Wohnort fehlte das soziale Umfeld. Wir haben die Kinder aus der Schule zu uns eingeladen.
>
> Mit dem selektiven Mutismus waren sie in der Sprachheilschule überfordert. Die hatten Kinder, die ganz andere Sprachprobleme hatten. Gravierende Sprachprobleme. Das haben sie selbst auch mal gesagt. Die Lehrenden haben sich schon gekümmert und irgendwie versucht herauszufinden, was mit dem Kind los ist. Und sie haben uns auch Tipps gegeben. In dieser Zeit hatte er auch mal Logopädie, aber der Logopäde war persönlich gekränkt, weil Florin nicht mit ihm gearbeitet hat, weil er nicht mit ihm gesprochen hat. Das ging dann gar nicht. Damit waren wir mehrfach konfrontiert, wir wurden auch schon gefragt, ob wir Florin aufgehetzt hätten.

Diagnostik

Mutter: „Die Zahnärztin hat mir gesagt: „Der hat wahrscheinlich selektiven Mutismus“. Sie hat ihn ja erlebt, sie hat ihn ja behandelt. Damit konnte ich gar nichts anfangen. Na ja, und dann habe ich mich langsam schlau gemacht. Florin bekam dann Ergotherapie verschrieben. Die Ergotherapeutin hat mir ein Buch zum selektiven Mutismus besorgt, dies habe ich gelesen und gemerkt, dass die „Diagnose“ der Ärztin vermutlich zutrifft“.

Auszug aus der Akte des Sozialpädiatrischen Zentrums von 2003:

- Expressive Sprachstörung (Laut Bericht sei den Eltern keine Auffälligkeiten in der Sprachentwicklung aufgefallen.)[76]
- Wahrnehmungsstörung
- Motorische Entwicklungsverzögerung
- Störung der sozialen Ängstlichkeit
- Eine kinder- und jugendpsychiatrische Praxis diagnostiziert 2006 eine sprachfreie

76 Aus dem Bericht geht hervor, dass Florin erwartungsgemäß nichts gesagt hat, daher ist die Diagnose fragwürdig.

Grundintelligenz mit dem RAVEN-SPM[77] von IQ 85, PR 25 (knapp altersentsprechend).
- Mittels dem HAWIK III[78] wurde ein IQ von 73 im Verbalteil (PR 4) (sehr deutlich auffällig), im Handlungsteil ein IQ von 87 (PR 18) (auffällig), der Bereich der Unablenkbarkeit stach hervor mit einem IQ von 101 (PR 53). Der Gesamt-Test ermittelte einen IQ von 78 (PR 7) (deutlich auffällig).

Im Weiteren sind die Subtests des HAWIK III aufgeführt. Zwei Bereiche wirken aus heutiger Sicht wie eine Persiflage: beim Allgemeinen Verständnis (Praktische Urteilsfähigkeit, Erfassen von Situationen des Lebensalltags, soziale Intelligenz) und beim Wortschatztest wurde jeweils ein PR von 0,1 (sehr deutlich auffällig) ermittelt. Zitat der Eltern: *„Wenn man denkt, was da rausgekommen ist und was jetzt ist"*.

Erst 2007 wird in der Abteilung Psychiatrie und Psychotherapie des Kindes- und Jugendalters, Psychiatrische Tagesklinik die Diagnose des selektiven Mutismus gestellt:

Diagnosestellung

„Aufgrund der uns vorliegenden Informationen und Befunde kommen wir zu folgender diagnostischen Einschätzung nach dem multiaxialen Klassifikationsschema (ICD-10):
Achse I: selektiver Mutismus (F94.0); Chronisch motorische Tic-Störung (F95.1)
Achse II: kombinierte Entwicklungsstörung mit Störung der visuellen und akustischen Wahrnehmungsverarbeitung (F83), umschriebene Entwicklungsstörung der motorischen Funktionen (F82, Testung 2003)
Achse III: Intelligenz leicht unterdurchschnittlich, Gesamt IQ 78, HAWK III 2006 bzw. Intelligenz im untersten Normbereich an der Grenze zur Lernbehinderung (Sprachfreie Grundintelligenz nach Raven IQ 85, HAWIK III: Gesamt IQ 78)
Achse IV: Expressive Sprachstörung im Sinne einer Sprachentwicklungsstörung (F80.1), Muskuläre Hypotonie
Achse V: Beginnende mutistische Symptomatik beim Bruder (Z81.8) Elterliche und schulische Überfürsorglichkeit (Z62.1)
Achse IV: Deutliche soziale Beeinträchtigung (Grad 4)".

8.3.2 Sprachheilschule und Internat

Zitat der Eltern: „Man wusste lange nicht, was Sache ist. Und dann hat man Angst bekommen und hat ihn in die Tagesklinik überwiesen." Von August 2006 bis Januar 2007 wurde Florin in der psychiatrischen Tagesklinik behandelt.

Zusammenfassung im Bericht der Tagesklinik 22.01.2007

„Wir sahen einen Jungen mit einer ausgeprägten mutistischen Symptomatik. Auch während des Aufenthaltes sprach der Junge nur selten, wenn dann leise und in hoher Stimme. Der Junge wirkt häufig angespannt und ängstlich, allerdings besserte sich die mutistische Symptomatik durch intensive heilpädagogische, ergotherapeutische, musiktherapeutische und verhaltenstherapeutische Unterstützung. Weiterhin spricht der Junge allerdings sehr wenig. Für mutistische Störungen sind diese langwierigen, therapieschwierigen Verläufe jedoch gut bekannt. Ein Versuch mit Benzodiazepinen über drei Tage zur Angstreduktion führte zu keiner Besserung der mutistischen Symptomatik. Zu Hause ergaben sich deutliche Verbesserungen. Florin wirkte dort deutlich gelöster, weniger angespannt, geht auch mal ans Telefon und geht auch auf Fremde zu, was er früher eher nicht getan hat. Eine Ursache des Mutismus kann nicht eindeutig eruiert werden, wir interpretieren das Nicht-Sprechen zum einen im Sinne einer Ängstlichkeit, in wesentlich geringerem Maße auch im Sinne eines Trotzes oder einer Suche nach Aufmerksamkeit".

77 Der RAVEN-SPM ist ein sprachfreier Multiple-Choice Intelligenztest.
78 Der HAWIK-III ist ein Intelligenztest, der in einen Verbal- und in einen Handlungsteil gegliedert ist.

Im Weiteren sprach man die Empfehlung für die Beschulung in der Sprachheilschule mit Unterbringung im Internat aus, um eine drohende seelische Behinderung zu vermeiden.

Die Eltern berichten aus der Zeit der Tagesklinik:

> Er war auch in der Tagesklinik der Exot. Die hatten viele Kinder mit ADHS. Diese bedienten ihn, er hat mit seiner Gestik gearbeitet. Er war beliebt, aber mit Sprechen war nichts. Die anderen Kinder übernahmen das für ihn. Die schafften das nicht in der Tagesklinik.

Aufgrund von Ungeschicklichkeit der Fein- und Grobmotorik hatte Florin fünf Jahre lang Ergotherapie. Die Eltern sagen dazu:

> Die Ergotherapeutin ging super auf Florin ein. Sie sah ihn als ganze Persönlichkeit. Er ging gerne hin. Sie arbeitete auch mit Kopfhörern mit ihm. Dabei musste er Wörter nachsprechen.

Von der 4. bis zur 7. Klasse folgte die Beschulung in der Sprachheilschule mit Unterbringung im Internat – 125 km vom Wohnort entfernt. Die Eltern berichten aus der Zeit in der Sprachheilschule, dass Florin von den kleinen Klassen und den Angeboten wie z. B. Selbstsicherheitstraining profitiert habe. Die Mutter sagte dazu:

> Für mich war die Beschulung in der Sprachheilschule schwierig, weil Florin weg war. Und ich weiß von den Erzieherinnen der Wohngruppe, dass Florin früh zu Bett gegangen sei, damit der Tag nicht so lange ist. Wir denken, dass diese Zeit auch für Florin die schwierigste Zeit war.

8.3.3 Logopädische Therapie

Im Juni 2009 wurde der mittlerweile 13-jährige Florin bei mir zur Logopädischen Therapie angemeldet. Zu dieser Zeit besuchte er weiterhin die Sprachheilschule und war im Internat untergebracht. Insgesamt fanden 74 Therapieeinheiten über vier Jahre hinweg statt.

Logopädische Anamnese

Die Eltern berichteten von den oben genannten Abklärungen und Interventionen. Florin ist der erstgeborene Sohn akademisch ausgebildeter Eltern. Er kam per Kaiserschnitt aufgrund einer Beckenendlage zur Welt. Bereits im Kindergarten sei Florin sehr zurückhaltend gewesen, so habe er zum Beispiel die Zeichnungen jeweils zugehalten. Der jüngere Bruder von Florin sei auch eher zurückhaltend, aber nicht mutistisch. Florin habe einmal gesagt, er wolle nicht älter werden und er hätte gerne einen Zwillingsbruder.

Meine Frage nach besonderen Fähigkeiten wird reichhaltig beantwortet: Florin sei ein guter Schwimmer, er spiele gut Tennis, fahre gerne Rad, klettere gerne und er habe einen ausgezeichneten Orientierungssinn. Florin male gerne und gut und würde gerne Gitarre lernen. Er habe eine gute Streitkultur, in Diskussionen führe er gute Argumente an und er halte sich an Regeln. Kürzlich habe man den Geburtstag auf der Kartbahn gefeiert, die Eltern konnten beobachten, dass der Junge mutig geworden sei. Florin wurde von seinen Eltern als sehr vielseitig beschrieben, er backe z. B. auch gerne Brot für die Familie. Lob sei Florin offenbar peinlich. In der Schule habe Florin gute Noten.

Die Eltern seien sich einig, dass Florin im derzeitigen Setting nicht gut aufgehoben sei, auch weil er schulisch unterfordert sei. Das Ziel von Florin sei es, eine höhere Schule zu besuchen.

Logopädische Diagnostik

Ich führte unter anderem mittels „The communication rating scale" und „All about me" (Johnson & Wintgens, 2016) eine logopädische Diagnostik durch. Diese beiden Instrumente gaben mir zum einen ein gutes Bild über die Situationen, in denen Florin spricht, zusätzlich bildet „All about me" die Interessen und Vorlieben ab. Für mich ist dies eine zentrale Grundlage, weil ich mich im Verlauf der Therapie immer daran orientiere und mir dies zu Nutze mache, auch im Sinne eines motivationalen Lernens.

Florin gab in der „Communication Rating Scale“ an, dass ihm vor Allem das Sprechen in der Klasse schwerfalle. Er nannte ein paar Namen von Lehrenden, mit denen ihm das Sprechen leichter falle. Diskussionen in der Klasse zu führen oder die eigene Meinung zu vertreten bewertete er als besonders herausfordernd, ebenso die Kommunikation mit Fremden.

Im Fragebogen „All about me“ gab er an, dass er in allen Sportarten überwiegend gut sei, lieber fernsehe, anstatt zu lesen, interessiert sei an Kinobesuchen, er beschäftigte sich gerne mit dem Computer. Eine Vorliebe für Tiere stach hervor, ebenso wie die Einschätzung, dass er genug Freunde habe. Den Wunsch, weniger schüchtern zu sein, bewertet Florin mit eins von vier, offenbar litt Florin nicht sehr unter seinem selektiven Mutismus? Er fühlte sich von anderen Menschen geschätzt. Schriftlich zu kommunizieren, bewertete Florin als die für ihn einfachste Form, es sei einfacher auf Fragen zu antworten, als selbst etwas zu formulieren.

Im „Evaluationsbogen für das sozialinteraktive Kommunikationsverhalten bei Mutismus“ (Hartmann & Lange, 2006) bildet sich ein vergleichbares, bzw. ein für selektiv mutistische Jugendliche typisches Profil ab.

Zu dem Zeitpunkt hat Florin bei mir Fragen mit „Ja“ und „Nein“ beantwortet, allenfalls auch kurze Antworten formuliert. Auffallend war, dass Florin sehr leise und mit einer hohen Sprechstimmlage gesprochen hat.

Logopädische Therapie

Grundlage für mein therapeutisches Vorgehen waren unter anderem das Therapiekonzept für selektiv mutistische Kinder von Katz-Bernstein (2005), sowie Elemente aus dem Konzept SYMUT (Systemische Mutismus Therapie) von Hartmann (2006). Zentral in der Therapie des selektiven Mutismus ist die Vernetzung mit allen Beteiligten im System und eine transparente Kommunikation untereinander.

Das therapeutische Vorgehen gliederte sich in verschiedene Phasen. Zunächst ging es darum, im Rahmen der Therapie einen „Safe Place“ (Kapitel 2.1) zu schaffen. Dies bedeutet, möglichst viel Sicherheit auf allen Ebenen herzustellen und eine Stärkung zu erzielen. Auch definierte ich zusammen mit Florin die Ziele. Grundlage für die Zielformulierung waren u. a. das Erstellen von Collagen, anhand derer wir ein Ranking für Kommunikationssituationen erstellten, hinsichtlich Situationen, die für Florin bedeutsam waren, sich äußern zu können. Gemeinsame Handlungen, Bastel- und Werkarbeiten sind ein hervorragendes Medium, einerseits für die Gestaltung von Beziehungen, andererseits aber auch, um miteinander über die Kooperation ins Gespräch zu kommen.

Ebenso erstellten wir einen „Therapievertrag“. Dies schafft eine Verbindlichkeit, die insbesondere für Jugendliche hilfreich sein kann. Wir starteten mit folgenden Inhalten: Antworten „ja“, „nein“ und Ein-Wort-Antworten, in der Schule auf Fragen der Lehrer*innen antworten, in der Schule selbst melden, melden und etwas vorlesen. Im Verlauf der Therapie wurden die Inhalte immer wieder angepasst, der Schwierigkeitsgrad erhöht.

In einer Zeichnung stellte Florin den Mutismus als „Gespenst“ (**Abbildung 8-1**) dar. Dies dient der Unterstützung der Zuversicht und der Ich-Stärkung. Das Thema lautet: „Wer ist größer, das Mutismusgespenst oder du?“ (Hartmann, 2006). Dass Florin das Gespenst eher freundlich darstellte und kleiner, als er selbst, könnte ein Hinweis darauf gewesen sein, dass der Leidensdruck aufgrund des selektiven Schweigens als nicht übermächtig wahrgenommen wurde.

Mit meiner Unterstützung hat Florin einen Therapieslogan formuliert: „Ich werde sprechen!“ Alles, was wir in der Therapie erarbeiten, alle Übungen, die zu Hause durchgeführt

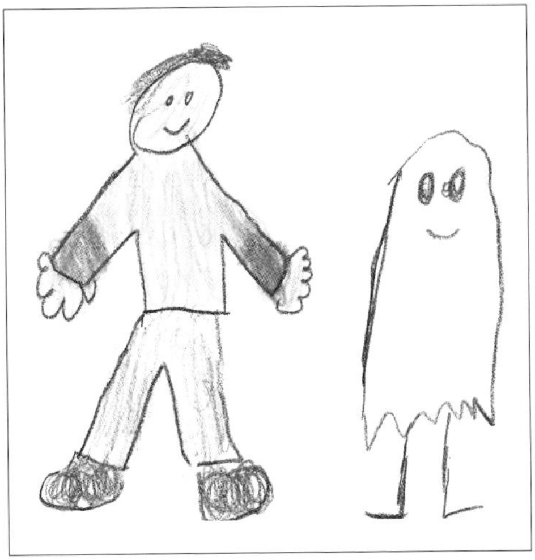

Abbildung 8-1: Mutismusgespenst

werden, alle Aufgaben, die bewältigt werden, dienen der Erreichung des Ziels. Der Therapieslogan vermittelt (auto)suggestive Zuversicht (Hartmann, 2006).

Im Rahmen der Therapie übten wir viel und regelmäßig das Sprechen mit verschiedenen Kommunikationsspielen. Die Auswahl des Materials orientierte sich dabei an den Interessen von Florin, somit hielten beispielsweise Asterix, Obelix und Idefix Einzug bei uns in die Therapie.

Im September 2009 fand ein Austausch mit der Leitung der Sprachheilschule statt:

> Bisher sind kaum Fortschritte erkennbar, Florin spricht nur auf Anfrage mit hoher, leiser Stimme, er muss täglich etwas vorlesen mit zunehmender räumlicher Distanz, in der Gruppe ist der Junge akzeptiert. Er zeigt keine Eigeninitiative, die Erzieherin lässt ihn stehen, wenn er nicht spricht, dies bringt ihn in Verzug und in Stress, Florin pflegt eher zu jüngeren Kindern Kontakte. Er hält sich nicht an den Vertrag, der mit ihm vereinbart wurde, dies soll beim nächsten Austausch mit den Eltern thematisiert werden. Die Sprachheilschule vertritt die Position, dass ein Hauptschulabschluss ohne mündliche Leistungen nicht erfolgen kann, somit soll mit den Eltern die Aufnahme in ein Sonderpädagogisches Bildungs- und Beratungszentrum diskutiert werden.

Florin sprach weiterhin auch in der Logopädie mit einer sehr hohen Stimme, seine Haltung war meist leicht gebeugt. Folglich waren auch Stimm- und Körperübungen Teil der Therapie. Ziel war einerseits die Sensibilisierung für die Eigenwahrnehmung, es ging aber auch darum, Varianten kennenzulernen und umzusetzen, z.B.: „Wie spricht Napoleon zu seinen Soldaten?“ Wie fühlt es sich an, dabei gebeugt, versus aufrecht zu stehen? Florin gelang es schnell sehr gut, Anregungen in Form von Körperübungen umzusetzen. Die Stimme zu erheben und die tiefen Stimmlagen zu nutzen, war zu diesem Zeitpunkt noch sehr schwierig.

Immer wieder arbeiteten wir auf der Metaebene, indem wir zum Beispiel Fotos betrachteten und überlegten, wie der Mensch auf dem Foto etwas sagen würde, um im Anschluss damit zu spielen, wie feuern die Fans im Stadion die Spieler an, wie spricht ein Vater ein ernstes Wort zu seinen Kindern, wie spricht der Polizist, wenn er jemanden verwarnen muss?

8.3.4 Transfer der Therapieinhalte in den Alltag

Das Leben von Florin fand damals in der Familie, in der Schule und im Internat statt. Um die Übungen im Lebensumfeld zu verankern, erstellten wir einen Wochenplan. Da von Florin wenige Ideen kamen, machte ich meist Vorschläge für Übungen, wichtig erschien mir jedoch, dass Florin die Aufgaben selbst wählen konnte, um die Motivation für die Durchführung zu gewährleisten.

In einem Elterngespräch im Oktober 2009 war das zentrale Thema die Frage, ob Florin in der aktuellen Institution gut aufgehoben sei. Die Eltern äußerten deutliche Zweifel, da Florin in der Schule unterfordert sei und sich im Internat nicht wohl fühle. Wir diskutierten die Voraussetzungen, die erfüllt sein müssten, um einen Wechsel zu befürworten.

Die Fragestellung des Wechsels der Schule und eine Rückkehr nach Hause stand nun im Raum.

Nach der ersten Phase der Therapie von vier bis fünf Monaten konnten wir schon daran denken, die Kommunikation außerhalb der Therapie zu üben. Zunächst erstellten wir, basierend auf dem Konzept von Katz-Bernstein, Hierarchien des Ortes, der Personen und der Sprechweise. „Eine Verhaltensmodifikation mit ihren desensibilisierenden kleinen Schritten ist prädestiniert, um das Symptom direkt anzugehen." (Katz-Bernstein, 2005)

Florin wusste meist recht schnell, was er wollte und was nicht. Dies zog sich durch die ganze Zeit der Therapie hindurch. Er erhielt oft eine Auswahl von mir an Möglichkeiten und konnte bestimmt äußern, was für ihn passte und was nicht. Ich empfand es entlastend zu wissen, dass er diesbezüglich Sorge für sich selbst trug, war aber auch beeindruckt davon, zu sehen, dass er in diesem Rahmen seine Interessen zu vertreten wusste.

Der Gang zum Bäcker sollte die erste „in-Vivo" Übungseinheit sein. Diese möchte ich hier kurz exemplarisch für viele weitere, zunehmend schwierige Übungen abbilden.

Wir besprachen einige Details: Was läuft beim Betreten des Geschäfts ab? Augenkontakt wird hergestellt. Welche Körperempfindungen könnten auftreten? Was könnte am schwierigsten sein? Sind die Reaktionen einschätzbar oder nicht? Welche Möglichkeiten gibt es, um auf etwas Unvorhergesehenes zu reagieren?

In einem zweiten Schritt übten wir den Ablauf mit wechselnden Rollen. Immer wieder zeichneten wir die Rollenspiele auch per Video auf, um sie im Anschluss auszuwerten – was war gut gelungen, wie kann man diese gelungenen Momente noch ausbauen? Humor war ein ständiger Begleiter, sodass wir beim Üben immer wieder Spaß und Freude hatten. Der erste Gang zum Bäcker konnte schon gleich als Erfolg verbucht werden, Florin hat mit lauter Stimme Backwaren bestellt und eine kurze Konversation geführt.

Diese kleinen und großen Erfolge in der Therapie begleiten zu dürfen ist etwas, was die Arbeit besonders wertvoll macht. Gemeinsam arbeitet man auf Herausforderungen hin, stellt sich die Situationen vor, übt, zweifelt, ermutigt. Um dann die Freude über die neu erworbene Fähigkeit zu teilen.

Ende 2009 hatte ich einen Austausch mit dem Klassenlehrer der Sprachheilschule (Internat):

> Eine Lernbehinderung, wie in den Berichten beschrieben, ist für ihn nicht erkennbar, die Diagnose nicht nachvollziehbar. Er hat Florin gegenüber seine Zweifel hinsichtlich eines bevorstehenden Praktikums geäußert – er habe „ein schlechtes Gefühl". Er verlangt nun von Florin, dass er seine Meinung vertritt und eine Präsentation halte. Dies konnte Florin nicht, er hat dafür die Note 6[79] bekommen.

Mit den Eltern bestand durchgehend eine sehr enge Kooperation. Sie brachten sich engagiert ein und beteiligten sich daran, gemeinsame Ziele und Übungen zu definieren. Die Anforderungen wurden auch zu Hause erhöht. Zusammen mit Florin wurde entschieden, dass das selbständige Einkaufen, das Abheben des Telefons und im Restaurant selbst die Bestellung aufzugeben, gute Übungsfelder seien.

In einem Austausch im Januar 2010 mit der Leitung des Internats berichtete diese, dass Florin eine Trainingsgruppe zum Erlernen von Selbstsicherheit besucht hat. Diese würde von allen Schüler*innen durchlaufen, es gehe unter anderem auch um die Kommunikation nach außen. Florin hat alle Aufträge problemlos erfüllt in den ihm zur Verfügung stehenden Möglichkeiten. Eine spezifische Mutismustherapie findet nicht statt, der Aufwand dafür ist zu groß, die Institution arbeitet nach dem syste-

79 Nach der deutschen Notenskala

mischen Ansatz. Florin nutzt seine Möglichkeiten nicht.

In einem Gespräch im Februar 2010 mit den Eltern berichteten diese, dass das Sprachheilzentrum einen Wechsel in ein sonderpädagogisches Bildungs- und Beratungszentrum vorgeschlagen hat, eine Institution für hör- und sprachbehinderte Jugendliche. Dies sahen die Eltern als keine gute Lösung an, zumal Florin schulisch aktuell unterfordert ist. Die Beschulung in der Realschule am Heimatort wurde erneut thematisiert, ein Gespräch mit der Rektorin hat bereits stattgefunden.

Weitere Unterstützung: Familiensystemische Intervention

Die Eltern zeigten Schwierigkeiten, Florin die gestellten Aufgaben zuzutrauen. Es fiel ihnen immer wieder schwer, etablierte Muster loszulassen. Daher schlug ich eine familiensystemische Intervention vor. Die Familie entschied sich für die Unterstützung durch eine systemisch ausgerichtete Therapeutin. Sie erkannten, dass alte Muster aufgebrochen werden sollten, um Florin Schritte zu ermöglichen.

Es ist wichtig, das Verhalten von Eltern zu würdigen und ohne Vorwürfe oder Schuldzuweisungen zu agieren. Im Fall von Florin steckten die Eltern über Jahre in Sorge über sein Verhalten. Immer wieder waren sie konfrontiert mit vielen Unsicherheiten, auch seitens der Fachpersonen. Die gestellten Diagnosen trugen eher zu einer Verunsicherung bei als zu einer Ermutigung, die Schwierigkeiten zu überwinden. Die große Bereitschaft, Florin zu unterstützen und auch eigene Muster zu hinterfragen, ist eine große Ressource der Familie von Florin und hat die Zusammenarbeit geprägt.

Im Februar 2010 fand im Sprachheilzentrum ein Gespräch mit Florin, den Eltern, der Leitung des Zentrums, dem Psychologen, dem Klassenlehrer und mit mir statt. Entgegen der Empfehlung des Sprachheilzentrums wurde der Schulwechsel in die Realschule des Wohnortes entschieden. Die Fachpersonen des Sprachheilzentrums zweifelten daran, dass Florin im Setting einer Regelschule partizipieren könne. Die Eltern und Florin selbst brachten deutlich zum Ausdruck, dass es ihnen wichtig sei, einen Wechsel zu versuchen. Ich selbst hatte auch Bedenken zum damaligen Zeitpunkt, war aber bereit, Florin und seine Eltern zu unterstützen. Ich spürte einen Willen und vertraute darauf, dass dieser Wille den Prozess positiv beeinflussen könnte.

Erhöhung der Anforderungen

Die Motivation für einen Schulwechsel nutzte ich für die therapeutischen Interventionen. In Absprache mit Florin, seinen Eltern und den Fachpersonen des Sprachheilzentrums erhöhten wir die Anforderungen. Damals fiel es Florin noch immer schwer, eigene Ideen oder Themenwünsche für Übungen einzubringen, sodass ich ihm weiterhin eine Auswahl zur Verfügung stellte. Wieder arbeiteten wir mit Hierarchien: Was ist am schwierigsten, was macht am meisten Spaß, welche Aktivitäten bergen viele Übungsmöglichkeiten in sich?

So kam es, dass Florin unter anderem in der Gruppe einen Spielnachmittag und einen Filmabend organisierte. Die Spiele lieh er völlig eigenständig in der Ludothek vor Ort aus, die Filme in der Videothek. Ebenso war er zuständig für die Organisation einer kleinen Verpflegung. Vor dem Einkauf mussten die Vorlieben der anderen Kinder und Jugendlichen abgefragt werden. Diese Aktivitäten bargen einige Herausforderungen für Florin, die er aber meisterte und die wir als Erfolge verbuchen konnten. Die Planung der Aktivitäten fand in enger Absprache mit den Erzieherinnen des Internats in der Therapie statt. Die Zusammenarbeit war hervorragend, die Prinzipien des Scaffoldings waren stark verankert.

Im März 2010 zeigte sich die Schulleitung der Realschule in einem Gespräch mit Florin, den Eltern und mit mir sehr offen dafür, Florin aufzunehmen. Ich nahm keinerlei Vorbehalte wahr, sondern spürte viel eher die Motivation, die mögliche Herausforderung zu meistern und war zuversichtlich, dass die Rektorin die Lehrer ermutigend begleiten würde. Ich versprach, meine Expertise weiterhin bei Bedarf zur Verfügung zu stellen. Glücklicherweise wurde Florin einer Bläserklasse zugeteilt. Ich war zuversichtlich, dass das Spielen eines lauten Instruments den Therapieprozess positiv unterstützen könnte.

Sowohl in der Therapie als auch im Sprachheilzentrum waren nun stetig Fortschritte zu erkennen, immer wieder berichteten die Eltern, als auch die Fachpersonen von neu erlernten Kompetenzen. Aber es gab auch Rückschläge und Stagnationen. Dies erforderte Ermutigung von allen Beteiligten und weiterhin positive Unterstellungen, dass Florin weitere Ziele erreichen würde.

Kurz vor dem Schulwechsel äußerte die Mutter die Sorge, dass Florin in der Schule scheitern könnte, dass er gemobbt werden könnte: Gäbe es dann Alternativen? – Hatte Florin diese Ängste selbst auch? Er formulierte in dieser Zeit gegenüber den Eltern, dass er wieder klein sein wolle. Vermutlich war dies ein Ausdruck davon, dass auch er Respekt vor dem neuen Schritt hatte.

Schon vor dem Wechsel in die Bläserklasse konnte Florin mit dem Trompetenunterricht beginnen, er hatte Spaß beim Musizieren und lernte schnell.

8.3.5 Wechsel in die Realschule[80]

In der Therapie gestalteten wir zusammen den Übergang in die neue Klasse. Florin, mittlerweile 14 Jahre alt, wünschte, dass die Klasse informiert sein sollte. Also planten wir ein Gespräch mit der Klasse. Neben Florin und der Lehrenden sollten Florins Mutter und ich dabei sein – so sein Wunsch. Ein Klassengespräch ist ein sinnvolles Vorgehen, auch weil es präventiv eine Möglichkeit sein kann, Missverständnisse zu minimieren. Ein Austausch über Stärken und Schwächen stärkt die Toleranz untereinander. Für Florin war es ein großer und mutiger Schritt, beim Klassengespräch einen eigenen Part zu übernehmen, schließlich exponierte er sich vor der Klasse mit seinem selektiven Mutismus.

Im Vorfeld erstellten wir ein „Drehbuch". Die Vermittlung der fachlichen Inhalte war aufgeteilt zwischen Florin, seiner Mutter und mir und zeitlich klar strukturiert. Im Vorfeld erarbeiteten wir, was für Florin wichtig war, der Klasse zu vermitteln: Aufklärung über selektiven Mutismus, Gefühle bei der sprachlichen Anforderung, was ist hilfreich für Florin, wie ist das Verhalten zu Hause, welche Fähigkeiten und Vorlieben hat Florin?

Florin als Akteur im Klassengespräch war ein großartiger Moment für alle Beteiligten. Dies sind Momente, die für mich unvergessen bleiben. Wieder hat er einen bedeutenden Schritt geschafft. Die Lehrende der Klasse sorgte dafür, dass Florin zwei Klassenkameraden als Paten an seiner Seite hatte, aus der Patenschaft entwickelten sich bald Freundschaften. In meiner Akte vermerkte ich: *Mein Eindruck von der Klasse: „lebhaft, aber lieb".*

Auszug aus dem Interview mit Florin

Kannst Du Dich erinnern – hattest Du Angst vor dem Wechsel in die Realschule?

> Ein bisschen schon, aber die anderen Schüler und Lehrer waren ja informiert, das hat geholfen.

Weißt Du noch, was Dir Angst gemacht hat?

> Ich glaube das Neue.

Wessen Idee war es mit dem Wechsel?

> Ich glaube, es war meine Idee.

Großartig, das beeindruckt mich. Es gab auch Widerstand – erinnerst Du Dich noch daran?

> Ja, ich erinnere mich noch daran.

Wir überlegten uns, welche Fähigkeiten Du noch benötigst, um den Wechsel zu schaffen.

80 Deutsches Schulsystem

Dann waren wir sehr initiativ mit vielen, auch schwierigen Aufgaben und Herausforderungen, die es für Dich zu meistern galt. – Weißt Du das noch?

Ja, auch daran erinnere ich mich noch.

Du kamst in eine Bläserklasse. Hast Du den Eindruck, das Medium Musik hat Dich zusätzlich unterstützt, in Deinem Prozess, Dich zu zeigen, weil Du einen Ausdruck über ein anderes Medium hattest?

Ich glaube schon.

Kannst Du sagen, was hilfreich war? Die Tatsache, dass ein Blasinstrument laut ist, oder die Musik an sich?

Ich denke, es war das Musik machen. Aber wenn ich allein hätte spielen müssen, hätte ich mich wahrscheinlich nicht getraut.

Ja – erinnerst Du Dich noch an die Reise mit der Klasse in die Türkei? Du warst damals noch neu in der Klasse und hast im Orchester in der Türkei vorgespielt. Das fand ich sehr mutig. Du hattest gesagt, dass Du einerseits Angst vor der Reise und den damit verbundenen Anforderungen hattest, aber dass Du Dich dennoch auf die Reise freust.

Florin, kannst Du etwas dazu sagen, was Schüler*innen am meisten hilft, um sich wirksam zu fühlen und um sich zeigen zu können?"

Es ist wichtig, dass alle informiert sind und das Maß zwischen Schonraum und Anforderung ausgewogen ist.

Du wurdest nie gemobbt, oder?

Nein.

Die Eltern berichten aus der Zeit ebenfalls, wie wichtig es war, dass die Lehrer*innen informiert waren. Sie sind dankbar, dass die Bereitschaft bestand, Florin trotz seines selektiven Mutismus zu integrieren. Sein Schulpate hat ihn sehr darin unterstützt, sich zurechtzufinden in der neuen Schule. Er hat Glück gehabt, dass er so gut unterstützt wurde. Die Reise in die Türkei ist ein mutiger Schritt für Florin gewesen, aber auch für die Familie war es eine Herausforderung, Florin loszulassen. Die Bläserklasse empfanden die Eltern als eine Bereicherung, zumal Florin mit der Klasse kleine öffentliche Auftritte hatte. „Wir hatten das Gefühl, dass Florin zufrieden in der Schule war. Er kam nie schlecht gelaunt nach Hause und wenn etwas war, dann hat er es gleich erzählt. Das hat uns immer sehr gefreut".

Nach Einschulung in die Realschule setzten wir die Therapie fort. Einerseits erhöhten wir immer wieder die Anforderungen und handelten neue Ziele aus. Dabei stand nun neben den Anforderungen in der Schule das Freizeitverhalten im Vordergrund. Weiterhin wurde mir von Florin, von den Eltern und von der Schule über Fortschritte berichtet. Noch sehr gut kann ich mich an die Vorbereitung für das erste Referat in Englisch erinnern und vor allem daran, wie gut Florin damals die Präsentation gelungen ist.

Im Gespräch mit dem Klassenlehrer Ende 2010 erfuhr ich, dass sich das Kommunikationsverhalten von Florin etwas verbessert hatte. Er antwortete, wenn er angesprochen wurde, mit kurzen Sätzen, auch war die Sprechstimmlage tiefer. Florin hielt sich im Unterricht noch zurück, allerdings fiel dies nur bedingt auf, da die Mädchen auch nicht oder wenig gesprochen hätten. Florin zeigte ein hohes Maß an Konzentration, in Mathematik erbrachte er sehr gute Leistungen, er hob sich intellektuell von den anderen Schüler*innen ab. In die Klasse war Florin gut integriert. Gemeinsam legten wir nun fest, die Abstände zwischen den Therapieeinheiten zu vergrößern, zunächst alle vier Wochen, dann alle zwei bis drei Monate. Alle Beteiligten arbeiteten weiterhin zusammen, es fand ein regelmäßiger Austausch statt.

Aufgrund des Schweigens wurde die mündliche Mitarbeit mit schlechten Noten bewertet. Daher kam die Fragestellung auf, ob ein Nachteilsausgleich erstellt werden sollte. Florins Entscheidung, keinen Nachteilsausgleich zu wollen, konnten wir alle sehr gut mittragen. Er hat sich selbst dazu entschieden, weil er damit die Anforderung hatte, die Fähigkeit der mündlichen Kommunikation zu erreichen.

Während dieser Zeit gab es immer wieder schwierige Phasen. So fanden z. B. Treffen mit Gleichaltrigen nicht statt oder Florin sprach in der Schule nur das Notwendigste und er äußerte bei einem Kontrolltermin, dass er kein Bedürfnis habe, zu sprechen. Erfreulicherweise waren aber auch positive Phasen zu beobachten: Florin sprach manchmal eine Gruppe von Schüler*innen an, meldete sich von sich aus im Unterricht oder er telefonierte.

Das „Auf und Ab" ist ein typisches Phänomen in der Therapie des selektiven Mutismus. Es verlangt den Betroffenen selbst, aber auch den Beteiligten immer wieder ab, die Zuversicht nicht zu verlieren.

Ich spürte in dieser Zeit eine hohe Motivation von Florin, in der Schule gute Leistungen zu erbringen. Er war eingebunden in Freizeitaktivitäten, so war ich zuversichtlich, dass er seinen Weg auf seine Weise gehen wird – stetig vorwärtskommend.

In einem Gespräch mit der Lehrenden im November 2011 berichtete diese, dass Florin anfänglich sehr zurückhaltend gewesen war, seit Frühjahr beobachtete sie eine Veränderung. Er meldete sich nun auch von sich aus, las vor und hielt Blickkontakt, verbal beteiligte er sich wenig. Die Lehrende vermied, Schüler*innen aufzurufen, diese riefen sich gegenseitig auf, Florin beteiligte sich dabei. Die Leistungen waren in allen Fächern sehr gut, der Junge war in der Klasse integriert. Im weiteren Verlauf hatte Florin – außer in Englisch – sehr gute Noten. In der Sprachheilschule hatte er kein Englisch, sodass er viel Stoff nachholen musste, was er mit großem Fleiß und Erfolg meisterte. Schon nach einem Schuljahr hatte er ein hervorragendes Zeugnis – in fast allen Fächern eine Eins. Florin selbst äußerte damals, dass er immer wieder Angst habe, sich den Situationen aber stelle. Mich beeindruckte in der Zeit immer wieder, wie differenziert Florin sich selbst einschätzen konnte.

Ende 2013 trafen wir uns zu einem Kontrolltermin. Florin hatte den Führerschein gemacht und die damit in Verbindung stehenden kommunikativen Anforderungen geschafft. In der Schule musste er Referate vortragen, alle wurden gut benotet. Mit Erfolg und einem Preis für besonders gute Leistungen bestand Florin die Mittlere Reife. Er spielte weiterhin Tennis, auch auf Turnieren und spielte Trompete. Kommunikative Anforderungen seien schwierig, Florin vermittelte mir damals aber das Vertrauen und die Zuversicht zu haben, die Situationen zu meistern. Florin plante nun das Abitur am Technischen Gymnasium zu machen. Damit schlossen wir die Therapie ab, ich bot an, bei Bedarf zur Verfügung zu stehen.

Interview mit Florin 2022

Florin, wie geht es Dir jetzt auf der Universität – wie schaffst Du es, mündliche Beiträge zu leisten?

> Ich hatte manche Prüfungen mündlich, die Professoren sind mir meistens entgegengekommen.

Was heißt das konkret? Was war das Entgegenkommen?

> Bei den letzten mündlichen Prüfungen, die ich hatte, durfte ich vorher mit einem Assistenten zusammen die Fragen anschauen und mich noch schriftlich vorbereiten.

Hast Du es dann mündlich präsentiert oder nur schriftlich abgegeben?

> Es wurde zusammen mit dem Professor und dem Assistenten angeschaut und sie haben beide Fragen gestellt.

Gelingt Dir das jeweils gut? Du hast einen Nachteilsausgleich an der Universität – ist das offiziell verschriftlicht?

Als ich zu studieren begann, kommunizierten wir meine Schwierigkeiten an der Universität.

Das heißt, es ist möglich für Dich, zu zeigen, was Du kannst.

Ja.

Die Physik ist wirklich eine große Leidenschaft für Dich. Du hast da ein Feuer, das in Dir brennt! Die Leidenschaft war ja auch bei Dir der Antreiber, das Studium zu beginnen, den Bachelorabschluss zu machen, nun den Master und dann planst Du die Promotion. Was fällt Dir heute im Studium hinsichtlich Deines Schweigens noch schwer?

Jemanden anzusprechen.

Also die Eigeninitiative beim Sprechen zu ergreifen? Schaffst Du es manchmal?

Wenn es sehr wichtig ist, schon.

Sicher musst Du auch immer wieder Referate halten?

Ja.

Könntest Du Dir vorstellen, mal zu unterrichten?

Ich glaube nicht. Nur wenn es sich nicht vermeiden lässt, z. B. im Rahmen der Promotion.

Warten wir mal ab. Gibt es noch etwas, was Dir schwerfällt?

Mündliche Prüfungen, aber ich durfte mich ja manchmal vorher vorbereiten.

Wenn Du weißt, Du hast eine mündliche Prüfung, wie geht es Dir dann am Morgen? Hast Du vegetative Symptome oder bist Du besonders aufgeregt?

Meine Hände schwitzen dann.

Und was geht in Deinem Kopf vor?

Ich bin nervös.

Warum gehst Du trotzdem hin?

Weil ich das machen muss, um den Kurs zu bestehen und um eine gute Note zu bekommen.

Also hast Du einen Antreiber. Du hast ein klares Ziel vor Augen. Du hast einen ausgeprägten Willen. Hättest Du die Nervosität gerne weg?

Ich glaube, es wäre besser, es wäre weniger, aber ganz weg wäre auch nicht gut.

Ich glaube, das wirst Du auch noch schaffen, dass es weniger wird mit der Zeit. Möchtest Du bezüglich der Uni noch etwas ergänzen, was Dir besonders wichtig ist?

Für mich war wichtig, dass wir am Anfang die Situation dargelegt haben und dann die anderen Studierenden vom Studiengangkoordinator informiert wurden.

Das ist nachvollziehbar, dass es entlastend ist zu wissen, dass die anderen Studierenden Dein Verhalten einordnen können. Würdest Du Dich als „geheilt“ titulieren?

Ich weiß nicht wirklich, ich denke schon eher geheilt als krank.

An dieser Stelle möchte ich mich sehr herzlich bei Florin, sowie bei seinen Eltern für die Bereitschaft, für das Interview zur Verfügung zu stehen, für die Zusammenarbeit und für das Vertrauen bedanken. Mehrfach brachten sie ihr Anliegen zum Ausdruck, über das Phänomen des selektiven Mutismus zu informieren, um anderen Betroffenen einen leichteren Weg zu ermöglichen. – Vielen Dank.

8.3.6 Ein retrospektiver Blick aus der Metaebene

Der Fall zeigt neben der Darstellung der logopädischen Therapie interessante Aspekte des Phänomens des selektiven Mutismus auf, auf Folgende möchte ich kurz eingehen:

Umgang mit Diagnosen

So hilfreich Diagnosen grundsätzlich sein können, so wenig förderlich im Sinne einer Lösungsfokussierung können sie manchmal sein. In Florin Heisenbergs Fall wurde mindestens eine Fehldiagnose gestellt. Die Arztbriefe aus der Zeit lesen sich wie eine „Problemtrance". Die Diagnosen wirkten sich gravierend auf das Leben des Betroffenen und seiner Familie aus. Der Fokus der Aufmerksamkeit lag über längere Zeit auf den Diagnosen. Was wäre passiert, hätte Florin im Sinne „Betroffene kennen die Lösung" den Wunsch der Beschulung in der Regelschule nicht geäußert? Wie wäre der Verlauf gewesen, hätten die Eltern sich der Diskussion mit den Fachpersonen nicht gestellt? Möglicherweise hätte Florin seinen Weg in die akademische Laufbahn zu einem späteren Zeitpunkt gefunden, möglicherweise aber auch nicht. „Lebende Systeme funktionieren nach Wechselwirkungen in der Gegenwart." (Schmidt, 2020; Mitschrift aus dem Seminar)
Welche Wirkung also haben Diagnosen oder könnten sie haben? Sollten wir uns nicht aufgefordert fühlen, Verhaltensweisen, die auffallen, die Schwierigkeiten bereiten, als Phänomene zu beschreiben und den Fokus konsequent auf der Lösung zu haben?

Ausgehend von dem Gedanken, dass die Realität und auch Diagnosen immer ein Konstrukt sind, beziehungsweise auf einem Konstrukt oder Modell basieren, sind wir aufgerufen zur Demut im Umgang mit unserem akademischen Wissen und unseren daraus resultierenden Hypothesen.

Angst und Hilflosigkeit

In der langjährigen Auseinandersetzung mit dem Phänomen des selektiven Mutismus sind wir immer wieder mit Angst und Hilflosigkeit im System des Betroffenen konfrontiert. Dies kann zu unüberlegten Entscheidungen und Maßnahmen führen, aber auch zu wenig förderlichem Verhalten. Im Kapitel 5.1 „Allen eine Stimme geben – alle Stimmen hören" schlagen wir eine Methode vor, um den Prozess der Therapie zu steuern. Es geht im Wesentlichen um Vernetzung, die auf Gleichstellung beruht, um lösungsfokussiertes Vorgehen, um Transparenz und Verantwortlichkeit. Vor allem aber ist in dem Konzept die Entscheidungsfindung klar geregelt, um unüberlegte Entscheidungen, die auf Angst und Hilflosigkeit beruhen, möglichst zu vermeiden. Wir zielen darauf ab, förderliche Wege zu finden, die von allen Beteiligten gleichermaßen getragen sind und somit eine Stärkung des ganzen Systems bewirken sollen, geprägt von Zuversicht.

Beschulung integrativ versus separativ

„Wenn der nicht spricht, dann kann der auch nicht beschult werden. Das kann nicht funktionieren." Solche und ähnliche Aussagen gehören zu meinem beraterischen Alltag. Ich glaube, Florin Heisenberg selbst sowie die Schulleitung und die Lehrer der Realschule, die Lehrenden des Technischen Gymnasium, aber auch die Verantwortlichen an der Universität zeigen in diesem Fall deutlich auf, dass allein ein selektiver Mutismus kein Grund für eine separative Beschulung sein muss. Grundsätzlich verlangt jedoch jeder Fall eine individuelle Entscheidung, die sämtliche relevanten Faktoren einbezieht. Selbstverständlich sind im integrativen Setting immer wieder kreative Lösungen notwendig, Schwierigkeiten sind zu meistern, der Umgang mit Dilemmata ist zu bewältigen. All dies kann immer wieder zu Herausforderungen führen. Dass es lohnt, den Mut nicht zu verlieren und beharrlich zu bleiben, zeigt dieser Fall auf besonders schöne Weise.

8.4 Tilda Niemeyer: Die Geschichte einer heutigen Hochschuldozentin

Andrea Muchenberger-Gebauer

Tilda Niemeyer besuchte Kindergarten und Schule bis zum Abitur – überwiegend schweigend. Ihre künstlerische Begabung nutzte sie einerseits, um sich auszudrücken, andererseits um die „Schwäche" des Schweigens zu kompensieren. Situationen, in denen verbale Kommunikation erwartet wurde, bedeuteten für sie Stress, den es immer wieder auszuhalten galt. Noch heute ist der selektive Mutismus in ihrem Alltag präsent. Wie sie dennoch eine Karriere an der Hochschule schaffte, erfahren Sie im folgenden Interview mit ihr.

8.4.1 Die Zeit im Kindergarten und die Erkenntnis: „Ich bin anders!"

Tilda – wann hast Du gemerkt, dass Du mutistisch bist?

Mit drei Jahren kam ich in den Kindergarten, da fiel mir das noch nicht gleich auf. Wenn ich mich richtig erinnere, entwickelte ich ein Bewusstsein dafür mit vier oder viereinhalb Jahren aufgrund meines Verhaltens bei Kreisspielen. Ich konnte mich nicht sprachlich äußern. Um mich zum Sprechen aufzufordern, stupste mich die Kindergärtnerin an. In solchen Situationen habe ich mich sehr unwohl gefühlt. Als ich älter wurde, gegen Ende der Kindergartenzeit, wurde ich von den anderen Kindern ausgelacht. Da fiel mir auf, dass ich anders bin.

Wussten Deine Eltern davon, dass Du im Kindergarten schweigst?

Anfangs wussten sie es nicht, sie dachten, dass ich ganz normal in den Kindergarten gehe und vergnügt spiele, was ja auch so war. Dass ich aber nicht sprach, konnten sie sich gar nicht vorstellen. Sie wussten zwar, dass ich bei Außenkontakten nichts sagte, dachten aber, dass ich mit den Gleichaltrigen im Kindergarten spräche. Während eines Elterngesprächs erfuhren meine Eltern dann von der Kindergärtnerin, dass ich im Kindergarten schweigen würde. Meine Eltern waren sehr erstaunt. Sie versuchten daraufhin, mich zum Sprechen zu bewegen.

Kannst Du Dich erinnern, wie sie das gemacht haben?

Sie fragten verstärkt nach, wenn ich vom Kindergarten erzählte, oder z. B. von einem Zoobesuch mit meiner Großmutter und forderten dann Antworten ein. Aber mit meinen Eltern zu sprechen, war für mich ja kein Problem. Meine Mutter bemerkte dann, dass sie nichts bewirken können.

Wie konntest Du Bedürfnisse formulieren – wie hast Du das ausgedrückt im Kindergarten und später in der Schule – z. B., wenn Du zur Toilette gehen musstest, oder auch andere Bedürfnisse, die Du hattest?

Das ist eine gute Frage. Im Kindergarten war es einfach. Wir hatten Ketten mit Holzperlen, wenn man diese umgehängt hatte, war es das Zeichen, dass man auf der Toilette ist.

In der ersten Klasse galten strenge Regeln, man durfte z. B. nicht aus der Klasse gehen. Und in der ersten Klasse mussten wir uns melden, um zu sagen, dass wir zur Toilette müssen. Das habe ich nicht gemacht, sondern ich habe zur Tür gezeigt. Ich erinnere mich, dass ich einmal in die Hose machte, weil ich nicht sprechen konnte. Allerdings passierte das damals einigen, aber eben nicht, weil sie nicht sprachen. Mir ist das passiert, weil ich nichts sagen konnte. Sonst war das gar nicht so ein Problem, weil Pausen, in denen man essen konnte, gab es automatisch. Und ich konnte in der Pause zur Toilette gehen. Eine Erinnerung gibt es noch: In der 4. Klasse war mir mal schlecht und ich habe gemerkt, dass ich ziemlich schnell in Richtung Waschbecken oder Toilette gehen sollte. Aber das habe ich nicht sagen können und dann habe ich über den Tisch erbrochen. Es gab also immer wieder für mich schwierige Situationen, weil ich nicht sprach.

Das ist natürlich dann besonders peinlich?

Ja, furchtbar! Manchmal hängte ich mich bei anderen an. Wenn jemand anderes sagte, er müsse zur Toilette gehen, bin ich einfach mitgegangen. Manchmal hat die Lehrende mich nochmals gefragt, ob ich auch zur Toilette gehen müsse, eine Antwort konnte ich ihr allerdings nicht geben.

Das ist eine gute Strategie.

8.4.2 Die Schulzeit: facettenreich

Später – da war ich etwa sechseinhalb, versuchten sie in der Schule, mich über ein Belohnungssystem zum Sprechen zu bewegen.

Deine Eltern?

Ja, beide, meine Mutter und mein Vater. Sie standen im Austausch mit meiner Lehrenden und wussten, dass ich weiterhin in der Schule nicht gesprochen habe. Dann haben sie mir versprochen, dass ich etwas bekäme, z. B. ein Gummibärchen, wenn ich etwas sagen würde.

Der gut gemeinte Versuch, mich mit Belohnungen zum Sprechen zu animieren, war für mich furchtbar und löste bei mir Angst und Stress aus. Ich war sozial sehr angepasst auf allen Ebenen, außer auf der sprachlichen Ebene. Und mein größtes Bedürfnis war es, es allen recht zu machen. Aber ich merkte, dass ich die Erwartung nicht erfüllen konnte – egal, was man mir versprochen hätte. Ich hätte einfach nicht sprechen können! Daher war der Ansatz für mich überhaupt nicht hilfreich.

In der Therapie des selektiven Mutismus wird ja immer wieder verhaltenstherapeutisch mit Belohnungssystemen gearbeitet. So wie Du es formulierst, könnte die Methode für manche Menschen eine Kontraindikation sein, weil der Stress verstärkt wird – dies spricht für das „Unsafe-World“-Modell von Melfsen und Walitza (Kapitel 2.2 in diesem Buch).

Ja, auf jeden Fall.

Bei mir war es ein Ausprobieren, sie haben alles versucht, worauf sie einen Einfluss hatten.

Meine Mutter hat im Nachhinein öfter mal gesagt, dass sie es bedauere, dass man früher als Eltern nicht zu einem Schulbesuch eingeladen wurde, das gab es damals nicht. Vielleicht hätte da mehr Verständnis für meine Situation entstehen können. Alle waren es gewohnt, dass ich nicht mit den Lehrern und im Klassensetting spreche. Manche Lehrer versuchten, mich zum Sprechen zu bewegen, andere haben das Schweigen ignoriert.

Was fandest Du besser?

Ignorieren war für mich besser, da fühlte ich mich wohler, und auch integrierter. In diesem Moment war ich nicht mit meinem Problem, mit meinem „anders sein“ konfrontiert.

Das ist interessant. Du hattest also eine sehr klare Wahrnehmung von Deiner Situation.

Der Wunsch, möglichst nicht aufzufallen, zog sich sehr lange durch die Schule durch. Ich war auf einer Privatschule, dort gab es keine Noten. Daher stand im Zeugnis: „Tilda beteiligt sich nicht am Unterricht“ – was ja keine Auswirkungen hatte – oder keine Konsequenzen.

Und in der Schule gab es so etwas wie Logopädie nicht. Für selektiven Mutismus gab es damals keine Therapieangebote. Dadurch habe ich meine Schulzeit ohne „Therapiekarriere“ durchlaufen.

Und Du hast dennoch eine erfolgreiche berufliche Karriere geschafft.

Du hast vorhin gesagt, Du seist sozial sehr angepasst gewesen – hast Du das Gefühl, Du warst sozial angepasst – z. B. aufgrund einer familiären Kultur, oder war das eine Strategie, um das Schweigen zu kompensieren?

Wahrscheinlich war es eine Mischung aus Beidem: Ich war die älteste Tochter von vier Kindern mit jeweils zwei Jahren Altersabstand. Schnell habe ich die Rolle übernommen, gut „mitzulaufen", weil es ja noch die drei jüngeren Geschwister gab, die viel Aufmerksamkeit forderten, mit vier Kindern war meine Mutter sehr gut ausgelastet. Das heißt, ich habe versucht, möglichst wenig aufzufallen und nicht zu stören. Ich habe mich bemüht, wenig Unterstützung in Anspruch nehmen zu müssen. Um meine Eltern nicht zusätzlich noch zu belasten, war ich früh selbständig und auch sehr angepasst.

Auch in der Schule überlegte ich mir relativ bewusst, die Hefte und die Aufträge sehr schön zu gestalten. Ich habe viel Energie auf die kreative Gestaltung verwendet. Ich wusste, dass dies in unserer Schule einen sehr hohen Stellenwert hatte. Meine Überlegung war: „Wenn ich schon nicht spreche, dann mache ich alles so schön, dann sind alle davon so beeindruckt, dass das Schweigen nicht mehr so schlimm ist."

Das ist ja eine kluge Strategie.

Weißt Du, wie alt Du warst, als Du Dir diese Strategie überlegt hast?

Das war recht früh – ich würde sagen, so Ende der ersten Klasse, als ich merkte, dass das mit dem Sprechen bei mir nicht funktionierte. Gleichzeitig merkte ich, was mir Spaß machte. Das waren kreative Tätigkeiten, diese wurden bei uns in der Schule stark gefördert. Ich merkte, dass ich Anerkennung bekam, wenn ich ein schönes Bild zeichnete oder malte. Dies pflegte ich dann die ganze Schulzeit hindurch exzessiv, auch hinsichtlich der Musik.

Das heißt, einerseits war es eine Strategie zur Kompensation des nicht Sprechens, aber es war auch ein Mittel, um Dich auf andere Weise auszudrücken. Du hast Dich über die Kreativität und über die Musik ausgedrückt. Würdest Du das so bestätigen?

Ja. Wenn man in unserer Klasse gefragt hätte, was macht Tilda aus, oder wie drückt sie sich aus, dann hätten sie gesagt: „Über Musik und Kunst!"

Ich weiß nicht sicher, was gewesen wäre, wenn ich z. B. schon ab dem Kindergarten Therapie gehabt hätte.

Das ist auf jeden Fall eine gute Frage, dennoch war der künstlerische Ausdruck eine wertvolle Ressource, ebenso Dein Umfeld, wie mir scheint, insofern war dies sicherlich ein positiver Aspekt der Schule.

Ja, das hat viel ausgemacht, denke ich.

Ich möchte das mit der „Haltung" des Systems nochmals betonen. Es wurde offenbar dafür gesorgt, dass die Schüler*innen genug „Raum" hatten, sich zu entwickeln.

Ja, das stimmt auf jeden Fall.

Gibt es etwas, was Dir besonders geholfen hat, Deine Kreativität zu entdecken? War das die Schule, in deren Konzept die Kreativität stark verankert war?

Eigentlich hat der kreative Ausdruck im Büro meines Vaters begonnen. Er ist Architekt und hatte sein Büro bei uns im Haus. Ich ging schon früh zu ihm ins Büro und zeichnete Häuser – so wie er! Da war einerseits eine Faszination meinem Vater gegenüber, ich bewunderte seine Arbeit. Gleichzeitig merkte ich, dass ich etwas kann – und es machte mir auch noch Spaß. Ich fand es auch faszinierend, mich auf diese Art und Weise mitteilen zu können, daraus konnte ich sehr viel Energie ziehen. Später wandelte sich das, es wurde zur Kompensation des Schweigens bzw. des nicht Kommunizierens. Das Schweigen empfand ich als Mangel.

Für mich ist Dein Erleben sehr interessant: Die Faszination der Kreativität, aber auch der Aspekt, die kreative und musikalische Begabung bewusst zu nutzen, um zu kompensieren, oder aber auch sie als Ressource zu nutzen.

Ja – das kann man so sagen.

Im höheren Schulalter gab es immer wieder sehr schwierige Situationen mit den Lehrenden, aber auch mit anderen Schüler*innen.

Ich erinnere mich an den Deutschlehrer, der immer sagte „Stille Wasser sind tief". Ich wusste, dahinter steckte der Wunsch, dass ich endlich einmal etwas sage. Mit der Aussage wurde mein Schweigen hingegen in den Fokus gerückt, auch das stresste mich sehr. Die Aussage interpretiert das Schweigen als Stärke, ich wusste, dass es keine Stärke war, ich wusste, dass ich nicht so bin, wie man eigentlich sein sollte.

Das kann ich sehr gut nachvollziehen. Kannst du dich dennoch an Situationen erinnern, in denen Du das Schweigen als positiv bewertet hast?

Während der Schulzeit nicht. Rückblickend sehe ich vor allem einen Vorteil darin, dass ich mich auf mich verlassen konnte im Nicht-Sprechen, im „Bei-mir-Sein", im „Meine-Welt-für-Mich-Behalten". Ein weiterer Vorteil war wohl, dass man mich als diejenige kannte, die nicht sprach. Daher wurde ich oft auch nicht mehr groß beachtet. Da ich nicht gern im Mittelpunkt stand, lag in diesen Situationen auch eine Entlastung.

Das Schweigen hat so vieles in Deinem Alltag bestimmt. Ich denke, dass Dich der selektive Mutismus sehr viel Kraft gekostet hat, diese Kraft hast Du aufgebracht – darin sehe ich auch eine Stärke. Jeden Tag warst Du mit schwierigen Situationen konfrontiert, die es zu meistern und auszuhalten gab.

Ja, das stimmt. In der Jugend und in der frühen Adoleszenz dachte ich viel darüber nach, dass ich mich sehr schnell an vieles anpassen konnte – aber das Schweigen „bewahrte" ich mir – darin sehe ich eine gewisse Beharrlichkeit und Stärke.

Du sprachst mit Deinen Eltern immer wieder über Dein Schweigen. Gab es sonst jemanden, den Du von Dir aus angesprochen hast, um Dich mitzuteilen und Dich darüber auszutauschen?

Lange Zeit nicht. Aber es gab eine Situation, die etwas auslöste: Während des Abiturs – in dieser Zeit sprach ich schon relativ viel – beklagte sich die Lehrende in Englisch im Leistungskurs und regte sich wahnsinnig auf, dass die mündliche Mitarbeit bei allen so schwach sei. Sie sagte dann, sie gehe reihum und jeder müsse etwas sagen, sie gehe nicht weiter, bevor nicht jeder etwas gesagt habe.

Das war für mich so furchtbar! Natürlich sagte ich nichts. Und es machte mich psychisch fertig.

Die Situation, die Du eben geschildert hast, ist sehr bedeutsam. In der Beratung erleben wir es sehr häufig, dass die Lehrenden und Fachpersonen unter Druck geraten und diesen an die mutistischen Kinder und Jugendlichen weitergeben. Im ganzen System entsteht dann Druck, der kontraindiziert ist. Es ist sehr eindrücklich von Dir, als Betroffene zu hören, wie Du empfunden hast und welche Auswirkungen dies hat.

Die Situation mit der Englischlehrende war der Auslöser, dass ich mit einer Freundin meiner

Mutter, die mit unserer Familie sehr vertraut war, sprach und mich öffnete. Sie fragte mich, wie es so laufe in der Schule. Interessanterweise war diese Freundin eine Sprachheilpädagogin, was ich allerdings damals nicht wusste. Das war mein erster Kontakt mit einer professionellen Person – wenn auch im privaten Umfeld.

Vielleicht war es kein Zufall, dass Du gerade sie ausgesucht hast?

Vermutlich hattest Du ein gutes Gespür und hast unbewusst gemerkt, dass Dein Anliegen bei ihr gut platziert war.

Ich denke, dass sie auch schon vorher anders mit mir umgegangen ist.

Kanntest Du andere Kinder und Jugendliche, die geschwiegen haben?

Nein, gar nicht. Es gab in meinem Umfeld keine Kinder mit selektivem Mutismus. Ich hatte im Laufe der zweiten und dritten Klasse einige gute Freundschaften. Mit den Kindern sprach ich im vertrauten Rahmen mehr. Sie fragten mich am Anfang viel, warum ich nicht spreche, akzeptierten es aber, so wie es war. Die Freundschaften konnten trotzdem bestehen, obwohl die anderen sprachen und ich wenig und sie wussten, dass ich außerhalb gar nicht spreche.

8.4.3 Die größte Hürde – Das Ende der Schulzeit

Das ist schön, dass Dein „Anderssein" im Freundeskreis so akzeptiert war. Kannst Du etwas dazu sagen, wie groß Dein Leidensdruck war, der ja vermutlich – je nach biographischem Abschnitt – unterschiedlich stark ausgeprägt war?

Der Leidensdruck war sehr unterschiedlich. Noch mit zunehmendem Alter stieg er linear kausal nicht nur in der Schule an, zumal ich zunehmend gefordert war, etwas zu verbalisieren. Umso belastender wurde es.

Im Nachhinein sehe ich es kritisch, dass ich 13 Jahre so sein konnte, wie ich war. Ich wurde mitgetragen und hatte dadurch viele Entfaltungsmöglichkeiten auf verschiedenen Ebenen, die sehr unterstützt wurden.

Aber die Schwächen wurden ausgeklammert, ich hätte mir im Nachhinein Unterstützung gewünscht.

Ich absolvierte das Abitur an der Privatschule, aber wir wurden von externen Prüfern geprüft. Das war die Hölle für mich. Der selektive Mutismus wurde bei der Notengebung nicht berücksichtigt, die Notengebung erfolgte so, wie es das System vorgab. Da merkte ich, dass zwei Welten aufeinanderprallten. Ich hatte 13 Jahre lang mein Standing, aber außerhalb dieser Mauern galt das nicht. Rückblickend war die größte Hürde in meinem Leben der Übergang von der Schule ins Studium, obwohl ich zu der Zeit schon sprach.

Ist das auch ein Plädoyer für eine Therapie?

Ja, absolut. Auch wenn ich nicht weiß, wie es mit der Therapie gewesen wäre. Dennoch hätte ich mir auf jeden Fall gewünscht, die Möglichkeit einer Therapie gehabt zu haben.

Das war eine andere Zeit. Ich hatte immer wieder Erwachsene in der Therapie, die während ihrer Schulzeit nicht behandelt wurden. Eine Karriere in der Förderschule/Sonderschule aufgrund des Schweigens ist leider kein Einzelfall. Ich hatte kluge junge Menschen in der Therapie, die diesen Werdegang hatten – das ist sehr traurig. Diesbezüglich hat sich viel geändert. Einen Fall beschreibe ich in diesem Buch.

Ja, das stimmt, ich habe in den 90-er Jahren Abitur gemacht, seither hat sich diesbezüglich einiges entwickelt.

Wir haben vorher darüber gesprochen, was für Dich hilfreich war, aber auch was Dich blockiert hat. Habe ich Dich richtig verstanden – je mehr Druck, desto mehr Rückzug?

Ja, absolut.

Gab es Situationen oder Verhaltensweisen, die für Dich hilfreich waren?

Grundsätzlich hilfreich war die Art und Weise der Beziehung, die ich zu Personen hatte. Das war immer der erste Ansatzpunkt. Das ist bis heute so.

Manchmal habe ich einen Flashback und gerate in Situationen, in denen die Gefühle von früher hochkommen. Diese sind dann immer wieder sehr präsent. Ich komme da am ehesten raus, wenn ich um eine positive Beziehung zu meinem Gegenüber weiß. Wichtig für mich ist es, keinen Erwartungsdruck zu spüren.

Das ist sehr nachvollziehbar – das ist der „sichere Raum", den Du brauchst, um aus der Situation herauszufinden.

Was auch noch interessant ist: Nach dem Abitur entschied ich mich für ein freiwilliges soziales Jahr und entschied mich für einen Sprachheilkindergarten in Berlin. Für mich war das perfekt – da waren viele Kinder, die nicht sprachen, die sich nicht mitteilen konnten, aufgrund verschiedener Ursachen. Da fühlte ich mich zu Hause und hatte innerhalb von kürzester Zeit positive Beziehungen zu den Kindern aufgebaut und darüber dann auch zu den Mitarbeiter*innen. Das war sehr spannend.

Und gleichzeitig warst Du quasi eine Brücke von den Kindern zu Deinen Kolleg*innen.

Ja genau – und dadurch – das war besonders interessant – stand mein Problem gar nicht so im Vordergrund.

Und hast Du mit den Kindern und den Kolleg*innen gesprochen?

Anfangs weniger, aber je mehr wir uns kennenlernten, desto mehr. Mit den Kindern sprach ich früher als mit den Kolleg*innen.

Das ist schön, offenbar hast Du, aber auch die Kinder, sehr von der Situation profitiert.

Du hast mir erzählt, dass Du Sprachheilpädagogik studiert hast, um Dich selbst besser zu verstehen? Dann war das Praktikum im Sprachheilkindergarten gewissermaßen der erste Schritt, danach folgte das Studium?

Ich hätte ursprünglich gerne Medizin studiert. Dafür reichte der Notendurchschnitt von meinem Abitur aber nicht.

Aus diesem Grund entschied ich mich für das freiwillige soziale Jahr, damit ich mir ein Wartesemester anrechnen lassen kann.

Während der Zeit im Sprachheilkindergarten änderte sich mein Interesse. Ich suchte nach Studienfächern, die sich mehr mit Sprache und Kommunikation beschäftigen. So kam ich zur Sprachheilpädagogik. Das war der Weg, der sehr von der eindrücklichen Erfahrung im Praktikum geprägt war.

Mit Deinem Hintergrund bist Du eine sehr wertvolle Fachperson, weil Du eine Perspektive hast, die vielen fehlt!

Das kann man so sagen, ich habe meine eigene Erfahrung und damit eine Perspektive mehr.

Du arbeitest jetzt als Wissenschaftlerin und Dozentin an der Hochschule. Hast Du auch als Sprachheilpädagogin therapeutisch gearbeitet?

Ja, einerseits hatten wir im Studium Praktika, da durfte ich die therapeutische Arbeit erlernen. Danach habe ich therapeutisch gearbeitet. Ich therapierte auch selektiv mutistische Kinder. Mit denen gestaltete ich Therapien, während derer wir beide nicht gesprochen haben, dies war tatsächlich erfolgreich.

Wussten die Kinder, dass Du selbst auch betroffen warst?

Ich habe denen, die kognitiv so weit entwickelt waren, dies zu verstehen, davon erzählt.

Ich erinnere mich besonders an ein 10jähriges Mädchen, sie hörte ausgesprochen gerne zu, wenn ich ihr von meiner Kindheit erzählte. Sie war immer ganz fasziniert.

Es war sehr hilfreich, dass ich aus meiner eigenen Erfahrung heraus erzählen konnte, wie das bei mir war, wie ich fühlte. Darüber kamen wir in einen Austausch, wie sie empfand, wie es ihr mit dem Schweigen erging.

Da entsteht eine große Vertrauensebene, die Du in die Therapie einbringen konntest. Dies ist sehr hilfreich, um dem Schweigen zu begegnen. Ich denke, dass es Dir damit auch gelingen konnte, Deinen Klient*innen einen Kontakt zu ihren eigenen Gefühlen zu ermöglichen.

Du hast schon einiges genannt – dennoch bin ich nun gespannt: Gibt es Meilensteine für Dich hinsichtlich der Überwindung des Schweigens, beziehungsweise was würdest Du für Dich als Meilensteine definieren?

Ein Meilenstein war sicher das Jahr im Sprachheilkindergarten nach der negativen Erfahrung in der Zeit des Abiturs.

Ich merkte bewusst, dass das Sprechen für mich einfacher ist und ich mich viel eher mitteilen kann, wenn „der Raum offen ist", das heißt, wenn ich mich sicher fühle und ich keinen Druck verspüre. Ich war damals 18 Jahre alt und mir fiel diese Erkenntnis wie Schuppen von den Augen.

Während der Mittelstufe kamen in der Schule mehr Fremdsprachen hinzu, da war ich doppelt gefordert. Damals war es für mich wichtig, zu merken, dass es Lehrer*innen gab, die nicht versuchten, mich zu zwingen. Wenn ich das Gefühl hatte, „Raum" zu haben, war es für mich ein „Türöffner".

Und Deine Entscheidung, Sprachheilpädagogik zu studieren – würdest Du auch das als Meilenstein bezeichnen?

Auf jeden Fall! Das ist sicher aus diesem sozialen Jahr heraus ein wichtiger Meilenstein.

Einerseits konnte ich ein theoretisches Verständnis für das Phänomen aufbauen und andererseits über die Praktika einen Bezug herstellen zu anderen Betroffenen. Während meiner ganzen Kindheit und Jugend hatte ich niemanden getroffen, der auch so war wie ich!

Es ist sehr schwer, sich in diese Situation hineinzuversetzen – Du bist mit einem Phänomen aufgewachsen, das sonst niemand zu haben schien!

Ja, das kann ich genauso bestätigen.

Und wie präsent war Dein Schweigen bei Euch zu Hause? Würdest Du sagen, dass sich Deine Eltern daran gewöhnt haben, weil sie auch gemerkt haben, dass Du in der Schule auf Deine Art und Weise „funktionierst"? Sie wussten um Deine Intelligenz und Deine Kreativität.

Das war wahrscheinlich ein wichtiger Punkt, sie ließen mich irgendwann so sein, wie ich war, weil sie merkten, dass die anderen Ebenen gut funktionierten.

Und ich sprach ja mit ihnen. Wir hatten eine gute Beziehung, sie hatten sicher das Gefühl, dass sie etwas von mir mitbekommen. Ich glaube, das war sehr wichtig.

Mein Vater hatte während der Zeit des Abiturs eine hilfreiche Idee: Er sagte zu mir, ich solle mir einfach vorstellen, dass ich Schauspielerin sei und verschiedene Rollen spiele. Genau das konnte ich zunächst gar nicht. Aber es wurde zu einem Baustein, oder besser gesagt zu einem weiteren Meilenstein für mich. Das ist etwas, was ich bis heute mitnehme.

Ich fing an, damit in verschiedenen Settings ein bisschen zu spielen.

Mich erinnert es daran, als Du einmal über ein Bewerbungsverfahren erzählt hast, dass Du das Bewerbungsverfahren als Spiel siehst – damit stresst es Dich nicht. Ich habe das damals sehr bewundert.

Das ist etwas, was ich mitnehme, das ist mein „Raum". Wenn es mir gelingt, diesen inneren Raum für mich zu gestalten, dann kann ich im Schauspiel starten. Und wenn ich merke, dass es geht, dann kann ich da eintauchen.

Du bist dann eigentlich wie auf einer anderen Ebene – auf die Du Dich begibst und löst Dich dann von Dir selbst los. Das ist eine gute Kompensationsstrategie.

Das heißt, dass Dein Vater für Dich eine wichtige Person zur Überwindung des Schweigens darstellt?

Auf jeden Fall! Er war da sehr wichtig für mich, ebenso die Kollegin meiner Mutter, die uns familiär ja sehr nahestand. Ihr beruflicher Hintergrund stand nicht im Vordergrund. Und wie gesagt, hilfreiche Personen waren immer die, die mich so akzeptiert haben, wie ich war und die nicht versuchten, mich zum Sprechen zu bewegen.

Je mehr Druck, desto mehr Rückzug

Dazu habe ich ein Negativbeispiel, was mich bis heute in meine Träume verfolgt:

Die Schule war ca. 25 km von meinem Wohnort entfernt und wir bildeten mit anderen Familien eine Fahrgemeinschaft. Es gab eine Frau, die mich auf dem Rückweg mehrfach vergaß, zu Hause abzusetzen. Sie brüllte mich dann entsetzlich an, weil ich sie nicht darauf aufmerksam machte, mich zu Hause abzusetzen. – Sie machte immer ihre Runde und vergaß mich dann. Ich merkte das und konnte nichts sagen. Sie forderte mich auf, beim nächsten Mal „Halt" zu sagen, das machte ich aber nicht. Und wieder saß ich in ihrem Auto, als sie zu Hause ankam. Jedes Mal gab es ein großes Donnerwetter! Diese Situation beschäftigt mich bis heute.

Wieder ist es dieses Thema mit dem „Raum" – der Raum war so eng, dass ich nicht mal mehr „Piep" sagen konnte.

Du teilst in diesem Interview sehr wertvolle Erfahrungen und Sichtweisen als Betroffene aus verschiedenen Phasen in Deinem Leben. Wie gesagt, alleine mit dem Thema Druck sind wir in den Beratungen sehr oft konfrontiert. Aber es bestätigt auch in besonderer Weise, wie wichtig der „Safe Place" ist.

Das ist genau der Punkt – klar kann man die Leute zum Reden prügeln, das mag beim einen oder anderen auch funktionieren. Aber es geht ja auch um eine Nachhaltigkeit und um eine Tiefe.

Vielleicht sind Methoden, die mehr Druck aufbauen, sogar für manche Menschen hilfreich, aber sicher nicht für alle.

Das sehe ich auch so. Auch ich habe schon mit Belohnungssystemen und mit sanftem Druck gearbeitet, z. B. in „In-Vivo" Sequenzen, diese sind dann aber vorbereitet und mit den Klienten abgestimmt. Das war auch hilfreich und gut, aber eine Ausschließlichkeit in der Wahl der Methode finde ich sehr fragwürdig. Letztlich ist es wichtig, viele Methoden zu kennen, die man gezielt und individuell einsetzen kann.

Das ist wie sonst auch – ich arbeite auch nicht immer mit dem gleichen beraterischen oder therapeutischen Ansatz. Es muss ja zum System passen und zur Person.

Nochmals eine Frage zur Schulzeit: Glaubst Du, Dir wäre es auf einer anderen Schule anders ergangen als auf einer Privatschule?

Ich denke, dass ich auf einer anderen Schule sicher früher gescheitert wäre. Die mündliche Beteiligung ist für die Benotung maßgebend, es wäre nicht möglich gewesen, auf Dauer keine Noten zu geben. Vermutlich hätte ich dann Klassen wiederholen müssen, vielleicht wäre ich auf einer Sonderschule gelandet? Das wäre nicht auszuschließen gewesen in dem damaligen System. Letztlich kommt es allerdings auch darauf an, bei was für einer Klassenlehrenden ich gewesen wäre. Wichtig ist die Beziehung, möglicherweise hätte ich auf einer Regelschule eine Lehrende gehabt, die mir diesen Raum, den ich für meine Entwicklung gebraucht habe, hätte geben können – man weiß es nicht.

Du hättest vermutlich auf einer Regelschule nicht die Möglichkeit des kreativen Ausdrucks in dem Maße gehabt.

Das wäre sicher ganz anders verlaufen.

Du hast schon sehr viel gesagt, aber dennoch möchte ich Dich nochmals explizit fragen, was Du den Beteiligten – Eltern, Erzieher*innen, Lehrenden, Therapeut*innen – im System mit einem schweigenden Kind oder Jugendlichen besonders raten würdest? Ich höre ganz stark – Raum geben, keinen Druck aufbauen?

Ja – das ist das Zentrale, „Raum geben". Im Zweifel erscheint mir eine sorgfältige Beobachtung besser, als vorschnell zu intervenieren. Besonders bei kleinen Kindern im Kindergarten halte ich es für wichtig, einen Raum zu schaffen, in dem sie ihre Bedürfnisse auf eine andere Art und Weise ausdrücken können, als zu früh auf Abläufe und Regeln zu beharren, die vermeintlich so sein müssen. In dem Alter ist das Entwicklungspotential noch besonders ausgeprägt.

Dennoch beobachte ich, dass in der ersten Klasse der Druck steigt, trotz der veränderten Haltung, die heute in der Schule besteht.

Auch hinsichtlich der Abklärungen sollte man sensibel vorgehen. Grundsätzlich ist es bei allen Störungsbildern so, dass eine frühe Einschätzung eine Chance ist, da es elementar wichtig ist, nichts zu verpassen. Ein wichtiges schulisches und therapeutisches Instrument sollte aber die Beobachtung sein, gerade im Hinblick auf die Integration und auf ICF (International Classification of Functioning)[81]. Dabei gilt es, die Ressourcen und Fähigkeiten einzubeziehen.

Zudem sollte sich die Intervention nach dem System des betroffenen Kindes richten. Es ist ein großer Unterschied, ob das Elternhaus eher bildungsfern oder bildungsnah ist. In einem Elternhaus, welches eher bildungsfern ist, ist es nachgewiesenermaßen so, dass wenig mit den Kindern kommuniziert wird. Dann ist es wichtig, das Umfeld dafür zu sensibilisieren, wie wichtig die Kommunikation ist und wie sie mit ihren Kindern in einen Dialog treten können.

Für Eltern, bei denen das besondere Verhalten ihrer Kinder Druck und Stress auslöst, die vielleicht überbesorgt und perfektionistisch sind, macht eine andere Intervention Sinn: Beraterisch Ruhe ins System zu bringen, Zuversicht zu vermitteln, dem Kind Zeit lassen, Raum geben.

81 Die ICF dient der Beschreibung des funktionalen Gesundheitszustandes, der Behinderung, der sozialen Beeinträchtigung und der relevanten Umgebungsfaktoren eines Menschen. Die ICF beschreibt in einer einheitlichen standardisierten fach- und länderübergreifenden Sprache.

Um quasi die pathogene Aktivität nicht noch zu steigern und damit eine paradoxe Wirkung zu riskieren.

Es ist natürlich sehr wichtig, dass die Kinder Sprache nutzen können, um sich mitzuteilen, aber letztlich geht es darum, den Kindern Möglichkeiten zur Verfügung zu stellen, damit sie selbstwirksam agieren können - egal wie - sei es mit Aufgaben, die sie übernehmen, sei es mit kreativem Ausdruck oder wie auch immer - es gibt sehr viele Möglichkeiten. Würdest Du das unterstreichen?

Ja, unbedingt. Also eigentlich Entfaltungsräume.

Du hast vorhin erzählt, dass Du manchmal noch von der Situation träumst, als Dich die Frau im Auto vergessen hat. Und Du hast erzählt von einer Situation als Erwachsene, in der Du etwas vortragen solltest und auch nicht sprechen konntest. Wie ist der selektive Mutismus heute in Deinem Leben verankert?

Der hat einen festen Platz und ist in dem Sinne nicht abgeschlossen, er begleitet mich im Leben und jeden Tag. Der Umgang damit ist inzwischen bei mir anders als noch in der Jugend oder in der jungen Erwachsenenzeit. Ich hatte meinen Platz als erwachsene Person noch nicht gefunden und war sehr auf der Suche. Immer wieder war ich mit meinem Defizit konfrontiert. Und heute ist es so, dass ich sagen würde – diese Eigenart oder Störung – nein, so stimmt es nicht ganz – das Problem – nein – stimmt auch nicht ganz, aber eben dieser Teil von mir, den habe ich besser integriert und habe schauspielerisch viele kleine Tricks und Strategien damit umzugehen. Und trotzdem gibt es immer wieder Situationen, wie diese, die Du angesprochen hast. Wo ich plötzlich in solche alten Muster zurückrutsche, festhänge und die Strategien nicht zur Verfügung habe.

Dir entgleitet dann die Kontrolle über die Situation. Dann ist dein Stresslevel vermutlich extrem hoch, oder?

Es ist Wahnsinn, weil mir dann eine Handlungsstrategie fehlt – und gleichzeitig weiß ich, um die Erwartung von den Personen, etwas zu sagen. Und das pusht sich dann hoch bis zum k. o. Gefühl. Um wieder Mut zu bekommen, habe ich einen Anker: Ich atme durch und bespiele meine Rolle. Und wenn ich in dieser Rolle bin – also Schauspieler auf der Bühne – verorte ich mich kurz und dann kann ich wieder die verbale Sprache anwenden.

Dann ist das also nicht Tilda, sondern eben die Dozentin, oder eine Deiner anderen Rollen, die eben mal ein Theaterstück aufführen.

Genau.

Wie sind die Reaktionen, wenn es Dir nicht gelingt, zu sprechen vor den Menschen, die Verbalsprache von Dir erwarten?

Aufgrund ihrer Erwartungen sind sie dann irritiert.

Manchmal habe ich z. B. Videoclips dabei, oder Ähnliches, um damit agieren zu können. Ich habe aber diesen Teil von mir auch schon auf der Metaebene thematisiert.

Da hast Du Dich quasi geoutet?

Ja, wenn auch nur indirekt und nur bei mir nahestehenden Kolleg*innen.

Den Stress durchzustehen und dann aber auch das „Programm" fortzusetzen, finde ich sehr bewundernswert! Dies erfordert sicherlich viel Kraft.

Ja, und eine gewisse Beharrlichkeit.

Es zeugt auch von einem unfassbar starken Willen!

Mich überrascht und beeindruckt, dass Du sagst, der selektive Mutismus beschäftige Dich jeden Tag.

Ich habe mir sehr gute Strategien perfekt angeeignet. Das spürt niemand. Ich merke es, wenn ich mich selbst austrickse.

Würdest Du den Schritt gerne schaffen, nicht als Schauspielerin auf der Bühne zu stehen, sondern als Tilda zu sprechen?

Ja, das wäre noch ein großes Ziel, welches ich habe, weil es diverse Schwierigkeiten mit sich bringt, die ich mit diesen Rollen habe. Du musst Dir das so vorstellen – wenn ich auf die Bühne gehe und zu einem bestimmten Thema etwas referiere oder moderiere, kommt häufig der Teil an Erfahrungswissen wenig zum Einsatz. Ich merke, dass es wahnsinnig schwer ist, da hin und her zu „schalten", und zur richtigen Zeit in der richtigen Rolle zu sein, damit ich kommunizieren kann. Daher bin ich damit fast täglich konfrontiert, weil ich das immer wieder abrufen muss.

Das klingt extrem anstrengend!

Ja, das ist es.

Ich bin einmal mehr beeindruckt, was Du da leistest!

Das ist ein Teil meiner Persönlichkeitsstruktur – dieser Ehrgeiz. Vielleicht ist er positiv, aber eben auch hinderlich.

Wie ist es in Deinem Privatleben? Spielst Du in der Kommunikation mit Deinen Kindern und mit Deinem Mann auch Rollen?

Mit meinen Kindern gar nicht. In Beziehungen ist es so, bis eine gewisse Nähe da ist. Dann löst sich das auf, aus dem Gefühl heraus akzeptiert zu sein, so wie ich bin.

Mich würde noch interessieren, was Du zum Thema Willen denkst. Du hast ja einen unwahrscheinlich starken Willen, der Dich zum Erfolg geführt hat. Denkst Du, dass Du einen besonders starken Willen hast und wie entwickelt sich der Wille?

Ich musste schmunzeln, als ich diese Frage in der Vorbereitung gelesen habe – das ist ein spannendes Thema.

Also ehrlich gesagt – ich weiß es nicht, beziehungsweise ich habe nicht so eine konkrete Idee dazu. Ich höre immer wieder von Menschen, die sich mit Astrologie beschäftigen – ich bin Stier und im Aszendent Skorpion – jedenfalls habe ich einen extrem starken Willen. Möglicherweise aufgrund meiner Sternzeichen? Ich kenne Leute, die nicht so willensstark sind, zumindest nicht so spürbar. Es gibt viele Menschen, bei denen kaum ein Wille erkennbar zu sein scheint. Ich glaube, dass es ein kleiner Vorteil sein kann, mit bestimmten Dingen einen Umgang zu finden, wenn man einen starken Willen hat – vorsichtig formuliert.

Ich begleitete z.B. lange ein Mädchen therapeutisch, welches eine Hemiparese hat. Sie konnte anfangs nicht laufen. Sie hat einen ausgesprochen starken Willen! Dank ihrem starken Willen hat sie sehr viel gelernt!

Vielleicht sind es verschiedene Faktoren, die den Willen stärken. Welche Vorbilder waren prägend? Welche Erfahrungen konnte man sammeln? Hatte man Erfolge, die einen weiter antreiben? Du hattest ja viele Erfolge!

Vermutlich hat die familiäre Prägung auch einen großen Einfluss. Meine Eltern sind beide sehr ehrgeizig, nicht karriereorientiert, aber sie bewältigen alle Aufgaben mit größter Sorgfalt. Das hat mich geprägt.

8.4.4 Ein Blick aus der Metaebene – Erkenntnisse für die Praxis

Zunächst einmal bin ich Tilda sehr dankbar für ihre Bereitschaft, in dieser Art einen Beitrag für unser Buch zu leisten. Als ich sie gefragt hatte, ob sie in irgendeiner Form am Buch mitwirken möchte, ahnte ich noch nicht, wie reichhaltig dieser Beitrag werden wird.

Es bilden sich mehrere relevante Aspekte ab, folgende zwei möchte ich besonders hervorheben.

„Safe Place“: Tilda beschreibt durchgehend, dass sie auch heute noch einen „Safe Place“ benötigt, um sich verbalsprachlich äußern zu können. Dies bezieht sich auf alle möglichen sozialen Situationen und deckt sich einerseits mit den Erfahrungen der Herausgeber*innen in der Therapie mit selektiv mutistischen Menschen. Aber auch im Kapitel 4.2.1 bestätigt sich dies insbesondere aus Sicht der Betroffenen. Was genau bedeutet der „Safe Place“? (vgl. dazu Kapitel 2.1). In Bezug auf das Interview werden die Aspekte des Vertrauens, der Beziehung, sowie eine Umgebung, die keinen Druck erzeugt, besonders deutlich. Im Umgang mit selektiv mutistischen Menschen sind wir gefordert, dies immer wieder zu berücksichtigen. Besonders beeindruckend ist die Aussage von Tilda, dass es in der Therapie um „Nachhaltigkeit und Tiefe“ gehe – wir sind aufgefordert, geduldig zu sein und mit großer Sorgfalt und Achtsamkeit zu agieren.

Mutismus und Schule: Tilda konnte in der Schule sehr lange so sein, wie sie wollte. Sie hat keine Unterstützung erhalten. Offenbar kannte sich niemand mit dem Phänomen des selektiven Mutismus aus. Gleichzeitig konnte sie einige Ressourcen aktivieren, die ihr halfen, bedeutsame Facetten ihrer Persönlichkeit zu zeigen und damit das selektive Schweigen zu kompensieren. Was bedeutet dies nun für den Umgang mit selektivem Mutismus in der Schule? Zentral ist es einerseits, dass Betroffene unter Einbezug des Umfeldes von fachlich qualifizierten Therapeut*innen behandelt werden. Dies, um einer Chronifizierung entgegenzuwirken. Bestehen Zweifel, ob es sich tatsächlich um selektiven Mutismus handelt, oder ob die Betroffenen nur schüchtern sind, ist eine Abklärung von einer erfahrenen Fachperson zu empfehlen, um fundiert entscheiden zu können, welche Intervention sinnvoll sein könnte. Hilfreich in der Schule scheint überdies, das gute Mittelmaß zwischen Anforderungen zu finden und andererseits den „Raum“ zu gewähren, den die Betroffenen benötigen – im Sinne der „Noch-nicht-Haltung“ (Subellok et al., 2015), bzw. einer Haltung, die Klarheit, Kreativität und Zuversicht vermittelt (Katz-Bernstein et al., 2019).

Ob es sinnvoll ist, einen Nachteilsausgleich zu gewähren, oder individuelle Lernziele zu definieren, sollte immer im Einzelfall entschieden werden und hängt von der jeweiligen Entwicklungsphase der Kinder und Jugendlichen ab. Dies bedeutet, dass Maßnahmen und Verfügungen immer wieder unter Einbezug des Systems auf ihre Sinnhaftigkeit überprüft werden sollten. Ebenfalls sollte die Indikation für eine Beschulung in einer Förderschule/Sonderschule sehr sorgfältig von erfahrenen Fachpersonen geprüft werden. Grundsätzlich ist ein selektiver Mutismus kein Grund für eine Beschulung in einer Förderschule/Sonderschule, sofern nicht weitere Komorbiditäten, wie zum Beispiel eine Sprachentwicklungsstörung, bestehen.

Die transparente Zusammenarbeit mit den Beteiligten im System des schweigenden Kindes ist unerlässlich, ebenso die Compliance und die Adhärenz.

8.5 Ali Samadi: Das Schweigen akzeptieren

Ali Samadi (Pseudonym)

Ich wurde 1975 in Ägypten* geboren. Mit sechs Jahren wurde ich dort in die ägyptische Primarschule eingeschult und baute innerhalb weniger Wochen meinen eigenen Freundeskreis auf. Eines Tages kam mein Vater mitten in der Stunde in die Klasse und flüsterte meiner Lehrenden etwas ins Ohr, worauf sie mich bat, aus der Klasse zu treten. Mein Vater wünschte, dass ich mich nun von meiner Lehrenden verabschiede. Das war's dann. (Ich habe weder meine Lehrende noch meine ehemaligen Schulkameraden jemals wiedergesehen.) Kurz danach wurde mir klar, dass wir eine geplante Reise in ein anderes Land antreten würden. An diese Szenen und auch an das Angstgefühl aufgrund der Ungewissheit kann ich mich noch sehr gut erinnern, obwohl ich damals noch ein kleines Kind war.

Zusammen mit meinem Vater, meiner Mutter und meinem jüngeren Bruder flog ich im Sommer 1981 in die Schweiz. Mein Vater wurde durch Egypt Airlines, sein Arbeitgeber, für die nächsten vier Jahre in Zürich stationiert. Anschließend entschied er sich dazu, mit uns in der Schweiz zu bleiben. Meine Eltern hatten keine Auslandserfahrung und sprachen außer einigen Worten Englisch keine andere Fremdsprache.

Kurz nach der Ankunft in der Schweiz wurde ich aus nicht nachvollziehbaren Gründen in den lokalen Kindergarten statt in die Primarschule geschickt. Ich kann mich erinnern, dass ich am ersten Tag vor Angst zitterte und mich in keiner Form ausdrücken konnte. Die anderen Kinder und die Erzieherin konnte ich nicht verstehen. Als ich ein paar Mal wagte etwas zu sagen, in dem ich mit meinen Händen etwas andeuten wollte, lachten mich die anderen Kinder einfach aus. Vielfach imitierten sie meine Stimme und machten sich über mich lustig. Eines Tages wurde ich ohne Grund von zwei Knaben angegriffen und ziemlich brutal zusammengeschlagen, wobei der Rest der Klasse den beiden zujubelte und Beifall spendete. Ich kann mich nicht erinnern, ob oder inwiefern die Lehrende damals eingriff, um solche Handlungen der anderen Kinder zu verhindern. Ich glaube, es war zu jenem Zeitpunkt, als ich den Mut verlor, jemals wieder irgendetwas vor der Klasse zu sagen.

Meine Eltern wussten wohl nicht, wie sie reagieren sollten. Auch kannten sie die Sprache nicht. Ich erinnere mich, dass meine Mutter oft weinte und mein Vater hier und da Gespräche mit der Lehrenden hielt. Dies blieb jedoch erfolglos. Aufgrund der Gespräche erfolgte keine Verbesserung.

Nach ein paar Monaten wurde ich dann in eine spezielle Primarklasse (Einführungsklasse) geschickt, in welcher ich dann statt in einem Jahr in vollen zwei Jahren die erste Klasse abschließen sollte. Ich glaube die Absicht war, meine Integration zu fördern und mich dazu zu bringen, vor der Klasse zu sprechen.

Dies funktionierte aber leider auch nicht. Das Mobbing ging immer weiter und auch die Gewalt durch die Kinder nahm weiter zu. Ich hatte keine Freunde und traute mich immer weniger, mit anderen Leuten zu kommunizieren, obgleich ich mich innerlich danach sehnte. Interessant war, dass sich die Lehrkräfte niemals tatkräftig dafür einsetzten, diese Vorfälle zu verhindern. Sie gaben mir das Gefühl, aufgrund meiner Herkunft selbst dafür verantwortlich zu sein.

Bei den Hausaufgaben hatte ich auch keinerlei Hilfe. Meine Eltern konnten mich dabei nicht unterstützen und ich traute mich nicht, in der Schule Fragen zu stellen. Deshalb hielten sich meine Schulleistungen stets in Grenzen, obwohl dies nichts mit meiner Intelligenz zu tun hatte. Ich wurde pauschal als „stumm und dumm" abgestempelt. Als ich aber dann schließlich in den oberen Klassen die Sprache erlernte, stiegen auch meine Leistungen in den allgemeinen Schulfächern, außer die mündlichen. Als introvertierter Schüler war ich aber in den kreativen (oder künstlerischen) Fächern wie Zeichnen und Malen äußerst begabt, weil ich immer versuchte, damit meine Gefühle auszudrücken.

Als Erwachsener wollte ich sogar Filmregisseur werden, um der Welt meine Geschichte zu erzählen, meinen Schmerz zum Ausdruck zu bringen und anderen Menschen einen Einblick in meine Welt zu gewähren.

In den oberen Klassen konnte ich mich ein wenig öffnen und einige enge Freundschaften schließen. Die Anerkennung meiner engsten Freunde half mir, als junger Mensch wieder Hoffnung und Mut zu fassen, mein Leben irgendwann in den Griff kriegen zu können und die dunklen Tage zu überwinden. Zu diesem Zeitpunkt war ich aber immer noch stumm in der Klasse.

Ich weiß nicht mehr, wie es dazu kam, aber eines Tages fand ich mich in einer Therapiestunde bei Frau Katz wieder. Ich glaube, das war der entscheidende Wendepunkt für mich, meine Probleme konsequent anzugehen und schließlich zu überwinden. Dies funktionierte selbstverständlich nicht auf Anhieb, aber zum ersten Mal hatte ich jemanden vor mir, der meine Gefühle, Ängste und Enttäuschungen sehr ernst nahm und ganz gezielt auf die Emotionen und die Vorfälle im Schulumfeld einging. Ich lernte, Frau Katz zu vertrauen und mit der Zeit war die Therapiestunde der einzige Ort, an dem ich mich sicher und wohl fühlte. Ich kann nicht alles in Worte fassen, aber die Therapie half mir sehr, mein Selbstwertgefühl aufzubauen, obwohl ich mich noch immer nicht traute, vor der Klasse zu sprechen. Mit der richtigen Strategie, enger Kommunikation mit meinen Eltern, Lehrenden und sogar Schulkameraden konnte Frau Katz ein „Netz“ für mich bilden, ohne dass ich irgendetwas davon wusste. Dank dieser Orchestration gelang es Frau Katz, mich in eine Situation einzubinden, in der ich mich dann schließlich traute, mit einer Schulkameradin zu sprechen, in deren Gegenwart ich sonst immer stumm gewesen war. Hier konnte ich erstmals erleben, dass diese mich gar nicht belächelte, sondern ziemlich ernst nahm. Das war für mich ein großer und ermutigender Schritt vorwärts.

Die Therapie endete gleichzeitig mit meinem Eintritt in die Oberstufe, wo ich mich endgültig traute, vor der ganzen Klasse zu sprechen. Der Grund dafür war, dass die neuen Schulkameraden nichts über meine Vergangenheit wussten und ich somit die Gelegenheit erhielt, eine saubere, von der Vergangenheit unbelastete Seite meines Lebensbuches zu öffnen. Ich war auch in der Oberstufe nicht unbedingt die große Plaudertasche, konnte aber meine Hemmungen zum größten Teil überwinden.

Ich erlangte später an der American International School in Zürich ein internationales Hochschuldiplom und studierte anschließend Kommunikationswissenschaften an einem College in Boston (USA). Die Kommunikation war und ist für mich sehr zentral. Im Berufsleben konnte ich mich in internationalen Unternehmen in unterschiedlichen Ländern und Kulturen weiterentwickeln. Ich übernahm höhere Führungspositionen, führte Organisationen mit bis zu 200 Mitarbeitern und gründete eigene Firmen. Dabei verhalf ich vielen Menschen zur Weiterentwicklung oder unterstützte sie als Mentor.

Die Spuren meiner Kindheit trage ich aber noch heute in mir. Ich habe immer noch Hemmungen, vor einem Publikum zu sprechen oder etwas zu präsentieren. Je größer und unbekannter das Publikum, desto größer ist meine Angst. Ich habe aber über die Jahre gelernt, mit dieser Angst umzugehen und sie zu „managen“, wie alle anderen Probleme oder Risiken dieser Welt, die gemanagt werden müssen. Wichtig ist, dass man dieses Gefühl wahrnimmt und akzeptiert. Der Versuch, solch ein Gefühl zu „bekämpfen“ ist keine Lösung, weil wir ihm somit viel mehr Aufmerksamkeit verleihen und so möglicherweise ein Symptom daraus entsteht. Ich weiß nicht, wie andere

Betroffene damit umgehen, für mich war aber der bessere Weg, meinen Frieden damit zu schließen und eine eher „freundliche Beziehung“ mit der Angst einzugehen. Manchmal spreche ich das Gefühl in mir an und sage ihm, dass ich es verstehe.

Literatur

Hartmann, B. (Hrsg.). (2006). *Gesichter des Schweigens - Die systemische Mutismustherapie/SYMUT als Therapiealternative.* Schulz Kirchner.

Hartmann, B. & Lange M. (2006). *Mutismus im Kindes-, Jugend- und Erwachsenenalter. Für Angehörige, Betroffene sowie therapeutische und pädagogische Berufe.* Schulz-Kirchner.

Johnson, M. & Wintgens, A. (2016). *The Selective Mutism Resource Manual* (2nd edition). Routledge.

Melfsen, S., Romanos, M., Jans, Th. & Walitza, S. (2021). Betrayed by the Nervous System: A Comparison Group Study to Investigate the „unsafe world“ Model of Selective Mutism. *Journal of Neural Transmission, 128,* 1433–1442.

Katz-Bernstein, N. (2005). *Selektiver Mutismus bei Kindern - Erscheinungsbilder, Diagnostik, Therapie.* Reinhardt.

Katz-Bernstein, N., Subellok, K., Bahrfeck-Wichitill, K. & Wagner, C. (2019). *Leonardo - Schweigen zwischen Kulturen. Einzelfallorientierte Förderung eines selektiv mutistischen Schülers.* https://www.selektiver-mutismus.de/wp-content/uploads/2019/07/Beitr%C3%A4ge_Leonardo-Schweigen.pdf

Schmidt, G. (2020). *Einführung in die hypnosystemische Therapie und Beratung.* Carl Auer.

Subellok, K., Bahrfeck-Wichitill, K. & Winterfeld, I. (2015). Übergänge von Drinnen nach Draußen - Transferarbeit in der Dortmunder Mutismus Therapie. *Sprachförderung und Sprachtherapie, 1,* 9–17.

9
Fazit, Forschungsfragen, Ausblick

Franziska Florineth-Baatsch, Nitza Katz-Bernstein, Andrea Muchenberger-Gebauer

Es ist uns mit diesem Buch ein großes Anliegen, das Phänomen, die Aspekte, die Komplexität, aber auch therapeutische Zugänge des selektiven Mutismus einem großen Publikum möglichst differenziert darzustellen. Es sollte nicht nur für Therapeut*innen von Nutzen sein, sondern auch für jene, die am Anfang der Lebenskette dieser Kinder stehen: für die Erzieher*innen in den Kindergärten, für die Kinderärztinnen und Kinderärzte, die das Kind mehrfach im Laufe von Routineuntersuchungen sehen, für die Lehrenden, die ein schweigendes Kind in der Klasse hat. Auch Eltern, die von den Erfahrungen anderer Eltern lernen können, sollten Anregungen im Umgang mit ihrem betroffenen Kind erhalten. Die Zusammenarbeit mit Eltern und ihre Unterstützung im Gesamtprozess ist elementar. Selbstbetroffene konnten aus den Beiträgen aus der Sicht der Betroffenen lesen, wie der Lebensweg trotz selektivem Mutismus gemeistert werden kann und erhalten eine zentrale Botschaft von Ali Samadi: „Lerne diese stille, ruhige Seite an dir lieben, akzeptieren und kämpfe nicht andauernd gegen sie an – das kostet dich zu viel wichtige Lebensenergie".

Wie im Vorwort erwähnt, war und ist unsere Intention und Haltung mit den verschiedensten Beiträgen weitere Aufklärung zu betreiben, neue, innovative Zugangsweisen und in der Praxis erprobte Konzepte aufzuzeigen, Methodenvielfalt vorzustellen und die Wichtigkeit einer tragfähigen interdisziplinären Zusammenarbeit zu betonen. Selektiver Mutismus ist vielgestaltig, manchmal schwer zu fassen. Selektiver Mutismus, der im frühen Kindesalter beginnt, kann für die gesamte weitere persönliche Entwicklung tiefgreifende Konsequenzen haben. Es braucht daher verschiedene Blickwinkel unterschiedlicher Professionen, die ihre jeweilige Sicht optimalerweise zu einem Ganzen zusammenfügen und mit ihrer fachlichen und persönlichen Kompetenz dem Phänomen des selektiven Schweigens gemeinsam entgegentreten. Das braucht Offenheit, Kollegialität, Motivation, Fachkompetenz, und oft auch viel Durchhaltevermögen.

Verläufe sind oft geprägt von einem Erfolg in kleinen oder kleinsten Schritten, aber auch von Stagnationen oder Rückschritten. Das bringt mit sich, dass man als unterstützende Personen viel Geduld und Beharrlichkeit aufbringen und im Falle auftretender Frustrationen Zuversicht vermitteln muss. Den Glauben dabei an die Klient*innen zu behalten, ihnen eine „noch-nicht-Haltung" zu vermitteln, immer wieder zu ermutigen, wenn sie auch von sich selbst enttäuscht sind, sind besonders wichtige Wirkfaktoren, wie die entsprechende Befragung gezeigt hat.

Wir möchten betonen, dass der Früherfassung gefährdeter Kinder grundsätzlich eine große Bedeutung zukommt. Je früher interveniert werden kann, desto besser für alle Beteiligten. Sobald das Kind mit drei, vier Jahren in die soziale Welt eintritt, sollten die Fachpersonen in einer Kindertagesstätte oder im Kindergarten aufmerksam hinschauen, wenn sie auf ein anhaltend schweigendes Kind treffen. Wie im Kapitel „Mutismus in der Schule" (Kapitel 6) beschrieben, gibt es mittlerweile gute Screenings, die uns die Identifikation gefährdeter Kinder in diesem Umfeld erleichtern und wichtige Hinweise geben. Sie bieten eine Grundlage, um bei Bedarf mit den Eltern das Gespräch zu suchen. Um für selektiven Mutismus sensibilisiert und darüber fundiert informiert zu sein, benötigen pädagogische wie auch therapeutische Fachpersonen Zugang zu Fachwissen, zu entsprechenden Weiterbildungen, Coachings und Supervisionen. Hierbei kommt den (Schul)leitungen, aber auch sämtlichen Ausbildungsstätten, inklusive Universitäten eine Schlüsselrolle zu. Auch im Jahr 2023 wird dieses Störungsbild oftmals in der Fachlandschaft leider immer noch nur knapp und rudimentär in den Ausbildungen erwähnt.

9.1 Beziehung als wichtigster (Wirk-)Faktor

Was aus all den Beiträgen erneut deutlich wurde: Eine verlässliche, vertrauensvolle Beziehung steht immer im Zentrum allen Wirkens. Die Beziehung der Eltern zum Kind, die ihm dabei helfen und es ermutigen, sich dem als fremd Erlebten anzunähern und sich neuen Herausforderungen zu stellen. Die Beziehung des Kindes zur Erzieher*in, die es in seiner Not wahrnimmt und sein Schweigen richtig deutet und die ersten Schritte unternimmt (Kapitel 5.4.1). Die Beziehung des Kindes zur Lehrenden, die sich Hilfe holt, um das stille Kind zu unterstützen und bereit ist, einen extra Aufwand zu leisten (Kapitel 6.3.2). Die Beziehung des Kindes zur Therapeut*in, die darum bemüht ist, dem Kind im Therapieraum einen sicheren Platz zu schaffen, um von dort aus viel Mut für „unsichere Situationen" zu schöpfen (Kapitel 2.1, 2.2). Oder schließlich auch die Beziehung zu den Gleichaltrigen, die oft eine wesentliche Rolle als Helfer*innen einnehmen (Kapitel 5.1, 5.2, 5.3; Kapitel 2). Unsere Befragung zu den Wirkfaktoren (Kapitel 4.2) bestätigt die aktuelle Psychotherapieforschung – die (therapeutische) Beziehung gilt als der wichtigste Wirkfaktor, auch bei der Überwindung des selektiven Mutismus.

Zukunftsvisionen und -perspektiven, sowie die Zuversicht, den selektiven Mutismus überwinden zu können, das Schaffen einer sicheren Umgebung in ihrer als unsicher erlebten Umwelt, ist das, was von selektivem Mutismus Betroffene brauchen. Nur wenn sie an ihre Ziele und Visionen glauben lernen, können sie auch ihre Zukunft aktiv gestalten. Alle am Prozess Beteiligten sollten hierbei mithelfen und auch dabei, dass sie die Rolle als Gehemmte und Verzagte aufgeben und irgendwann selbstbestimmt und unabhängig am sozialen Geschehen teilnehmen und teilhaben können.

9.2 Forschungsfragen

Seit Jahrzehnten beschäftigt das Thema des selektiven Mutismus die Forschung zwischen Medizin/Psychiatrie, Psychologie, Logopädie/Sprachtherapie und Pädagogik, sowie hinsichtlich der Zusammenarbeit mit Angehörigen.

Nachfolgend werden kurz aktuelle Themen und Fragestellungen aufgelistet, die als Ausgangspunkt für zukünftige Forschungen dienen sollen. Diese Auflistung erhebt keinen Anspruch auf Vollständigkeit.

Kann selektiver Mutismus eindeutig diagnostiziert werden?

Es seien hier nur drei aktuelle Forschungsarbeiten erwähnt, (Kristensen, 2000; Kearney & Rede, 2021; Melfsen et al., 2021) die deutlich aufzeigen, dass die Störung sowohl variabel als auch mit anderen Erkrankungen (Komorbiditäten) verbunden ist. Diese Erkenntnisse stärken und begründen die Notwendigkeit eines interdisziplinären Zugangs. Es wird immer deutlicher, dass die Therapie dieser Störung nicht auf einen einzelnen Fachbereich beschränkt sein kann, sondern einen ganzheitlichen Ansatz erfordert, der verschiedene Disziplinen zusammenbringt, Interkulturalität berücksichtigt und ihre Erkenntnisse integriert.

Wir fassen einige zentrale Erkenntnisse aus der aktuellen Forschung zusammen, um den Forschungsbedarf zu illustrieren:

Selektiver Mutismus erweist sich, wie bereits erwähnt, als weitaus heterogener als zunächst angenommen. Es gibt eine Vielzahl von entwicklungsbedingten Auffälligkeiten und Defiziten, die als Risikofaktoren gelten. Angesichts dieser Erkenntnisse ist es von großer Bedeutung, eine präzise Diagnosestellung vorzunehmen und eine interdisziplinäre Herangehensweise zu verfolgen. Die Studien von Kristensen (2000) und Kearney und Rede (2021) unterstreichen die Wichtigkeit, verschiedene Fachbereiche einzubeziehen, um ein umfassendes Verständnis für selektiven Mutismus zu entwickeln und effektive therapeutische Strategien zu implementieren.

Selektiver Mutismus ist weder eine Modediagnose noch eine pauschale Störung oder ein hartnäckiges Verhalten, dass es zu durchbrechen gilt. Es ist eine Reaktion eines Kindes, dass sich durch das äußere Leben bedroht fühlt und dieses als „Unsafe Place" empfindet. Es ist von großer Bedeutung, diese Reaktion ernst zu nehmen und ihm schrittweise „Safe Place" Erlebnisse" sowohl in therapeutischen als auch pädagogischen Kontexten zu ermöglichen. Eine genaue Erforschung dieser Reaktion ist erforderlich. Daher sollte ein individueller methodischer Zugang gesucht werden, an dem das Kind aktiv beteiligt ist und mitentscheiden kann. Es ist daher wichtig, eine Vielfalt an Methoden zu erkunden und erfolgreiche Zugänge zu identifizieren und zu systematisieren. Die Arbeiten von Melfsen et al. (2021), Katz-Bernstein (2023) sowie die Beiträge in diesem Buch unterstützen diese Perspektive.

Welche Ebenen des therapeutischen Handelns sind zentral?

Basierend auf unserer Erfahrung haben wir vier Ebenen identifiziert, die sich bewährt haben, um einer Falldokumentation eine Struktur zu verleihen. Diese Ebenen ermöglichen eine vergleichbare und übersichtliche Darstellung (**Tabelle 9-1**).

Tabelle 9-1: Ebenen einer Struktur für die Falldokumentation

Ebene	Themen	Differenzierung
Ebene 1	Beziehungsgestaltung	Aufbau einer therapeutischen Allianz, Ausstrahlen von Optimismus, kontinuierliche Klärung und Vereinbarung vom therapeutischen Auftrag, Durchhaltevermögen
Ebene 2	Gemeinsames Handeln, kooperieren	Fortlaufende „Projektarbeit", welche dokumentiert wird und zu einem Ergebnis führt.
Ebene 3	Symptomarbeit	Beinhaltet die Anwendung individuell angepasster Techniken, um Interaktionen zu fördern, den Dialog anzuregen und den Transfer von Informationen zu unterstützen. Es wird angestrebt, eine breite Palette von Methoden zu nutzen und Vielfalt in der Herangehensweise zu fördern.
Ebene 4	Systemarbeit	Sie umfasst die kooperative Zusammenarbeit mit Angehörigen und Fachpersonen aus verschiedenen Disziplinen, um ein umfassendes Verständnis zu fördern und ganzheitliche Lösungen zu entwickeln. Sie bildet zudem die Grundlage für den Transfer, damit neue Verhaltensweisen des Kindes oder Jugendlichen etabliert werden können.

Es hat sich gezeigt, dass die Berücksichtigung dieser vier Ebenen zu erwünschten Ergebnissen führt, gerade weil die Störung individuell geprägt ist und schulübergreifende Zugänge braucht (Kearney & Rede, 2021).

In der Psychotherapie sind mittlerweile erfolgreiche Wirkfaktoren erforscht, die auch von den Betroffenen bestätigt werden können. Dazu gehören eine starke therapeutische Allianz und der Glaube an den Erfolg, selbst wenn Rückfälle, Verzögerungen und Krisen während der Therapie auftreten. Es liegt eine besondere Herausforderung darin, als Therapeut*in daran festzuhalten und das Vertrauen aufrechtzuerhalten, auch wenn es Hindernisse gibt.

Kinder und Jugendliche mit diesem Phänomen und ihre Angehörigen haben nicht selten das Vermögen, in der Gegenübertragung die Resignationsbereitschaft der Fachpersonen zu verstärken. Daher ist es von großer Bedeutung, eine methodische Verankerung und eine supervisorische Begleitung einzuführen, um diese Dynamik zu erforschen und zu belegen. Studien von Wampold et al. (2018), Flückiger et al. (2020), Furman (2005) und Florineth-Baatsch (Kapitel 4.1, 4.2) liefern wichtige Hinweise und Belege für diesen Zusammenhang.

Es ergeben sich also klare Schwerpunkte, bei denen unterschiedliche Forschungsmethoden von Bedeutung sind: Es besteht ein wachsender Bedarf an Falldokumentationen, um spezifische Konzepte und Methoden zu erforschen. Interviews können ebenfalls einen wichtigen Beitrag leisten, um ein tieferes Verständnis zu erlangen. Darüber hinaus sind umfangreichere quantitative Befragungen von Bedeutung, um breitere Erkenntnisse zu gewinnen. Die Kombination dieser verschiedenen Forschungsmethoden ermöglicht eine umfassendere Untersuchung des Themas.

Gibt es eine herausragende Therapiemethode?

Nach den neueren Befunden in der Psychotherapie und in der Logopädie, ist es nicht die Methode an sich, die wirkt. Im Sinne eines Clinical Reasoning ist die zentrale therapeutische Aufgabe, die Methode(n) an die individuelle Prägung der Störung, sowie an die Persönlichkeit der Patient*innen und der Therapeut*innen anzupassen, sowie deren fortlaufende Koordination und Abstimmung. Effizient erscheint die Vermittlung von therapeutischer Zuversicht sowie Beharrlichkeit und Durchhaltevermögen auch in herausfordernden Phasen, wie z. B. gegenüber depressiven und resignativen sowie oppositionellen Tendenzen, die die therapeutische Beziehung prägen können (Kapitel 4.1). Daher stellt die Methodenvielfalt für uns ein zentrales Element dar, deren fortlaufende Koordination sowie die persönlichen Eigenschaften, welche die Therapeutin oder der Therapeut mitbringen. Weitere, spezifische Forschungen dazu wären wünschenswert.

Welche Faktoren sind bei der Überwindung besonders wirksam?

In diesem Buch hat die Autorin Florineth-Baatsch mithilfe einer Befragung die Faktoren erforscht, die den Betroffenen bei der Überwindung ihres selektiven Mutismus geholfen haben (Kapitel 4.2.1). Ihre Studie bestätigt eine gängige Tendenz in der Psychotherapie mit erwachsenen Patienten (siehe die obigen Forschungsfragen nach bevorzugten Methoden sowie Kapitel 4.1). Dies könnte als Ausgangspunkt für zukünftige Forschungen, Umfragen und Interviews dienen, um zu untersuchen, ob ähnliche Ergebnisse erzielt werden können, weitere Präzisierungen möglich sind oder ganz andere Faktoren entdeckt werden. Besonderes Augenmerk sollte dabei auf die Wirkfaktoren der therapeutischen Allianz und die Gestaltung der Beziehung in der psychotherapeutischen und logopädischen Therapie mit Kindern und Jugendlichen gelegt werden, um zu prüfen, ob sich diese auch hier bestätigen lassen oder ob möglicherweise noch andere Facetten der Beziehungsgestaltung zum Vorschein kommen.

Wie könnte eine optimale Zusammenarbeit zwischen Fachpersonen und Angehörigen aussehen?

Mit dem Konzept von Duttwiler und Muchenberger-Gebauer „Allen eine Stimme geben – alle Stimmen hören" (Kapitel 5.1) hoffen wir, diesbezüglich einen wichtigen Beitrag zu leisten. In dem Vorgehen werden alle Beteiligten im System einbezogen. Die Strukturierung des Prozesses und ein fundiertes Case Management sind unserer Meinung nach zentrale Gelingfaktoren. Nur so können Kompetenzen effizient eingesetzt und Synergien genutzt werden. Zudem hoffen wir, mit Erfahrungswerten weiter beigetragen zu haben, die die Basis für weitere Forschungen, auch oder vor allem hinsichtlich des Einsatzes von Methoden, die auf der Systemtheorie basieren, bilden können.

Literatur

Flückiger, C., Rubel, J., Del Re, A.C., Horvath, A.O., Wampold, B.E., Crits-Christoph, P., Atzil-Slonim, D., Compare, A., Falkenström, F., Ekeblad, A., Errázuriz, P., Fisher, H., Hoffart, A., Huppert, J.D., Kivity, Y., Kumar, M., Lutz, W., Muran, J.C., Strunk, D.R., Tasca, G.A., ... Barber, J.P. (2020). The reciprocal relationship between alliance and early treatment symptoms: A two-stage individual participant data meta-analysis. *Journal of Consulting and Clinical Psychology, 88*(9), 829–843.

Furman, B. (2005). *Ich schaffs!. Spielerisch und praktisch Lösungen mit Kindern finden – Das 15-Schritte-Programm für Eltern, Erzieher und Therapeuten.* Carl-Auer.

Katz-Bernstein, N. (2023). *Selektiver Mutismus bei Kindern: Erscheinungsbilder, Diagnostik, Therapie* (6. Aufl.). Reinhardt.

Kearney, C.A. & Rede, M. (2021). The heterogeneity of selective mutism: A primer for a more refined approach. *Frontiers in psychology, 12*, 700745. https://doi.org/10.3389/fpsyg.2021.700745

Kristensen, H. (2000). Selective mutism and comorbidity with developmental disorder/delay, anxiety disorder, and elimination disorder. *Journal of the American Academy of Child and Adolescent Psychiatry, 35*, 606–614. https://doi.org/10.1097/00004583-200002000-00026

Melfsen, S., Romanos, M., Jans, T. & Walitza, S. (2021). Betrayed by the nervous system: a comparison group study to investigate the „unsafe world model" of selective mutism. *Journal of Neural Transmission, 128*(9), 1433–1443. https://doi.org/10.1007/s00702-021-02404-1

Wampold, B.E., Imel, Z.E. & Flückiger, C. (2018). *Die Psychotherapie-Debatte: Was Psychotherapie wirksam macht.* Hogrefe.

10 Abschließende Betrachtungen

Es ist nach wie vor ein großes Problem, dass Eltern wie Lehrende wegen Unkenntnis über selektiven Mutismus, Mangel an Fachpersonen mit Expertise in diesem Gebiet oder Verunsicherung über berufliche Zuständigkeiten, von einer Stelle an die nächste weiterverwiesen werden und dadurch viel wertvolle Zeit verloren geht. Es wäre daher wünschenswert und sinnvoll, ein multidisziplinäres Team in einer Gemeinde/Stadt zu etablieren, das als Anlaufstelle dienen könnte. Weiter sollten viel mehr Informationsveranstaltungen zu selektivem Mutismus stattfinden, sowie Weiterbildungen und Schulungen für pädagogisches Personal wie Fachpersonen angeboten werden, damit selektiver Mutismus frühzeitig erkannt wird und Sicherheit im Umgang mit Betroffenen besteht, sowie ein noch größeres Verständnis für dieses Phänomen aufgebaut wird.

Trotz einer gewissen Zunahme des Bewusstseins und des fachlichen Interesses am Thema, gibt es immer noch Missverständnisse und Mythen über das Wesen des selektiven Mutismus. Um aber einen Zustand effektiv behandeln zu können, ist es wichtig zu wissen, womit man es zu tun hat. Betroffene können sich glücklicherweise inzwischen leichter informieren als früher. Ebenso halten wir es für absolut notwendig, dass das Thema des selektiven Mutismus in den Curricula der Ausbildungen fest verankert und angemessen behandelt wird. In der Literatur wird die Prävalenzrate mit 0,7 bis 2 Prozent angegeben. Aufgrund unserer massiv gestiegenen Anzahl von Therapie- und Beratungsanfragen formulieren wir die Vermutung, dass sich das Störungsbild weiter ausgebreitet hat und sich ausbreiten wird, zumal wir von einer hohen Dunkelziffer ausgehen.

Der Spruch *„Für komplizierte Fragen gibt es immer einfache Antworten, diese sind jedoch in der Regel falsch“* (Anonymus) scheint auch hier zuzutreffen. Die Sehnsucht, *die* Lösung zu dieser komplexen Störung mittels einer treffenden Methode, einem Medikament, durch Verharmlosung u.a.m. zu finden, ist verständlich. Die Botschaft dieses Buches ist jedoch hoffentlich klar geworden; wir können uns alle, Fachpersonen wie Angehörige, nicht leisten, die Komplexität der Störung zu bagatellisieren. Dies würde unseren Erkenntnissen aus der jahrzehntelangen interdisziplinären Beschäftigung mit dem Thema des selektiven Mutismus widersprechen. Wir schätzen uns glücklich, dass die aktuellen Forschungen und Fallberichte ebenfalls unsere Einsicht und Erfahrungen stützen.

Wir hoffen, dass wir interessierte und suchende Leser*innen mit diesem Buch weiter befähigen, ermutigen und neugierig machen konnten. Selektiver Mutismus ist faszinierend. Aber selektiver Mutismus hat keine Zeit. Ein stilles Kind ist ein vergessenes Kind.

Anhang: Fragebogen

Fragebogen Lehrende

Wirkfaktoren selektiver Mutismus

- Was glauben Sie, waren die ausschlaggebenden Faktoren, dass das Kind oder der/die Jugendliche das mutistische Verhalten überwinden konnte?
- Welcher dieser Faktoren scheint im Prozess besonders wichtig gewesen zu sein?
- Was stand für Sie als Lehrende in der Begleitung und Unterstützung des Kindes/Jugendlichen im Zentrum?
- Haben Sie sich vernetzt und in interdisziplinärer Zusammenarbeit versucht, dem Kind/Jugendlichen weiterzuhelfen?
- Wenn ja, welche (Fach)-personen waren am Prozess unterstützend mitbeteiligt?
- Würden Sie in einem nächsten Fall wieder ähnlich vorgehen?
- Wenn nein, was würden Sie verändern?
- Was würden Sie generell raten?

Persönliche Angaben

- Wie lange sind Sie schon als Lehrende tätig?
- Wie kamen Sie mit dem Thema „selektiver Mutismus“ in Berührung?
- Was war Ihre erste Reaktion, als Sie dem Kind begegnet sind?
- Wie sind Sie vorgegangen?
- Was war dabei hilfreich, was weniger?
- Haben Sie zum Thema eine Weiterbildung besucht? Wenn ja, was war das Wichtigste? Was haben Sie vor allem daraus mitgenommen?
- Haben Sie sich supervisorisch oder beratend begleiten lassen?
- Wie viele Kinder/Jugendliche mit selektivem Mutismus hatten Sie bisher ca. in der Klasse?

Fragebogen Fachpersonen

Wirkfaktoren selektiver Mutismus

- Was glauben Sie, waren die ausschlaggebenden Faktoren, dass das Kind oder der/die Jugendliche das mutistische Verhalten überwinden konnte?
- Welcher dieser Faktoren scheint im Prozess besonders wichtig gewesen zu sein?
- Haben Sie als Fachperson mit dem Kind/Jugendlichen vor allem allein gearbeitet?
- Haben Sie sich vernetzt und interdisziplinär gearbeitet?
- Wenn ja, welche (Fach)-personen waren am Prozess unterstützend mitbeteiligt?
- Würden Sie in einem nächsten Fall wieder ähnlich vorgehen?
- Wenn nein, was würden Sie verändern?
- Was würden Sie generell raten?

Persönliche Angaben

- Beruf
- Wie kamen Sie mit dem Thema „selektiver Mutismus" in Berührung?
- Was war Ihre erste Reaktion, als Sie dem Kind begegnet sind?
- Wie sind Sie vorgegangen?
- Was war dabei hilfreich, was weniger?
- Haben Sie zum Thema eine Weiterbildung besucht? Wenn ja, was war das Wichtigste? Was haben Sie vor allem daraus mitgenommen?
- Haben Sie sich supervisorisch oder beratend begleiten lassen?
- Wie viele Kinder/Jugendliche mit selektivem Mutismus haben Sie bisher ca. begleitet?

Fragebogen Eltern

Wirkfaktoren selektiver Mutismus

- Was glauben Sie, waren die ausschlaggebenden Faktoren, dass Ihr Kind das mutistische Verhalten überwinden konnte?
- Welcher dieser Faktoren scheint im Prozess besonders wichtig gewesen zu sein?
- Haben Sie Ihr Kind in diesem Prozess speziell unterstützt?
- Wenn ja, wie vor allem?
- Welche (Fach)-personen waren am Prozess unterstützend mitbeteiligt?
- Würden Sie rückblickend als Elternteil etwas anders machen?
- Was würden Sie generell anderen Eltern raten?

Persönliche Angaben

- Ihr Kind war im Alter von .... bis .... selektiv mutistisch
- Durch wen (Psychotherapeutin, Logopädin, andere) wurde Ihr Kind therapiert?
- Beruf der Fachperson
- Hat Ihnen etwas in der Begleitung durch die Fachperson gefehlt?
- Was fanden Sie besonders nützlich?

Fragebogen ehemals Betroffene

Wirkfaktoren selektiver Mutismus

- Was glauben Sie, waren die ausschlaggebenden Faktoren, dass Sie das mutistische Verhalten überwinden konnten?
- Welcher dieser Faktoren scheint im Prozess besonders wichtig gewesen zu sein?
- Hat Sie jemand in diesem Prozess speziell unterstützt?
- Wenn ja, wie vor allem?
- Welche (Fach)-personen waren am Prozess unterstützend mitbeteiligt?
- Hätten Sie sich rückblickend etwas anders gewünscht?
- Was würden Sie generell raten?

Persönliche Angaben

- Sie waren im Alter von .... bis .... selektiv mutistisch
- Spüren Sie heute z.T. noch Reste? Wenn ja, welche?
- Durch wen (Psychotherapeutin, Logopädin, andere) wurde Sie therapiert?
- Beruf der Fachperson:
- Hat Ihnen etwas in der Begleitung durch die Fachperson gefehlt?
- Was fanden Sie besonders nützlich?

Sachwortverzeichnis

C

D

E

R

S

Autor*innen

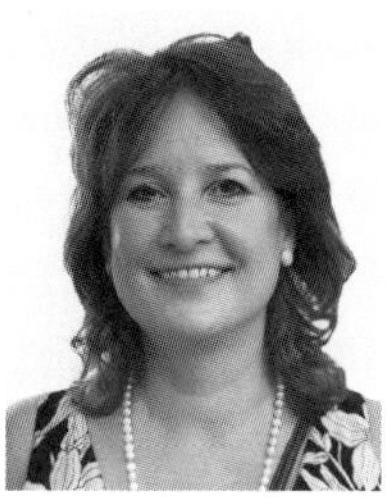

Franziska Florineth-Baatsch, eidg. anerkannte Psychotherapeutin und Hypnotherapeutin (MEI) in eigener Praxis, Winterthur. Coach, Supervisorin und Fachreferentin v. a. im Bereich selektiver Mutismus und ADHS. Mitautorin in „Mut zum Sprechen finden“. Kinder mit selektivem Mutismus in der Therapie, Reinhardt, 5. Aufl. 2024.

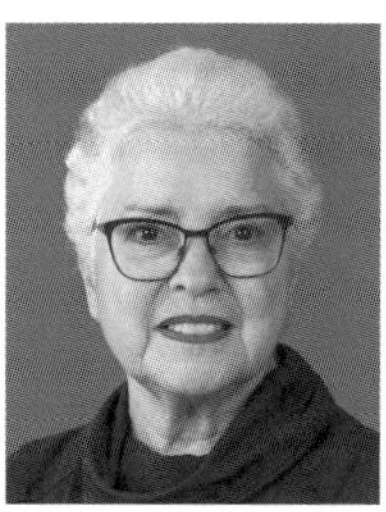

Nitza Katz-Bernstein, Prof. Dr., Dipl. Logopädin (SAL, CH), Psychotherapeutin (ASP, CH). Lehrtherapeutin für K. & J. Spezial. auf psychogene Redestörungen (Stottern, s. Mutismus). Entwicklung von integrativen Konzepten. Professur für Päd. + Rehabil., TU Dortmund, Leitung des Zentrums für Therapie, Forschung zu Stottern, SM.

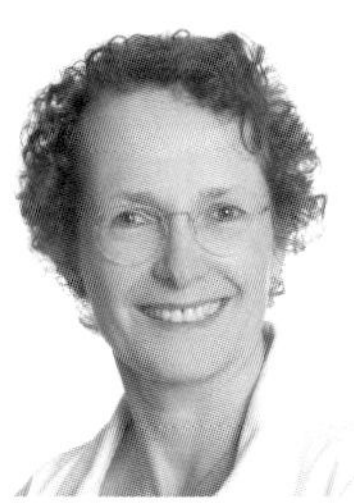

Andrea Muchenberger-Gebauer, Logopädin, Systemische Supervisorin/Coach. Langjährige Arbeit als Logopädin, als Fachbeauftragte Logopädie in Basel, heute Leitung der Fachstelle Förderung und Integration Erziehungsdepartement Basel, Freie Dozentin und Fortbildungsreferentin unter anderem im Fachbereich Selektiver Mutismus.

Babette Bürgi Wirth, eidg. anerkannte Psychotherapeutin und Supervisorin in eigener Praxis, Zürich. Ursprünglich Grundschullehrende, dann Psychologiestudium und Ausbildung zur Psychotherapeutin. Autorin von „Mila spricht!“, ein Bilderbuch zu selektivem Mutismus.

Thomas Duttwiler, Psychologe, Systemischer Supervisor/Coach. Langjährige Arbeit als Personal- und Organisationsentwickler in der Privatwirtschaft. Mehrjährige Tätigkeit als externer Organisationsberater, Teamentwickler und Konfliktmoderator.

Nina Frunz, eidg. anerkannte Psychotherapeutin in eigener Praxis, Zürich. Schwerpunkt selektiver Mutismus. Psychologiestudium (UZH), psychotherapeutische Ausbildung am IPKJ. Weiterbildung in EBT 4–10 (IKE, Ulm). Mehrjährige Tätigkeit ambulante Kinder- und Jugendpsychiatrie sowie Schulpsychologie.

Ben Furman, finnischer Psychiater und systemischer Psychotherapeut. Mitbegründer des Helsinki Brief Therapy Institut, international anerkannter Lehrer und Trainer der lösungsfokussierten Therapie and Beratung.

Imelda Jeker, Bachelor of Arts in Logopädie an der Universität Fribourg, seit 2012 Logopädin an der Volksschule Basel, zuvor am logopädischen Dienst Basel, seit 2022 Vorstandsmitglied des Logopäd:innenverbandes der Region Basel. Schwerpunkte: Entwicklungspsychologische Sprachtherapie und Mutismustherapie.

Katharina Keller, eidg, anerkannte Psychotherapeutin in eigener Praxis, Zürich. Psychologiestudium in Würzburg, dann therapeutische Ausbildung in Zürich und Fribourg. Viele Jahre in der ambulanten Kinder- und Jugendpsychiatrischen Versorgung tätig.

Esther Marnelaki-Weber, diplomierte Logopädin, zertifizierte Zaubertherapeutin. Langjährige Tätigkeit an Therapiezentrum für körper- und mehrfachbehinderte Kinder und Jugendliche und in Ambulatorium in Griechenland mit Schwerpunkt Autismus Spektrums Störung. Seit 2012 tätig als Logopädin an Schweizer Grundschule.

Siebke Melfsen, Dr. rer nat. habil, Studium der Psychologie, Promotion Universität Marburg, Habilitation Kinder- und Jugendpsychiatrie Universität Würzburg, Universität Frankfurt a.M., Kinder- und Jugendpsychiatrie Universität Zürich, UKSH Campus Lübeck; wiss. Schwerpunkte: soziale Angststörung und selektiver Mutismus bei Kindern und Jugendlichen.

Susanne Walitza, Prof. Dr. med. Dipl.-Psych. Klinikdirektorin und Forschungsleiterin der Klinik für Kinder- und Jugendpsychiatrie und Psychotherapie der Psychiatrischen Universitätsklinik Zürich. Neben zahlreichen Publikationen und Vorträgen auch in diversen Gesellschaften, Fachzeitschriften und anderen Einrichtungen aktiv.

Salome Wyss, Bachelor of Arts SHLR in Logopädie. Mehrjährige Tätigkeit an einer Sprachheilschule im Kanton Aargau. Aktuell an einer Grundschule im Kanton Basel-Stadt in einem integrativ-logopädischen Setting tätig. Schwerpunkte: Unterstützte Kommunikation, Selektiver Mutismus und Autismus.

Danielle Cadruvi, **Ali Samadi** und **Tilda Niemeyer** sind Pseudonyme. Die wahre Identität dieser Personen soll gewahrt bleiben.

Hinweise zu Zusatzmaterialien

Sie können für diesen Titel kostenfrei Online-Materialien (Vorlagen für die eigene Dokumentation) über unsere Internetseite nach erfolgter Registrierung abrufen:

1. Tabelle 5-1
2. Tabelle 8-1
3. Vorlage Domänen
4. Abbildungen Kapitel 5.1

Nutzen Sie dazu bitte den angegebenen Link und melden Sie sich nach den dort beschriebenen Schritten an. Sie können auf die Materialien über *Mein Konto* zugreifen, indem Sie unter *Meine Zusatzmaterialien* den Code eingeben. Sie werden dann automatisch in den Downloadbereich weitergeleitet.

Link: hgf.io/download
Code: **B-Y8NICD**

Wir empfehlen Ihnen, sich die Materialien auf Ihrem Rechner zu speichern, um sie jederzeit und dauerhaft nutzen zu können.